Bernie Clark

DEIN KÖRPER
DEIN YOGA

Bibliografische Information der Deutschen Nationalbibliothek
Die Deutsche Nationalbibliothek verzeichnet diese Publikation in der Deutschen Nationalbibliografie.
Detaillierte bibliografische Daten sind im Internet über https://dnb.de abrufbar.

Wichtige Hinweise

Die Inhalte dieses Buchs dienen ausschließlich der allgemeinen Information, sie stellen keine medizinische Beratung dar. Bitte sprechen Sie mit Ihrem Arzt, bevor Sie darin enthaltene Anregungen umsetzen. Die Empfehlungen in diesem Buch ersetzen keine ärztliche Beratung und sind lediglich als Ergänzung gedacht, wenn Sie sich in ärztlicher Behandlung befinden. Ziehen Sie einen Arzt zu Rate, falls Sie sich mit irgendeinem Aspekt der Praxis unsicher oder unwohl fühlen.

Ausschließlich zum Zweck der besseren Lesbarkeit wurde auf eine genderspezifische Schreibweise sowie eine Mehrfachbezeichnung verzichtet. Alle personenbezogenen Bezeichnungen sind somit geschlechtsneutral zu verstehen.

Für Fragen und Anregungen
info@m-vg.de

4. Auflage 2026

Türkenstraße 89
80799 München
Tel.: 089 651285-0

Die kanadische Originalausgabe erschien 2016 bei Wild Strawberry Productions unter dem Titel *Your Body Your Yoga*.

Übersetzung: Andrea Panster
Redaktion: Antje Eszerski und Karin Leonhart für bookwise GmbH
Umschlaggestaltung: Manuela Amode
Illustrationen: Morgan Jeske (sofern nicht anders angegeben)
Layout: Alex Hennig
Satz: Rüdiger Wagner, BUCHFLINK
Druck: Florjancic Tisk d.o.o., Slowenien
Printed in the EU

ISBN Print 978-3-7423-0213-7
ISBN E-Book (PDF) 978-3-95971-677-2
ISBN E-Book (EPUB, Mobi) 978-3-95971-676-5

Weitere Informationen zum Verlag finden Sie unter

www.rivaverlag.de

Beachten Sie auch unsere weiteren Verlage unter www.m-vg.de.

Bernie Clark

DEIN KÖRPER DEIN YOGA

Wie man Yogaübungen an die eigene Anatomie anpasst und sich in jeder Haltung optimal ausrichtet

riva

Für Paul Grilley,
den ich voller Stolz als Lehrer und Freund bezeichnen darf.
Dies ist wahrhaftig sein Buch.

Dank

Es braucht ein ganzes Dorf, um ein Kind zu erziehen, und um ein Buch wie dieses zu schreiben, war auch ein ganzer Stab von Menschen vonnöten, die sich mit ähnlich viel liebender Güte, Aufmerksamkeit und Zielstrebigkeit dem Thema widmeten. Ich möchte den vielen Menschen danken, die mit ihrer Inspiration zur Entstehung dieses Buchs beigetragen haben – allen voran Paul Grilley. Von ihm stammt ursprünglich die Erkenntnis, dass es im Yoga bei Einschränkungen unseres Bewegungsumfangs vor allem auf die individuellen körperlichen Voraussetzungen und auf die Kompression (von lat. *comprimere* für »zusammendrücken«) ankommt. Mit seinem Engagement für die Ausbildung von Yogaschülern und Yogalehrern, seinen Kursen und mit seinen DVDs veränderte Paul Grilley auch meine Art, Yoga-Asanas zu üben und zu unterrichten. Ihm habe ich es zu verdanken, dass ich meine Knie nicht mehr beim Üben ruiniere, indem ich hüftöffnende Haltungen erzwinge. Voller Demut akzeptiere ich inzwischen, dass ich niemals zu den Übenden gehören werde, die den Lotossitz *(Padmasana)* beherrschen. Paul, aus der Tiefe meines Herzens und im Namen meiner Knie: Danke! Von Paul und seiner Frau Suzee, die ebenfalls mit viel Enthusiasmus Yoga praktiziert, habe ich viel Unterstützung erfahren. Ihnen gilt meine Dankbarkeit.

Außerdem danke ich den Teilnehmern der Yin-Yoga-Lehrer-Ausbildung 2013 im Meditationszentrum Land of Medicine Buddha im kalifornischen Soquel. Mein aufrichtiger Dank geht dabei an Douglas, Dace, Danielle, Debby, Amanda, Stephanie, Sebastian, Murielle, Leslie, Helga, Karin, Maheshwara, Rich, Perry und allen anderen, die diese 16 Tage der Ausbildung mit mir verbracht haben.

Mein Dank gilt auch den Menschen, die ihre Zeit und ihr Wissen zur Verfügung gestellt haben, um sich kritisch mit den Fassungen meines Buchs auseinanderzusetzen – allen voran Dr. Chelsea Barry, Dr. Robin Armstrong und Katrina Sovio. Sie haben dafür gesorgt, dass meine Texte relevant geblieben sind. Meine besondere Wertschätzung gilt Dr. Sammy Chan für seine Unterstützung bei den Recherchen. Ein großes Dankeschön an Professor Stuart McGill für seine Rezensionen, seine Anregungen und seine Ermutigung.

Texte allein können eine Idee oft nicht vollständig vermitteln. Deshalb habe ich Morgan Jeske immer wieder um Hilfe bei der Illustration meiner Konzepte gebeten: Ich danke ihm vielmals für seine Geduld und seinen versierten Zeichenstil bei der Er- und Überarbeitung der Illustrationen zu diesem Buch. Apropos Illustrationen: Ich danke den Mitarbeitern des OpenStax College für ihr Engagement, Wissen kostenlos zur Verfügung zu stellen – darunter anatomische Zeichnungen. An dieser Stelle auch noch einmal ein Dankeschön an Paul Grilley für seine »Knochenfotos«, die er auf seiner Internetseite jedermann zugänglich macht, und außerdem auch für die Durchsicht des Manuskripts und die vielen Gespräche, in denen wir via Skype über die kniffeligen Aspekte der Skelettanatomie und ihre Folgen für die Yogapraxis gesprochen haben.

Ich danke Dania Sheldon für die geduldige Überarbeitung und die zahlreichen Überprüfungen des Manuskripts sowie die vielen Anregungen. Ich danke Alex Henning für das Gestaltungskonzept, den attraktiven, leserfreundlichen Seitenaufbau und die grafische Gestaltung der Titelseite. Erst das Register ermöglicht die volle Nutzung eines Buchs: Pilar Wyman danke ich dafür, dass sie erneut einen so umfassenden Index erstellt hat.

In der Entstehungsphase dieses Buchs war ich körperlich und geistig oft abwesend – zu Hause und bei meiner Familie und meinen Freunden. Ich danke meiner Lebensgefährtin Nathalie Keiller für ihre Geduld, ihre Unterstützung und dafür, dass sie sich meine halbgaren Ideen anhört.

Zu guter Letzt danke ich allen Schülerinnen und Schülern, die mir geholfen haben, diesen Ideen über die Jahre Gestalt zu verleihen, und die es mir erlaubten, sie an so vielen unterschiedlichen Körpern zu testen.

Wie Sie mit diesem Buch arbeiten

Unser Körper und die Art und Weise, wie wir ihn erleben, sind ein umfangreiches, vielschichtiges und vielseitiges Thema. Es ist unmöglich, die ganze Bandbreite einschließlich ihrer Folgen für unsere Yogapraxis auf ein Buch zu reduzieren. Wir nähern uns wie Wissenschaftler diesen großen Fragen, indem wie sie in kleinere Teile zerlegen. Geht man jedoch mit solch einem reduktionistischen Ansatz an die Wirklichkeit heran, geht einerseits zwar viel verloren. Andererseits aber hat dieser Ansatz auch Vorzüge. Wir stellen unsere Forschungsergebnisse in mehreren Teilen zusammen, die in einzelnen Büchern vorgestellt werden. Das vorliegende erste Buch umfasst die Teile 1 und 2.

Teil 1: Was bremst mich? untersucht, wie menschliche Gewebe beschaffen sind und auf welche Weise sie den Bewegungsumfang einschränken können. Wir präsentieren und quantifizieren grundlegende Konzepte wie etwa die menschliche Vielfalt, die Notwendigkeit und den Nutzen der Beanspruchung für das Gewebe, den Ursprung von Spannung und Kompression und wie die verschiedenen Gewebearten zur Spannung beitragen. Klar wird in diesem Kapitel, dass nicht nur verkürzte, verspannte Muskeln Spannungen im Gewebe verursachen. Daher reicht es auch nicht aus, lediglich die Muskeln zu dehnen, um optimale Gesundheit und einen optimalen Bewegungsumfang zu erlangen.

Teil 2: Die untere Körperhälfte wendet das, was wir in Teil 1 gelernt haben, auf die Gelenke unseres Körpers an. Wir untersuchen dabei die für die Yogapraxis wichtigen Gelenke der unteren Körperhälfte (Hüften, Knie, Sprunggelenke, Zehen). Wir betrachten ihre anatomischen Strukturen und was diese Gelenke in ihrer Bewegung einschränken kann, um die Frage: *Was bremst mich?*, auch für die untere Hälfte unseres Körpers zu beantworten.

Wir widmen uns zunächst der *Form* (Bau) der Gelenke, sprich den Knochen, Gelenkkapseln, Bändern, Faszien und Muskeln. Daneben untersuchen wir die Variationsbreite der Gewebe, aus denen diese jeweils bestehen, und konzentrieren uns dabei primär auf die Knochen. Dieser Teil des Buchs wird besonders bei den Lehrern Anklang finden, die ein echtes Interesse an der Anatomie haben – nicht nur im Hinblick auf die Yogapraxis. Viele Yogaschülerinnen und -schüler können die Ausführungen zur *Form* überspringen und direkt zum nächsten Abschnitt übergehen, in dem die *Funktion* des Gelenks und die Bedeutung dieser Funktionalität für die Yogapraxis besprochen werden. In diesem zweiten Teil der Untersuchung sehen wir uns an, was Spannungen im Körper verursacht, wie diese die Bewegung einschränken können und wie die Eigenheit eines jeden Körpers die Bewegungsmöglichkeiten und den maximalen Bewegungsumfang beeinflusst. Wir zeigen ferner, wie sich die Faktoren auf ausgewählte Yogahaltungen auswirken.

Kastentexte und Anhänge. Ausgewählte Informationen und Themen von besonderem Interesse werden in Form von Kastentexten angeboten oder in den Anhängen gesondert behandelt. Hier ist auch der geeignete Platz, um ausführlicher auf wichtige Themen einzugehen, ohne den allgemeinen Textfluss zu unterbrechen. Schülerinnen und Schüler, die Wert auf die Details legen, finden zudem unter der Überschrift »Es ist kompliziert« tiefer gehende Zusatzinformationen zu bestimmten Fragen. In den Anhängen werden diese komplexen Themen noch einmal ausführlich erörtert.

Die meisten Schüler können die Zusatzinformationen unter dem Titel »Es ist kompliziert« auch überspringen. Für Yogalehrer gibt es außerdem den speziellen »Hinweis für Lehrer«. Schließlich finden Sie noch Texte unter der Überschrift »Das ist wichtig«. Sie wenden sich an alle Leser. Die hier enthaltenen Informationen führen zwar ein wenig vom Schwerpunktthema weg, sind aber dennoch für alle, die Yoga üben, von Bedeutung.

Abbitte an die Puristen

Wir wollen Yogaschülern und Yogalehrern nahebringen, dass jeder Mensch körperlich ein wenig anders beschaffen ist und dass dies Auswirkungen auf den individuellen Bewegungsumfang hat. Wir versuchen hier nicht, eigene Forschungen anzubieten, und wenden uns auch nicht an eine akademische Leserschaft. Wo es zweckmäßig ist, zitieren wir jedoch Studien, Thesen und Statistiken.

Um zuweilen komplexe Themen anschaulich zu machen, nehmen wir uns gewisse Freiheiten gegenüber einer streng wissenschaftlichen Sorgfalt heraus. So verwenden wir zum Beispiel nicht immer die üblichen Fachausdrücke. Wenn wir behaupten, eine bestimmte Bewegung resultiere in einer Winkelverschiebung von 110°, geben wir nicht immer an, wie sich diese Zahl genau ergibt. Wir teilen dem Leser viele ausführliche Berechnungen nicht mit, da dies den Text überladen würde und weder einen größeren Nutzen noch größere Klarheit brächte. Wir haben uns entschieden, die Richtigkeit einer Aussage über die Genauigkeit zu stellen: Angesichts der Bandbreite menschlicher Vielfalt sind Näherungswerte immer noch genau genug – solange sie stimmen. Sofern wir nicht speziell darauf hinweisen, verwenden wir nie die extremsten Beispiele aus der Vielfalt der Möglichkeiten, wie der menschliche Körper beschaffen sein kann. Stattdessen haben wir eine Variationsbreite gewählt, die uns am ehesten bei 95 Prozent aller Schülerinnen und Schüler im Yogaunterricht begegnen wird (also bei denjenigen, die in einem Bereich von zwei Standardabweichungen liegen; das heißt, einer von 20 Schülern oder Schülerinnen liegt außerhalb des dargestellten Bereichs). Aber selbst hier arbeiten wir mit Näherungswerten: Der Bereich von zwei Standardabweichungen bei Normalverteilung schließt 95,45 Prozent der Population ein und 4,55 Prozent aus. Wir runden diese Zahlen, um dem Leser auf klare Weise sagen zu können: »19 von 20 Menschen« oder »1 von 20 Menschen«, obwohl dies mathematisch nicht genau ist. Wir haben beschlossen, dass Einfachheit vor Gründlichkeit geht – aber nicht auf Kosten von Richtigkeit oder Wahrhaftigkeit. Wenn wir damit gegen Ihr Empfinden verstoßen, bitten wir um Verständnis.

Bernie Clark, Vancouver

Inhalt

TEIL 2 Die untere Körperhälfte: Folgen der menschlichen Vielfalt und die Ursachen von Spannung und Kompression

Zusätzliche Informationen

DAS IST WICHTIG

ES IST KOMPLIZIERT

HINWEIS FÜR LEHRER

VORWORT
Yogaunterricht in den USA und die Geschichte der klassischen Ausrichtung

Die Annahme, alle Menschen seien körperlich gleich, macht den Yogaunterricht zwar leichter, aber nicht ungefährlicher. Wir sind *nicht* alle gleich: Sie wären schlecht beraten, fremde Medikamente zu nehmen oder mit einer fremden Brille Auto zu fahren – und eine Ausrichtungsanweisung im Yoga, die bei einem Schüler gut funktioniert, kann einem anderen Schaden zufügen. Woher kommt es, dass so viel Wert auf allgemeingültige Ausrichtungsanweisungen gelegt wird? Paul Grilley erklärt es uns:

Seit wann sind Regeln zur Ausrichtung *(Alignement)* im Yogaunterricht allgegenwärtig? Als die Lehrerausbildungsprogramme aufkamen, griffen auch die Ausrichtungsregeln immer mehr um sich und wurden mit der Zeit zunehmend starrer. Bis etwa Anfang der 1990er-Jahre gab es in den USA kaum derartige Festlegungen. Es existierten zwar ein paar Yogastudios in Los Angeles und San Francisco, in denen eine Ausbildung zum Yogalehrer angeboten wurde, doch deren Alltagsgeschäft waren die ganz normalen Kurse.

Bevor es die Lehrerausbildungen gab, lernten Yogalehrer, indem sie regelmäßig zum Unterricht erschienen. Irgendwann wurden sie dann gebeten, den Lehrer zu vertreten, bis sie schließlich selbst regelmäßig unterrichteten. Eine offizielle Ausbildung gab es nicht. Genau genommen besaßen auch die Betreiber dieser Studios kaum formales Wissen. Die damalige Yogakultur in den USA hatte große Ähnlichkeit mit der Surfkultur: Man lernte voneinander, übte allein und manchmal in der Gruppe. Das »Studio« war meist das Wohnzimmer dieser Menschen.

Yoga profitierte ebenso wie Aerobic, Tanzkurse, Bodybuilding und Jogging von der Entstehung der modernen Fitnesskultur. Bodybuilding und Jogging sind für den Gruppenunterricht ungeeignet, aber der Tanz- und Aerobic-Unterricht entwickelte sich in diesem Klima. Auch der Yogaunterricht begann, sich am Tanzunterricht zu orientieren – und damit war die moderne »Yogastunde« geboren. Die Menschen übten immer seltener allein.

Unmittelbar vor dem Fitnessboom besetzte Yoga eine kleine Nische, deren Praxisschwerpunkt auf Ruhe und Stille lag und in der sich viele hinduistische Yogis und Hippies tummelten. Ohne Ashtanga/Vinyasa-Yoga von Pattabhi Jois wäre Yoga bei der Fitnesswelle vielleicht sogar ganz auf der Strecke geblieben. Dieser Yogastil aber war angesagt, weil schweißtreibend, und fühlte sich ähnlich an wie Aerobic. Am Ende war Ashtanga/Vinyasa-Yoga auch ebenso populär geworden wie Aerobic, während der sanfte Yoga der Hippies aus den Jahren davor beinahe in Vergessenheit geriet.

Die aufkommende Begeisterung für Yoga war schließlich auch dem Ashtanga/Vinyasa-Yoga zu verdanken, und es gab anfangs weder genügend Lehrer noch genügend Studios, um die enorme Nachfrage zu decken. So entstand die Yogalehrer-Ausbildung. Man hatte nicht die Zeit, um Lehrer auf die altmodische Weise auszubilden (»regelmäßig Unterricht nehmen, erst als Vertretung unterrichten, dann selbst unterrichten«), sondern man bildete Fachpersonal in großer Zahl in 200-Unterrichtsstunden-Blöcken aus. Nichts davon war zynische Manipulation. Die Entwicklung wurde damals von einer aufrichtig empfundenen Notwendigkeit angetrieben.

Aber wie wird jemand in 200 Stunden zum Yogalehrer? Die Ausbildung musste System haben, um effizient zu sein, und man musste die Schüler einheitlich beurteilen können. Handbücher mit strengen »Ausrichtungsregeln« zur Vermittlung der Haltungen, die man auswendig lernen konnte, erfüllten beide Kriterien.

Parallel dazu gab es bereits viele Jahre vor dem Yoga-Boom eine Lehrerausbildung, die nicht nach dem Muster »regelmäßig erscheinen, vertreten, unterrichten« ablief, nämlich im Iyengar-Yoga in Indien und bei seinen Ablegern in den USA, vor allem in San Francisco. Das *Yoga Journal* war ursprünglich als Zeitschrift des Iyengar-Yoga-Instituts in San Francisco entstanden.

Die Lehrer des Iyengar-Yoga waren stolz auf ihre exakten Ausrichtungsregeln, denn in diesem wesentlichen Aspekt hoben sie sich von anderen Yogastilen und Yogalehrer-Ausbildungen ab. Längst hatte ihr Gründer B.K.S. Iyengar (1918–2014) schon verschiedene Zertifizierungsgrade für

Lehrer entwickelt. Dies ist wichtig, da das erste Handbuch, das von *YogaWorks* in Los Angeles verwendet wurde, von ihm und anderen leidenschaftlichen Anhängern der korrekten Ausrichtung verfasst worden war.

YogaWorks entwickelte in Los Angeles, der Keimzelle der im Aufschwung begriffenen Yogabranche, das erfolgreichste aller Lehrerausbildungs-Programme. Seither sind viele weitere *YogaWorks*-Studios in Los Angeles und in den Vereinigten Staaten hinzugekommen – und YogaWorks exportiert die Yogalehrer-Ausbildung aktiv bis ins ferne Asien.

Aber nicht nur Iyengar-Yoga oder *YogaWorks* bemühten sich um eine Standardisierung. Im Bikram-Yoga werden Hunderte von identischen Lehrern produziert, deren »Ausbildung« größtenteils darin besteht, ein Skriptum mit Ausrichtungsregeln auswendig zu lernen. Der Anusara-Yoga rühmte sich früher, der »am schnellsten wachsende Yogastil der Welt« zu sein, und seine Ausrichtungsregeln werden als »Iyengar mit Spiralen« bezeichnet. Fast jeden Monat lässt irgendjemand seine »Yogamarke« als Warenzeichen eintragen, was im Grunde darauf hinausläuft, dass er seine Ausrichtungsregeln schützen lässt.

Die Ausrichtung ist keine »westliche Verfälschung« der Yogatradition. Schließlich war B.K.S. Iyengar selbst Inder und stammte aus einer indischen Yogatradition. Aber in vielen indischen Schulen gibt es keine strenge Ausrichtung. Der Ashtanga/Vinyasa-Yoga ist eine davon. Auch westliche Yogaschulen wie Kripalu-Yoga kommen ohne sie aus. Ausrichtungsregeln sind also weder östlich noch westlich oder universell, sondern eine Folge des Versuchs, eine schnelle und effiziente Ausbildung zu erleichtern.

Jede Kunst, die möglichst schnell möglichst vielen Menschen vermittelt werden soll, wird vereinfacht, vereinheitlicht und erstarrt letztlich. Dies gilt für Yoga, Tanzstile, Kampfkünste sowie Religionen. Wenn etwas einfacher ist, ist es leichter zu vermitteln und aufzunehmen. Die Vereinfachung führt jedoch zwangsläufig auch zu Verallgemeinerungen und Intoleranz gegenüber Individualität.

Bei alledem muss man sagen, dass nicht nur die Notwendigkeit der Lehrerausbildung hinter dem Wunsch nach strikten Ausrichtungsregeln steht. Es liegt in der Natur des Menschen, die Dinge zu vereinheitlichen, aber auch mit Traditionen zu brechen, um Neues zu erschaffen. Ganz ohne Verallgemeinerungen können wir nicht effektiv unterrichten. Doch zu voller Reife gelangen wir erst, wenn wir darüber hinauswachsen und uns sachkundig auf die individuellen Bedürfnisse eines jeden Schülers in jeder Yogastellung konzentrieren können.

Dies ist kein unerfüllbarer Traum – es kostet nur mehr Zeit, als in der Lehrerausbildung zur Verfügung steht. Daher liegt es in der Verantwortung eines Lehrers, immer weiter zu lernen. Swami Vivekananda (1863–1902) thematisierte dies im religiösen Zusammenhang: »Es ist gut, in eine Kirche hineingeboren zu werden, aber schlecht, in einer zu sterben.«

Paul Grilley

TEIL 1
Was bremst mich?

Ursachen von Spannung und Kompression

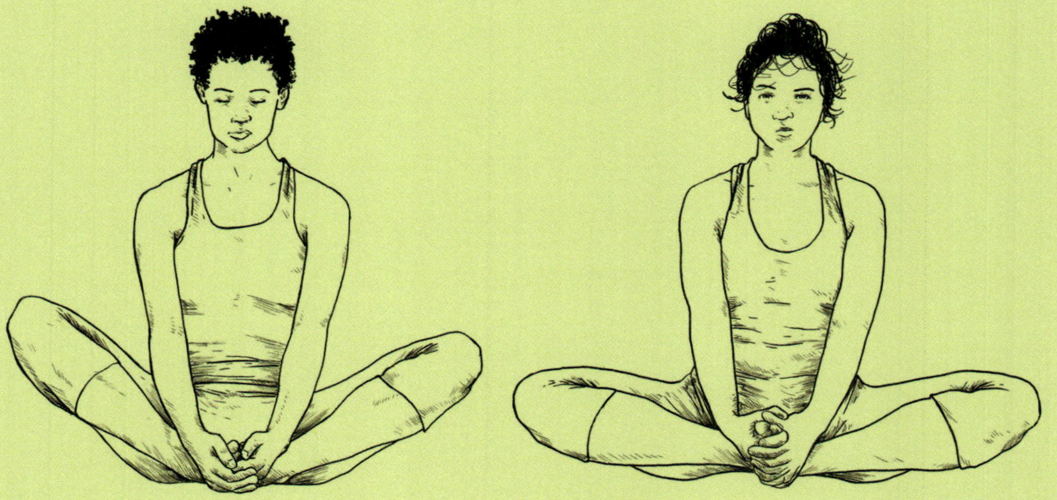

Ziele

Sie sind einzigartig. Das ist zwar nicht völlig neu, aber diese knappe Feststellung hat weitreichende Konsequenzen. Sie sind einzigartig – und deshalb werden in Ihrer Yogapraxis auch ganz andere Dinge funktionieren, wird etwas völlig anderes zu Ihrem Körper (Biologie) passen, als das bei einem anderen Menschen der Fall ist. Auch Ihre Geschichte (Biografie) ist einzigartig. Wenn Sie sowohl Ihre Biologie als auch Ihre Biografie berücksichtigen – sozusagen Ihr Rohmaterial und die Kräfte, die Sie geformt haben –, überrascht es nicht, dass Sie andere Bedürfnisse haben als andere Menschen: Brillenverordnung, Schuhgröße, Einstellung des Fahrersitzes im Auto, Schreib- oder Wurfhand, Lächeln, Wirbelsäulenkrümmung und Fußgewölbe – all diese kleinen und großen Abweichungen machen Sie unbestreitbar einzigartig.

Warum gehen wir automatisch davon aus, dass wir Menschen körperlich identisch sind? Warum gehen wir davon aus, es gäbe nur eine Art und Weise, eine bestimmte Yogahaltung richtig auszuführen, und dass dies für jeden Körper gleichermaßen gut sei? Warum halten wir Ausrichtungsanweisungen im Yoga für allgemeingültig und glauben, alle Menschen bewegen sich so und nicht anders? Dieses Buch soll Ihnen dazu verhelfen, ein Verständnis für Ihre Einzigartigkeit zu entwickeln, und Ihnen klarmachen, was dies für Ihre Yogapraxis bedeutet.

Das Verständnis für Ihre Einzigartigkeit reicht weit über die Yogapraxis hinaus und kann letztlich Ihr Leben verändern. Welche Ernährungsform die beste für Sie ist, wie viel Stunden Schlaf Sie brauchen, wie viel und welche Art von Sport am wohltuendsten für Sie ist, welche Medikamente und therapeutischen Maßnahmen Ihnen persönlich helfen – all dies und vieles mehr wird eventuell zu überdenken sein. Weil etwas bei einer Freundin oder einem Angehörigen (oder einem Wildfremden) funktioniert hat, muss es bei Ihnen noch lange nicht klappen. Sie sind schließlich ein ganz anderer Mensch mit individuellen Bedürfnissen!

Wenn wir Yoga mit diesem übergeordneten Ziel erkunden, gelangen wir schnell zu einer Frage, die sich in diesem Buch noch merhmals wiederholen wird: *Was bremst mich?* Manchmal verkürzen wir diese Frage einfach zu *WBM*?

Weil Sie einzigartig sind, werden Sie möglicherweise bei einigen Haltungen von anderen Dingen gebremst als Ihr Yogalehrer – und falls Sie Yoga unterrichten, Ihre Schüler möglicherweise wieder von anderen Dingen als Sie selbst.

Dieses Buch – und vor allem Teil 1 bis Seite 104 – soll Ihnen helfen, die Frage zu beantworten *Was bremst mich?* Der moderne Hatha-Yogaunterricht sucht die physische Antwort darauf in der Muskulatur: Was uns in unserer Bewegung einschränkt, wird hier ausnahmslos im Sinne verkürzter und verspannter Muskeln formuliert. Zeichnungen und computergenerierte Grafiken zeigen, welche Muskeln die Übeltäter sind und was man tun muss, um immer weiter und tiefer in die Haltungen zu kommen. Der Psychologe Abraham Maslow (1908–1970) soll gesagt haben, wenn man nur einen Hammer hätte, sähe bald alles wie ein Nagel aus. Wenn Ihr gesamtes theoretisches Yogawissen um die Muskulatur kreist, werden Sie die Lösung aller Probleme auch ausschließlich dort suchen. Doch bei der Lektüre dieses Buchs werden die Antworten auf die *WBM?*-Frage erheblich vielfältiger werden. Wir werden zwei zentrale Elemente für körperliche Einschränkungen kennenlernen: Spannung und Kompression. Und wir werden sehen, dass es sich dabei um komplexe Kategorien handelt.

Viele Bücher zum Thema Yoga beschreiben hervorragend, welche Rolle die Muskeln in verschiedenen Yogahaltungen spielen. Da wir diese Arbeiten hier nicht reproduzieren möchten, verwenden wir kaum Zeit auf die Erklärung, welche Muskeln welche Gliedmaßen bewegen und welche Muskeln Widerstand dagegen leisten. Wir werden lediglich einen allgemeinen Überblick geben. Leserinnen und Lesern, die mehr darüber wissen möchten, sei das Buch *Yoga-Anatomie* von Leslie Kaminoff empfohlen. Wir werden in diesem Buch auch nicht näher darauf eingehen, wie tiefgreifend sich die Faszien in der Yogapraxis auswirken und wie sie zu spannungsbedingten Widerständen beitragen. Das heißt aber nicht, dass wir die Faszien in diesem Zusammenhang für unwichtig halten – ganz im Gegenteil! Faszienbedingte Einschränkungen können den Bewegungsumfang weit stärker verringern als es verkürzte, verspannte Muskeln jemals könnten.

Doch würde die Betrachtung der Faszien schlichtweg den Rahmen der Untersuchung sprengen. Dieses Thema verlangt nach einem ausführlichen eigenen Buch. Glücklicherweise existiert dieses Buch bereits: *Anatomy Trains: Myofasziale Leitbahnen* von Thomas Myers. Wer sich ernsthaft mit Anatomie beschäftigt, sollte sich ein Lehrbuch auf Universitätsniveau besorgen, zum Beispiel den im Thieme- Verlag erschienenen *LernAtlas der Anatomie.*

Das vorliegende Buch möchte Ihnen bewusst machen, dass Sie innerhalb des riesigen Spektrums menschlicher Vielfalt einzigartig sind. Es möchte die Prinzipien von Spannung und Kompression erklären, die Frage *Was bremst mich?* beantworten und Ihnen helfen zu verstehen, was all dies für Ihre Yogapraxis bedeutet: Ihr Körper, Ihr Yoga! Dieses Buch wurde für *Sie* geschrieben, um *Ihnen* zu einem besseren Verständnis Ihres Körpers zu verhelfen. Ich hoffe, Sie ziehen Ihren Nutzen daraus!

Postskriptum: Die Wissenschaft befindet sich in ständigem Wandel, und das ist sowohl Segen wie Fluch: Wissenschaftliche Modelle und Theorien, die wir heute für richtig halten, können sich in ein paar Jahren als weniger zutreffend erweisen. Bleiben Sie offen, bleiben Sie demütig, und hören Sie niemals auf dazuzulernen. Es ist durchaus möglich, dass sich die in diesem Buch dargelegten Fakten und Theorien verändern. Das Ziel dieses Buchs aber – *Ihre* ganz persönliche Yogapraxis zu finden – wird Bestand haben. Vertrauen Sie dabei eher auf Ihre *Erfahrung* als auf Theorien oder Dogmen.

Kapitel 1
Sie sind einzigartig – und Ihr Yoga ist es auch

Sie sind einzigartig! Hinter diesen drei Worten verbirgt sich Erstaunliches: Im gesamten Universum ist niemand so wie Sie. Sie sind nicht »durchschnittlich« oder »normal« – das ist eigentlich niemand. Mag sein, dass Sie einige Charakteristika mit anderen teilen: Sie tragen Hemden in Größe M wie Millionen andere, haben die gleiche Schuhgröße wie Ihre Schwester und bestehen aus identisch gebauten Protonen, Neutronen und Elektronen wie alle anderen Menschen, die Sie kennen. Doch wenn Sie das Gesamtbild betrachten und sich ansehen, wie sich diese speziellen Elemente zu Ihrem »Ich« zusammensetzen, sind Sie unbestreitbar einzigartig.

Bedenken Sie, was das heißt: Wenn Sie einzigartig sind, werden Sie auch ganz andere Dinge benötigen, um heil und gesund zu sein. Roger John Williams (1893–1988), US-amerikanischer Wissenschaftler, Autor und Entdecker des Vitamin B_5, prägte den Begriff der »biochemischen Individualität«, um die gewaltigen Unterschiede zwischen den Menschen aufzuzeigen.[1] Diese Vielfalt macht den entscheidenden Unterschied, wenn wir uns ansehen, was uns gesund erhält und was uns krank macht. Sie wird in der Medizin als auch in der Fitnesswelt (einschließlich der Industrie, die sich rund um Yoga entwickelt hat) weitgehend ignoriert, was Williams und andere zu korrigieren versuchten. Der Arzt Parry of Bath aus dem 18. Jahrhundert bemerkte einst: »[Es ist] wichtiger zu wissen, welche Art von Patient eine Krankheit hat, als zu wissen, welche Art von Krankheit einen Patienten hat.«[2] Auf Yoga umgemünzt könnte man sagen: »Es ist wichtiger zu wissen, welche Art von Schüler eine Haltung einnehmen kann, als zu wissen, welche Art Haltung den Schüler einnimmt.«

Stuart McGill ist Arzt, erforscht die Erkrankungen des unteren Rückens und rät im Hinblick auf das Training von Spitzensportlern: »Jeder Mensch hat andere Proportionen bezüglich der Länge der einzelnen Körpersegmente und Muskelansätze, ein anderes Verhältnis zwischen Muskel- und Sehnenlängen, Nervenleitgeschwindigkeiten, Gewebetoleranzen und so weiter ... Zwingt man einem Sportler eine stereotype ›ideale‹ Technik auf, hindert man ihn damit oft daran, sein Potenzial auszuschöpfen.«[3] Abbildung 1.1 und 1.2 illustrieren deutlich, was unsere Einzigartigkeit für unsere Yogahaltungen bedeutet.

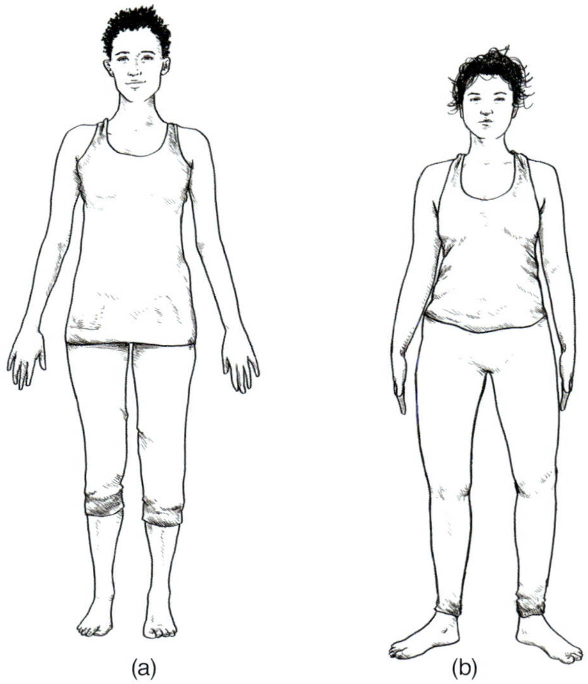

ABB. 1.1 Schülerin (a) hat eine leichte Einwärtsdrehung in der Hüfte und gerade Beine. Bei der Schülerin (b) zeigt sich eine sogenannte Varusstellung (lat. *varus,* »auswärtsgebogen«) der Beine. Eine starke Auswärtsdrehung der Hüfte lässt die Füße der Schülerin nach außen zeigen.

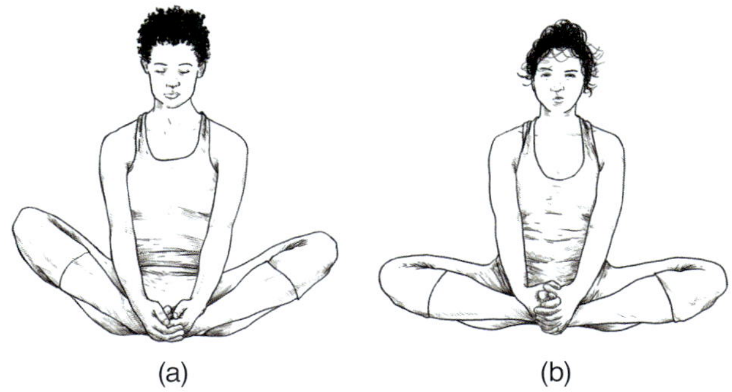

ABB. 1.2 Die unterschiedlichen Beinformen der Schülerinnen (siehe Abb. 1.1) beeinflussen auch ihre Fähigkeit, Yogahaltungen einzunehmen. So bekommt die Schülerin (a) die Knie im Schmetterling *(Baddhakonasana)* nicht so leicht zum Boden wie die Schülerin (b).

Jeder Mensch hat ein anderes Gebiss und einen anderen Knochenbau, eine andere Wirbelsäule oder andere Hüften als Sie. Wieso glauben Sie also, Sie müssten die gleichen Yogahaltungen einnehmen können wie andere – oder an einer speziellen Haltung ebenfalls scheitern, nur weil ein anderer daran scheitert? Einige Bewegungen gelingen eben auf Anhieb, andere erst mit etwas Übung, und ein paar werden Sie niemals hinbekommen. Das ist keine Kritik an Ihren Fähigkeiten, kein Spiegel Ihrer Persönlichkeit und auch keine Schwäche, die es auszumerzen gilt. Es ist schlicht Ihre existenzielle Realität. Eine 1,50 Meter große Ballerina wird wohl niemals erfolgreich in einer amerikanischen Footballmannschaft spielen und ein Footballspieler niemals olympisches Gold im Eiskunstlauf holen. Das heißt nicht, dass die Ballerina unbegabt wäre oder der Footballspieler faul. Eine Schneeflocke in all ihrer Schönheit und Einzigartigkeit wird eben niemals eine Galaxie sein. Warum sollte sie etwas sein wollen, was sie nicht sein kann? Besser, sie ist eine großartige Schneeflocke. Wir müssen unsere Einzigartigkeit und unsere naturgegebenen Grenzen einfach anerkennen.

Bedenken Sie, welche Möglichkeiten es gibt, uns Menschen zu vermessen: nach Größe, Gewicht, Alter, Bildung, Einkommen, Familiengröße, Heimatstadt, Blutdruck, Puls, Verhältnis zwischen Arm- und Wirbelsäulenlänge, Grad der Auswärtsdrehung der Füße, Ausmaß der Beinkrümmung ... Die Liste ließe sich beliebig fortsetzen. In jeder dieser Kategorien können Sie in den »Durchschnittsbereich« fallen. Vielleicht sind Sie tatsächlich durchschnittlich groß und sogar durchschnittlich schwer. Doch wenn Sie noch Parameter wie Blutbestandteile, Persönlichkeit, Ernährung, Lebensstil, Beruf, Körperform, Geburtstag[4] und so weiter hinzunehmen, werden Sie sich weit vom Durchschnitt entfernen. Niemand ist einfach nur durchschnittlich (siehe »Es ist kompliziert: Durchschnitt und Norm« auf Seite 25) – und was bei einer »Durchschnittsperson« funktioniert (die es gar nicht gibt), muss bei Ihnen nicht ebenfalls funktionieren.

Um noch einmal Roger John Williams zu zitieren: »So gut wie jeder Mensch weicht in irgendeiner Hinsicht ab.«[5] Es gibt weder normal noch abnorm. Es gibt nur Sie in Ihrer Einzigartigkeit, und diese Einzigartigkeit bestimmt, welche der Angebote des Lebens Sie annehmen können und wovon Sie klugerweise Abstand nehmen sollten.

Die Bandbreite menschlicher Vielfalt

Wo sitzt Ihr Blinddarm? Die meisten Menschen mit Anatomiekenntnissen werden auf den rechten Unterbauch deuten. Wie Abbildung 1.3 zeigt, ist das lediglich die Stelle, an der sich der Blinddarm »im Durchschnitt« befindet, wo er also »normalerweise« sitzt. Aber befindet er sich auch bei Ihnen an der »normalen« Stelle? Ein Beispiel: Sie haben akute Schmerzen im linken Oberbauch. Ihre Freunde bringen Sie schleunigst ins Krankenhaus, wo Ihnen ein neuer Assistenzarzt zur Hilfe eilt. Er tippt instinktiv auf Blinddarmentzündung, doch dann wird ihm klar, dass sich die Schmerzen nicht einmal in der Nähe des Blinddarms befinden – oder zumindest da, wo er ihn vermutet. Der Arzt verordnet Schmerzmittel und schickt Sie nach Hause, statt die benötigte lebensrettende Operation anzuordnen. Das ist nicht gut![6]

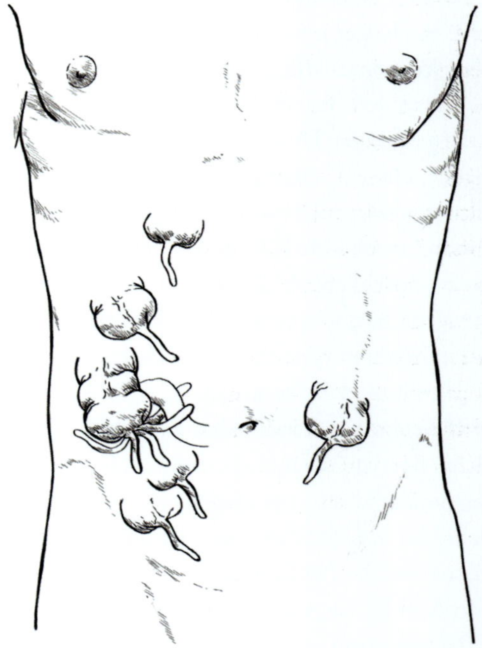

ABB. 1.3 Wissen Sie eigentlich genau, wo Ihr Blinddarm sitzt? Die Illustration zeigt einige der beobachteten Blinddarm-Positionen. Sie zeigen, wie groß die Bandbreite der Variationen ist.[7]

ES IST KOMPLIZIERT: Durchschnitt und Norm

Statistik heißt, sich niemals sicher sein zu müssen.

Der **Durchschnitt** (auch Mittelwert oder Mittel) wird errechnet, indem man sämtliche Werte eines Messbereichs addiert und durch ihre Anzahl dividiert.

Der **Median** (auch Zentralwert) ist der Wert an der mittleren Stelle eines Messbereichs, sodass eine Hälfte der Werte darüber, die andere darunter liegt.

Der **Modus** ist der am häufigsten vorkommende Wert.

Stellen Sie sich vor, Sie müssten auf dem Geburtstag eines Jungen für das Unterhaltungsprogramm sorgen. Als intelligenter Mensch fragen Sie nach dem Durchschnittsalter der Gäste. Die Antwort lautet 18 Jahre. Super! Jetzt wissen Sie, was zu tun ist. Sie besorgen ein paar Spitzenspiele, die 18-Jährige fördern und fordern, ein paar Hammervideos mit lauter Rockmusik und sexy Frauen und halten die Sache für geritzt. Bei Ihrer Ankunft finden Sie zehn 30-jährige Mütter mit ihren zehn 10-jährigen Jungen vor. Durchschnittsalter: 18 Jahre! Um den Durchschnitt zu bestimmen, addieren wir das Alter aller Partybesucher und dividieren die Summe durch die Anzahl der Gäste. Der Durchschnitt (Mittelwert) ist 18. (Aber bei dieser bimodalen Verteilung sind die Modi 10 und 30.) Leider hat auf der Party keiner Spaß an Ihrem Unterhaltungsprogramm, weil Sie auf den Durchschnitt gesetzt haben, dem niemand auf der Party entspricht.

Wissenschaftler bedienen sich der sogenannten *Norm*, um die menschliche Vielfalt zu messen. Sie betrachten die Menschen innerhalb dieses Bereichs als *normal* und beziehen 95 Prozent der Bevölkerung ein. Die übrigen 5 Prozent sind definitionsgemäß *abnorm*. Wenn Sie eine Gruppe von 20 Yogaschülern unterrichten, weicht also durchschnittlich einer von der Norm ab. Aber ganz so einfach ist das nicht.

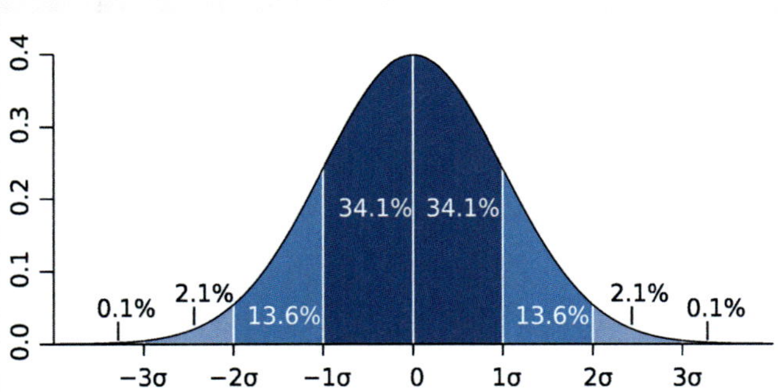

ABB. 1.4 Die Glockenkurve oben ist die grafische Darstellung einer Normalverteilung. Die meisten Menschen befinden sich irgendwo im Bereich dieser Kurve – viele nah am Mittelwert, nicht ganz so viele etwas weiter davon entfernt.

Die menschliche Vielfalt lässt sich als sogenannte Glockenkurve darstellen (siehe Abb. 1.4). Die Menschen liegen im Hinblick auf bestimmte Merkmale irgendwo auf dieser Verteilungskurve. Zur Mitte hin werden es mehr: 68 Prozent befinden sich in einem Bereich, der als Standardabweichung bezeichnet und mit dem griechischen Buchstaben Sigma σ gekennzeichnet wird, 95 Prozent in einem Bereich von 2σ. Wer außerhalb davon liegt, gilt als abnorm. (Das heißt nicht, dass dies »schlecht« wäre; es ist nur sehr ungewöhnlich.) Mathematiker definieren den Bereich von 2σ als Norm.

Sie können sowohl bei der Größe als auch beim Gewicht im Normbereich liegen – aber gilt dies auch für Größe und Gewicht zusammen? Wenn wir zwei Faktoren gleichzeitig betrachten, kann sich eine multivariate Normalverteilung ergeben. Nehmen wir Geschlecht und Körpergröße. Was ist eine normale Körpergröße für einen Menschen? Nun, das hängt von verschiedenen Faktoren ab (siehe Abb. 1.5). Was für eine Frau normal ist, ist nicht zwangsläufig auch für einen Mann normal. Wir sehen ferner, dass die Variationsbreite bei Männern größer ist als bei Frauen.[8]

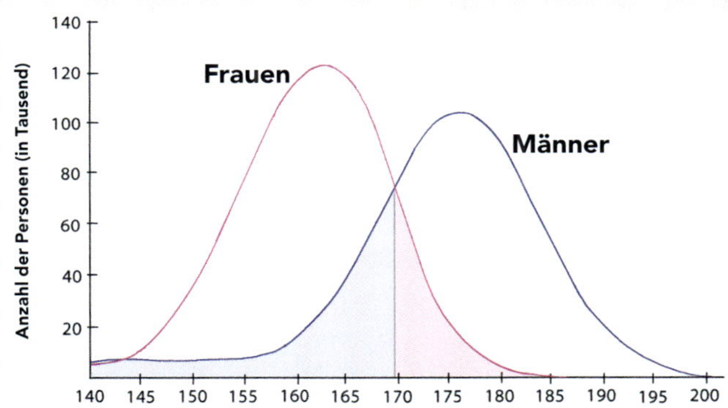

ABB. 1.5 Multivariate Normalverteilung für Körpergröße und Geschlecht

Wenn wir allmählich immer mehr Faktoren wie Alter, Gewicht, Blutdruck und Nüchternblutzucker in die Normalverteilung einbeziehen, liegen immer weniger Menschen innerhalb der Norm. Betrachten wir nun weitere Aspekte wie unser Erbgut. Jeder Mensch hat eine andere DNS – sogar eineiige Zwillinge![9] Wenn also jeder irgendwie anders ist, wie können wir dann eine Aussage treffen, was normal oder durchschnittlich ist? Wenn wir die Menschen behandeln, als wären sie alle identisch, laufen wir Gefahr, keinem gerecht zu werden. Das bedeutet für die Yogapraxis: Wenn wir alle Yogaschüler gleich behandeln, laufen wir Gefahr, einigen zu schaden und andere zu unterfordern.

Stellen Sie sich nun vor, Sie würden den Unterricht eines Yogalehrers besuchen, der glaubt, jeder Schüler könne den Lotossitz *(Padmasana)* meistern. Vielleicht nicht heute, aber mit Fleiß, Übung und starker Führung, der richtigen Lululemon-Hose und bestem Himalaya-Weihrauch kann er Ihnen zeigen, wie Sie in diese anspruchsvolle Haltung kommen. Er bemerkt, dass es noch alle Schüler geschafft haben, die lange genug bei seinem Programm geblieben sind. Aber was, wenn Sie noch nie bequem mit überkreuzten Beinen sitzen konnten? Wenn Sie auf dem Boden sitzen, ragen Ihre Knie steil nach oben – aber Sie sind zu allem bereit. Sie versuchen es und ignorieren das leichte Zwicken in den Knien, bis der Schmerz dann eines Tages zu einem lodernden Feuer eskaliert, das auch nach der Stunde nicht erlischt: Sie haben einen Riss im Innenmeniskus und sind dem Lotossitz *(Padmasana)* nicht näher als zu Beginn Ihrer Yogapraxis. Was lernen Sie daraus? Der Lehrer hat Ihre Einzigartigkeit ignoriert. Aufgrund der Form Ihres Beckens und Ihrer Oberschenkelknochen wird der Lotossitz Ihnen nie gelingen können. Mit Ihren Bemühungen ruinieren Sie Ihre Knie.

Yoga ist selbstselektierend. Wer den richtigen Knochenbau für bestimmte Haltungen mitbringt, bleibt dran und macht Fortschritte. Er beseitigt alle spannungsbedingten Widerstände, die ihn daran hindern, den maximalen Bewegungsumfang zu erreichen, und kommt in die ersehnte Haltung. Wer aber weniger optimal geformte Knochen hat und nicht von Spannung, sondern von Kompression gebremst wird, weil Knochen auf Knochen trifft, wird die Haltung niemals einnehmen. Er gibt frustriert auf und ist überzeugt, von einer schweren Charakterschwäche am Fortschritt gehindert zu werden – ein Irrglaube, den jedoch so mancher Lehrer insgeheim teilt.

DAS IST WICHTIG: Vorsicht, Studie!

Ein Sprichwort besagt: Studien haben ergeben, dass die Leute alles glauben, solange man nur mit den Worten beginnt: »Studien haben ergeben …« Ein Fakt ist eine Information oder eine durch Erfahrung oder Beobachtung überprüfbare Wahrheit.[10] Wenn Wissenschaftler Fakten darlegen, glauben wir ihnen selbstverständlich. Auf diese Weise ersparen wir uns, die entsprechenden Forschungen selbst anstellen zu müssen. Aber glauben Sie bitte nicht alle Studien, die in der Boulevardpresse zitiert werden. Sie sind oft brandneu und deshalb berichtenswert, wurden aber noch keiner strengen Überprüfung und Wiederholung unterzogen. Die Zeit wird erweisen, ob die Ergebnisse weiteren Untersuchungen standhalten.

Ein Beispiel ist die in Abbildung 1.6 dargestellte grafische Zusammenfassung von Studien, wonach die Ernährung Krebs sowohl fördern als auch verhindern kann.[11] Wie ist das möglich? Nun, es hängt vom Studienaufbau, den jeweiligen Studienteilnehmern, der Qualität der Forscher und der Forschung sowie vielen weiteren Faktoren ab. Eine einzelne Studie reicht nicht aus, um von einer allgemeinen Ursächlichkeit sprechen zu können. Darüber hinaus sind nicht alle Studien gleichwertig in Umfang und Qualität – und nicht alle Probanden haben den gleichen genetischen und biografischen Hintergrund. Erst die Zeit und ihre Wiederholung werden die Wahrheit ans Licht bringen, die durchaus darin bestehen könnte, dass keine Verallgemeinerungen zur Wirkung eines bestimmten Nahrungsmittels auf die Körper aller Menschen möglich sind. Die Biowissenschaft ist weniger exakt, als uns lieb wäre. Nehmen Sie alles, was Sie lesen, *cum grano salis,* »mit einem Korn Salz« – obwohl Studien zeigen, dass der Salzkonsum das Krebsrisiko erhöhen kann.

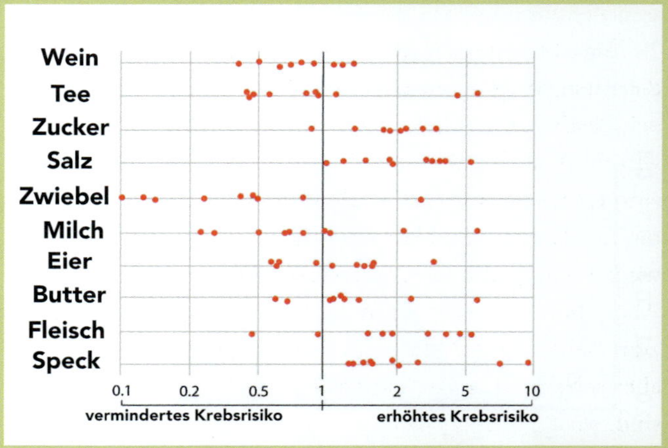

ABB. 1.6 Einzelne Studien können die Wahrnehmung der Wirklichkeit verzerren.[12] Um ursächliche Zusammenhänge zu verstehen, sind daher mehrere Studien mit unterschiedlichen Personengruppen nötig.

Beispiele menschlicher Vielfalt

Wissenschaftler brauchen Verallgemeinerungen. Sie ziehen durch einen Haufen Punkte eine Linie auf einem Diagramm und behaupten, diese Linie bilde die Realität ab. Das tut sie jedoch nicht. Sie ist eine Verallgemeinerung. Verallgemeinerungen sind wichtig, aber sie sind nur die halbe Wahrheit.

Nehmen wir zum Beispiel die Statistik, wonach der Schenkelhalswinkel (Centrum-Collum-Diaphysen-Winkel) beim Menschen 126° beträgt.[13] Abbildung 1.7 zeigt zwei Oberschenkelknochen – keiner von beiden weist den Durchschnittswinkel auf. Eine Studie kam sogar zum Ergebnis, dass der Schenkelhalswinkel kulturbedingt erheblich variieren kann. Bei nordamerikanischen Stadtbewohnern europäischer Abstammung beträgt er im Durchschnitt eher 134°.[14]

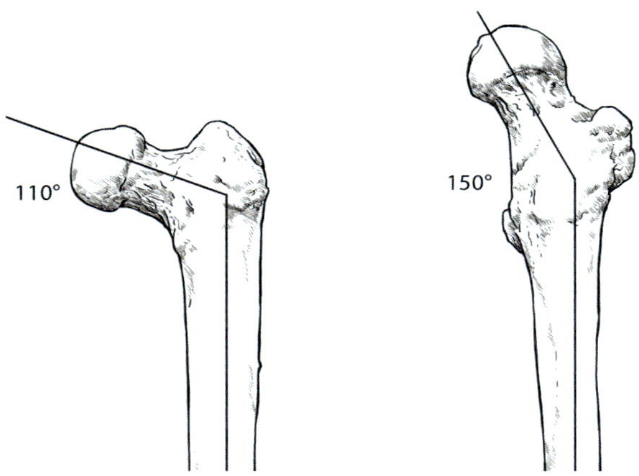

ABB. 1.7 Der Winkel des Oberschenkelhalses variiert stark.

Was bedeutet das für unsere Yogapraxis? Ein Lehrer, der die Einzigartigkeit eines jeden Körpers ignoriert, setzt zwar bei bestimmten Haltungen nicht Ihr Leben aufs Spiel wie ein Arzt, der nicht um die verschiedenen Blinddarmpositionen (siehe Abb. 1.3) weiß. Dennoch kann die Unkenntnis des Lehrers Probleme verursachen. Der Schenkelhalswinkel (und die Beckenform) diktieren die maximale Abduktion (das Abspreizen der Beine). Man muss die Beine zum Beispiel im Dreieck *(Trikonasana)* abduzieren können, aber sobald alle spannungsbedingten Widerstände beseitigt sind, wird der Bewegungsumfang teils durch den Schenkelhalswinkel bestimmt. Die Haltung Dreieck *(Trikonasana)* wird bei Schülerinnen mit den in Abbildung 1.7 gezeigten Oberschenkelknochen ganz unterschiedlich aussehen. Das liegt nicht an ihrem Engagement, sondern an ihren Knochen.

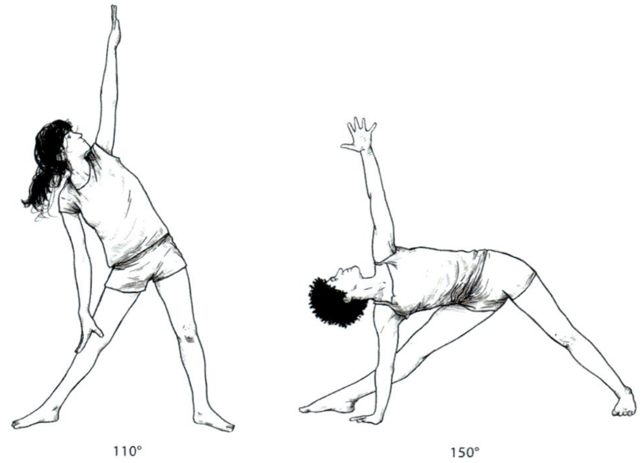

ABB. 1.8 Wie weit wir die Beine im Dreieck *(Trikonasana)* grätschen können, wird zum Teil von unserem Schenkelhalswinkel bestimmt. Bei der Schülerin links beträgt der Winkel nur 110°, bei der Schülerin rechts dagegen 150°.

Liegt der Winkel des Oberschenkelhalses bei einem Menschen unter 120°, wird dies von Medizinwissenschaftlern als *Coxa vara* bezeichnet, liegt er über 135°, nennt man dies *Coxa valga*. Menschen mit *Coxa vara* oder *Coxa valga* gelten als abweichend. Eine umfassende Untersuchung zeigt jedoch, dass der Schenkelhalswinkel häufig außerhalb des genannten Bereichs liegt: »... normale Individuen finden sich in einem Bereich zwischen 110° und knapp 150°.«[15]

Die Genetik trägt zum Schenkelhalswinkel bei, bestimmt aber nicht alles. Bei Neugeborenen beläuft sich der Winkel auf ungefähr 150°.[16] Wenn wir wachsen, Stehen und Laufen lernen, verkleinert er sich durch die Beanspruchung der Hüftpfanne und des Oberschenkelhalses. Je aktiver Kinder sind, desto stärker wird der Knochen umgebaut.[17] Zu Beginn der Pubertät erreicht der Winkel zwischen Oberschenkelhals und -schaft einen Wert, der im Laufe des Erwachsenenlebens fast unverändert bleibt (siehe Abb. 1.9). Wie groß ist er? Das hängt von mehreren Faktoren ab, auf die wir im Kastentext »Variationen des Schenkelhalswinkels« auf Seite 28 eingehen.

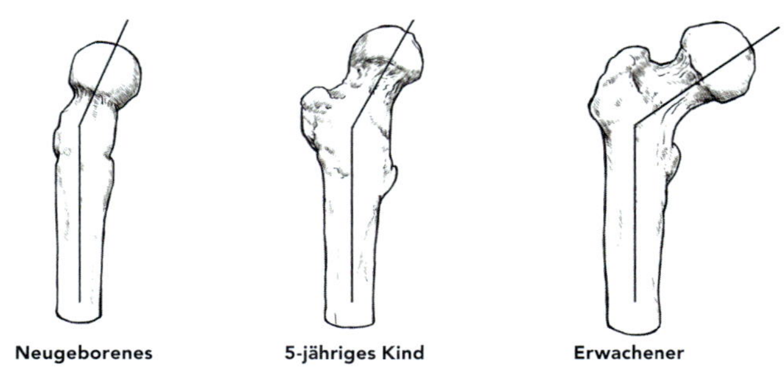

ABB. 1.9 Der Winkel des Oberschenkelhalses verändert sich im Laufe unserer Entwicklung.[18]

Unendliche menschliche Vielfalt

Der Yogalehrer Paul Grilley beschäftigt sich intensiv mit den Auswirkungen der anatomischen Vielfalt auf die individuelle Yogapraxis. Er unterstreicht diese Einzigartigkeit, indem er seine Schüler das folgende Mantra rezitieren lässt:

> *Ich bin der Einzige.Irgendwas stimmt nicht mit mir.*
> *Sicher bin ich nicht gut genug.*
> *Shanti, Shanti, Om …*

Wenn eine bestimmte Haltung nicht gelingt, hält man sich oft für die einzige Person, bei der es nicht klappt. Wir glauben dann, dass mit uns irgendetwas »nicht stimmt«.

Das Wissen um die menschliche Vielfalt, um unsere Einzigartigkeit hilft, diesen Irrglauben zu beseitigen. Sie sind nicht der oder die Einzige, die nicht in eine bestimmte Haltung kommt! Sie sind einzigartig, und in dieser Einzigartigkeit liegt ja gerade der Unterschied zwischen dem, was scheinbar »alle« können, und dem, was Sie selbst können. Es gibt keine Yogahaltung, die allen gelingt; und keinem Menschen gelingen alle Haltungen.

Dem Arzt und Wissenschaftler Professor Barry J. Anson war die Frustration der Medizinstudenten aufgefallen, die sich nach einem Standardmodell sehnten, an dem sie sich orientieren könnten. »Das Beharren der Schüler auf der Vorstellung, es gäbe einen archetypischen Plan vom Bau des menschlichen Körpers, ist unverändert und ungebrochen. Abweichungen vom Standard verärgern Schüler häufig.«[19] Yogaschüler und Yogalehrer teilen diesen Wunsch. Auch sie fänden es einfacher, wenn wir alle den gleichen Körper hätten und aussähen wie die Zeichnungen in den Anatomiebüchern oder das Plastikskelett in der Ecke des Anatomieraums. Doch das ist nicht der Fall. Roger John Williams, den wir bereits zitiert haben (siehe S. 23), erklärte einmal: »Alle Strukturen, Gehirn, Nerven, Muskeln, Sehnen, Knochen, Blut, das Gewicht der Organe, der endokrinen Drüsen und so weiter, sind von Abweichungen betroffen… Sie unterscheiden sich oft sehr stark voneinander.«[20] Williams weist ferner darauf hin, dass dies in der Humananatomie seit Generationen bekannt sei, aber … »aus pädagogischen Gründen konzentriert man sich auf die ›Norm‹ und schenkt der möglichen Bedeutung der allgegenwärtigen Variationen kaum oder gar keine Beachtung«.[21]

ES IST KOMPLIZIERT: Variationen des Schenkelhalswinkels

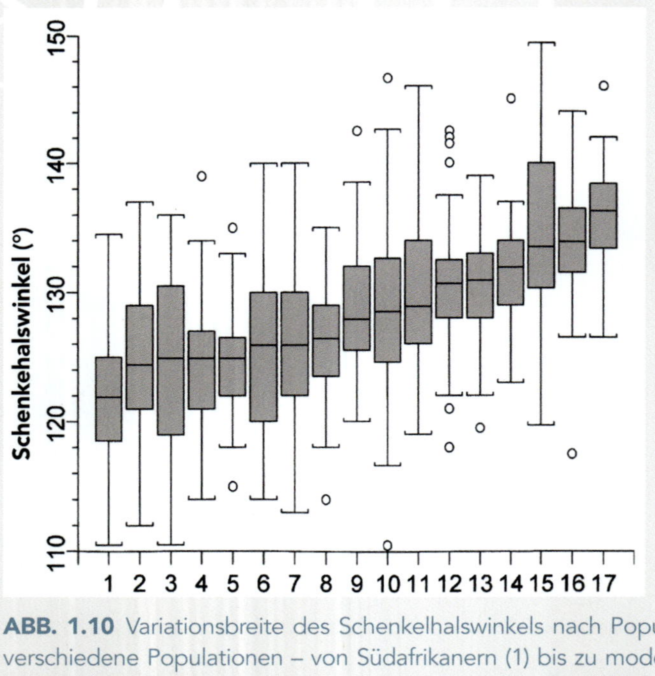

Die verschiedenen menschlichen Bevölkerungsgruppen haben – je nach ihrer Hauptbeschäftigung – schon immer auch unterschiedliche Schenkelhalswinkel. Bei einem modernen Nordamerikaner in einem städtischen Umfeld beträgt er ungefähr 134°.[22] Bauern, Jäger und Sammler sowie Menschen, die in ihrer Jugend sehr aktiv waren, liegen im Durchschnitt eher bei 120°.[23] Am interessantesten ist die Variationsbreite. Abbildung 1.10 zeigt, dass die Unterschiede zwischen 110° und 150° erheblich sind! Die schattierten Bereiche reichen von 118° bis 140°, und auch das ist von Bedeutung, da sie zwei Quartile der Population abbilden. Das heißt: 50 Prozent der untersuchten Personen lagen in diesem Bereich – und 50 Prozent außerhalb davon. Die gleiche Variationsbreite dürfte sich in einer durchschnittlichen Yogastunde ergeben. Es wird also nie allen gelingen, im Dreieck *(Trikonasana)* mit den Händen zu den Fußgelenken zu kommen!

ABB. 1.10 Variationsbreite des Schenkelhalswinkels nach Populationstyp. Die Zahlen entlang der horizontalen Achse stehen für verschiedene Populationen – von Südafrikanern (1) bis zu modernen Chinesen (17). Bei den Nord-Ost-Amerikanern europäischer Abstammung (15) reicht die Spanne von 118° bis 150°, wobei 50 Prozent der Population zwischen 130° und 140° liegen.[24]

Derartige Tendenzen finden wir auch in der Welt des Yoga. Es ist schwierig, alle Bereiche menschlicher Vielfalt im Unterricht zu berücksichtigen. Viel einfacher ist es, anzunehmen, dass das Anatomiebuch, das helfen soll zu verstehen, welche Muskeln in den einzelnen Haltungen aktiviert werden, die Realität aller Schüler abbildet.

Hinzu kommt, dass bei den meisten Bewegungen nicht Spannung, sondern Kompression verhindert, dass wir die gewünschte, ästhetisch ansprechende Haltung einnehmen. Zur Beantwortung der *Was-bremst-mich?*-Frage werden wir uns mit den beiden Schlüsselkonzepten Spannung und Kompression näher beschäftigen.

Ich werde zahlreiche Studien zitieren, die eine große Variationsbreite bei Form und Größe unserer Knochen, Gelenke, Muskeln etc. offenbaren. Entscheidend sind nicht die Ergebnisse *einer* bestimmten Studie, sondern die Tatsache, dass *alle* Studien oftmals große und recht bedeutsame Unterschiede zwischen den einzelnen Personen zeigen. Die angeführten Untersuchungen dienen nicht der Behauptung, dass eine von ihnen »die Wahrheit« über den menschlichen Körper enthüllt, sondern sollen die allgegenwärtige körperliche Variationsbreite verdeutlichen.

Meine Bitte: Konzentrieren Sie sich *nicht* auf eine bestimmte Statistik, einen bestimmten Wert oder einen Wertebereich. Entscheidend ist, dass es eine große Variationsbreite gibt. Wenn wir erst verstanden haben, wie sich die menschliche Vielfalt auf unsere Yogapraxis auswirkt, werden wir uns von dieser Realität leiten lassen.

In Teil 1 des Buchs werde ich immer wieder Beispiele für die menschliche Vielfalt anführen. Diese Beispiele sollen Sie wiederholt daran erinnern, dass jeder Mensch einzigartig ist, und dafür sorgen, dass diese Wahrheit nach und nach all Ihr Bemühen durchdringt.

DAS IST WICHTIG: Wer fliegt das Flugzeug?

Im Kalama Sutta wollten die Leute von Buddha wissen, wem sie glauben sollten. Sie waren verwirrt ob der Fülle von Gurus, Mönchen und Lehrern, die alle behaupteten, die Wahrheit zu kennen. Buddha riet ihnen, nur das zu glauben, was sie selbst bestätigen könnten. Man solle niemandem glauben, nur weil er einen gelehrten Eindruck mache, einen weißen Bart trage, aus einer alten Schrift lehre, einen Titel oder ein Zertifikat von einer Universität besitze – oder ein Buch geschrieben habe. Man müsse die Lehren persönlich prüfen, um zu sehen, ob sie Leiden verringern. Tun sie es nicht, solle man sie verwerfen. Buddha war Rationalist wie Empiriker.

Bruce Lipton, Professor für Genetik und Autor des Buchs *Intelligente Zellen,* brachte das Thema Eigenverantwortung auf den Punkt. Er fragte: »Was ist der Unterschied zwischen Ihrem Arzt und einem Piloten?« Bevor er zur Pointe kam, verwies er auf die Verpflichtung von Piloten, eine Checkliste durchzugehen, ehe sie auf die Rollbahn dürfen. Auch von Ihrem Arzt wird erwartet, dass er diese Standardfragen und -abläufe durcharbeitet, wenn Sie zu ihm gehen. Aber da nur rund 10 Minuten für den Termin vorgesehen sind, ist nicht für alles Zeit. Was also ist der Unterschied zwischen Ihrem Arzt und dem Piloten? »Der Pilot sitzt mit Ihnen im Flugzeug.« Man kann es nicht oft genug sagen: **Der Pilot sitzt mit Ihnen im Flugzeug!**

Liptons Bemerkung ist nicht als Verunglimpfung der Ärzteschaft gedacht und gilt ebenso für Zahnärzte, Steuerberater, Anwälte – und Yogalehrer. Sie mögen von klugen, gebildeten und wohlmeinenden Menschen umgeben sein. Denken Sie daran: Sie selbst sitzen am Steuer Ihres Flugzeugs. Sie können Fachleute zurate ziehen, aber am Ende müssen Sie die Verantwortung für Ihr Leben, Ihre Gesundheit und Ihre Yogapraxis selbst übernehmen.

Glauben Sie Ihrem Lehrer nicht alles: Überprüfen Sie, was er sagt. Sein Rat ist zweifellos gut gemeint, aber – wie gesagt – Sie selbst fliegen Ihr Flugzeug. Wenn eine Empfehlung nicht für Sie passt, vergessen Sie sie. Ihr Lehrer kann Sie nie so gut kennen wie Sie sich selbst. Sein Rat ist lediglich eine Orientierungshilfe, kein göttliches Gebot! Und woher wissen Sie, ob ein Ratschlag tatsächlich guttut? Da hilft nur, wie Buddha sagte: Denken Sie darüber nach, probieren Sie die Empfehlung aus, aber seien Sie stets aufmerksam.

Schmerz beim Einnehmen einer Haltung ist ein klarer Hinweis darauf, dass etwas nicht stimmt. Bitten Sie in diesem Fall Ihren Lehrer um Alternativen. Theoretisches Wissen ist wunderbar, aber ignorieren Sie die praktische Erfahrung nicht. Sie gehen nicht zum Yoga, um Ihrem Lehrer zu helfen: Ihr Lehrer soll Ihnen helfen. Tut er es nicht, suchen Sie sich jemand anderen.

Kapitel 2
Was bremst mich?

Es geht nicht allein darum, dass wir unsere Einzigartigkeit erkennen, sondern wir sollten auch erkennen, wo unsere Herausforderungen liegen. Folgendes Gelassenheitsgebet bringt dieses Verständnis zum Ausdruck:

> *Gott, gib mir die Gelassenheit, Dinge hinzunehmen,*
> *die ich nicht ändern kann, den Mut, Dinge zu ändern,*
> *die ich ändern kann, und die Weisheit,*
> *das eine vom anderen zu unterscheiden.*[25]

Die Weisheit, das eine vom anderen zu unterscheiden – das ist das Ziel unserer Reise. Die Weisheit, nach der wir suchen, liegt in dem Wissen, wozu wir in der Lage sind. Sie liegt darin, dass wir unsere Grenzen erkennen und respektieren. Dies führt uns zu einer wichtigen Frage, die zu stellen sich immer wieder lohnt, wenn uns das Leben mit Herausforderungen oder Dramen konfrontiert: *Was bremst mich?* Wir betrachten diese Frage in erster Linie aus körperlicher Sicht. Doch das, was Sie bremst, kann auch psychischer oder emotionaler Natur sein. (Weitere Informationen dazu finden Sie unter »Das Spiel mit den Grenzen« auf Seite 33.)

Wir stoßen an unsere körperlichen Grenzen, wenn sich das Gewebe nicht weiter dehnen lässt oder wenn körperliche Strukturen aufeinanderstoßen. Für den ersten Fall verwenden wir den Begriff der *Spannung*: Spannung entsteht, wenn sich das Körpergewebe nicht weiter dehnen lässt und dies die weitere Bewegung verhindert. Diese Spannung kann von unseren Muskeln, aber auch von unseren Faszien, Bändern und Gelenkkapseln herrühren. Ein gängiges Beispiel sind bei vielen Menschen die rückwärtigen Oberschenkelmuskeln. Sind sie verkürzt und verspannt, spüren Sie die Spannung in den Beinrückseiten, wenn Sie sich im Sitzen oder Stehen mit gestreckten Beinen nach vorn beugen. Diese Spannung in der rückwärtigen Oberschenkelmuskulatur schränkt den Bewegungsumfang ein (siehe Abb. 1.11 a).

Der zweite Grund für körperliche Grenzen lässt sich mit dem Begriff *Kompression* erfassen. Dabei trifft ein Teil des Körpers auf einen anderen Teil, sodass jede weitere Bewegung in diese Richtung verhindert wird. Es gibt mehrere Arten und Ursachen für Kompression. Die erste Ursache, wenn Fleisch auf Fleisch trifft, bezeichnen wir hier als *weiche Kompression*. Ein Beispiel hierfür ist in Abbildung 1.11 b zu sehen: Hier trifft das Fleisch der Brust auf das Fleisch der Beine. Die zweite Art ist die *mittlere Kompression* – Knochen drücken ins Fleisch. Hierbei bohrt sich zum Beispiel der Beckenknochen (eigentlich der vordere obere Darmbeinstachel oder *Spina iliaca anterior superior*, kurz SIAS) im Ausfallschritt ins Fleisch des Oberschenkels. Die dritte ist die *harte Kompression*, der unnachgiebige Druck von Knochen auf Knochen.

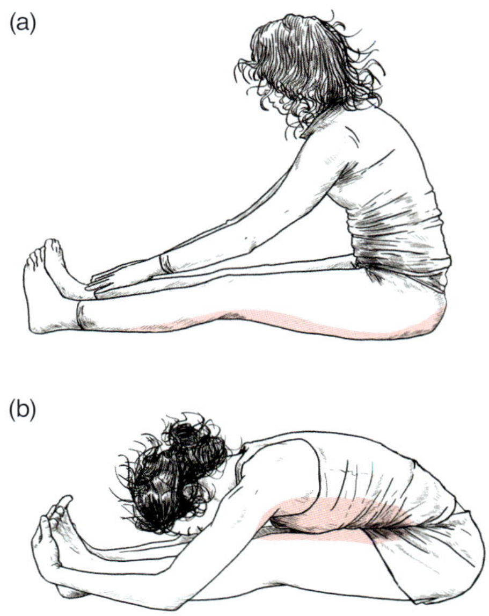

ABB. 1.11 Spannung ist entgegen der Bewegungsrichtung spürbar. Sie wird in Abbildung (a) durch die schattierten Partien im Bereich der rückwärtigen Oberschenkelmuskeln dargestellt. Kompression macht sich in Bewegungsrichtung bemerkbar und wird in Abbildung (b) durch die Schattierungen an Brust und Oberschenkeln dargestellt.

Mechanisch gesehen lässt sich Gewebe unterschiedlichen Beanspruchungen aussetzen. Wir konzentrieren uns hier auf Spannung und Kompression (mechanisch: Zug und Druck). (Die fünf Arten von Beanspruchung in der Yogapraxis werden in Anhang A auf Seite 83 erläutert.)

Die Beanspruchung durch Spannung und Kompression beginnt mit dem leichtesten spannungsbedingten Widerstand und endet mit der Kompression von Knochen auf Knochen. Ich nenne dies das *WBM?*-Spektrum (siehe Abb. 1.12).

Unterschiede sind keine Defizite, sagte der Populationsgenetiker Theodosius Dobzhansky.[26] Wir Menschen unterscheiden uns in mancherlei Hinsicht, und das ist in Ordnung. Manchmal haben diese Unterschiede Konsequenzen, und manchmal nicht. Wenn wir die Unterschiede jedoch ignorieren oder verleugnen, dann können sie zum Problem werden. Sie sind real, und das ist normal.

Wir können die Yogapraxis innerhalb dieses *Was-bremst-mich?*-Spektrums als ein Voranschreiten vom linken zum rechten Ende betrachten, an dem die Bewegung an ihre Grenzen stößt. Bei den wenigsten Menschen verläuft dieses Voranschreiten linear. Unsere Biografie bestimmt, wie schnell wir uns durch das Spektrum bewegen – aber unsere Biologie kann die Reihenfolge der entscheidenden Stationen im Spektrum verändern. So hindert Sie möglicherweise Ihre Anatomie daran, die spannungsbedingten Widerstände in einer bestimmten Haltung zu überwinden, weil die Bewegung zu nah an ihrer harten Grenze ist: Sie werden gebremst, ehe Sie mit der Bewegung richtig begonnen haben.

Anfänger werden im Allgemeinen feststellen, dass Spannung ihren Bewegungsumfang begrenzt. Mit der Zeit lässt diese nach – und irgendwann spüren Schüler, dass ihre Einschränkungen nicht mehr spannungsbedingt sind, sondern den Punkt der Kompression erreichen. Eine Ausnahme bildet dabei die Spannung in Gelenkkapseln: Die Kapselbänder erzeugen Spannung und schränken das Gelenk in seiner Bewegung ein. Diese Spannung bleibt unter Umständen über die Jahre so bestehen und stellt die äußerste Grenze für den Bewegungsumfang dar. Nehmen wir als Beispiel die Kapselbänder des Hüftgelenks, die uns daran hindern, es mehr als 30° zu strecken. Da das Ziel unserer Yogapraxis nicht die Hypermobilität der Gelenke ist, akzeptieren wir diese spannungsbedingten Grenzen unserer Gelenkkapseln und versuchen nicht, sie weiter zu dehnen.

Anders als bei Spannungen lassen sich die Punkte kompressionsbedingter Bewegungseinschränkungen nicht durch konsequentes Üben weiter verschieben. In diesem Fall ist – für *diese* Haltung und in *diese* Richtung – eine endgültige Grenze des Bewegungsumfangs erreicht. Es ist wichtig, dies zur Kenntnis zu nehmen: An dem Punkt, an dem Kompression auftaucht, geht es nicht weiter. Manchmal kann man die Kompression umgehen.

Schauen wir uns noch einmal Abbildung 1.11 an: Die Yogini (b) befindet sich in einer tiefen Vorwärtsbeuge im Sitzen. Da ihr Oberkörper auf den Beinen aufliegt, hat sie den Punkt der Kompression erreicht. Wenn sie ihre Beine wie in 1.13 a abduziert (spreizt), kann sie diesen Punkt umgehen und weiter dehnen, bis sie den nächsten Kompressionspunkt erreicht – in diesem Fall den Boden! Wir könnten ihr zu weiteren Fortschritten verhelfen, indem wir ein Loch unter ihr ausheben oder ihr ein Podest bauen: Wir könnten Yogablöcke unter ihre Sitzbeinhöcker und Waden legen, damit sie erhöht sitzt (siehe Abb. 1.13 b). So könnte sie weiter dehnen, bis sie schließlich an den Punkt gelangt, an dem ein Teil ihres Körpers auf einen anderen Körperteil trifft – und diese Kompression wäre dann endgültig. Letztlich werden Sie, nachdem Sie Ihr Gewebe so stark wie möglich gedehnt haben, keine weiteren Fortschritte in einer Haltung mehr erzielen. Versuchen Sie es trotzdem, kann es gefährlich werden. Oft verletzten sich Schüler bei dem Versuch, Kompression zu überwinden. (Siehe »Verletzungen im Yoga« auf Seite 35)

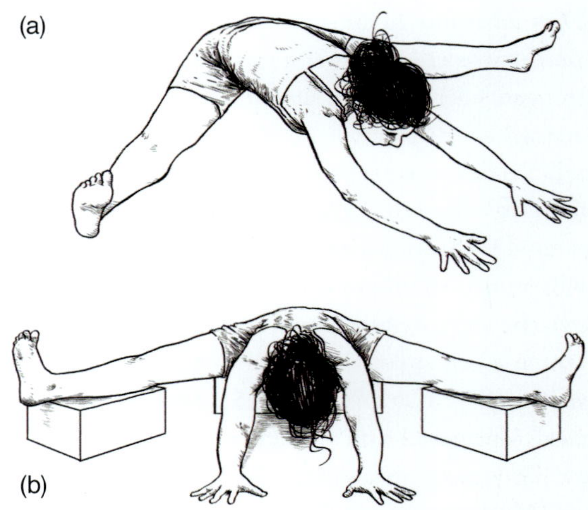

ABB. 1.13 Kompressionspunkte bei der Vorwärtsbeuge im Sitzen lassen sich zum Teil umgehen. Irgendwann aber setzt Kompression der Bewegung eine endgültige Grenze.

Die Begriffe Spannung und Kompression werden uns bei der Erkundung des Körpers stets begleiten. Sie diktieren, auf welche Art und Weise wir uns bewegen können. Beide Konzepte sind ganz einfach, in ihrem Ausdruck können sie jedoch sehr vielfältig sein.

SPANNUNG				KOMPRESSION		
Oberflächliche Spannungen	Myofasziale Meridiane	Muskeln & Sehnen	Bänder & Gelenkkapseln	WEICH: Fleisch auf Fleisch	MITTEL: Knochen auf Fleisch	HART: Knochen auf Knochen

ABB. 1.12 Das *WBM?*-Spektrum.

DAS IST WICHTIG: Das Spiel mit den Grenzen

Es gibt triftige Gründe, die eigenen Grenzen zu fürchten. Dort lauert Gefahr, aber genau dort ist auch Wachstum möglich. Wenn Angst Sie daran hindert, mit Ihren Grenzen zu spielen, verhindert sie auch, dass Sie lernen, Fortschritte machen und Ihr Potenzial – auch das gesundheitliche – voll auszuschöpfen. Ein guter Lehrer kann Ihnen zeigen, wie man mit Grenzen spielt und wann man sie überschreiten darf. Das setzt Vertrauen voraus – in den Lehrer und in sich selbst.

Im Yoga findet Veränderung durch Herausforderung statt. Diese Hürde zu überwinden kann beängstigend sein. Außerdem gibt es Grenzen. Jenseits der körperlichen Grenze droht Verletzungsgefahr, jenseits der emotionalen Grenze warten Tränen wie Glücksgefühle. Jenseits der psychologischen Grenze können Psychosen ausbrechen – und jenseits der spirituellen Grenze liegt die Freiheit. Grenzen sind dort, wo unmittelbar etwas geschieht – zum Guten wie zum Schlechten.

Die körperliche Grenze

Der Körper spricht unaufhörlich zu uns, wir müssen ihm nur zuhören. In der körperlichen Yogapraxis werden wir ermutigt, an unsere Grenze zu gehen – an die Grenze der mechanischen Beanspruchung der Gewebe durch die Haltungen. Wenn wir sie überschreiten, provozieren wir Verletzungen. Der Körper warnt uns mit einem leichten »Zwicken« davor. Diese leisen Signale von Schmerz oder Unbehagen sind wichtig. Wir übergehen sie auf eigene Gefahr, denn aus einem kleinen wird irgendwann ein großes Zwicken, das plötzlich zu strukturellem Versagen und langwierigen Verletzungen führen kann. Unser Körper braucht Herausforderungen, um stark und gesund zu bleiben. Unterforderte Gewebe verkümmern, überforderte aber degenerieren. Wenn wir unsere Grenze fürchten, werden wir uns automatisch unterfordern, und das wäre schade. Wenn wir aber unsere Grenze ignorieren, können wir auch schnell abstürzen und uns ruinieren.

Voraussetzungen für das Spiel mit körperlichen Grenzen ist der Vorsatz, heil und gesund zu bleiben, sowie die Vorsicht, auf körperliche Signale und Empfindungen zu achten. Gehen Sie so weit in eine Yogahaltung, bis es anspruchsvoll wird. Dies ist die erste Grenze. Dann machen Sie einen kleinen Schritt zurück. Bei dieser ersten Annäherung prüfen Sie mit einem kurzen Blick über die Klippe, welche Gefahr dort unten lauert, falls Sie zu weit gehen. Aber unser Körper ist anpassungsfähig, und unsere Grenzen sind lebendig: Wenn wir sie respektieren, verändern sie sich. Haben wir uns der Grenze genähert, sie betrachtet und uns wieder ein wenig davon entfernt (nicht so weit, dass es keine Herausforderung mehr wäre, sondern nur so weit, dass wir sie noch im Blick haben), entspannt sich der Körper. Ein vertrauensvoller Körper aber öffnet sich. Die Grenze weicht zurück und lädt uns ein zu folgen. Mit der Zeit bewegt sie sich. Sie können sich ihr gefahrlos nähern, den Zyklus aus Annäherung, Betrachtung, Rückzug und Geduld noch einmal durchlaufen und auf die nächste Veränderung warten. Ihre körperliche Grenze erreichen Sie jedoch nicht, wenn Sie sich nur um Ihre Ausrichtung sorgen oder sich verrenken, sondern indem Sie auf Ihre Empfindungen achten. Wie Sie in einer Haltung aussehen, ist unwichtig. Entscheidend ist, wie Sie sich fühlen. Ihren Empfindungen gemäß passen Sie die Haltung an. Ausrichtungsanweisungen können helfen, sind aber immer nur Mittel zum Zweck.

In manchen Fällen brauchen wir einen Schubs von außen. Ein Physiotherapeut, der Sie und Ihren Körper kennt, ein Gesundheitsexperte, der sich die Zeit genommen hat, Sie zu verstehen, ein Heiler, der in einer Einzelsitzung mit Ihnen arbeitet, kann Sie über die Grenze führen. Damit wir heilen können, bedarf es manchmal auch einer erneuten Verletzung. Narbengewebe ist eine unvollständige Schadensbehebung. Damit Sie vollständig heilen können, muss der Therapeut Sie möglicherweise aus Ihrer Komfortzone drängen, um das Narbengewebe aufzubrechen. Die Proliferationstherapie und andere Therapien wie das Abschaben von Knorpelgewebe können die Reparaturmechanismen des Körpers anregen und die vollständige Heilung ermöglichen.

Die emotionale Grenze

Unser Körper reagiert auf Gefühle[27] – und umgekehrt. Bei starken Gefühlen steigt uns das Blut zu Kopfe, wir fühlen uns beengt, uns ist warm, wir spüren Schmetterlinge im Bauch und vieles mehr. Umgekehrt werden durch körperliche Bewegungen wie in der Yogapraxis emotionale Reaktionen ausgelöst. Es gibt einen Kreislauf zwischen Körper, Herz und Verstand, mit dem die chinesischen Daoisten und indischen Yogis bestens vertraut waren. Ursache und Wirkung – eine im Westen beliebte Vorstellung – sind linear. Aber schauen Sie darüber hinaus den Kreislauf von Wirkung → Ursache → Wirkung → Ursache an: Gefühle lösen Körperreaktionen aus, und Körperbewegungen verursachen emotionale Reaktionen.

Jenseits der körperlichen Grenze riskieren wir, dass Gewebe reißt, und jenseits der emotionalen Grenze laufen wir Gefahr, dass unser Herz »aufreißt«. Wenn wir zu schnell oder zu ungestüm auf eine Grenze losgehen, kann aus der emotionalen Öffnung eine emotionale Verletzung werden.

Seien Sie achtsam! Wenn Sie nicht tiefer in eine Haltung kommen, ist vielleicht eine emotionale Grenze erreicht. Unter Umständen könnten Sie zwar körperlich weitergehen, aber Ihr Herz weiß, dass dies eine emotionale Krise auslösen könnte, für die Sie noch nicht bereit sind. Spielen Sie auch mit dieser Grenze, rücken Sie näher und ziehen Sie sich zurück. Warten Sie. Mit der Zeit wird Ihr Herz vielleicht weich und fordert Sie auf, näherzukommen. Die emotionale Grenze kann sich verschieben, und Sie können einmal mehr gefahrlos in den Abgrund blicken.

Erzwingen Sie nichts. Manchmal kann auch ein engagierter Lehrer helfen. Wenn Angst uns daran hindert, uns zu öffnen, zu lieben oder wütend zu werden, scheuen wir die Grenze. Wenn ein Lehrer uns besser kennt und uns über unsere emotionale Grenze schubst, löst die Angst sich auf und unsere Herzen sind frei – zu lieben, wütend zu werden und all die unterdrückten Gefühle zum Ausdruck zu bringen. Der Schock und die Freude darüber brechen dann als erlösende Tränenflut und befreiendes Gelächter aus uns hervor: Wir fliegen.

Die psychologische Grenze

»Der Mystiker schwimmt in Gewässern, in denen der Psychotiker untergeht.«[28] Es ist nicht verwunderlich, dass es neben körperlichen und emotionalen auch psychologische Grenzen gibt, hinter denen die tieferen Schichten der Psyche liegen – eine schemenhafte, beängstigende Aussicht, die unser Ego zurückschrecken lässt. Diesen Grenzen nähern wir uns in der Yogapraxis nicht sehr oft, es kommt allerdings vor. Den Unvorbereiteten kann der Sprung von dieser Klippe in die Psychose stürzen. Das Ego tut dies nicht aus freien Stücken, und wir empfinden ein instinktives Gefühl der Gefahr, der Angst, den Zwang zum Rückzug. An dieser Grenze verändern sich unsere Vorstellungen und unser Bewusstseinszustand. Alles Vertraute geht verloren, und das Unbekannte stürmt auf uns ein. Wir sind zu weit gegangen.

Ich kann nur raten: Hören Sie auf Ihre innere Stimme, die Sie vor dem Überschreiten der psychologischen Grenze warnt. Weichen Sie zurück. Spielen Sie mit dieser Grenze und schauen Sie in den Abgrund, aber springen Sie nicht. Bleiben Sie in Sicherheit, bleiben Sie geerdet und lassen Sie die Erkenntnis langsam heraufziehen.

Die Schamanen früher Kulturen wurden von den Ahnen, die ihnen vorausgegangen waren, durch die Psychosen ihrer Kindheit gelotst. Heutzutage werden die Psychosen der Kindheit und Jugend durch medikamentöse Behandlungen unterbunden, die Reise ins Unbewusste unterbrochen.

Im Yogaunterricht finden Sie weder einen erfahrenen Lotsen für derartige Zwecke noch den nötigen Anstoß. Sofern Sie keine privaten Yogastunden bei einem erfahrenen Psychotherapeuten nehmen, sollten Sie weiter respektvoll mit dieser Grenze umgehen.

Schmerz: Jeder Mensch hat ein anderes Schmerzempfinden. Das liegt an der Anzahl der Schmerzrezeptoren. Wer weniger davon hat, lebt möglicherweise länger – womit die unschöne Vorstellung, man müsse sich quälen, um etwas zu erreichen, hinfällig wäre! Menschen mit chronischen Schmerzen sterben früher. Studien mit Mäusen haben ergeben, wenn ein Gen blockiert wird, das die Schmerzrezeptoren aktiviert, leben die Mäuse länger – und gesünder. Wir brauchen ein paar Schmerzrezeptoren, um zu spüren, wenn wir uns verletzen. Doch wenn es zu viele sind oder wir zu viel Schmerz empfinden, hat das seinen Preis.[29]

Die spirituelle Grenze

Hinter allen Grenzen, mit denen wir uns bislang beschäftigt haben, liegen Gefahren und Gewinn. Dies gilt auch für die letzte und bedeutendste Grenze des Lebens: die spirituelle. Jenseits dieser Grenze liegt die Freiheit – aber sie ist anders, als wir uns das im Westen vorstellen. Es ist nicht die Freiheit zu *tun*, was wir wollen. Es ist die Freiheit *von* Verlangen: Wir wollen nichts mehr! Sind Sie bereit dafür? Wahrscheinlich nicht. Die wenigsten sind es. Diese ungeheure Freiheit wird Ihr soziales Gefüge verändern. Sie werden Freunde und Familie ebenso betrachten wie alle anderen Menschen. Das hört sich beängstigend an, aber sehen Sie es mal so: Alle Menschen werden wie Freunde und Familie für Sie sein. Es wird weder Bindung noch Trennung geben. Grenzen verschwinden.

Je nachdem, für welche spirituelle Landkarte Sie sich entscheiden und welcher Führer Sie erwählt, kann die Reise zu einer Gottesschau oder dem vollständigen Aufgehen im Göttlichen führen. Dann wird es weder das Selbst noch das Fremde geben: Die letzte Grenze, die dem Ego zur Selbstbestimmung diente, wird sich auflösen. »Tat tvam asi«, sprach der Weise: »Das bist du!« Sie fliegen über den Klippenrand und erkennen, dass es nur eine Wirklichkeit gibt und Sie sich bereits darin befinden. Genießen Sie die Grenze, dann genießen Sie Ihren Flug.

DAS IST WICHTIG: Verletzungen im Yoga

Zu Beginn ihrer Yogapraxis sind Anfänger meist ziemlich steif. Viele behaupten sogar, zu steif für Yoga zu sein. Das ist, als würde man sagen, man sei zu schmutzig für eine Dusche oder zu krank, um zum Arzt zu gehen.[30] Wir machen Yoga, *weil* wir steif sind! Aber verletzen wollen wir uns nicht. Anders als die Anfänger ziehen sich aber auch fortgeschrittene Schüler und Lehrer beim Yoga Verletzungen zu. Warum?

Der Bewegungsumfang vieler Anfänger wird von Spannung begrenzt. Mit der Zeit beseitigen sie diese Widerstände und vergrößern das Bewegungsausmaß, bis nicht mehr Spannung, sondern ausschließlich Kompression weitere Fortschritte verhindert. Ein Beispiel: Die Schülerin hat die Grenze dessen erreicht, was ihr Körper zulässt. Diese Phase ist sehr gefährlich! In den letzten Jahren ist sie zunehmend offener geworden und hat sich in die Yogapraxis verliebt. Wenn sie noch ein paar Jahre so weitermacht, wird sie in tiefen Rückbeugen mit dem Kopf den Po berühren und in *Dwipadasirsasana* (siehe Abb. 1.14) beide Füße hinter dem Kopf verschränken können. Es wäre allerdings möglich, dass für Sie dieser Tag niemals kommt, denn sobald die vom Knochenbau verursachte Kompression erreicht ist, wird die Praxis keine weitere Öffnung bringen. Der Versuch, den Punkt äußerster Kompression zu überwinden, provoziert Verletzungen, keine weiteren Fortschritte.

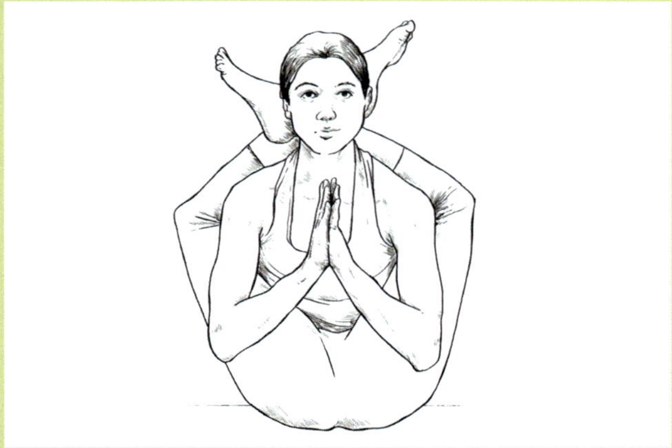

ABB. 1.14 Beide Füße hinter den Kopf *(Dwipadasirsasana)*. Den meisten Menschen machen nicht muskuläre Spannungen, sondern Kompression in der Hüftpfanne oder Spannungen in den Kapselbändern diese Haltung unmöglich.

Stellen Sie sich vor, Sie arbeiten an einer tiefen Rückbeuge wie dem Rad *(Urdhvadhanurasana)*. Jeden Tag kommen Sie an die 108-mal aus dem Stand in die Stellung (siehe Abb. 1.15). Wenn Spannung die weiteren Fortschritte verhindert, spüren Sie die Beanspruchung an der Körpervorderseite. Haben Sie diese Spannung jedoch beseitigt und Kompression erreicht – sodass Wirbel auf Wirbel stößt –, geht es nicht mehr weiter. Sie werden weder tiefer ins Rad kommen noch die Fußgelenke zu fassen bekommen. Die Spannung an der Körpervorderseite hilft, eine intensive dynamische Beanspruchung der Wirbelsäule zu verhindern. Aber sobald alle spannungsbedingten Widerstände beseitigt sind, stoßen die Knochen aufeinander und Degeneration (alias Arthrose) setzt ein. Im Hatha-Yoga lernen wir unter anderem, deshalb unsere Muskeln anzuspannen – um Knorpel und Gelenke vor Schäden durch die dynamische Beanspruchung in den Haltungen zu schützen. (Eine ungefährlichere Möglichkeit, die Gelenke zu fordern – denn das brauchen sie, um gesund zu bleiben –, ist die längere statische Belastung. Auf diesem Prinzip beruht die Yin-Yoga-Praxis.)

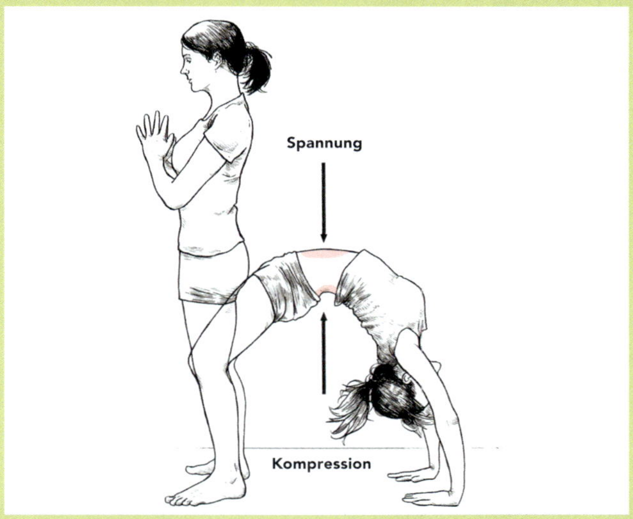

ABB. 1.15 Zum Schutz der Wirbelsäule lernen Schüler, bei einer Rückbeuge aus dem Stand ins Rad *(Urdhvadhanurasana)* die Rumpfmuskulatur anzuspannen. Die Spannung des Gewebes nimmt die Beanspruchung durch die Haltung auf und verhindert die dynamische Kompression der Gelenke der Wirbelsäule.

Anfänger müssen sich weniger Sorgen um Gelenkschäden machen wie erfahrene Schüler. Bei ihnen verhindert die stärkere Spannung, dass die dynamische Beanspruchung durch die Haltungen die Gelenke schädigt. Die Fortgeschrittenen laufen Gefahr sich zu verletzen, weil sie das Gefühl von Kompression übergehen und versuchen, den Bewegungsumfang stärker zu vergrößern, als ihr Körper zulässt.

Spannung

Ich habe Spannung als den Gewebewiderstand gegen Dehnung definiert, der die weitere Bewegung verhindert. Anschließend habe ich das Beispiel der rückwärtigen Oberschenkelmuskeln angeführt, die zu verspannt sind, um eine weitere Hüftbeugung zuzulassen (siehe Abb. 1.11 a). Dies scheint anzudeuten, dass Spannung eine rein muskuläre Angelegenheit ist. Aber sie kann in verschiedenen Geweben, in Muskeln, Sehnen, Haut, Bändern und in den Faszien entstehen, die all unsere Gewebe umkleiden und umhüllen. Einer Studie[31] zufolge tragen vor allem vier Faktoren zu Spannungen im mittleren Bewegungsbereich eines Gelenks bei:

- Haut: 2 %
- Muskeln: 41 %
- Sehnen: 10 %
- Gelenkkapsel: 47 %

Die Ergebnisse der Studie spiegeln wie das *WBM?*-Spektrum (siehe Abb. 1.12) die Steigerung von der minimalen zur starken Spannung wider. Das *WBM?*-Spektrum zeigt, dass minimale Spannungen in der Haut (die ich als oberflächliche Spannungen bezeichne) als auch stärkere Spannungen in den oberflächlichen und tieferen Faszien, Muskeln und Sehnen entstehen können. Sind diese Widerstände beseitigt, wird die Bewegung maßgeblich von Spannungen in den Bändern und der Gelenkkapsel gebremst.

Die oben zitierte Studie zeigt, dass unser Bewegungsumfang nicht primär von Muskelverspannungen begrenzt wird: Die Gelenkkapsel hat mehr Einfluss auf die Beweglichkeit als die Muskeln. Am Ende des Bewegungsumfangs spielen die Muskeln sogar noch eine geringere Rolle; jetzt ist ausschließlich das Bindegewebe für spannungsbedingte Widerstände verantwortlich. In dieser Studie blieben allerdings Faktoren unberücksichtigt, die ebenfalls die Beweglichkeit verringern, wie zum Beispiel die Einschränkungen an Fasziengrenzen. Oft machen uns Verklebungen zwischen Gewebeflächen, die aneinander vorübergleiten sollten, steif und verspannt. Narbengewebe ist ein gängiges Beispiel dafür. Wenn sich nach einer Verletzung Narbengewebe zwischen Muskelfasern bildet, die sich normalerweise übereinanderschieben, führt dies zu Verspannungen und Steifheit. Diese Art von Spannung lässt sich durch das Dehnen der Muskeln nicht beseitigen, da uns weder verkürzte Muskeln noch die Gelenkkapsel, sondern eine Kontraktion oder Verklebung im Fasziennetzwerk bremsen. Faszienbedingte Spannungen können auch durch Kontraktur der Faszien selbst entstehen, in dem diese schrumpfen und Spannungen verursachen, die wiederum unsere natürliche Beweglichkeit einschränken.

Spannung ist auf der von der Bewegung abgewandten Seite zu spüren. In der Vorwärtsbeuge im Sitzen beispielsweise (siehe Abb. 1.11 a) zeigen sich die Widerstände gegen die Vorwärtsbewegung in der Körperrückseite (den rückwärtigen Oberschenkelmuskeln). Wenn Spannung die Bewegung hemmt, macht sie sich entgegen der Bewegungsrichtung bemerkbar. Das ist wichtig. Wir müssen lernen zu spüren, wann wir von Spannung gebremst werden. Spannung tritt immer in dem Bereich auf, von dem wir uns wegbewegen. Mit der Zeit und mit fleißigem Üben lassen sich Spannungen verringern. Werden wir nicht von Spannung gebremst, haben wir es mit Kompression zu tun und müssen zu anderen Strategien greifen: Wir müssen den Punkt der Kompression umgehen oder demütig akzeptieren, dass die endgültige Grenze erreicht ist.

Gesichter: Der menschliche Geruchssinn ist eher schwach ausgeprägt, sodass wir uns auf optische Hinweise und unser riesiges Gehirn verlassen müssen, um andere Personen zu erkennen. Bei unseren Gesichtern sind die Unterschiede größer als bei allen anderen Körperteilen. Am stärksten variiert der dreieckige Bereich zwischen Augen und Mund. Die große Bandbreite individueller Gesichtszüge hat sich entwickelt, damit wir einander besser im Auge behalten konnten.[32]

Kompression

Wie schon gesagt, findet Kompression statt, wenn ein Körperteil auf einen anderen trifft und jede weitere Bewegung unmöglich macht. Ein alltägliches, aber anschauliches Beispiel ist das Ellenbogengelenk: Strecken Sie den Arm zur Seite. Was bremst die Bewegung im Ellenbogengelenk? Die Antwort lautet wahrscheinlich Kompression, wie Abbildung 1.16 a zeigt: Die Elle stößt an den Oberarmknochen, weiter geht es nicht. Bei vielen Menschen wird auch die Armbeugung dadurch gebremst, dass Knochen auf Knochen trifft (siehe Abb. 1.16 b): Hier stößt der Kronfortsatz *(Processus coronoideus)* der Elle an den Oberarmknochen. Wir können diese Art von Kompression, bei der Knochen auf Knochen trifft, als *harte* Kompression bezeichnen. Sie fühlt sich fest und endgültig an. Kompression kann auch auf andere Weise entstehen. Betrachten wir nochmal die Yogini in Abbildung 1.11 b, die ihre Brust auf die Oberschenkel senkt. Hier trifft Fleisch auf Fleisch (*weiche* Kompression). Diese Kompression fühlt sich nachgiebig oder federnd an. Aber Yoga wird nichts daran ändern: Die Schülerin hat in dieser Haltung ihre

Grenze erreicht. In ihrem Fall ist es möglich, die Punkte der weichen Kompression zu umgehen. Beim Ellenbogen geht das jedoch nicht. Es wäre weise, wenn Sie dies gar nicht erst versuchen und die körperliche Grenze akzeptieren.

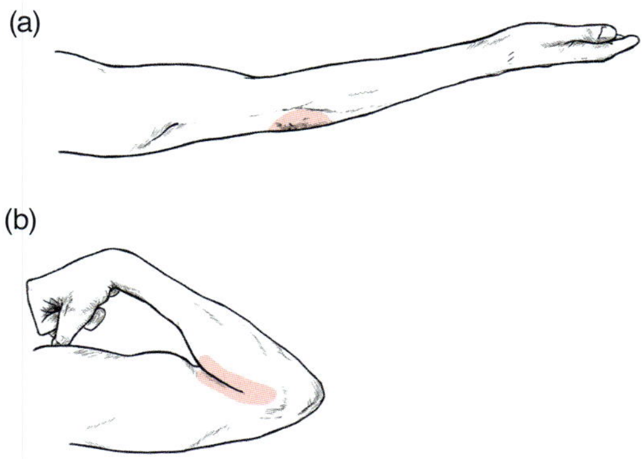

ABB. 1.16 Harte Kompression. Wenn Knochen auf Knochen trifft, fühlt sich das hart und endgültig an.

Eine dritte Form von Kompression entsteht, wenn Fleisch auf Knochen trifft. Wir bezeichnen sie als *mittlere* Kompression, und sie kneift unangenehm. Sie tritt bei vielen Schülern beispielsweise in der Hüftbeugung auf. Die Form ihres Beckens und die Größe ihrer Oberschenkel sorgen dafür, dass das Becken an den Oberschenkel stößt. Dieser Kompressionspunkt kommt oft in Haltungen wie dem Kind *(Balasana),* dem Tiefen Ausfallschritt *(Anjaneyasana)* oder immer dann ins Spiel, wenn die Oberschenkel zur Brust gezogen werden. Glücklicherweise lässt er sich umgehen: Schüler können das Bein ein kleines (oder großes) Stück abduzieren. So geht das Becken innen am Oberschenkel vorbei, der Kompressionspunkt wird umgangen und die weitere Bewegung ermöglicht. Leider wird diese Möglichkeit oft nicht angeboten, weil der Lehrer glaubt, die »richtige Ausrichtung« verlange, die Beine müssten in der Haltung des Kindes *(Balasana)* geschlossen sein oder das vordere Knie im Ausfallschritt immer gerade nach vorn zeigen. Hier wird der Ausrichtung mehr Bedeutung beigemessen als der Funktion, was mehr schaden kann als nützen (siehe »Funktionell versus ästhetisch« auf Seite 41).

Kompression fühlt sich ganz anders an als Spannung und macht sich auch ganz woanders bemerkbar. Wie bereits erwähnt, ist Spannung *entgegen* der Bewegungsrichtung, Kompression dagegen *in* Bewegungsrichtung spürbar. Kommen wir noch einmal auf die Yogini in Abbildung 1.11 b zurück, deren Brust in der Vorwärtsbeuge im Sitzen gegen die Beine drückt. Da sie sich nach vorn bewegt, zeigt sich die Kompression auch an der *Körpervorderseite*, wo die Brust auf die Oberschenkel trifft.

Spannung und Kompression wahrnehmen

Spannung und Kompression sind einfache Konzepte. In der Yogapraxis ist oft gut ersichtlich, was uns bremst. Es gibt aber auch weiter innen liegende und weniger spürbare Bereiche. Hier lässt sich oft nicht so leicht feststellen, was die Bewegung hemmt. In den Hüftgelenken etwa kann Spannung entstehen, weil die Gelenkkapsel von sehr festen Bändern umgeben ist. Aber auch Kompression bremst manchmal die Bewegung in diesem Bereich, weil zum Beispiel der Oberschenkelhals gegen den Hüftpfannenrand drückt.

Eines der größten Geschenke, das eine Yogalehrerin ihren Schülern machen kann, ist die Fähigkeit der Achtsamkeit, damit Schüler die *WBM?*-Frage selbst beantworten können. Um festzustellen, ob unsere Empfindungen in diesem Bereich auf Spannung oder Kompression zurückgehen, sind Konzentration und Aufmerksamkeit nötig. Beides entwickelt sich mit der Zeit. Für den Anfang können wir zur Kenntnis nehmen, was unsere Bewegung in einfacheren Situationen hemmt. Fragen Sie sich in einer Haltung immer wieder: *Was bremst mich?*, und entscheiden Sie, ob es sich hierbei um Spannung oder um Kompression handelt. Wenn Sie die Antwort haben, finden Sie anschließend heraus, welche *Art* von Spannung (in Muskeln, Bändern, Faszien?) oder von Kompression (weich, mittel, hart?) Sie bremst.

Es gibt mehrere Hinweise, die Ihnen bei der Beantwortung der *WBM?*-Frage helfen. Bei erreichter Kompression wird immer noch eine gewisse Spannung spürbar sein. Um sie vollständig beseitigen zu können, müssten wir den betroffenen Bereich noch weiter dehnen. Bei Kompression aber ist definitionsgemäß jede weitere Bewegung unmöglich, sodass sich an der Restspannung nichts mehr ändern wird. Das heißt, Sie werden zwar von Kompression gebremst, spüren aber auch noch etwas Spannung. Werden Sie ausschließlich von Spannung gebremst, ist im Allgemeinen noch wenig oder gar keine Kompression wahrzunehmen.

Tabelle 1.1 (siehe S. 39) zeigt den Zusammenhang zwischen möglichen Ursachen für den Widerstand und Empfindungen, die sich daraus ergeben. Da jeder Mensch etwas

Augen: Sicherheitssysteme in aller Welt setzen routinemäßig Netzhaut- und Iris-Scanner zur Identifizierung von Menschen ein. Das funktioniert, weil jedes Auge etwas anders ist: Das linke Auge unterscheidet sich sogar vom rechten. Der Grund für die Unterschiede liegt in den Mustern der Blutgefäße, welche die Netzhäute versorgen, sowie den Erhebungen und Vertiefungen der Muskeln, Bänder und Kapillaren der Iris.[33]

anders ist, ist die Liste nicht vollständig. Nutzen Sie sie als Leitfaden, den Sie nach Belieben anpassen können, um herauszufinden, was *Sie* beim Erreichen dieser Grenzen empfinden. Die Liste soll Ihnen helfen, Ihre Aufmerksamkeit zu lenken und eine gewisse Sensibilität zu entwickeln, damit Sie die *WBM?*-Frage bald selbst beantworten können.

Schmerzen haben in der Yogapraxis nichts zu suchen, aber viele Schüler wissen oft gar nicht, ob das, was Sie gerade empfinden, schmerzhaft ist oder nicht. Bei den Empfindungen, die in der Tabelle in der rechten Spalte unter der Rubrik »Schmerz« aufgeführt sind, ist es angeraten, von der körperlichen Grenze abzurücken. In der Physiotherapie kann Schmerz durchaus angemessen sein, und auch in den geschulten Händen eines qualifizierten Therapeuten ist er ein nützliches Werkzeug, um zum Beispiel Narbengewebe zu lockern. Die wenigsten Yogalehrer aber sind ausgebildete Physiotherapeuten – und eine Yogastunde mit über 20 Teilnehmern ist kein geeigneter Ort, um eine individuelle Behandlung zu finden. Rücken Sie langsam von der Grenze ab, wenn Sie die aufgeführten Schmerzen empfinden.

HINWEIS FÜR LEHRER: Wenn Schüler keine Fortschritte machen

Vom *Hinschauen* allein werden Sie niemals sagen können, was einen Schüler an weiteren Fortschritten hindert. Sie müssen *fragen*, wie er sich fühlt. Sofern Sie keinen Röntgenblick besitzen, sollten Sie nicht annehmen, er käme nicht weiter, weil er 1. nicht zuhört, 2. faul oder 3. einfach verspannt ist und die Muskeln stärker dehnen muss. Die meiste Zeit über hören Ihre Schüler tatsächlich zu und versuchen, Ihre Anweisungen umzusetzen – aber sie kommen trotzdem oft nicht weiter. Finden Sie heraus, was sie bremst. Fragen Sie: »Was spürst du?«, und geben Sie die entsprechende Anweisung. Denken Sie daran, dass eine Anweisung zuweilen auch darin bestehen kann, zum Rückzug zu raten! Möglicherweise hat der Schüler eine Grenze erreicht, die er nicht gefahrlos überschreiten kann (siehe »Das Spiel mit den Grenzen« auf Seite 33). Wenn Sie ihm beibringen, wie er herausfinden kann, was ihn bremst, machen Sie ihm das größte Geschenk. Denn er kann dann selbst über das beste Vorgehen entscheiden.

Wenn ein Schüler auf die Frage: »Was spürst du?«, mit ausdrucksloser Miene und Schulterzucken reagiert und nicht weiß, was er empfindet, lenken Sie seine Aufmerksamkeit. Zeigen Sie ihm mit ein paar Adjektiven aus der Tabelle 1.2 (siehe S. 40), wonach er suchen soll. Erklären Sie den Unterschied zwischen Spannung und Kompression: Spannung ist meist offensichtlich, und wenn Spannung die Ursache ist, wird er es merken und auf die entsprechende Stelle deuten. Wenn Kompression der Übeltäter ist, müssen Sie ihm das unter Umständen erklären. Deuten Sie auf den Bereich, der aktiviert wird, und erkundigen Sie sich, ob er etwas spürt. Kann er dort, wo er Ihrer Auffassung nach etwas spüren sollte, nichts wahrnehmen, suchen Sie nach der Blockade. Deuten Sie dabei auf die gängigen Kompressionspunkte und fragen Sie, ob er dort etwas empfindet. Wird er an diesen Stellen gebremst, demonstrieren Sie, wie man diese Punkte umgehen kann. Hat der Schüler in der Haltung das Ende seiner Möglichkeiten erreicht, gibt es zwei Möglichkeiten:

1. Lassen Sie den Schüler verweilen. Es kann sich lohnen, in der Kompression zu bleiben. Viele Gewebe profitieren von anhaltendem Druck (siehe »Vom Nutzen der Kompression« auf Seite 48). Kompression ist nicht schlecht! *Schmerzhafte* Kompression ist zwar nicht gut, aber das gilt auch für schmerzhafte Spannung. Schmerz ist niemals gut – zumindest nicht im normalen Yogaunterricht. Zuweilen muss ein Therapeut schmerzende Stellen bearbeiten, um Narbengewebe oder andere Verklebungen zu lösen, aber ohne therapeutische Ausbildung sollten Sie Ihre Schüler niemals Schmerzen aussetzen!

2. Zeigen Sie dem Schüler eine andere Haltung, die den gewünschten Bereich bearbeitet. Eventuell kann der Schüler den Bereich in einer anderen Stellung erreichen, ohne an den gleichen Kompressionspunkten zu scheitern. Dies ist einer der Vorteile der Vielfalt im Hatha-Yoga: die Fülle an Haltungen. Lässt sich ein bestimmter Bereich in einer Haltung nicht erreichen, führt wahrscheinlich eine andere zum Ziel. Experimentieren Sie, aber raten Sie dem Schüler herumzuprobieren. Mit kleinen Bewegungen wird es ihm vielleicht gelingen, die gewünschten Empfindungen hervorzurufen. Diese kleinen Bewegungen verändern vielleicht die ursprünglich von Ihnen verlangte ästhetisch ansprechende Ausrichtung, ermöglichen aber eine funktionelle Ausrichtung, in der der Schüler tatsächlich von der Haltung profitiert. Und *das* ist ja das Ziel.

TABELLE 1.1 Die Empfindungen in einer Haltung können uns einen Hinweis darauf geben, was die weitere Bewegung bremst.

WBM?-SPEKTRUM	EMPFINDUNG VON WIDERSTAND	SCHMERZ
Oberflächliche Spannungen	• großflächig • leicht • spannend oder ziehend	• leichtes Brennen • örtlich begrenzt • erträglich
Myofasziale Meridiane	• großflächig – an mehreren Stellen gleichzeitig spürbar • linear oder strangartig • ziehend oder reißend • dumpf	• kratzend • bohrend • kreisend • schmerzhaft
Muskeln & Sehnen	• örtlich begrenzt • ziehend • verspannt • der Form des Muskels folgend • breit • flach • Muskel: im Muskelbauch • Sehne: eher am Knochenansatz	• stechend • brennend
Bänder & Gelenkkapseln	• unnachgiebig • tief im Inneren • unbestimmt	• ausstrahlend • funkensprühend • elektrisierend • einschießend
Weiche Kompression	• weich • schwammig • federnd • großflächig	
Mittlere Kompression	• unnachgiebig oder blockiert • drückend • örtlich begrenzt	• kneifend • unangenehm
Harte Kompression	• unnachgiebig • hart • schwer • örtlich stark begrenzt	• dumpf • schmerzhaft[34] • bohrend • gefährlich

Ein letzter Hinweis zum Thema Schmerz: Bei Schmerzen lohnt es sich immer, der Ursache auf den Grund zu gehen. Achten Sie nicht nur in der Haltung selbst auf Schmerzen, sondern auch darauf, ob Ihnen etwas weh tut, wenn Sie aus der Haltung kommen oder auch erst am nächsten oder übernächsten Tag. Setzen Schmerzen mit Verzögerung ein, lassen sie sich manchmal auf ungesunde Bewegungen in der Yogapraxis zurückführen. Wenn Sie einen Zusammenhang zu Ihrer Yogapraxis herstellen können, können Sie sachkundige Anpassungen vornehmen.

Zur Yogapraxis gehört es auch zu lernen, wie man achtsam und gegenwärtig wahrnimmt, was gerade geschieht. Es kann unsere Wahrnehmung schärfen, wenn wir eine Vorstellung davon haben, wonach wir suchen. Tabelle 1.2 bietet verschiedene Adjektive zur Beschreibung der Empfindungen an. Darüber hinaus kann es hilfreich sein, ihnen im Körper nachzuspüren: Fahren Sie die Konturen der Stelle, an der Sie die Empfindung spüren, mit den Fingerspitzen nach und streichen Sie darüber.[35] Dies hilft, das Gewahrsein zu lenken und die Aufmerksamkeit zu vertiefen. Viele Empfindungen sind typisch für Spannung, andere weisen eher auf Kompression hin. Jeder Mensch ist einzigartig in seiner Erfahrung. Möglicherweise stellen Sie sogar fest, dass die farblich hervorgehobenen Empfindungen eher für Kompression als für Spannung sprechen. (Bedenken Sie, dass diese Empfindungen auch von Entzündungsprozessen oder anderen Erkrankungen verursacht werden können.)

Funktionell versus ästhetisch

Es gibt vor allem zwei Gründe, Yoga zu praktizieren: Um gesünder zu werden oder um Haltungen zu meistern. Im ersten Fall werden Sie mehr Erfolg haben, wenn Sie sich für einen funktionsbezogenen Ansatz entscheiden und sich eher auf die Absicht hinter den Haltungen konzentrieren als darauf, wie die Haltungen aussehen. Wenn Sie gut aussehen wollen, weil Sie Tänzerin oder Turnerin sind und dies in Ihrem Beruf unerlässlich ist, kann ein ästhetischer Ansatz gefragt sein.

Unser Wasseranteil: Sicher wissen Sie, dass der Mensch zu 60 Prozent aus Wasser besteht. Dies ist ein Durchschnitt – die Werte variieren stark, auch zwischen den Geschlechtern. In einer Studie mit 18 Männern und 11 Frauen schwankte der Wasseranteil zwischen 46 und 70 Prozent.[36] Bei den Männern lag er durchschnittlich bei 62 Prozent, bei den Frauen lediglich bei 52 Prozent! Diese Unterschiede ergeben sich zum Teil daraus, dass Fett weniger Wasser enthält als andere Gewebe und Frauen größere Fettdepots haben.

TABELLE 1.2 Es gibt eine große Bandbreite an Empfindungen, auf die wir bei der Yogapraxis achten können. (Die in der Liste rot hervorgehobenen Empfindungen sind eher für Kompression als für Spannung charakteristisch.)

Begriffe zur Beschreibung von Empfindungen	
Lage	• tief oder oberflächlich • großflächig • punktuell/örtlich begrenzt • amorph • wandernd • auf- und abwandernd
Form	• breit • flach • strangartig • riemenartig • kabelartig • linear • gepunktete Linie • gestrichelte Linie • unterbrochen/springend • kreisförmig
Druck	• leicht • stark • erdrückend
Intensität	• stark • mittel • leicht • weich
Dauer/Unterbrechungen	• anhaltend • pulsierend • unterbrochen
Temperatur	• kühl • warm • heiß • brennend
Widerstand	• zäh • unnachgiebig • lederartig • karamellartig • elastisch • ziehend • reißend • spannend
Weitere Eigenschaften (die auf Schmerzen hinweisen können):	• unbestimmt • scharf • dumpf • stechend • schmerzhaft • durchdringend • ausstrahlend • aktivitätsabhängig

Falls Sie einen funktionellen Yoga bevorzugen, sollten Sie hinsichtlich der Praxisethik drei Punkte beachten:

1. Machen Sie sich klar, auf welchen Bereich Sie abzielen.
2. Stellen Sie fest, was Sie dort in der Haltung empfinden.
3. Suchen Sie nach einer anderen Übung, wenn Sie die Haltung nicht an der gewünschten Stelle spüren.

Wir können die Aufmerksamkeit auf jeden beliebigen Körperbereich richten: Hüften, Wirbelsäule, Beine, Schultern, Arme etc. Das Konzept lässt sich sogar auf nicht-körperliche Aspekte ausdehnen wie die Absicht, Energie zu lenken, auf Empfindungen zu achten oder die Meditation zu verbessern. Mit dieser Einstellung zur Yogapraxis werden Sie automatisch einen eher funktionalen als einen rein ästhetischen oder leistungsorientierten Ansatz entwickeln.

Oft liegt der Schwerpunkt bei den Anweisungen des Lehrers in der Ausrichtung. Das ist verständlich, denn die Haltungen sind unser Werkzeug. Dahinter sollte aber immer die Absicht stehen, eine körperliche Wirkung zu erzielen, statt nur eine Haltung einzunehmen oder gut dabei auszusehen. Dies ist der große Unterschied zwischen einem funktionalen und einem ästhetischen Ansatz. Sobald ein Lehrer oder die Schüler selbst Haltungen danach beurteilen, wie sie aussehen anstatt wie sie sich anfühlen, geht das Ziel der Gesundheitsoptimierung verloren. Es ist unwichtig, wie Sie in einer Haltung aussehen: Es kommt darauf an, was Sie dabei empfinden.

Wir nutzen den Körper nicht, um in eine Haltung zu kommen – wir nutzen die Haltung, um in den Körper zu kommen.[37]

Diese schlichte Erkenntnis befreit uns von Dogmen und Perfektionsvorstellungen. Wir können uns auf die eigentlichen Ziele unserer Yogapraxis konzentrieren. Nicht jeder Mensch kann jede Haltung einnehmen, und das ist in Ordnung: Bei einem funktionalen Ansatz müssen Sie nicht versuchen, eine bestimmte Form zu verwirklichen, wenn sie aufgrund Ihres individuellen Körperbaus keinen gesundheitlichen Nutzen für Sie hat oder sogar schädlich für Sie ist.

Es gibt zwei Arten der Beanspruchung: Spannung und Kompression. Wenn eine Haltung nicht die gewünschte Beanspruchung erzeugt, können Sie andere Haltungen ausprobieren. Es ist erlaubt, von der ästhetisch ansprechenden Ausrichtung abzuweichen! Sie können sich auch ein wenig in der Haltung bewegen, um herauszufinden, ob kleinere oder größere Veränderungen die gewünschten Empfindungen hervorrufen. Es spielt dabei keine Rolle, wie Sie aussehen. Wen interessiert das, solange nichts weh tut? Man könnte sagen:

Wenn Sie es spüren können, ist es richtig!

Gehen Sie an eine Grenze. Manchmal sind dazu nur winzige Veränderungen nötig. Überraschenderweise sind die Empfindungen bei vielen Menschen stärker, wenn sie etwas aus der Haltung kommen, als wenn sie ihren Bewegungsumfang voll nutzen. Unter Umständen bietet ein Yogablock oder eine Yogarolle die nötige Unterstützung, damit Sie Ihre Grenze finden. Manchmal reicht es auch aus, ein klein wenig in der Haltung nachzulassen.

Mit einem funktionalen Ansatz werden Sie das Ziel, Ihre Gesundheit zu optimieren und das Verletzungsrisiko zu minimieren, eher verwirklichen können. Diese Herangehensweise führt unmittelbar zur Erkenntnis, dass Ihr Körper Yoga als Hilfsmittel einsetzt. Der ästhetische Schwerpunkt dagegen hat eher dazu geführt, dass in der Welt des Yoga die Ausrichtungsanweisungen im Mittelpunkt stehen. Aber kann eine Reihe ästhetisch motivierter Anweisungen für alle Menschen gelten, wenn jeder Mensch körperlich etwas anders beschaffen ist? Ich denke nicht.

Gene: Jeder Mensch hat eine andere Genstruktur. Wir ähneln einander zwar, aber wir ähneln auch den Schimpansen. Wir teilen ungefähr 97 Prozent unserer DNS mit diesen Primaten, die restlichen 3 Prozent der DNS aber machen den entscheidenden Unterschied aus. Die DNS von zwei beliebigen Menschen deckt sich zwar zu 99,5 Prozent, aber auch hier kommt es auf das restliche halbe Prozent an. Unsere DNS besteht aus Millionen von Basenpaaren, die aus vier Basen zusammengesetzt sind, sodass eine Abweichung von 0,5 Prozent zu 16 Millionen verschiedenen Basenpaaren führt. Die Variationsmöglichkeiten, die sich ergeben, sind somit $16\,000\,000^4$![38]

Variationen, die über die Gene hinausgehen: Selbst wenn unsere Gene identisch wären, gäbe es zwischen den einzelnen Individuen große Unterschiede bezüglich ihrer Aktivierung. Die Histone sind spulenförmige Proteine, um die sich die langen DNS-Stränge winden, um problemlos in den Zellkern zu passen. Sie können Einfluss darauf nehmen, welche Zellen aktiviert werden.[39] Auch das Verhalten unserer Mütter und sogar Großmütter in der Schwangerschaft kann die Wirkung unserer Gene aufheben: Wenn sich Ihre Großmutter viel bewegte und nicht zu viel aß, ist die Wahrscheinlichkeit gering, dass Sie übergewichtig werden. Wenn sie dagegen alle arbeitssparenden Geräte nutzte und mit minderwertigem und hochkalorischem Fastfood an Gewicht zulegte, stehen die Chancen bedeutend besser, dass Sie dicker und weniger aktiv sein werden als der Durchschnitt – selbst dann, wenn Ihre genetische Struktur etwas anderes vorsehen würde.[40]

KAPITEL 3
Vom Nutzen der Beanspruchung

Wir werden entweder von einer spannungsbedingten oder kompressionsbedingten Beanspruchung – man könnte auch »Stress« sagen – gebremst. Leider hat das Wörtchen »Stress« in unserer Kultur einen schlechten Ruf: Offenbar empfinden wir Beanspruchung als schlecht. Aber ohne sie würden wir sterben. Problematisch wird es, wenn wir den Körper *überlasten* und ihm nicht genügend Ruhe gönnen, um sich von der Beanspruchung zu erholen. Aus irgendeinem Grund sind die Yogalehrer zu dem Schluss gelangt, dass die Dehnung eine zulässige Form der Beanspruchung sei – anders als die Kompression. Sogar erfahrene Lehrer warnen ihre Schüler vor Kompression und bläuen ihnen dies oft mit ausgesprochen negativen Bildern ein: »Den unteren Rücken nicht *stauchen*. Nicht *zusammensacken*. Nicht *quetschen*.« Wir werden gemahnt, die Schultern nicht zu den Ohren zu ziehen, um den Hals nicht zu stauchen. Diese negative Bildersprache vermittelt die Vorstellung, Kompression sei schlecht. Das stimmt jedoch nicht, wie wir im Folgenden sehen werden.

Wenn Kompression schlecht wäre, wären Masseure arbeitslos und das Gehen eine der schlechtesten sportlichen Betätigungen überhaupt. Das Gewebe braucht Kompression, da diese den Körper auf Zellebene stimuliert und damit auch die Heilung fördert. Nehmen wir die Knochen: Seit über hundert Jahren wissen wir, dass wir sie dazu veranlassen können, stärker und kräftiger zu werden, wenn wir sie der Beanspruchung durch Kompression aussetzen. Ohne Beanspruchung verkümmern sie. Weltraumstudien zeigen, dass Astronauten, deren Knochen in der Schwerelosigkeit kaum einer Beanspruchung ausgesetzt sind, erhebliche Mengen an Kalzium verlieren. Ihre Knochen schwinden so stark, dass viele bei ihrer Rückkehr zur Erde nicht mehr gehen können. (Dies ist die sogenannte Inaktivitäts-Osteoporose.[41]) Muskeln, die nicht gefordert werden, bauen ab. Auch dies widerfährt Astronauten in der Erdumlaufbahn. Es steht fest: Gewebe verkümmern, wenn sie nicht beansprucht werden.

Gelenke bestehen aus Knochen, Knorpel, Bändern und der Gelenkkapsel – und alle diese Gewebe müssen beansprucht werden, um gesund zu bleiben. Im Gelenkbereich kommt es gelegentlich zwar zur *Distraktion*, also dem Auseinanderziehen der Gelenkkapsel, aber die Beanspruchung entsteht oft durch Kompression.[42] Bei Beanspruchung der Bänder werden die sogenannten *Fibroblasten* aktiviert: Diese Zellen sondern nicht nur Hyaluronsäure ab, die die Synovialflüssigkeit bildet und das Gelenk »schmiert«, sondern auch Kollagen, um die Kapsel dicker und stärker zu machen. Die Beanspruchung des Knorpels veranlasst die Chondrozyten (knorpelbildende Zellen), Kollagen zu bilden, um diesen zu reparieren und zu stärken. Aber eine Beanspruchung löst noch viele weitere Vorgänge aus, die unser Gewebe gesund und stark machen – von der Ausschüttung entzündungshemmender Zytokine bis hin zur Reduktion Matrix-abbauender Enzyme.[43] Wir müssen unsere Gelenke also fordern!

Sobald wir unser Gewebe schonen, besteht das Risiko, dass der Körper fragil wird (siehe hierzu »Antifragilität« auf Seite 46). Die Beanspruchung sollte jedoch angemessen sein: Da Knochen, Knorpel und Bänder yin-artige Gewebe sind, reagieren sie am besten auf eine yin-artige, also lange gehaltene und statische Beanspruchung. Bei wiederholter rhythmischer Beanspruchung (die wir als yang-artig bezeichnen können) nehmen sie auf ähnliche Weise Schaden wie eine Kreditkarte aus Plastik, die immer wieder geknickt wird.

Man kann mit allem übertreiben. Bei einer zu geringen Beanspruchung kommt es zu Atrophie, bei zu starker Belastung degeneriert das Gewebe. Wichtig ist es, den *Optimalbereich* zu finden: weder zu viel Beanspruchung noch zu wenig. Dies lässt sich grafisch darstellen: Die klassische Glockenkurve (siehe Abb. 1.17) zeigt die Gefahren jenseits des Optimalbereichs. Die horizontale Achse bildet die Beanspruchung des Gewebes ab, die vertikale Achse die Gesundheit.

Eineiige Zwillinge: Eineiige Zwillinge starten als Embryos mit der gleichen Genstruktur, entwickeln sich aber vom Augenblick der Empfängnis eigenständig. Durch epigenetische (durch die Umwelt und andere Faktoren bedingte) Veränderungen, kleine zufällige Mutationen und Kopienzahlvarianten (dabei werden DNS-Abschnitte versehentlich verdoppelt oder gelöscht) kann sich der genetische Code bei jeder Zellteilung verändern. Mit der Zeit werden die Abweichungen immer größer, sodass unterschiedliche Gene ausgedrückt oder unterdrückt werden. Dies kann dazu führen, dass beispielsweise ein Zwilling anfälliger für Krankheiten wird oder einen anderen Körperbau entwickelt.[44]

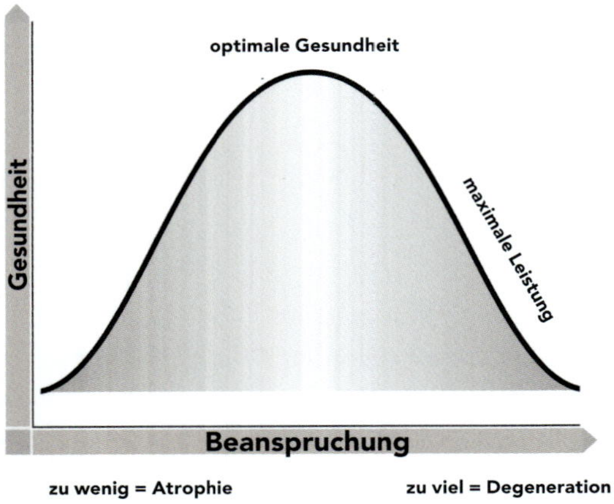

ABB. 1.17 Zusammenhang zwischen Beanspruchung und Gesundheit: Die Optimierung der Gesundheit bedarf einer angemessenen Beanspruchung. Diese sollte nach der sogenannten Goldlöckchen-Philiosophie weder zu groß noch zu klein sein.

Beanspruchen wir unser Gewebe zu wenig, verkümmert es: Es wird anfällig und lässt nach. Alle Lebewesen brauchen Beanspruchung, um gesund zu sein! Beanspruchen wir unser Gewebe aber zu stark, zerstören wir es. Viele Studien bestätigen die oben dargestellte Kurve, die die sogenannte *Goldlöckchen-Philosophie* abbildet[45]. Manche Menschen müssen sich auf der Koordinatenachse »Beanspruchung« weit nach rechts wagen, weil ihnen Sport oder Beruf körperliche Höchstleistungen abverlangen: Tänzer, Turner, Athleten und Kampfsportler etwa maximieren ihre Leistung. Aber das hat seinen Preis: Steht die Höchstleistung im Mittelpunkt, kann die allgemeine Gesundheit darunter leiden. Zu den verbrauchtesten Körpern gehören die Körper ehemaliger Tänzerinnern, Turner und Profisportler. Diese Menschen überlasten ihr Gewebe in jungen Jahren und leiden dann den Rest ihres Lebens unter den Folgen.

Sehvermögen, 1. Teil: Nicht alle Menschen nehmen das gleiche Farbspektrum wahr, und viele sind für bestimmte Farben blind. Die Unfähigkeit, Rot oder Grün zu sehen, trifft vor allem Männer und entsteht durch eine Veränderung auf dem X-Chromosom. Da Frauen zwei X-Chromosomen besitzen, ist die Wahrscheinlichkeit gering, dass beide betroffen sind. Männer haben nur ein X-Chromosom und deshalb keine Reserve. Wie viele Buben farbenblind sind, hängt von der ethnischen Gruppe ab: Eine Studie ergab bei 5,6 Prozent der weißen, 3,1 Prozent der asiatischen, 2,6 Prozent der hispanoamerikanischen und 1,4 Prozent der afroamerikanischen Jungen eine Rot-Grün-Sehschwäche.[46] Von der Blaublindheit sind Männer und Frauen gleichermaßen betroffen, aber sie kommt nur bei rund 0,5 Prozent der Bevölkerung vor.[47]

Stress setzt zunächst die Belastbarkeit des Gewebes herab. Dies ist das Prinzip im Sport: Wir beanspruchen das Gewebe, um es vorübergehend zu schwächen. Sobald wir damit aufhören, erholt es sich und wird stärker. Wenn wir es zu stark oder zu lange beanspruchen oder nicht ausreichend Zeit zur Erholung bleibt, wird es gefährlich. Abbildung 1.18 zeigt das Zusammenspiel der Variablen »Beanspruchung«, »Erholung« und »Zeit«. Die obere Kurve zeigt, wie viel ein Gewebe aushält (Toleranz), ehe es Schaden nimmt. Die Zacken darunter zeigen das Niveau der repetitiven Beanspruchung oder Dauerbeanspruchung (Intensität). Die horizontale Achse entspricht der Zeit.

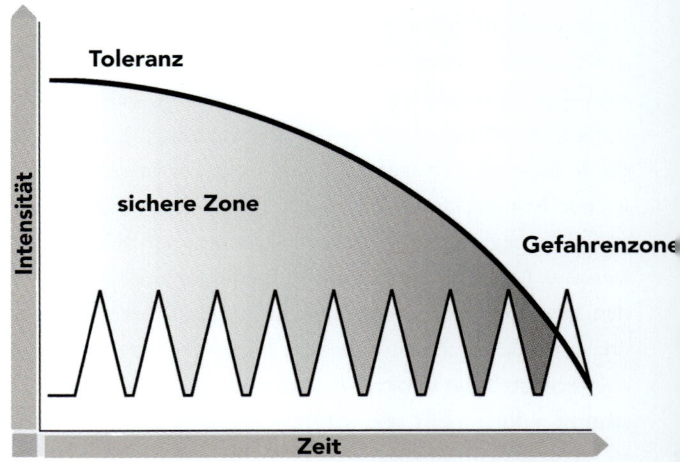

ABB. 1.18 Anhaltende Beanspruchung senkt die Toleranz.[48]

Bitte beachten Sie, dass die Toleranz des Gewebes mit der Zeit und der Gesamtbeanspruchung nachlässt. Wenn wir es weiter beanspruchen, bis sich die beiden Linien kreuzen, wird es irgendwann Schaden nehmen. Dann bringt der berühmte letzte Tropfen das Fass zum Überlaufen. Es ist ein Klassiker bei Verletzungen des unteren Rückens: Sie bücken sich zu Hause, um die Socken aufzuheben, und verrenken sich den Rücken. Die Arbeitsunfallversicherung weigert sich zu zahlen, weil es daheim passiert ist. In Wirklichkeit wurde durch die jahrelange repetitive oder chronische Beanspruchung in der Arbeit die Toleranz des Gewebes so weit herabgesetzt, dass eine letzte kleine Anstrengung eine ernsthafte Verletzung verursachte. Das Fass kann aber auch im Yoga-Studio überlaufen: Nehmen wir eine Person, die schon seit Jahren die Toleranz ihres Gewebes strapaziert. Diese Person besucht eine Yogastunde. Beim Üben kommt sie/er zum Beispiel in die Taube *(Kapotasana)*, und – »ratsch!« – spürt die Person einen brennenden Schmerz in der Hüfte oder im Knie. Sie beschließt daraufhin, das Yogastudio zu verklagen, obwohl die vielen anderen Beanspruchungen, die die Person dem betroffenen Gewebe über die Jahre zugemutet hat, die Voraussetzungen für diese Verletzung geschaffen haben.

Betrachten Sie nun die Kurve in Abbildung 1.19. Sie bildet die erholungsfördernde Wirkung einer Ruhephase ab. Wenn wir dem Gewebe nach einer Beanspruchung Ruhe gönnen, steigt die Toleranz des Gewebes über den ursprünglichen Wert hinaus an. Die Lösung besteht also nicht nur darin, Überbeanspruchungen zu vermeiden, sondern auch dem Gewebe genügend Zeit zu geben, um sich wieder zu erholen und stärker zu werden.

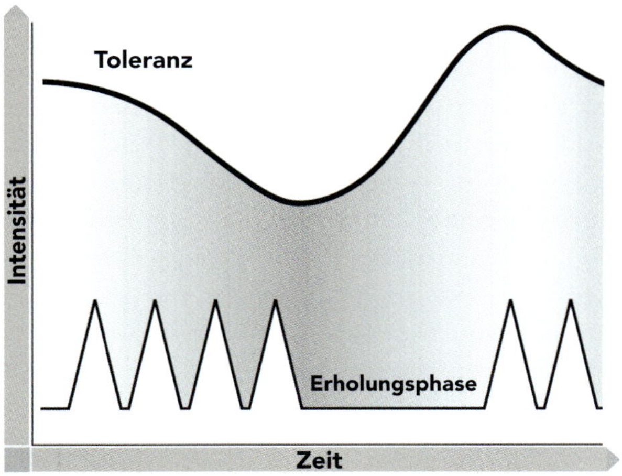

ABB. 1.19 In Ruhe erholt und erhöht sich die Toleranz.[49]

Alle Gewebe müssen beansprucht werden. Ich wiederhole: *alle Gewebe*. Gelenke, Knochen, Faszien, Muskeln, Nerven, Organe etc. Wir können es uns also nicht leisten, einzelne Körperbereiche aus Angst vor Verletzung zu schonen. Viele Yogalehrer behaupten, dass man das Iliosakralgelenk niemals beanspruchen sollte, aber das ist keine Hilfe. Die mangelnde Beanspruchung wird dazu führen, dass das Gelenk atrophiert, verhärtet und sich sein Bewegungsumfang verringert. Eine Überbeanspruchung kann zwar tatsächlich Arthritis und Hypermobilität verursachen, aber das heißt ja nicht, dass wir den Bereich überhaupt nicht beanspruchen sollten.

Chronische Beanspruchung macht fragil; akute Belastung mit anschließender Erholung dagegen macht antifragil. Um es mit Nassim Nicholas Taleb, dem Autor des Bestsellers *Antifragilität* zu sagen: »Unsere Antifragilität ist an Bedingungen geknüpft. Die Häufigkeit der Stressoren spielt eine gewisse Rolle. Menschen werden besser fertig mit akuten Belastungen als mit chronischen Stressoren, vor allem wenn Erstere abgelöst werden von einer ausreichend langen Phase der Erholung, in der die Stressoren ihrem Job als Informationsübermittler nachkommen können.«[50] Laut Stuart McGill, Experte für die Mechanik und Rehabilitation der Wirbelsäule, ist »Belastung für die optimale Gesundheit des Gewebes notwendig. Folgt auf die Belastung und den darauffolgenden Rückgang der Toleranz eine Ruhephase, erhöht eine Anpassungsreaktion des Gewebes seine Toleranz … Die völlige Vermeidung von Belastung ist nicht wünschenswert.«[51] Belastung ist notwendig, doch wenn sich die Mikrotraumen häufen, muss das Gewebe (durch Ruhe) entlastet werden, damit der Heilungs- und Anpassungsprozess die Belastungsfähigkeit erhöht. Eine gewisse Beanspruchung ist also gut, eine starke oder chronische Beanspruchung kann dagegen schaden. Woran erkennt man den Unterschied? Am Schmerz! Ihr Körper wird Sie warnen, wenn Sie zu weit gehen oder ihn zu lange fordern. Einige Lehrer warnen: »Wenn ihr in die Vorwärtsbeuge kommt, solltet ihr in die Knie gehen und niemals den Rücken beugen, sonst beansprucht ihr die Wirbelgelenke«, oder: »Meidet die Taube *(Kapotasana)*! Sie beansprucht das Iliosakralgelenk.« Diese oder ähnliche Warnungen sollen Schülern helfen und sie schützen, aber sie beruhen auf einem Missverständnis des Wesens und der Notwendigkeit von Beanspruchung sowie der Unkenntnis der Ursachen von Fragilität. Es wäre hilfreicher, wenn Lehrer ihre Schüler davor warnen würden, schmerzende Körperbereiche zu beanspruchen: Jedes noch so kleine Zwicken sollte zur Kenntnis genommen und vermieden werden, denn es führt irgendwann einmal zu einem großen Zwicken – und das wiederum zu kostspieligen Operationen, Arbeitsausfall und einer Yogapause (zu guter Letzt müssen dann womöglich noch Yogastudios schließen, Yogalehrer werden arbeitslos – und unsere Wirtschaft bricht zusammen – und das alles nur, weil Sie den Schmerz ignoriert haben). Darum achten Sie auf jedes kleine Zwicken! Diese Warnung gilt für jede Art von Beanspruchung, die Schmerzen verursacht – einschließlich Dehnung, Drehung und Kompression. Aber fürchten Sie nicht die Kompression an sich! Gewebe braucht Kompression, um gesund zu bleiben.

Sehvermögen, 2. Teil: Die Kurzsichtigkeit (Myopie) betrifft Menschen weltweit, aber die Veränderung der Fernsichtigkeit variiert je nach Kultur und Bildungsstand. Je mehr ein Mensch liest, desto anfälliger ist er dafür. Kurzsichtige haben ein höheres Risiko, an Makuladegeneration, grünem und vorzeitigem grauem Star sowie Netzhautablösung zu erkranken.[52] Auch in den westlichen Industrieländern ist Kurzsichtigkeit auf dem Vormarsch. Personen, die mindestens zwölf Schuljahre absolvierten, sind viel häufiger kurzsichtig als ihre Altersgenossen mit kürzeren Schulzeiten, so eine Langzeitstudie aus den USA. Diesen Trend bestätigen Untersuchungen aus Norwegen, Dänemark und Finnland.

Vom Nutzen der Beanspruchung

DAS IST WICHTIG: Antifragilität (Ohne Fleiß kein Preis?)

Tante Trudy war anders: Sie liebte Frösche und sammelte mit Leidenschaft kunstvoll gefertigte Frösche aus Porzellan. Die wertvollsten stellte sie stolz in einer offenen Vitrine zur Schau. Daneben saßen ein Frosch aus Gusseisen, den sie von einer Nichte zu Weihnachten bekommen hatte, und manchmal auch ein lebender Frosch, den ihr Neffe gefangen hatte. Eines Tages erschütterte ein leichtes Erdbeben den Schrank, und alle Frösche fielen auf den Boden. Die empfindlichen Porzellanfrösche zerbarsten, der Eisenfrosch prallte einfach ab – und der echte Frosch hüpfte davon. Übertragen auf unser Thema Antifragilität bedeutet das: Die Porzellanfrösche waren fragil – Chaos jeder Art würde sie zerbrechen lassen. Der Eisenfrosch war robust – er würde alles unbeschadet, aber auch völlig unverändert überstehen. Der echte Frosch aber war *antifragil*. Er profitierte davon, dass er davonhüpfte und sich in Sicherheit brachte. In diesem Fall hätte dem Frosch eine sitzende Lebensweise ohne Herausforderungen geschadet; so stärkte ihn die Beanspruchung durch das Leben.

Wir Menschen scheinen eher fragil zu sein und nehmen schnell Schaden. Andererseits kann man den Mensch in mancher Hinsicht auch als *antifragil* bezeichnen. Dies ist eine Wortschöpfung des Philosophen, Autors und Analysten Nassim Nicholas Taleb (geb. 1960). Er bezeichnet damit einen Zustand, in dem etwas von Zufälligkeit, Stress und Unordnung profitiert.[53] Nehmen wir unsere Knochen: Ein Holzbalken wird mit der Zeit morsch (Holz ist fragil), aber unsere Knochen werden durch Beanspruchung kräftiger. Sie sind antifragil: Sie werden – bis zu einem gewissen Grad – stärker. Wie wir aus der Geschichte von Tante Trudys Fröschen wissen, leidet das Fragile unter Chaos und Veränderung. Das zeigen auch die Abbildungen 1.20 bis 1.23 auf Seite 47, die das gesamte Spektrum von der Fragilität bis zur Antifragilität grafisch darstellen.

Maschinen wie Computer oder Autos sind fragil. Sie verschleißen mit der Zeit und wenn sie stärker beansprucht werden. Lebende Organismen jedoch werden im Laufe der Zeit und durch Beanspruchung stärker. Sie sind eben keine Maschinen! Eine gewisse Beanspruchung stärkt sie. Sie sind in mancher Hinsicht antifragil – solange Sie sich um angemessene Beanspruchung bemühen. Bequemlichkeit ist das Gegenteil davon. Das moderne Leben strebt allerdings eher nach einem stressfreien, bequemen Zustand. Der Mensch zahlt dafür einen hohen Preis: Fragilität.[54] Man könnte auch sagen, Bequemlichkeit macht fragil!

Die Empfehlung, dass eine verletzte Person (evtl. mit schwacher oder geschädigter Wirbelsäule) die betroffene Stelle vorsätzlich beanspruchen soll, mag der Intuition widersprechen. Naheliegend wäre, ihr Ruhe zu gönnen und das geschwächte oder geschädigte Gewebe zu entlasten. Doch dieses Thema wurde schon im Hinblick auf die Erholung von Frauen nach der Geburt ausdiskutiert. Nach der Niederkunft verordnete man zu Beginn des 20. Jahrhunderts viel Bettruhe. Mittlerweile geht man davon aus, dass Bettruhe nicht immer guttut und Frauen nach einer Geburt schnell wieder auf die Beine kommen sollen. Eine Studie in der Fachzeitschrift *The Lancet* legt sogar nahe, dass bei keinem Leiden Bettruhe empfehlenswert sei.[55] Dies ist kein Freibrief, um es während der Genesung zu übertreiben, aber eine gewisse Beanspruchung macht antifragil. Abbildung 1.23 zeigt: Übertragen wir Talebs Logik auf Menschen mit Verletzungen, stellen wir fest, dass auch sie einer gewissen Beanspruchung bedürfen, um nicht noch fragiler zu werden. Zuweilen erzeugt etwas, das im Übermaß schadet, in kleinen Dosen Antifragilität. Ohne Beanspruchung entsteht Fragilität. Sehen wir uns einige Beispiele dafür an, wie wir den Körper in bester Absicht schwächen und fragiler machen, wenn wir ihn weniger beanspruchen.

Kiefer: Seit der landwirtschaftlichen Revolution sind die Gesichter der Menschen um 5 bis 10 Prozent kleiner geworden. Oft werden heute Weisheitszähne gezogen, weil die Kiefer nicht allen Zähnen Platz bieten. Bei unseren Vorfahren vor der landwirtschaftlichen Revolution war das noch anders. Heute stehen uns gut verarbeitete Nahrungsmittel zur Verfügung, die man kaum noch kauen muss. Das ist angenehm, hat aber Nachteile: Wenn wir unsere Kiefer in der Kindheit weniger belasten, erreichen die Kieferknochen nicht ihre volle Größe. Kinder, die harte Nahrung kauen, haben später als Erwachsene einen größeren Kiefer und müssen nicht so häufig zum Zahnarzt, um sich die Weisheitszähne ziehen zu lassen.[56]

Füße: Wir müssen unsere Fußgewölbe beanspruchen, damit sie stark bleiben. Wenn wir nicht gehen und laufen, werden die Bänder locker. Die Gewölbe verlieren an Spannung, wir bekommen Senkfüße und Plantarfasziitis. Schuhe mit Senkfuß-Stütze und gedämpfte Turnschuhe mindern die Beanspruchung, die starke Füße benötigen. Menschen, deren Fußgewölbe völlig zusammengebrochen sind, brauchen möglicherweise Einlagen. Aber bei Menschen mit normalen Füßen, die der Beanspruchung standhalten – ja, sie sogar brauchen –, können Einlagen dieses Problem erst verursachen.[57]

Immunsystem: Damit unser Immunsystem normal funktioniert, müssen wir als Kinder eine gewisse Menge Schmutz und Keime schlucken und brauchen gelegentlich eine Erkältung oder Grippe, um das Immunsystem zu stärken. Kommen wir in jungen Jahren nicht ausreichend mit Keimen in Kontakt, können wir als Erwachsene überschießende Reaktionen auf harmlose Substanzen entwickeln, was Allergien und andere Störungen des Immunsystems verursacht.[58]

Augen: Kinder, die mehr Zeit im Haus verbringen, werden als Erwachsene eher kurzsichtig. Dieses Leiden ist bei Jäger- und Sammlervölkern selten und tritt in den Industrienationen immer häufiger auf.[59] Laut einer dänischen Studie aus dem 19. Jahrhundert waren nur 3 Prozent der im Freien arbeitenden Menschen kurzsichtig, verglichen mit 12 Prozent der (Kunst-)Handwerker und 32 Prozent der Studenten. Dank des Allgegenwärtigkeit der Computer dürften diese Zahlen heute wesentlich höher ausfallen. Die Augen müssen Fernes und Nahes fokussieren, um sich normal zu entwickeln.[60]

Ernährung: Zu große oder zu regelmäßige Mahlzeiten können ungesund sein. Hunger ist ein wichtiger Stressfaktor, der unsere Vorfahren – unwissentlich und unwillentlich – schlank und fit hielt. Wenn wir ab und zu etwa drei Tage fasten, holt der Körper das für den Alltag benötigte Protein aus dem eigenen Gewebe. Er beginnt mit dem Abbau bei den schwächsten und am stärksten geschädigten Zellen und setzt die Nährstoffe anderweitig ein. Dieser Vorgang wird als *Autophagie* bezeichnet und beginnt bei den Zellen, die später am ehesten Probleme verursachen werden, bei den prä-kanzerösen Zellen, sodass sie uns nicht mehr schaden können. Wenn wir nie fasten, können sie ihr übles Werk fortsetzen.[61]

»Feuer ernährt sich von Hindernissen«, sagt der römische Kaiser und Philosoph Mark Aurel, und Ovid schrieb: »Widrigkeiten wecken den Verstand.« Wir könnten noch viele weitere Beispiele dafür anführen, dass eine *akute* Beanspruchung nötig ist, um Körper, Herz und Geist gesund und munter zu erhalten. (Nicht vergessen: *Chronische* Beanspruchung ist selten nützlich, ebenso wenig wie *akute* Beanspruchung, die über die Toleranz des Körpers hinausgeht.) Im Sport ist dies bekannt: Wir verstehen, dass Muskeln kräftiger und gesünder werden, wenn sie mit immer größeren Gewichten gefordert werden. Und doch übersehen wir oft, dass wir auch Knochen, Gelenke und Bänder fordern müssen – ja, dass wir uns in allen Aspekten des Lebens fordern müssen. Man kann übertreiben (denken Sie an die *Goldlöckchen-Philosophie* auf Seite 44), aber gar kein Stress ist auch ungesund. Hier gilt das Sprichwort: »Ohne Fleiß, kein Preis.«[62] Beanspruchung ist kein Feind, dem man um jeden Preis aus dem Weg gehen soll.

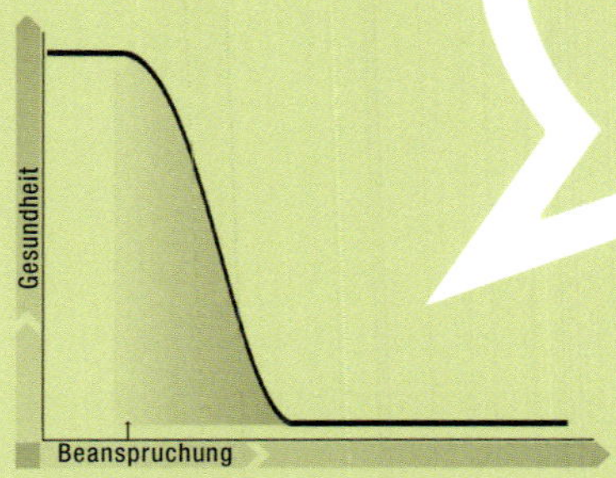

ABB. 1.20 Fragil: Wie im Diagramm zu sehen ist, kann ein fragiles Objekt splittern oder brechen, wenn die Beanspruchung eine gewisse Toleranz überschreitet. Dies ist ein plötzlicher Vorgang.

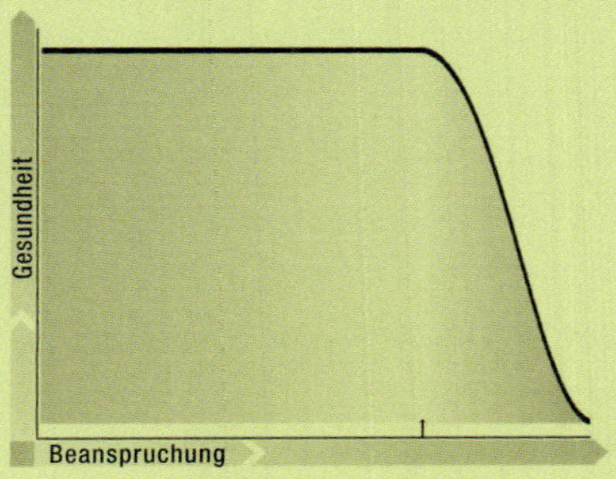

ABB. 1.21 Robust: Wie im Diagramm zu sehen ist, bleibt ein robustes Objekt völlig unabhängig von der Intensität der Beanspruchung, unverändert. Bis zu einem gewissen Punkt trägt es dabei weder Schaden noch Nutzen davon.

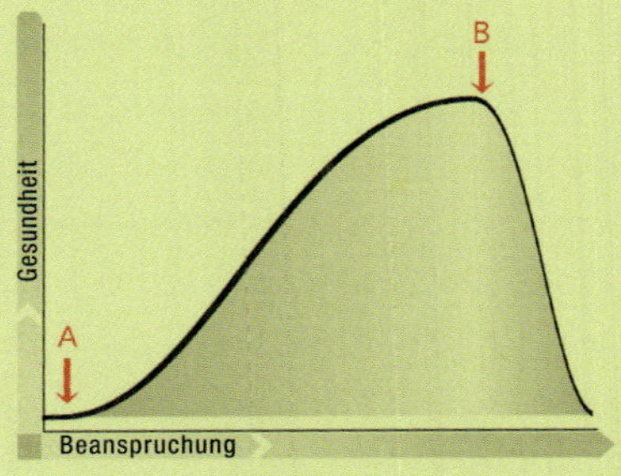

ABB. 1.22 Antifragil: Ein Objekt profitiert bis zu einem gewissen Punkt von Beanspruchung. Je mehr sie zunimmt, desto mehr verbessern sich Gesundheit und Kraft. Ab einem bestimmten Punkt aber verliert das Objekt seine Antifragilität und leidet unter jeder weiteren Steigerung. An diesem Punkt (B) ist das Objekt erneut fragil. Bitte beachten Sie: Geht die Beanspruchung nie über Punkt (A) hinaus, ist das Objekt ungesund.

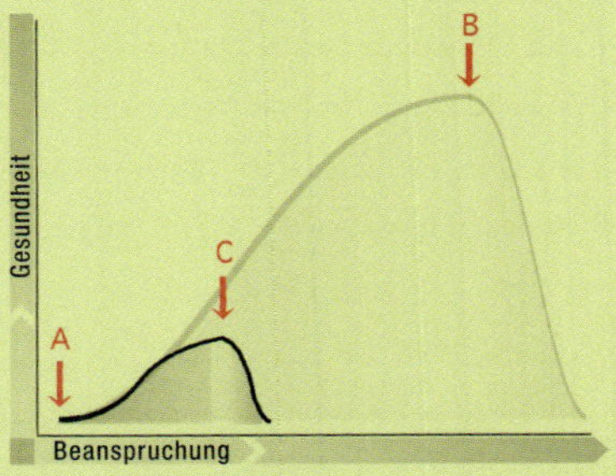

ABB. 1.23 Fragilität und Antifragilität von verletztem Gewebe: Bei verletztem Gewebe verschiebt sich die Grenze zwischen Antifragilität und Fragilität nach links bis Punkt (C). Eine Beanspruchung auf dem Niveau von Punkt (B) schädigt das Gewebe; geht die Beanspruchung nie über das Niveau von Punkt (A) hinaus, bleibt das Gewebe fragil. Im Idealfall sollte die Beanspruchung sich der von Punkt (C) markierten Grenze nähern, sie aber nicht überschreiten.

DAS IST WICHTIG: Vom Nutzen der Kompression

Da Muskeln ihrem Wesen nach eher yang-artig sind, kommen sie besser mit yang-artigen Sportarten, mit rhythmischer und repetitiver Beanspruchung zurecht. Da Bindegewebsstrukturen wie Knochen, Bänder und Gelenke eher yin-artig sind, sprechen sie eher auf yin-artige Bewegungen an, wie die statische, lange gehaltene Beanspruchung durch Spannung und Kompression.

Im Jahr 1892 veröffentlichte der Arzt Julius Wolff eine Arbeit mit dem Titel: »Das Gesetz der Transformation der Knochen.« Die Ergebnisse seiner Forschungen werden heute als Wolffsches Gesetz bezeichnet. Er fand heraus, dass Beanspruchung die Knochen verändert. Wenn ein Knochen stärker beansprucht wird, wächst auch seine strukturelle Belastbarkeit: Er wird dicker und stärker. Besonders effektiv ist die zyklische Be- und Entlastung, die den Abbau der Knochen hemmt und ihren Aufbau unterstützt.[63] Dies geschieht mithilfe eines Prozesses, an dem sowohl die *Mechanotransduktion* als auch der *piezoelektrische Effekt* oder Piezoeffekt beteiligt sind. Bei der Mechanotransduktion verwandeln Zellen mechanische Beanspruchung in biochemische und elektrische Signale. Wenn die Membranen der Zelle physischen Druck wahrnehmen, wird in ihrem Inneren eine Ereigniskaskade ausgelöst: Bestimmte Proteine werden synthetisiert und die Zelle gibt chemische Botenstoffe ab.[64] Beim Piezoeffekt entsteht durch die Verformung eines Materials ein schwacher elektrischer Strom. (Das ist der Grund, weshalb die LEDs in Kinderturnschuhen beim Gehen aufleuchten.) Wenn wir unsere Knochen beanspruchen, fließen schwache piezoelektrische Ströme durch unser Gewebe und geben bestimmten Zellen das Signal, sich an- oder abzuschalten. Dies gilt auch für Knorpel, Zähne, Sehnen, die Wände von Blutgefäßen, Muskeln und sogar die Haut. Beanspruchung ist für die Gesundheit unerlässlich – und die Signale infolge von Kompression durchdringen unsere gesamte Matrix bis tief ins Zytoplasma der einzelnen Zellen.[65]

Unser Gewebe braucht Kompression, um gesund und stark – *antifragil* – zu bleiben. Aus unerfindlichen Gründen gilt diese Art der Beanspruchung in der Welt des Yoga als ungesund oder gefährlich. Lehrer bezeichnen Kompression mit abfälligen Worten wie »quetschen« oder »zusammensacken«.

Kompression jedweder Art wird oft mit gefährlichen Bewegungen in einen Topf geworfen, die tatsächlich Probleme verursachen können. Aber Beanspruchung ist ja nicht grundsätzlich schlecht. Nehmen wir eine Schülerin, die etwa im Nach unten schauenden Hund *(Adhomukhasvanasana)* gesagt bekommt, sie solle die Schultern von den Ohren wegziehen, da sie den Hals »stauchen« würde. Na und? Was ist so schlimm daran? Unser Körper ist so gebaut, dass wir die Schultern zu den Ohren ziehen können. Das ist eine natürliche Bewegung. Wenn Sie etwas gefragt werden und die Antwort nicht wissen, sollten Sie mit den Schultern zucken können.[66] Ähnlich werden Schüler davor gewarnt, sich in Rückbeugen nicht in den unteren Rücken »sacken« zu lassen, um die Wirbel nicht zu »quetschen«. Na und? Was ist so schlimm daran? Wenn wir die Knochen der Wirbelsäule vor jeder Kompression bewahren, verkümmern sie, statt stark und gesund zu bleiben. Denken Sie auch hier wieder an die *Goldlöckchen-Philosophie* (siehe S. 44).

Natürlich kann man es auch hier übertreiben, und wenn Kompression Schmerzen verursacht, sollten Sie etwas ändern. Manche Menschen müssen bei Rückbeugen äußerst gut aufpassen, um eine vorgeschädigte Wirbelsäule nicht zu sehr zu komprimieren. Wenn Sie sich ständig bewegen und sich bei jeder Bewegung darauf verlassen, dass Ihre Bänder Ihren Bewegungsumfang begrenzen, statt mit Ihren Muskeln zu kontrollieren, wie weit Sie gehen, besteht die Gefahr des »Kreditkarteneffekts«. Jeder weiß, was passiert, wenn man eine Kreditkarte jeden Morgen 108-mal hin und her biegt: Sie ermüdet und bricht irgendwann. Das ist nicht so schlimm für die Kreditkarte, aber im übertragenen Fall keineswegs ideal für Ihren unteren Rücken oder Ihre Handgelenke. Wenn Sie jeden Morgen 108-mal aus dem Stand ins Rad *(Urdhvadhanurasana)* kommen und nicht lernen, Ihre Muskeln zur Stabilisierung der Wirbelsäule anzuspannen, oder wenn Ihr unterer Rücken instabil ist, schädigen Sie dabei die Bänder oder Gelenke der Lendenwirbelsäule.

Das heißt allerdings nicht, dass die längere statische Belastung der gleichen Bänder für die meisten Rücken ebenfalls ungesund wäre. Es kommt sehr darauf an, *wie* Sie Ihr Gewebe trainieren. Fest steht aber: Alle Gewebe müssen beansprucht werden, um gesund zu sein – und zur Beanspruchung gehört auch die Kompression.

HINWEIS FÜR LEHRER: Beanspruchung bei Verletzung

Wenn die Yogapraxis der Steigerung der Gesundheit dienen soll, müssen wir wissen, wie stark wir den Körper beanspruchen dürfen. Die Antwort liegt in den auf Seite 47 abgebildeten Fragilitätskurven. Ist die Beanspruchung zu gering, verkümmert das Gewebe. Ist sie zu groß, degeneriert es. Wenn man gesund werden und gesund bleiben möchte, sollte die Beanspruchung unter dem Niveau von Punkt (B) bleiben, wie die Kurve in Abbildung 1.22 zeigt. Allerdings streben einige Schüler nicht nach optimaler Gesundheit, sondern nach optimaler Leistung: Sie wollen in den Haltungen an ihre äußersten körperlichen und emotionalen Grenzen gehen.

Alle Gewebe müssen beansprucht werden! In der Diskussion um Yoga als Therapie sorgt dies für Verwirrung. Einer Schülerin mit Osteoporose im Bereich der Lendenwirbelsäule wurde vielleicht geraten, jede Beanspruchung des unteren Rückens zu vermeiden, um die Wirbelsäule zu schützen. Hinter dieser Empfehlung stehen die besten Absichten, aber sie ist nicht unbedingt klug, denn ohne jede Beanspruchung – Punkt (A) auf der Kurve in Abbildung 1.22 – wird das Gewebe weiter verkümmern. Bei zu starker Beanspruchung – Punkt (B) – werden die Knochen allerdings zweifellos degenerieren, was die Probleme nur noch verschlimmert. Was also ist zu tun? In Fällen wie diesem, stellt man sich die Fragilitätskurve am besten etwas flacher und enger vor.

Kommen wir noch einmal auf Abbildung 1.23 zurück, die die Fragilität und Antifragilität bei verletztem Gewebe grafisch darstellt. Bitte beachten Sie, dass der Bereich der unbedenklichen Beanspruchung hier erheblich kleiner und die Fehlertoleranz zwischen »zu wenig und zu viel« – zwischen Punkt (A) und Punkt (C) – sehr gering ist. Alle Gewebe müssen beansprucht werden, aber bei Verletzungen oder Erkrankungen fällt der Bereich, in dem das unbedenklich möglich ist, relativ klein aus. Schnell übergeht man als Lehrer diesen schmalen Bereich und ein Schüler kann sich verletzen. Andererseits wäre es zu einfach, zu einem Schüler mit Verletzung oder Erkrankung zu sagen: »Machen Sie gar nichts«, denn das schadet ihm ebenfalls. Möglicherweise möchte genau dieser Schüler gefordert werden. Möglich, dass er das geschädigte Bindegewebe angemessen bearbeiten möchte und das nur in einer normalen Yogastunde kann.

Der Schlüssel, um diese Problematik zu lösen, liegt in dem Wörtchen »angemessen«. Aber woher weiß man als Yogalehrer, wann eine Beanspruchung angemessen ist? Wenn Sie nicht gerade eine Röntgenbrille tragen und ein tragbares MRT-Gerät griffbereit haben, können Sie an diesem Punkt nie sicher sein. Aber Sie können Ihren Schülern vermitteln, stets auf ihre Grenzen zu achten. Geben Sie einer Schülerin, die unerwartet zu Beginn der Stunde auftaucht und behauptet, dies täte ihrer schweren Spinalstenose gut, folgende Antwort: »Übe aufmerksam! Übe achtsam!«

Lehren Sie den Schülern, zu spüren, was in ihnen vor sich geht. Das ist nicht leicht, es braucht Zeit und Übung. Raten Sie, langsam und vorsichtig in die Haltungen zu kommen und jede noch so kleine Empfindung wahrzunehmen. Erklären Sie, dass Schmerzen nicht in Ordnung sind. Leider könnte ein Schüler darauf erwidern, dass er chronisch Schmerzen habe. Raten Sie ihm in diesem Fall, auf jede Zunahme oder Veränderung der Schmerzqualität genau zu achten. Machen Sie außerdem Ihre Vorbehalte deutlich: »Dies ist kein restaurativer Yoga, die Übung könnte ungeeignet für Sie sein.« Aber wenn ein Schüler verspricht, es ruhig angehen zu lassen, die von Ihnen empfohlenen Modifikationen vorzunehmen und aus den Haltungen zu kommen, sobald es zu anstrengend wird, sollte er es versuchen dürfen. Leider – und daran führt kein Weg vorbei – müssen Sie immer wieder nach diesem Schüler sehen und ihm geeignete Alternativen anbieten: Das ist ein Teil der Abmachung, die Sie eingegangen sind, als Sie ihm den Unterrichtsbesuch erlaubten. (Wenn Sie dazu nicht bereit oder imstande sind, dann schicken Sie diesen Schüler weg!) Passen Sie auf, dass der Schüler nach *Shavasana* nicht gleich mit den anderen verschwindet, sondern reden Sie nach der Stunde noch einmal mit ihm. Fragen Sie, wie er sich jetzt fühlt, und sagen Sie noch etwas mehr zu der für ihn idealen *Goldlöckchen-Position*.

Bitten Sie den Schüler zum Schluss, darauf zu achten, wie er sich in den nächsten 48 Stunden fühlt. Manchmal machen sich Veränderungen zum Besseren oder Schlechteren nicht sofort bemerkbar. Der Schüler sollte die Vorgänge in seinem Inneren weiterhin aufmerksam beobachten und versuchen, Zusammenhänge zwischen den Veränderungen und dem, was er während der Yogastunde geübt hat, herzustellen. Auch das gehört zu einer achtsamen Yogapraxis.

ES IST KOMPLIZIERT: Zellulärer Stress

Jede unserer Bewegungen beansprucht unseren Körper, der aus Billionen von Zellen besteht. Dank der extrazellulären Matrix (EZM) sind die meisten Zellen miteinander verbunden. Was wir dem Körper Gutes tun, tut also unseren Zellen gut. Die Zellen unseres Körpers aber brauchen zu ihrer Aktivierung mechanische Beanspruchung. Man nennt diesen Vorgang Mechanotransduktion. Um zu verstehen, wie dieser Vorgang funktioniert und warum er für Gesundheit und Genesung so wichtig ist, muss man ein paar Dinge über die extrazelluläre Matrix wissen.

Die extrazelluläre Matrix bleibt übrig, wenn wir das lebende Gewebe des Körpers vollständig entfernen: Muskelzellen, Blut, Organe und Haut. Übrig bleibt ein Gerüst aus Kollagen und anderen Bindegewebsfasern, die den Körper formen und stützen. Man glaubte lange, diese inerte Matrix aus totem Protein würde bei der menschlichen Genesung keine Rolle spielen. Wie sich gezeigt hat, ist aber die extrazelluläre Matrix nicht nur ein überaus wichtiger Teil unseres Körpers, sondern auch für eine gute körperliche Verfassung absolut unerlässlich. Sie verleiht nicht nur Struktur und Stabilität, sondern erfüllt verschiedene Funktionen.

Wie unser Körper über eine Skelettstruktur verfügt, so verfügt auch jede Zelle über ein eigenes Skelett. Dieses sogenannte Zytoskelett besteht aus den gleichen Kollagenproteinen wie die extrazelluläre Matrix. Abbildung 1.24 zeigt, dass sich das innere Gerüst der Zelle von der DNS im Zellkern durch die Zellmembran nach außen fortsetzt und über diese »Integrine« mit der extrazellulären Matrix verbunden ist. Die meisten unserer Zellen sind fest in das mechanische Kontinuum des Körpers eingebunden. Auf diese Weise schicken wir bei körperlicher Beanspruchung mechanische Signale an die Zellen – die über das zelleigene Gerüst bis tief in ihr Inneres vordringen, sogar bis zur DNS. Die Mechanotransduktion ist einer der wichtigsten Kommunikationswege, über den die Zellen die Außenwelt wahrnehmen (zusammen mit den elektrischen, chemischen und anderen Signalwegen).

Abbildung 1.24 stellt das aus Kollagenproteinen bestehende innere Skelett einer Zelle dar. Bitte beachten Sie, dass das Zytoskelett nahtlos in die Integrine außerhalb der Zelle übergeht, die wiederum mit der extrazellulären Matrix verbunden sind. Die extrazelluläre Matrix ist mehr als nur ein »Kabelnetz«. Man hat entdeckt, dass die Zellen auf Beanspruchung entlang dieser »Kabel« reagieren. Möchten Wissenschaftler im Labor neues Gewebe herstellen – zum Beispiel Knorpel, um einen kaputten Meniskus zu ersetzen, oder eine stark beschädigte Luftröhre, damit ein Patient wieder atmen kann –, braucht man ein künstliches Gerüst. Dieses Gerüst (das von Tieren oder von menschlichen Spendern stammen kann) veranlasst Stammzellen dazu, an der richtigen Stelle neues Knorpelgewebe zu bilden. Doch die unter Laborbedingungen entstandenen Strukturen zeigten sich durchweg deutlich schwächer als das körpereigene Original. Irgendetwas fehlte.

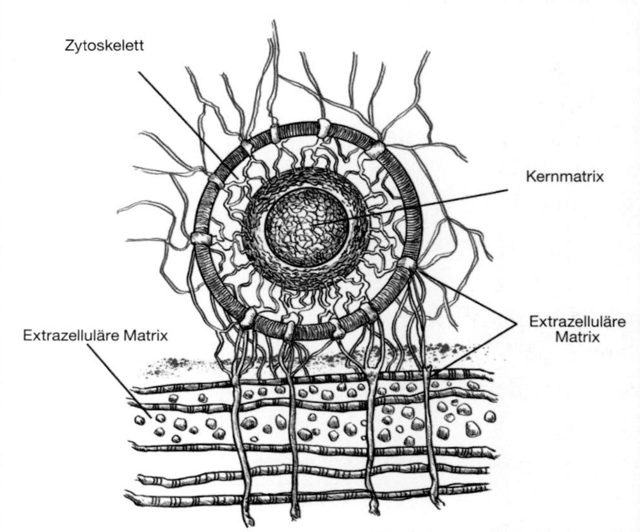

ABB. 1.24 Das Zytoskelett ist über sogenannte Integrine mit der extrazellulären Matrix (EZM) verbunden.[67]

Den Medizinern ist die ein Rätsel: Warum heilen manche Verletzungen nicht vollständig aus? Warum werden sie eine Weile besser, heilen aber nicht ganz, sodass eine gewisse Schwäche oder Gebrechlichkeit zurückbleibt? Nach und nach kommt man der Lösung dieses Phänomens auf die Spur: Es ist eine Frage der Beanspruchung! Der Körper braucht Beanspruchung zur Kommunikation mit den Zellen. Die extrazelluläre Matrix steht ständig unter Spannung – anders als die künstlichen Gerüste im Labor –, sodass dort nicht die richtigen Botschaften bei den Zellen ankommen. Die Zellen »wussten« im Versuch sozusagen nicht, was sie zu tun hatten. Als die Wissenschaftler jedoch anfingen, die extrazelluläre Matrix zu beanspruchen, zeigten die Stammzellen mit einem Mal ein höchst merkwürdiges Verhalten: Sie teilten sich und wanderten an die Stellen des Gerüsts, an denen sie am effektivsten zum Einsatz kommen konnten.

Aber auf die Forscher wartete noch eine weitere Überraschung: Bei unterschiedlich starker Beanspruchung der Matrix entstanden aus den Stammzellen unterschiedliche Gewebe! Ein einziges Gerüst konnte die Differenzierung von Stammzellen in viele verschiedene Arten von Gewebe bewirken, da die Beanspruchung an unterschiedlichen Stellen seiner Matrix unterschiedlich stark war (siehe Abb. 1.25). Inzwischen ist es möglich, ganze Organe in ihrer gesamten strukturellen Komplexität mit Blutgefäßen und Nervenzellen nachzubauen, indem man ein Gerüst mit einigen wenigen Stammzellenarten bestückt. Unlängst züchteten Wissenschaftler eine ganze Niere, ein hoch kompliziertes Organ, und implantierten sie erfolgreich einem Tier.[68]

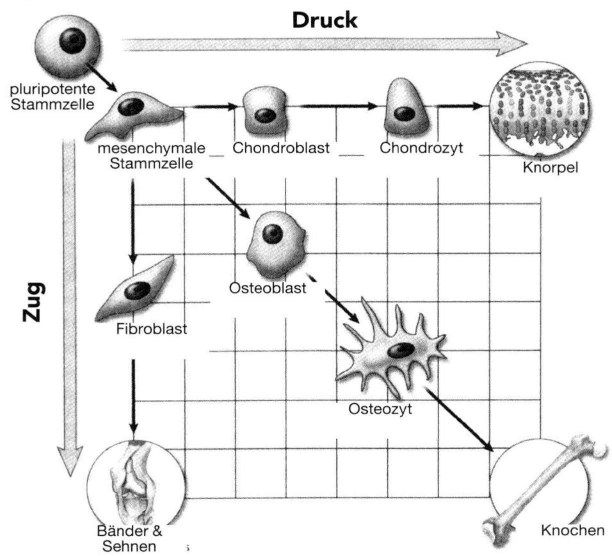

ABB. 1.25 Das Diagramm zeigt, wie die Beanspruchung durch Zug und Druck über die Zukunft einer Zelle entscheidet.[69]

Die Stammzellen brauchen Beanspruchung, um aktiv zu werden, und können sich je nach Stärke dieser Beanspruchung zu dem gerade benötigten Gewebe weiterentwickeln. Nimmt eine Stammzelle eine fließende Bewegung wahr, wird sie zu einem Blutgefäß. Bei sehr geringer Beanspruchung wird sie zu einer Nervenzelle. Wird sie etwas stärker beansprucht, wächst sie zu einer Fettzelle heran. Noch etwas mehr beansprucht, und die Stammzelle wird zur Muskelzelle. Noch einmal mehr, und sie wird zum Knochen. Ist die Belastung jedoch zu stark, zu schwach oder gar nicht vorhanden, reagiert die Stammzelle überhaupt nicht.

Die extrazelluläre Matrix verfügt über klettverschlussähnliche Haken (Fibronektine), die an den Integrinen der Zelle andocken. Dabei wählen sie ausschließlich Integrine des gewünschten Typs, fixieren sie und übertragen so Beanspruchungen tief in die Zelle, wo der Zellkern das Signal entschlüsselt und alles Nötige veranlasst. Aber die extrazelluläre Matrix hat noch einen weiteren Trick auf Lager: Sie enthält Wachstumshormone, die das Wachstum der neuen Zellen unterstützen.

Um den Wissenschaftsautor Bob Holmes zu zitieren: »Dies erklärt vielleicht, warum Sport und Physiotherapie für Gesundheit und Genesung so überaus wichtig sind. Wenn die Zellen zum Beispiel bei der Genesung von einer Verletzung nicht die richtigen physischen Signale bekommen, wissen sie nicht, was sie tun sollen.«[70]

Das bringt uns zurück zum magischen Element des Yoga: der Beanspruchung. Alle Gewebe müssen beansprucht werden, um gesund zu bleiben; denken Sie an die Fragilitätskurven (siehe S. 47). Aber zuweilen kommt diese Beanspruchung nicht in den Zellen an, zum Beispiel dann, wenn die normale extrazelluläre Matrix durch Narbengewebe ersetzt wurde. Dieses Gewebe ist dann zu steif. Jedoch auch bei einer zu geringen Beanspruchung kann die Nachricht die Zellen nicht erreichen. Statt Muskeln, Knochen oder Faszien zu regenerieren, wird dann lediglich Fett gebildet, und das trägt nicht dazu bei, die Kraft oder den Bewegungsumfang an der verletzten Stelle wiederherzustellen. Also noch einmal: Gewebe muss beansprucht werden, aber auf die richtige Weise und im richtigen Umfang.

Wir müssen uns bewegen, laufen, atmen, dehnen, die Muskeln stärken und die Gelenke beanspruchen. Wenn wir uns bewegen, atmen, laufen, den Körper auseinanderziehen oder zusammendrücken, senden wir mechanische Signale durch die ganze Matrix. Billionen Zellen lauschen und erwarten unsere Anweisungen. Denken Sie daran, wenn Sie das nächste Mal länger in einer Yogahaltung schmoren. Sie knipsen sich buchstäblich selbst an.

KAPITEL 4
Die Physiologie menschlicher Gewebe

Weiter oben haben wir gefragt: *Was bremst mich?*, und dabei herausgefunden, dass Einschränkungen entweder auf Spannung im Gewebe oder auf Kompression an Stellen zurückgehen, an denen Körperteile aufeinandertreffen. Das ist in der Theorie leicht zu verstehen, aber in der Praxis nicht ganz so leicht zu erkennen. Dazu braucht es Übung, Absicht, Aufmerksamkeit. Um unterscheiden zu können, was Spannung und was Kompression ist und wann sie auftreten, ist es hilfreich, die Unterschiede zwischen den Arten menschlicher Gewebe zu kennen. Dieser Abschnitt möchte Sie mit den Gewebearten vertraut machen, aus denen der menschliche Körper besteht. Wissenschaftler ordnen Dinge gern in Kategorien, Unterkategorien, Unter-Unterkategorien und so weiter. So sind sie auch beim Gewebe vorgegangen und haben vier Hauptarten identifiziert:

- Muskelgewebe
- Bindegewebe
- Nervengewebe
- Epithelgewebe

Der Körper besteht aus ungefähr 400 Billionen Zellen (das ist eine 4 mit 14 Nullen!). Aber 90 Prozent davon sind gar keine *menschlichen* Zellen, sondern symbiotische Bakterien. Von den rund 37 Billionen menschlichen Zellen gibt es gerade mal 210 verschiedene Arten.[71] Ein paar sind migratorische Zellen und »wandern« wie die roten Blutkörperchen, die sich durch den Körper bewegen; andere bilden Anhäufungen, die wir als Gewebe bezeichnen. Je nach Funktion lassen sich die verschiedenen Arten in eine der vier genannten Gewebekategorien einordnen.

Muskelgewebe besteht aus einer Anhäufung sich kontrahierender Zellen und der sie stützenden Struktur. Es soll Bewegung ermöglichen, die aufrechte Haltung (Gleichgewicht) wahren und Wärme zum Erhalt der Körpertemperatur erzeugen. Bindegewebe – wie Knochen, Bänder, Knorpel, Sehnen und Faszien – besteht aus einer Anhäufung von Zellen in einer extrazellulären Matrix. Es wirkt wie ein Gerüst, um das Gewebe auf Spannung zu halten. Nervengewebe besteht aus einer Zellenanhäufung, die sich auf die Übermittlung elektrischer und chemischer Signale im Körper spezialisiert haben. Epithelgewebe bedeckt den ganzen Körper. Da ist zum Beispiel die äußerste Schicht, unsere Haut, aber auch innere Schichten, die Blutgefäße und Verdauungstrakt auskleiden.

In der Yogalehrer-Ausbildung ist am häufigsten von Muskel- und Bindegewebe die Rede, da sie von der Asanapraxis am unmittelbarsten und stärksten beeinflusst werden. Aber Yoga wirkt auch auf die anderen Gewebearten. Epithel- und Nervengewebe haben ebenfalls Einfluss auf unsere Yogapraxis und Beweglichkeit! (Einer Studie zufolge trägt sogar die Haut – also das Epithel – zur Einschränkung der Gelenkbewegung bei, wenn auch nur zu 2 Prozent.[72]) Alle Gewebe haben Anteil an unserer Kraft, unserer Beweglichkeit und unserer allgemeinen Gesundheit. Umgekehrt verursachen Schäden oder Funktionsstörungen der Gewebe Probleme, die sich auf Gesundheit und Beweglichkeit auswirken.

Bei genauerer Beschäftigung mit der Frage *Was bremst mich?* findet man viele Faktoren. Im Yoga geht es nicht nur um die Muskeln. In der Lehrerausbildung stehen zwar die Muskelbezeichnungen und -funktionen im Mittelpunkt, die in speziellen Haltungen aktiviert werden. Doch das ist längst nicht alles. Es wird Zeit, das bisher Gelernte anzuwenden, um zu sehen, auf welche Weise Spannung und Kompression auch in anderen Geweben entstehen. Wir werden feststellen, dass Beweglichkeit und Bewegungsumfang durch Spannung und Kompression in verschiedenen Geweben, aber auch durch neurologische Faktoren sowie das Verhalten des Immun- und Hormonsystems eingeschränkt werden können.

Mikrobiom: Wir bestehen aus 37 Billionen menschlichen Zellen (Schätzungen gehen bis zu 50 Billionen), aber die meisten Zellen in und auf unserem Körper sind fremde Bakterien. Wir sind eine Gemeinschaft von Zellen, die nur zu 10 Prozent menschlich sind. Alle anderen sind symbiotische Gäste.[73] In und auf uns leben mehr als tausend verschiedene Arten von nicht-menschlichen Mikroorganismen, aber die meisten befinden sich im Darm, wo sie wichtige Gesundheitsaufgaben erfüllen.[74] Wir sind auch eine Gemeinschaft von Viren, die gegenüber den Bakterien 9:1 in der Überzahl sind. Wir dienen 1000 Billionen Viren als Wirt, und die meisten von ihnen leisten uns gute Dienste.[75] Natürlich ist die Zusammensetzung von menschlichen Zellen, Bakterien, Pilzen und Viren bei jedem Menschen anders.

Spannungsursachen

Im modernen Yogaunterricht steht die Dehnung der Muskulatur stark im Vordergrund. Den gleichen Schwerpunkt finden wir in der Yogalehrer-Ausbildung und in Yoga-Anatomiebüchern, die sich der Frage widmen, welche Haltungen auf welche Muskeln abzielen und sie beeinflussen. Leider werden dabei Mittel und Zweck verwechselt. Soll die Yogapraxis Sie geschmeidiger machen, den optimalen Bewegungsumfang und die natürliche Beweglichkeit wiederherstellen (und damit meinen wir *gesund*, nicht maximal), dann müssen Sie verstehen, dass Sie nicht primär von muskulären Spannungen gebremst werden. Die ausschließliche Konzentration auf die Dehnung ist nicht ideal: Mangel an Beweglichkeit hat noch andere Gründe als verkürzte, verspannte Muskeln. Wir werden die Spannungsursachen prüfen, uns aber zunächst die Muskeln ansehen. Dabei lassen wir es nicht bewenden, sondern befassen uns mit Faszien, Nervensystem, Immun- und Hormonsystem sowie weiteren Bindegewebsstrukturen wie Sehnen, Bändern, Gelenkkapseln und dem Wasser. All dies kann Spannungen verursachen und Bewegung einschränken.

Muskeln: Bei den Muskeln lassen sich sieben große und viele kleinere Abweichungen im Vergleich zu den üblichen Darstellungen in Anatomielehrbüchern beobachten. Das bedeutet aber nicht, dass diese Abweichungen nicht normal wären. Sie können vorkommen und sind nicht pathologisch. Die sieben wichtigsten Abweichungen sind:

1. Vollständiges Fehlen eines Muskels
2. Verdoppelung eines Muskels
3. Spaltung in zwei oder mehr Bündel
4. Vermehrung und Verminderung der Ursprungs- und Ansatzzacken
5. Verbindung mit benachbarten Organen
6. Abweichende Verteilung von Muskel- und Sehnensubstanz
7. Auftreten völlig neuer Muskeln[76]

DAS IST WICHTIG: Zentimeter statt Zoll

Wissenschaftler bevorzugen das metrische System, um Dinge zu vermessen. Sie arbeiten mit Millimetern und Zentimetern, obwohl im angelsächsischen Raum immer noch häufig von Zoll die Rede ist. Doch die eine Sprache lässt sich einfach in die andere übersetzen.

1 Zoll (Inch) = ~2,5 Zentimeter oder 25 Millimeter

1 Zentimeter = 10 Millimeter oder ~ 0,4 Zoll

1 Millimeter = ~ 0,04 Zoll

Muskeln

Die Muskeln machen 40 bis 50 Prozent der Körpermasse aus[77] – sie pumpen Blut, dehnen unsere Lungen, öffnen und schließen die »Schläuche« in unserem Körper, wärmen den Körper von innen, sorgen für eine aufrechte Haltung und lassen uns laufen und springen. Es gibt sie in einer Vielzahl verschiedener Formen, die bestimmten Bedürfnissen oder Funktionen entsprechen (mehr dazu in Anhang B: Die Formen und Funktionen der Muskeln auf Seite 87). Aber um die Muskeln wirklich zu verstehen – wie sie uns bewegen und unsere Bewegungen einschränken –, fangen wir zunächst im Kleinen an. Wir beginnen mit ihrer kleinsten Einheit und arbeiten uns nach außen zu einer Gesamtsicht des Körpers vor.

Den Anfang macht die Muskelzelle, oft *Muskelfaser* oder *Myozyt* genannt. Sie kann zwischen 1 und 120 Millimeter lang sein.[78] Muskelzellen sind höchst ungewöhnlich, da jede von ihnen ein paar Hundert bis Tausend Zellkerne besitzt.[79] Sie vermehren sich nicht auf normale Weise, denn sie teilen sich nicht. Wenn der Körper mehr davon benötigt, veranlasst er umliegende Zellen, sogenannte *Satellitenzellen*, zur Reproduktion und dazu, sich zu Muskelzellen zu entwickeln. Aus den Satellitenzellen werden zunächst Myoblasten.[80] Diese können mit bestehenden Muskelzellen verschmelzen, um sie zu reparieren oder zu vergrößern. Bei sehr jungen Menschen werden daraus manchmal auch eigenständige Muskelzellen. Verletzungen oder Sport können ihr Wachstum anregen.

Der kontrahierende Teil der Muskelzelle heißt *Sarkomer* (siehe Abb. 1.26). Eine Muskelkontraktion mit Verkürzung des Sarkomers wird als *konzentrische Kontraktion* bezeichnet. Gelegentlich *versuchen* Muskeln zu kontrahieren, werden dabei aber gedehnt: Dies ist die sogenannte *exzentrische Kontraktion*. Das hört sich seltsam an, weil der Muskel im Grunde ja gar nicht »kontrahiert«. Es wäre daher korrekter, von *exzentrischer Aktivierung* zu sprechen. Der Muskel wird aktiviert und will sich zusammenziehen, wird dabei jedoch länger. In der Yogapraxis kommt das recht häufig vor.

Wenn wir beispielsweise aus dem Liegestütz in die Stabhaltung *(Chaturangadandasana)* kommen und knapp über dem Boden schweben, dehnen sich unsere Trizepse exzentrisch: Sie verhindern dadurch das Absenken des Körpers und werden dabei länger.

Die letzte Aktivierungsmöglichkeit besteht darin, dass der Muskel zu kontrahieren versucht, aber gleich lang bleibt: Dies ist die sogenannte *isometrische Kontraktion*. Da der Muskel sich auch hier nicht wirklich zusammenzieht, verwenden wir den Begriff *isometrische Aktivierung*.

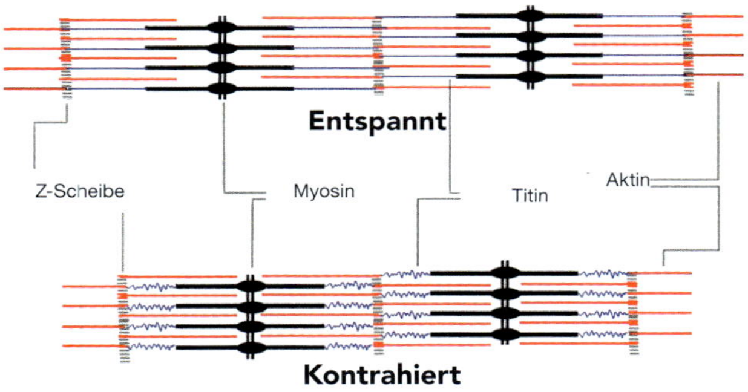

ABB. 1.26 Sarkomere in konzentrischer Kontraktion. Die Aktinfasern sind rot, die Titinfasern blau und das Myosin schwarz dargestellt.

Ein Muskel kann sich entspannen, und sein Titin, ein wichtiges Strukturprotein des Sarkomers, besitzt eine gewisse Elastizität. Ein Muskel kann sich allerdings nicht selbstständig dehnen. Dazu bedarf es einer äußeren Kraft – entweder der Schwerkraft oder der Kraft eines Antagonisten. In der Dehnung werden die Enden des Sarkomers auseinandergezogen. Die Aktinproteine entfernen sich voneinander und ihr Abstand vergrößert sich, bis ihre Enden auf einer Linie mit den Enden der Myosinproteine sind. Studien zeigen, dass sich ein Sarkomer um maximal 67 Prozent dehnen lässt, ohne Schaden zu nehmen.[81] An diesem Punkt ist das Titin länger geworden, welches das nicht elastische Myosin verankert. Im kontrahierten Zustand ist Titin gefaltet wie der Blasebalg eines Akkordeons. Wenn das Sarkomer gedehnt wird, entfaltet es sich. Seine Elastizität und Dehnbarkeit werden von mehreren Faktoren beeinflusst. Es gibt natürliche Variationen der menschlichen DNS, die Einfluss darauf haben, wie leicht sich das Titin entfaltet: Nicht bei allen dehnt es sich auf die gleiche Weise und im gleichen Maße. (Denken Sie daran: Sie sind einzigartig, und das gilt auch für die Dehnbarkeit Ihres Titins.) Bei vollständiger Dehnung führt jede weitere Beanspruchung zu Rissen und Schäden am Sarkomer. Titin reagiert interessanterweise auf Beanspruchungen und schickt Signale an die Zelle, die Genexpression und Muskelwachstum bewirken. Forscher sind dabei herauszufinden, dass dies insbesondere für die Gesundheit der Sarkomere der Herzmuskeln wichtig ist.[82]

Eine weitere Studie zeigt, wenn wir das Sarkomer aus seinem Faszienschlauch nehmen, ist sogar eine 240-prozentige Dehnung möglich, ehe es reißt.[83] Ich habe oben gesagt, ein Sarkomer könne sich nur um 67 Prozent seiner Länge im Ruhezustand dehnen. Wieso ist außerhalb des Körpers mehr Dehnung möglich? Die Studie legt nahe, dass weder das Sarkomer noch das Titin die weitere Muskeldehnung verhindern, sondern die Faszienhülle, in der es sich befindet. Daraus folgt: In der Frage, was unsere Dehnung bremst, ist nicht das Sarkomer der begrenzende Faktor, sondern die Faszie in und um die Muskelzelle. Aber natürlich kann auch die Anzahl der Sarkomere in einem Muskel ein begrenzender Faktor sein. Wenn wir mehrere davon zu einer Reihe verbinden, wird der Muskel länger und stärker. Lässt sich ein Muskel nicht weiter dehnen, wird die Dehnung sowohl von der Sarkomeranzahl als auch vom Faszienwiderstand begrenzt. Mit Krafttraining können wir den Körper veranlassen, die Anzahl der Sarkomere zu erhöhen, was die Muskeln verlängert und den Bewegungsumfang vergrößert.

ES IST KOMPLIZIERT: Sarkomerkontraktion

Jede Muskelzelle besteht aus Myofibrillen, die wiederum aus Abertausenden kleinerer Einheiten bestehen. Dies sind die Sarkomere (griechisch *sarko* = »Fleisch«; *mere* = »Einheit«), die sich über die gesamte Länge der Muskelzelle aneinanderreihen. Sie sind im entspannten Zustand winzige 2,2 Mikrometer lang und bestehen aus Proteinen, die in einem hexagonalen Gitter angeordnet sind, damit die Filamente ineinander gleiten können. Abbildung 1.27 (S. 56) zeigt eine vereinfachte zweidimensionale Darstellung der Funktionsweise. Jedes Sarkomer hat »Wände«, die sogenannten Z-Scheiben. Dazwischen befinden sich drei Arten von Proteinen: Titin, Myosin und Aktin. Das Titin verankert das Myosin an den Z-Scheiben; die Aktinproteine sind direkt mit den Z-Scheiben zu beiden Seiten verbunden. Das Myosin ist das kräftigste der drei Proteine und macht ungefähr 60 Prozent des Zellproteins aus. Danach folgt Aktin mit 20 Prozent des Muskelproteins. Zwischen den beiden Aktinfilamenten klafft eine Lücke, unter der das Myosin liegt.

Nach der Gleitfilamenttheorie[84] der Muskelkontraktion »wandern« die Myosinproteine über die Aktinfilamente, ziehen die Z-Scheiben zueinander und kontrahieren so den Muskel. Dabei faltet sich das Titin wie eine Ziehharmonika. Normalerweise können sich Muskeln so um rund 1,1 Mikrometer oder 50 Prozent ihrer Ruhelänge zusammenziehen.[85] Dies entspricht der Länge des Myosinfilaments. Sobald es mit einem seiner Enden an die Z-Scheiben stößt, endet die weitere Kontraktion.

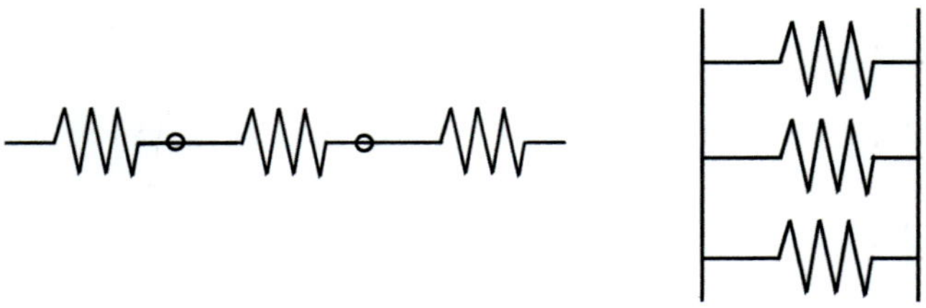

ABB. 1.27 Werden Sarkomere in Serie hinzugefügt, wird der Muskel länger; werden sie parallel hinzugefügt, wird er stärker.

Werden Gliedmaßen ruhiggestellt und ein Muskel in einer verkürzten Haltung fixiert, absorbiert die Zelle die Sarkomere wieder. Sie wird dadurch kürzer und schwächer. Dies geschieht bei einem Gipsverband: Da Muskeln und Gelenke weder beansprucht noch gedehnt werden, verlieren die Muskeln an Länge und Kraft. Dieser Vorgang heißt *Atrophie*. Wird ein Gelenk oder ein Glied ruhiggestellt, setzt der Muskelschwund ein. Bereits in den ersten 48 Stunden kommt es zu Veränderungen. Innerhalb von nur drei Tagen können an die 30 Prozent der Muskelmasse verloren gehen, innerhalb von 15 Tagen bis zu 50 Prozent schwinden.[86] Dies ist ein Grund dafür, dass man heute weniger Gipsverbände sieht als noch vor 25 Jahren. Man weiß inzwischen um die Risiken der Ruhigstellung und um die negativen Folgen für die anderen Gewebe.

ES IST KOMPLIZIERT: Addition von Sarkomeren

Sarkomere lassen sich auf zwei Weisen hinzufügen: Wir können sie zu den vorhandenen *in Serie* addieren, was die Länge der möglichen Kontraktion, nicht aber ihre *Kraft* erhöht, und wir können sie *parallel* zu den vorhandenen addieren, was die Kontraktionskraft erhöht, den Muskel aber nicht länger macht (siehe Abb. 1.27).[87] Ersteres geschieht im Allgemeinen bei Yogis, Letzteres bei Bodybuildern. In beiden Fällen erhöht die Addition von Sarkomeren durch Training die Muskelleistung, die als Kraft (F) mal Längenänderung (L) über einen gewissen Zeitraum (T) definiert wird. (Also, Leistung = F x L/T.[88]) Im einen Fall erhöhen wir die Kraft (F) der Kontraktion durch Parallelschaltung weiterer Sarkomere, im anderen die Länge (L) durch Serienschaltung weiterer Sarkomere. Bodybuilder haben normalerweise große, massige Muskeln, Yogis lange, schlanke Muskeln – aber unter Umständen erzeugen beide bei Anspannung die gleiche Leistung.[89]

Die Spannung, die der kontrahierende Muskel erzeugen kann, beruht – wenn man es ausschließlich aus der Perspektive der Muskelzelle betrachtet – auf der Anzahl der Sarkomere pro Zelle und der Anzahl der Zellen pro Muskel. Ein kurzer Muskel hat nicht genügend Sarkomere, um den von uns gewünschten Bewegungsumfang zu gewährleisten. Um die Spannung zu lindern, die unsere Bewegung begrenzt, müssen wir den Muskel länger machen, indem wir zusätzliche Sarkomere in Serie und nicht parallel addieren.

Aber damit ist die Sache noch längst nicht erledigt: Wie wir wissen, tragen auch die Faszien erheblich zu Spannungen und Einschränkungen des Bewegungsumfangs bei.

Myofaszien

Muskeln bestehen zu etwa 30 Prozent aus Fasziengewebe. Therapeuten bezeichnen sie daher sogar treffender als Myofaszien. Wenn wir sie aus den Sarkomeren herauszoomen, sehen wir auch, warum. Abbildung 1.28 zeigt, dass unsere Muskeln aus ineinander verschachtelten Schläuchen bestehen. Auf der untersten Ebene der Abbildung sehen wir die Muskelzelle (Muskelfaser) mit den erwähnten Sarkomeren. Diese Fasern stecken in einem Faszienschlauch *(Endomysium)*. Sie sind Teil eines dickeren Schlauchs, des *Muskelfaserbündels*, das in der Abbildung oben dargestellt ist. Auch das Muskelfaserbündel wird von einer Faszienschicht umhüllt, dem *Perimysium*. Es besteht aus den einzelnen Endomysien, die zusammen ein *Septum* (das lateinische Wort für »Hülle«) bilden. Im Perimysium befinden sich die Blutgefäße und Nerven zur Versorgung der Muskelzellen. Die Muskelfaserbündel stecken ihrerseits im größten Schlauch des Muskels, der von einer weiteren Schicht Fasziengewebe umgeben ist, dem sogenannten *Epimysium*, das aus den sich verbindenden Perimysien besteht. Alles in allem machen diese Faszienhüllen beinahe 30 Prozent des Muskels aus.

Die Faszien verleihen den Muskeln die Fähigkeit, auf die Sehnen und damit auch auf die Knochen Kraft zu übertragen, sodass Bewegung in den Gelenken entstehen kann. Die Kontraktionen der Sarkomere bringen dabei Zug auf das Zytoskelett der Muskelzelle, das durch die Zellmembran mit dem Endomysium verbunden ist, welches die Zelle umgibt. Über das Endomysium wiederum kommt Zug auf das Perimysium und über das Perimysium auf das Epimysium und dann weiter auf die Sehne, die schließlich Kraft auf den Knochen überträgt. Zwischen den einzelnen Muskelzellen befindet sich auch lockeres Bindegewebe, das Blutgefäßen und Nerven erlaubt, zu den Zellen zu gelangen.

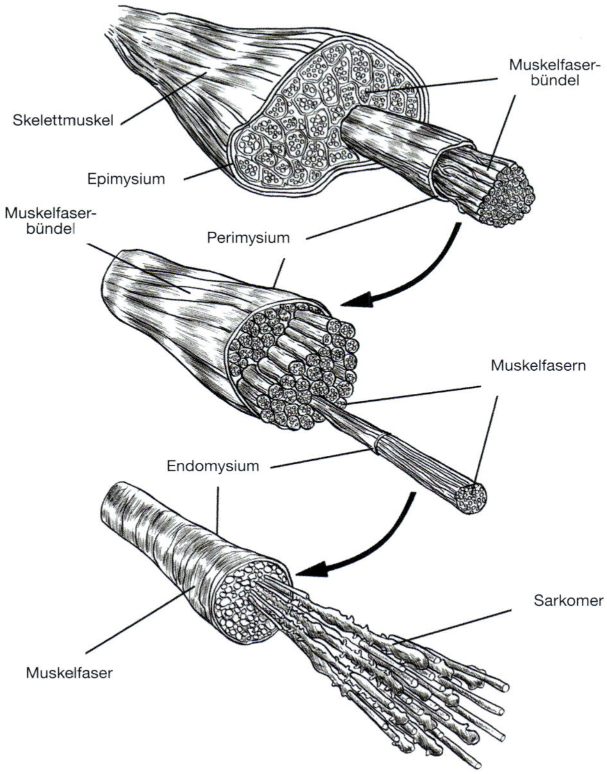

ABB. 1.28 Muskelzellen sind von Schläuchen umhüllt, die von weiteren Schläuchen umhüllt sind, welche wieder von Schläuchen umhüllt werden. Diese bestehen alle aus Fasziengewebe.

Die Faszien eines Muskels schränken seine Dehnbarkeit ein. Faszien bestehen aus verschiedenen Proteinen, aber am häufigsten aus dem festen, kaum dehnbaren Kollagen. (Je nachdem, wo sich das Fasziengewebe befindet und wozu es dient, kann es auch sogenannte Elastinfasern enthalten, die – wie der Name schon sagt – elastisch sind. Diese Art Fasziengewebe ist weniger fest als eines, das ausschließlich aus Kollagen besteht.) Kollagen widersetzt sich der Dehnung, aber eine einzige Faser ist noch nicht besonders stark. Im Verbund werden sie allerdings sehr fest. Querverbindungen zwischen den Fasern wirken stabilisierend wie die Sprossen einer Leiter. Hätte eine Leiter nur eine Sprosse, ließen sich die Holme leicht bewegen, und die Leiter wäre recht wackelig. Hätte sie dagegen ein Dutzend Sprossen, ließen sich die Holme kaum bewegen und die Leiter wäre ziemlich starr.

Sport oder andere Formen der Bewegung können die Anzahl der »Sprossen« zwischen den Kollagenfasern verringern, was ein gewisses Gleiten der »Holme« und damit einen größeren Bewegungsumfang ermöglicht.[90] Anschließend entstehen neue Querverbindungen, um die Fasern wieder zu stabilisieren. Dieser Umbau der Faszien kann die Schläuche verlängern, Platz für zusätzliche Sarkomere schaffen, mehr Muskellänge erzeugen sowie letztlich einen größeren Bewegungsumfang ermöglichen.

Die Muskelfasern müssen sich auch aneinander vorbeischieben können, wenn sie kontrahieren oder sich dehnen. Sind jedoch einzelne Muskelfasern oder Muskelfaserbündel verklebt, wird die Bewegung eingeschränkt. Dies ist eine weitere mögliche Form von Spannung im Muskel: Die Einschränkung aufgrund von Verklebungen zwischen Geweben, die eigentlich aneinander vorbeigleiten sollten. Sie hat nichts mit der Anzahl der Sarkomere, Muskelzellen oder Querverbindungen zwischen den Kollagenfasern zu tun.

Sehnen

Muskeln sind oft über eine lange Sehne mit einem Knochen verbunden – aber nicht immer. Manchmal ist ein Muskel auch großflächig befestigt, wie der vordere Schienbeinmuskel *(Tibialis anterior)*, der auf voller Länge mit dem Schienbein verbunden ist. Der mittlere breite Muskel *(Vastus intermedius)* geht am unteren Ende in die gemeinsame Quadrizepssehne über und ist am oberen Ende über eine Schicht »Knochenfarbe« fest mit dem Oberschenkelknochen verbunden: In diesem Bereich ist er demnach nicht mittels einer Sehne befestigt, sondern vielmehr auf den Knochen »gemalt«.[91] Gelegentlich ist ein Muskel auch an einer breiten Bindegewebsstruktur namens *Aponeurose* befestigt – wie der große Rückenmuskel *(Latissimus dorsi)*, der aus der thorakolumbalen Faszie *(Fascia thoracolumbalis)* entspringt. Meist aber geht das Bindegewebe des Muskels in eine Sehne und diese Sehne in den Knochen über. Anfang und Ende dieser Gewebe sind im Körper nicht scharf umrissen, darum sollten Sie auch hier wieder an die Liebe der Wissenschaftler zur Kategorisierung denken. Es ist wie beim Betrachten des Regenbogens: Wir können auf eine Stelle deuten und zweifelsfrei sagen: »Das ist Orange«, und von einer anderen: »Das ist Gelb.« Aber wir können nicht genau zeigen, wo Orange aufhört und Gelb beginnt. In einem natürlichen Spektrum gibt es keine klaren Grenzen, aber in der Wissenschaft nehmen wir dies gern an. Derartige Vereinfachungen sind nützlich, entsprechen aber nicht den Tatsachen. In Wirklichkeit geht das Bindegewebe des Muskels *in die Sehne über* wie das Orange ins Gelb des Regenbogens. Die Stelle wird als Muskel-Sehnen-Übergang oder *myotendinöse* Verbindung bezeichnet. Hier findet das Wachstum statt, wenn in den Muskelzellen Sarkomere in Serie addiert werden – und hier entstehen auch die meisten Muskelverletzungen bei Beanspruchung. Denn dieser Bereich ist weder ganz Sehne noch ganz Muskel und schwächer als beide Gewebe.[92] In der Anatomie ist es üblich, von *Ursprung* und *Ansatz* der Muskeln zu sprechen. Diese Bezeichnungen können sich ändern – je nachdem, welcher Knochen gerade bewegt wird. Sie erwecken den Eindruck, als würde ein Muskel aus einem Knochen entspringen, um sich dann mit einem anderen zu verbinden. Wenn der erste Knochen fixiert ist, wird der dort befestigte Muskelteil Ursprung genannt; der Ansatz des Muskels befindet sich am beweglichen zweiten Knochen. Falls sich der erste Knochen bewegt, können sich die Begriffe umkehren. Als *Ursprung* wird meist der Teil des Muskels bezeichnet, der an dem weniger beweglichen Knochen befestigt ist – selbst wenn dieser durchaus in der Lage ist, sich zu bewegen. Dieses Konzept ist nützlich, sofern wir nicht der Täuschung aufsitzen, es für die Wirklichkeit zu halten. Es ist lediglich eine begriffliche Darstellung der Funktionsweise unseres Körpers. In Wirklichkeit können Muskeln auch über die volle Länge mit dem Knochen verbunden sein wie der vordere Schienbeinmuskel *(Tibialis anterior)*. Er ist großflächig am Schienbein befestigt, hat aber auch einen Ursprung am oberen Schienbeinende und einen Ansatz an den Fußknochen. Wir werden diese verwirrenden Begriffe künftig durch die treffenderen Bezeichnungen der *proximalen* und *distalen Befestigungsstelle* ersetzen. Die proximale Befestigungsstelle ist näher an der Körpermitte oder dem Rumpf, die distale Befestigungsstelle weiter entfernt.

Wie der Muskel in die Sehne, so geht auch die Sehne in den Knochen über: Wieder gibt es weder einen klaren Anfang noch ein klares Ende. Sehnen sind fest mit der Oberfläche des Knochens – der Knochenhaut *(Periost)* – und im Inneren mit der *Kortikalis* verbunden. Die Befestigungsstelle, an der die Sehne zum Knochen wird, ist weder Sehne noch Knochen und daher etwas schwächeres Gewebe. An diesen Stellen können leicht Verletzungen entstehen. Ihnen geht meist ein Zwicken in der Sehne unweit des Knochens voraus. Ignoriert man diese schwachen Schmerzsignale und beansprucht den Bereich weiter schmerzhaft, kann die Sehne reißen. Solche Verletzungen heilen deutlich langsamer als Muskelschädigungen, da das Gewebe schlechter durchblutet wird. Muskelverletzungen können innerhalb von Tagen verschwinden, aber bei Sehnenverletzungen kann es Wochen, Monate und manchmal Jahre dauern, wenn der geschädigte Bereich nicht entlastet oder rechtzeitig behandelt wird.

Muskelfaszien übertragen die Beanspruchung durch die Aktivierung des Muskels über die Sehne auf den Knochen, der sich bewegt oder – je nach Absicht und Situation – Bewegung verhindert. Auch die Sehne kann die durch sie hindurchfließende Kraft spüren. Sie besteht wie die Faszien hauptsächlich aus ineinander verschachtelten Kollagenschläuchen[93], die so ausgerichtet sind wie die auf die Sehne wirkende Kraft. Diese Schläuche sind nicht sehr elastisch. Das ist wichtig, damit wir Bewegungen präzise kontrollieren können – schließlich sollen sich die Muskeln zusammenziehen oder dehnen und nicht die Sehnen, sodass die von den Muskeln erzeugte Kraft exakt auf das bewegliche Skelett übertragen wird. Eine Sehne, die über 4 bis 10 Prozent ihrer normalen Länge (ihre Elastizitätsgrenze) hinaus gedehnt wird, nimmt Schaden.[94] Nehmen Sie diese Zahlen nicht als absolute Wahrheit, denn sie hängen davon ab, welche Sehnen und welche Menschen in die Statistik Eingang fanden. Gegen die Theorie, Sehnen nie zu dehnen, spricht die Ansicht, dass ihre Elastizität uns die Fähigkeit verleiht, zu laufen und zu springen.[95] Sehnen sind im Vergleich zu Muskeln zwar eher fest, aber sie sind nicht aus Stahl. Sie speichern elastische Energie, die bei ihrer Freisetzung die Muskelkraft verstärken kann. Dank der Elastizität ihrer Achillessehnen können Kängurus, Gazellen – und auch wir Menschen – hoch springen. (Seltsamerweise können andere Primaten wie Schimpansen und Gorillas nicht sehr gut springen; das kann nur der *Homo sapiens*!) Wir können uns eine Sehne wie eine Feder vorstellen. Wird sie gedehnt, verwandelt sie die mechanische Energie der Dehnung in potenzielle Energie. Endet die Dehnung, wird diese potenzielle Energie schnell wieder in mechanische Energie umgewandelt – die Feder zieht sich zusammen und setzt ihre Kraft frei. Diese Eigenschaft der Sehnen lässt sich trainieren. Das ist eine gute Nachricht, da Sehnen beim Sport (z.B. beim Basketball und Volleyball) und anderen Tätigkeiten, bei denen sie wie Federn fungieren, häufiger verletzt werden als bei Aktivitäten, die dies nicht von ihnen verlangen (z.B. Schwimmen). Exzentrisches Dehnen, Dehnübungen und ballistische Übungen erhöhen die Elastizität der Sehnen. Das liegt vermutlich daran, dass dabei nicht nur die Sehnen beansprucht werden, sondern auch die Muskeln kontrahieren, was die Gesamtbeanspruchung erhöht.[96]

Gang: Menschen haben einen unverwechselbaren Gang – denken Sie nur mal an John Waynes lässiges Schlendern oder an Marilyn Monroes verführerischen Hüftschwung. Tatsächlich geht jeder Mensch anders, was wir der einzigartigen Form und Breite unserer Hüften, unserer Beinlänge, Muskelgröße, Körpergröße und unserem Körpergewicht verdanken. Jeder Mensch setzt zwar beim Gehen einen Fuß vor den anderen, aber wir tun es auf eine so individuellle Art und Weise, dass man uns daran erkennen kann.

Normalerweise bekommt man in der Yogapraxis den Rat, nicht an den Sehnen zu arbeiten. Wir werden gewarnt, dass eine Haltung nichts bringt, wenn wir die Spannung in erster Linie in den Sehnen spüren. Man zeigt uns Modifikationen, wie wir die Spannung in den Muskel verlagern. Aber das ist möglicherweise nicht optimal, wenn wir die Sehnen trainieren und ihre Spannkraft erhöhen wollen. Einige Wissenschaftler deuten an, dass die bewusste Beanspruchung der Sehne einen therapeutischen Nutzen haben könnte, wenn sie verletzt ist – oder um Verletzungen überhaupt zu verhindern.[97] Die Beanspruchung würde die Heilung anregen. Auch hier kann man wieder zu viel oder zu wenig tun. Denken Sie an die *Goldlöckchen-Philosophie* (siehe S. 44)! Wenn Sie spüren, dass eine Sehne beansprucht wird, kommt es immer darauf an, ob Sie Schmerzen haben. Wenn ja, können Sie Verletzungen am besten dadurch vermeiden, dass Sie aus der Haltung kommen und eine andere Möglichkeit finden, um den gewünschten Bereich zu bearbeiten.

Faszien

Bislang wissen wir, dass die Faszien den Muskel in Form von Schläuchen durchziehen, die Sarkomere und Muskelfaserbündel umhüllen. Man findet sie aber auch anderswo. Die Faszien sind ein faszinierendes Gewebe – und seit kurzem wird ihr wichtiger Beitrag zu Gesundheit und Beweglichkeit auch gewürdigt. Früher wurde der Begriff ausschließlich für nicht näher definiertes Bindegewebe verwendet: für alles, was nicht Knochen oder Bänder waren. Faszien waren das vermischte übrige Bindegewebe – und wer sich dafür interessierte, wurde scherzhaft *Faschist* genannt. Inzwischen wissen wir sehr viel besser, was Faszien sind und was sie tun. Der Begriff ist erweitert worden und schließt nun fast alles ein, was aus Kollagen besteht: Man könnte auch Sehnen und Bänder als eine Art Fasziengewebe betrachten.[98] Zu den Faszien können auch Kollagen- und Elastinfasern sowie die Extrazellularflüssigkeit zählen, die unsere Zellen umgibt. Heute werden diejenigen, die sich mit den Faszien beschäftigen, als *Faszinistas* oder *Faszionados* bezeichnet.[99]

Faszien sind im ganzen Körper (siehe Abb. 1.29). Unter der Haut tragen wir einen dreidimensionalen Ganzkörperanzug aus Fasziengewebe (die *oberflächlichen Faszien*). Faszien umhüllen unsere Muskeln, und sie umgeben und stützen unsere Organe (die *tiefen Faszien*). Faszien unterstützen außerdem die Ausrichtung von Blutgefäßen und Nerven und geben Fettzellen ein Zuhause. Sie sind mit dem Immunsystem verbunden, bestens mit Nerven versorgt und deshalb auch an unser Nervensystem angeschlossen. Die Faszien erfüllen viele weitere Funktionen, und im Laufe der Zeit werden wir immer mehr davon entdecken.

Ohren: Man kann uns anhand unserer Fingerabdrücke oder Augen identifizieren, aber auch unsere Ohren sind einzigartig. Jedes Ohr ist anders, und das rechte Ohr unterscheidet sich vom linken. Die Ohren bilden sich schon sehr früh in der Entwicklung des Fötus aus sechs winzigen Erhebungen an der Seite des Kopfes, die allmählich miteinander verschmelzen. Ihre endgültige Form wird von unseren Genen und der Art und Weise bestimmt, wie die Seiten unseres Kopfes gegen die Wand der mütterlichen Gebärmutter gedrückt werden. Die fertigen Ohren verändern sich nur noch in der Größe, nicht aber in der Form.[100]

HINWEIS FÜR LEHRER: Sollen wir die Sehnen beanspruchen?

Sollen wir die Sehnen beanspruchen oder nicht? Die Antwort lautet: »Ja, nein, vielleicht.« Die meisten Yogalehrer werden sich an das in der Ausbildung Gelernte halten und von einer Beanspruchung der Sehnen abraten. Sie werden ihren Schülern sagen, dass sie die Beanspruchung durch die Haltung nie im Bereich des Muskelansatzes spüren sollten. In etwa: »In der Vorwärtsbeuge sollten wir eine Dehnung in der Mitte der rückwärtigen Oberschenkelmuskeln, nicht an ihrem Ursprung an den Sitzbeinhöckern spüren.« Aber manche Menschen brauchen eine solche Beanspruchung, um die Sehne zu kräftigen. Die Beanspruchung der Sehnen erhöht ihre Spannkraft und ihre dynamische Flexibilität. Andere Schüler wiederum sollten davon absehen, da ihre Sehnen geschwächt sind und bei Beanspruchung reißen könnten. Statt darauf zu beharren, dass man nie etwas in den Sehnen spüren sollte, wäre es besser, Schüler zu lehren, wie sie die Empfindung einer gesunden Beanspruchung von ungesundem Stress unterscheiden. Bei einem scharfen, brennenden Sehnenschmerz ist es nicht ratsam, die Sehne stark zu beanspruchen. Spürt man ein Ziehen, kann es gesunde sein, diese zuzulassen.

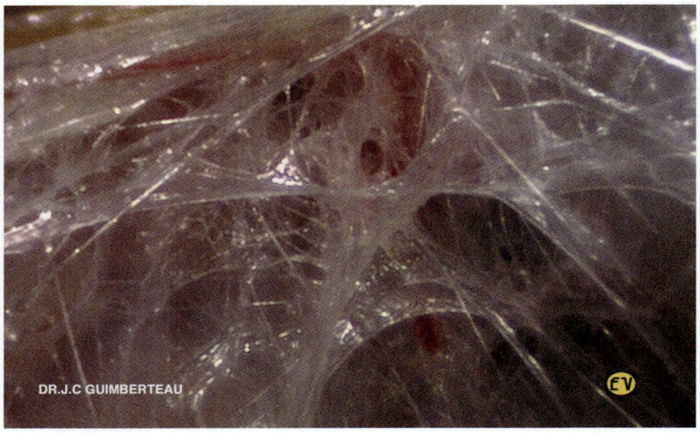

ABB. 1.29. A Das feuchte Fasziengewebe ähnelt einem Spinnennetz. Hier sehen wir, wie oberflächliche Faszien Netzwerke bilden, die Fasern, Flüssigkeiten und entsprechend ausgerichtete Blutgefäße enthalten. (Alle Aufnahmen auf dieser Seite entstammen der DVD *Interior Architectures: Exploring the Architecture of the Human Body*. Abdruck mit freundlicher Genehmigung von Jean-Claude Guimberteau.)

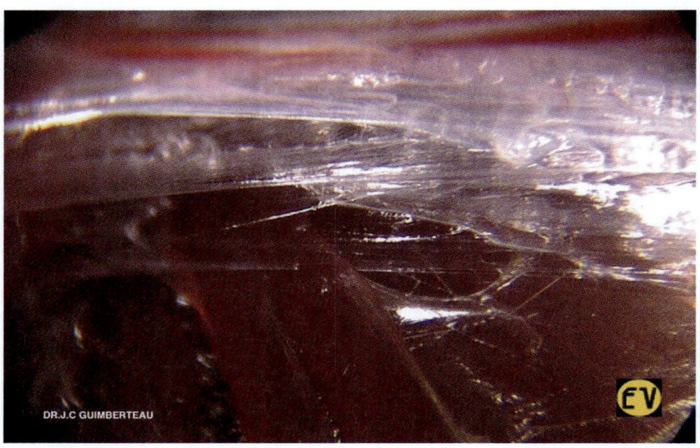

ABB. 1.29. B Muskelumhüllendes Fasziengewebe

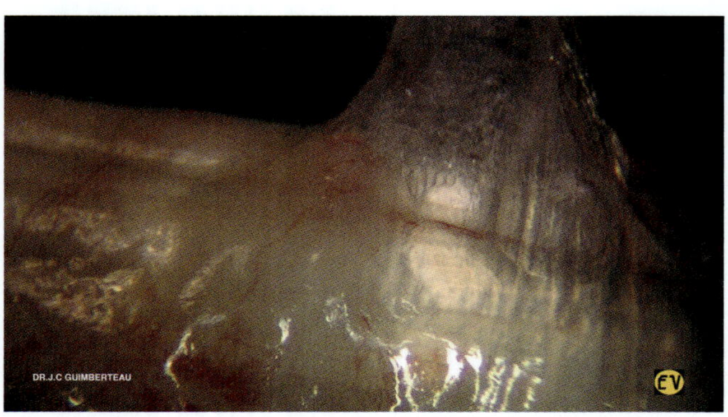

ABB. 1.29. C Fasziengewebe, von einer Sehne weggezogen

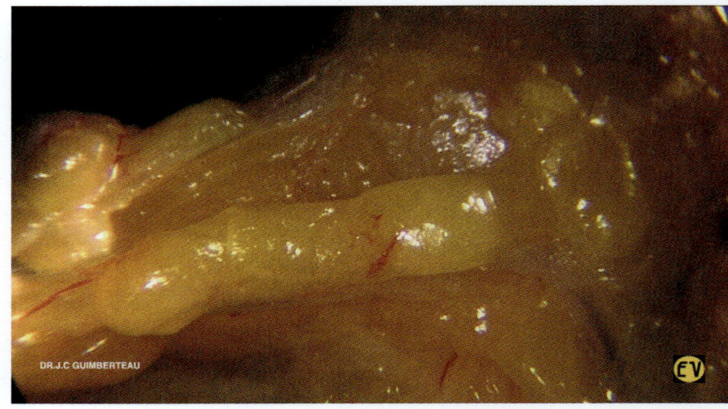

ABB. 1.29. D Fettumhüllendes Fasziengewebe

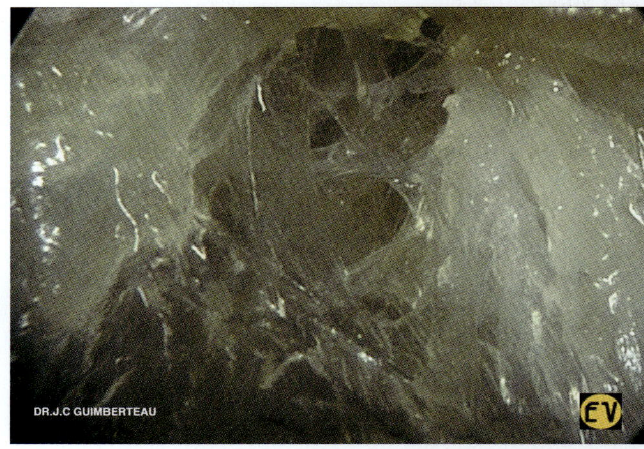

ABB. 1.29. E Fasziengewebe, das die Außenseite der Knochenhaut *(Periost)* umgibt

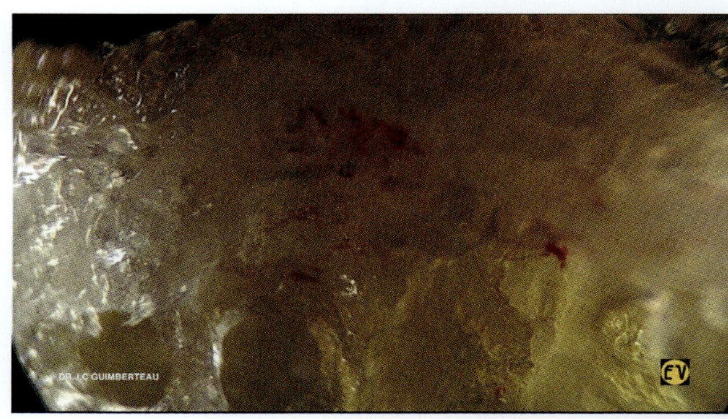

ABB. 1.29. F Fasziengewebe im Knochen

Verklebungen

Faszien bilden eine Gleitfläche zwischen den Muskeln. Hat man das verstanden, lässt sich erkennen, wie Spannungen im Gewebe entstehen, und erhält eine Antwort auf die Frage *Was bremst mich?* Damit sich ein Muskel zusammenziehen oder dehnen kann, muss er seine Form ohne Beeinträchtigung oder Widerstand durch angrenzende Gewebe verändern können. Fasziengewebe ist glitschig und feucht, sodass sich Muskelgruppen übereinander schieben können. Wenn es allerdings beschädigt wurde und sich Narbengewebe zwischen den Muskelflächen gebildet hat, die eigentlich aneinander vorübergleiten sollten, können diese *Verklebungen* ihre Bewegung verlangsamen oder gar hemmen.

Bewegungseinschränkungen infolge von Verklebungen äußern sich als Spannungen im Bereich der Verklebung selbst, können sich aber auch weit davon entfernt bemerkbar machen! Das mag unlogisch scheinen, aber ein einfaches Beispiel zeigt, wie es dazu kommen kann.

Schlüpfen Sie in ein Hemd mit Ärmeln. Fassen Sie mit der linken Hand den Saum an der rechten Hüfte. Ziehen Sie ihn so kräftig wie möglich nach unten und versuchen Sie, den rechten Arm zu heben. Spüren Sie eine Einschränkung an der Oberseite der rechten Schulter? Sie ziehen am Saum des Hemdes, also warum sollte es an der Schulter spannen? Da der Stoff nicht besonders elastisch ist, erzeugt der Versuch, den Arm zu heben und den Stoff damit zu dehnen, eine Spannung, welche die Bewegung bremst. Wie das Hemd kann sich auch unser faszialer Ganzkörperanzug chronisch verkürzen, irgendwo verkleben oder verfilzen, was sich dann an anderer Stelle bemerkbar macht. Ähnlich eingeschränkt wird Ihre Bewegungsfreiheit, wenn Sie in enge Jeans schlüpfen, die frisch aus dem Trockner kommen: Sie können sich kaum frei bewegen, weil Ihr Körper in einer engen Stoffhülle steckt. Wird Ihr Bewegungsumfang von Spannung begrenzt, liegt das vielleicht nicht an verkürzten oder verspannten Muskeln, sondern vielmehr an verkürzten oder verklebten Faszien.

Von Thomas Myers stammt ein maßgebliches Buch über die Auswirkungen der Faszien auf die Bewegung: *Anatomy Trains: Myofasziale Leitbahnen für Manual- und Bewegungstherapeuten*. Myers erklärt, dass das Fasziennetzwerk bestimmte »Zuglinien«, sogenannte *myofasziale Meridiane,* zur Bewegungsunterstützung bildet und wie eine schlechte Haltung und pathologische Bewegungsmuster ungünstige Züge erzeugen, die die normale Bewegung einschränken – wie im Beispiel des Hemdes. Dank dieses Modells lässt sich verstehen, wie Einschränkungen in einem Körperbereich die Bewegung eines weit davon entfernten Gelenks hemmen können.

Ein Beispiel kann zeigen, wie wichtig es für Yogaschüler und Yogalehrer ist, die myofaszialen Meridiane zu verstehen. Abbildung 1.30 zeigt eine Schülerin in der Haltung des Liegenden Helden *(Suptavirasana)*. Die Stellen, an denen sie Spannungen spürt, wurden farblich hervorgehoben: die Oberseite der Knie, die Mitte der Oberschenkel, die Vorderseite des Beckens, der Bauch im Bereich der untersten Rippen und vielleicht sogar die Oberseiten der Füße und Fußgelenke. Wenn Sie nur auf anatomisches Muskelwissen zurückgreifen würden, um zu verstehen, wo Widerstände gegen die Bewegung im Yoga entstehen, könnten Sie nicht alle Empfindungen erklären. Sie hätten keine Erklärung für die Spannungen an den Rippen oder der Beckenvorderseite (am vorderen oberen Darmbeinstachel [*Spina iliaca anterior superior*]), da die Oberschenkelmuskeln gar nicht so weit reichen. Doch ein Verständnis für die myofasziale Kontinuität der Oberflächlichen Frontallinie (OFL) von den Knien zu den Rippen erklärt die Spannungen sehr wohl – sogar im Bereich des Beckens und der Rippen. Wir beanspruchen nicht nur die Muskeln in diesem Bereich, sondern auch die Faszien, die sie umhüllen und zur OFL gehören. (Mehr über »Zuglinien« erfahren Sie in Anhang C: Die myofaszialen Meridiane auf Seite 89.)

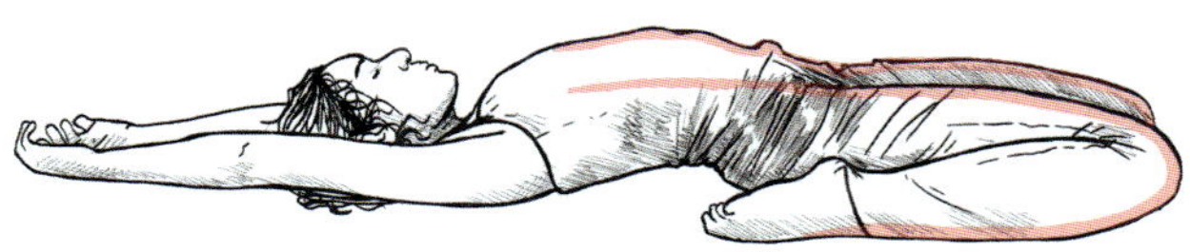

ABB. 1.30 Die myofaszialen Meridiane können weit vom Ort der primären Bewegungseinschränkung entfernt Empfindungen erzeugen.

Myofibroblasten

Faszien können genau wie Muskeln kontrahieren! Fibroblasten sind Zellen, die Kollagen produzieren und absondern – das Protein, aus dem unter anderem Faszien, Bänder und Sehnen gemacht sind. Im Fasziengewebe gibt es mehrere Arten von Fibroblasten, unter anderem die *Myofibroblasten*. Sie können sich wie Muskelzellen zusammenziehen, reagieren aber anders als diese sehr langsam und träge. Für gewöhnlich bleibt ein Fibroblast in das von ihm gebildete Kollagen eingebettet, verbindet sich mit den Fasern wie eine Spinne in ihrem Netz und spürt die Dehnung, der sie ausgesetzt sind. Wie die Spinne kann der Myofibroblast mit seinen Fasern verbunden bleiben, aber er kann auch kontrahieren, Zug auf sie ausüben und damit das Gewebe in diesem Bereich zusammenziehen.

Die Physiologie menschlicher Gewebe

In der Wundheilung ist das äußerst wirksam: Bei einem kleinen Schnitt kontrahieren die Myofibroblasten und verkleinern den verletzten Bereich, sodass die Hautstammzellen die Wunde leichter verschließen können. Doch wenn sie ständig kontrahieren, ist das wenig hilfreich.

Chronische Schmerzen im Nacken oder unteren Rücken fühlen sich oft wie Muskelverspannungen an, aber einzelne Muskelzellen können die Kontraktion nicht allzu lange halten. Myofibroblasten dagegen schon – und sie tun es auch. Die chronischen, schmerzhaften Verspannungen vieler Menschen im unteren Rücken, Schultern, Nacken oder anderen Bereichen werden von ihren Faszien verursacht. Auch diese Art von Spannung schränkt ihren Bewegungsumfang ein, und sie hat nichts mit verspannten, verkürzten oder kontrahierten Muskeln zu tun. Genau genommen kontrahieren die Myofibroblasten – und wenn das so bleibt, wird der Körper das angrenzende Gewebe umbauen, was diesen Bereich dauerhaft verkürzt und verspannt. Man hat festgestellt, dass Menschen mit chronischen Schmerzen im unteren Rücken mehr Myofibroblasten in diesem Bereich besitzen. Es ist unklar, ob dies *Ursache* oder *Folge* der Schmerzen ist. Schmerzen belasten den Körper und die Psyche, was die Myofibroblasten veranlassen kann, sich schützend zusammenzuziehen.[101]

Wir haben nur einen einzigen Muskel

Wie viele Muskeln haben Sie? Wissenschaftler zerlegen die Dinge gern in einfachere Teile, die in lebenden Systemen aber kein Ganzes mehr ergeben. Die Zahl der Muskeln wird auf 600 bis 850 geschätzt. Aber jeder Haarbalg verfügt über einen kleinen Muskel, um das Haar aufzurichten; und da jedes Kapillargefäß kontrahieren kann, sind seine Wände ein Muskel. Man könnte also argumentieren, dass wir zig Millionen Muskeln haben. Im Hinblick auf die Skelettmuskulatur könnte man aber auch sagen, dass dies nur ein einziger Muskel ist! Diesem Modell zufolge unterteilt der Ganzkörperanzug aus Fasziengewebe einen einzigen Skelettmuskel in viele Segmente. Da Muskeln auch Faszien – Myofaszien – sind, ähnelt unser Muskel einem Band aus Muskel- und Fasziengewebe, das wie ein Bündel zusammengeschnürter Würste aussieht. Aktivieren wir ein Segment, wird diese Beanspruchung über die Faszien auf benachbarte Segmente übertragen, was Bewegungen synergistisch unterstützen kann. Durch die Kontraktion schwellen die Faszien in einem Muskelsegment an und drücken gegen die angrenzenden Segmente. Dieser Vorgang wird *hydraulische Verstärkung* genannt. Auf diese Weise werden die angrenzenden Muskelgruppen vorgespannt, sodass sie besser und wirtschaftlicher arbeiten.[102] Demnach wird Spannung nicht nur dadurch erzeugt und bewahrt, dass die einzelnen Muskeln »ihr Ding machen«, sondern das gesamte Fasziensystem hilft mit.

Myofibroblasten: Menschen mit chronischen Schmerzen im unteren Rücken haben bedeutend mehr Myofibroblasten in diesem Bereich als Menschen, die davon verschont sind. Wir wissen noch nicht, ob dies als Ursache oder Folge der Schmerzen zu sehen ist. Wir wissen aber, dass Menschen mit mehr Myofibroblasten auch stärkere Verspannungen im unteren Rücken haben können.[103]

Bänder

Sind Sie bereit für eine weitere Verallgemeinerung? Im Allgemeinen werden Gelenke von Muskeln und Sehnen bewegt, aber von der Gelenkkapsel und den Bändern gestützt. Gelegentlich kommt es jedoch vor, dass Muskeln und Sehnen ein Gelenk stützen, wenn sie als Antagonisten fungieren – und manchmal können Gelenkkapseln und Bänder seine Beweglichkeit erhöhen, wenn ihre Kontraktur sich löst.

Stellen wir hier wieder die Frage: *Was bremst mich?* Wenn sich ein Gelenk zu weit in eine bestimmte Richtung bewegt, straffen sich die Bänder auf der Gegenseite der Bewegungsrichtung. Wir haben erklärt, dass eine Sehne einen Muskel mit einem Knochen verbindet und der Zug von Muskel/Sehne den Knochen und das Gelenk bewegt. Bänder schränken den möglichen Bewegungsumfang eines Gelenks dagegen häufig ein. Dies geschieht zu seinem Schutz, um sicherzustellen, dass die Bewegung den gefahrlosen Umfang nicht überschreitet – denn wird ein Gelenk zu stark bewegt, kann die Gelenkkapsel Schaden nehmen. Die einfache Darstellung in Abbildung 1.31 verdeutlicht dies.

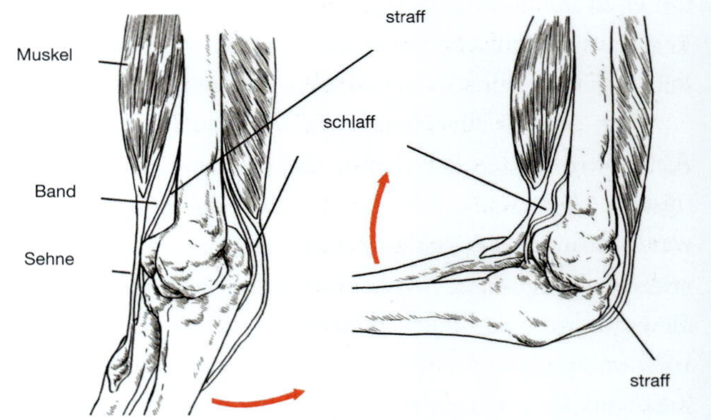

ABB. 1.31 Bänder können sich abhängig von der Bewegungsrichtung straffen oder erschlaffen. Beim Strecken erschlafft das Band an der Rückseite des Gelenks, beim Beugen strafft es sich.

Das Band wird auf der Seite der Bewegung locker und schlaff, während es sich auf der Gegenseite strafft und die weitere Bewegung verhindert. Die Straffung passiert nur in den Extrembereichen der Bewegung. Während eine Sehne einen Muskel am Knochen fixiert, verbinden Bänder Knochen mit Knochen. In diesem Modell arbeiten Bänder sowie Muskeln und Sehnen parallel, und die Bänder haben die Aufgabe, das Gelenk vor Überbeweglichkeit zu schützen. Aber diese Vorstellung wird allmählich von einem genaueren Modell abgelöst, das von Jaap van der Wal an der Universität Maastricht erarbeitet wurde.[104] Seine Arbeit, die auf dem sehr viel sorgfältigeren Sezieren der Gewebeschichten rund um ein Gelenk beruht, führte zu der Entdeckung, dass die Bänder und Muskeln in Serie und nicht parallel geschaltet sind (siehe Abb. 1.32).

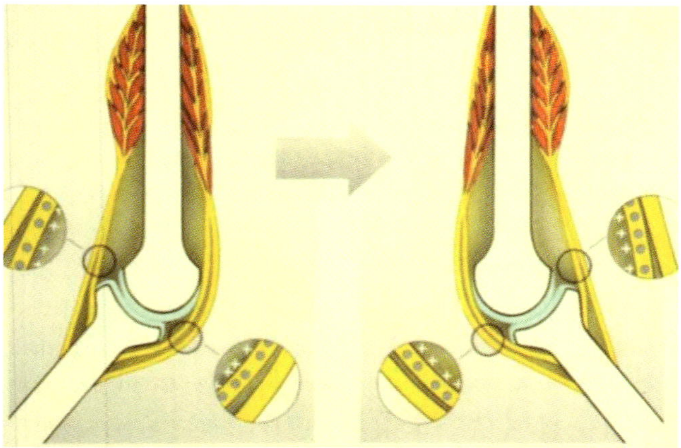

ABB. 1.32 Die Bänder sind mit Muskeln und Sehnen in Serie geschaltet – nicht parallel, wie man früher angenommen hat.

Diese Erkenntnis offenbart, dass Bänder keine passiven Strukturen sind, die nur in den extremen Bereichen unseres Bewegungsradius ins Spiel kommen – und dann auch nur, um übermäßige Bewegung zu verhindern. Sie sind vielmehr Teil eines dynamischen Systems und befinden sich in unmittelbarer Nachbarschaft der Muskeln, Sehnen und Knochen.

Van der Wal bezeichnet diese Einheiten, wie man in Abbildung 1.33 sehen kann, als *Dynamente* (von: **dyna**-mische Liga-**mente**).[105] Das alte Modell gilt noch immer, wenn Bänder Knochen unmittelbar mit anderen Knochen verbinden und keine Muskeln beteiligt sind (denken Sie an die Kreuzbänder). In den meisten Fällen aber bestimmen die Bänder aktiv den Bewegungsumfang im Bereich eines Gelenks mit. Oft lässt sich nicht genau sagen, wo Sehne, Band und Gelenkkapsel anfangen und enden (denken Sie wieder an die Farben des Regenbogens, bei denen wir ebenfalls nicht genau wissen, wo sie genau anfangen und enden).

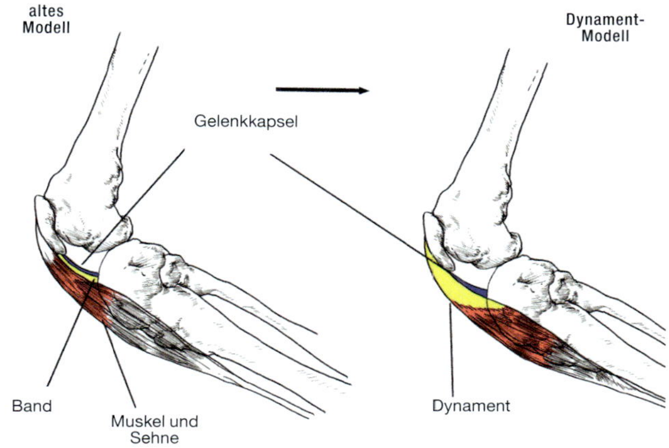

ABB. 1.33 Das Dynament-Modell zeigt, dass die Bänder den Bewegungsumfang eines Gelenks dynamisch mitbestimmen. Die Gelenkkapsel ist blau, das Band gelb, Muskel und Sehne sind rot dargestellt.

Bänder straffen sich nicht nur im extremen Bewegungsbereich des Gelenks – bei Anspannung des Muskels werden die Sehne und die Bänder ebenfalls beansprucht. Dies kann den Bewegungsumfang einschränken, lange bevor das Gelenk an seine Grenzen stößt. Wir müssen aufhören zu glauben, Bewegung würde ausschließlich von Muskeln gesteuert. Wir wissen bereits, dass der Muskel zu 30 Prozent aus Bindegewebe besteht, das in die Sehne übergeht. Wir erkennen nun, dass auch zwischen Muskel und Bändern keine scharfe Trennung existiert. Das neuere Modell beweglicher Glieder lautet Knochen, Faszien, Muskel, Faszien, Knochen – wobei die Faszien das Dynament aus Sehne und Bändern sind. Straffe Bänder sind schlicht eine weitere Form von Spannung, die uns bremst.

Bänder bestehen wie Sehnen aus Fasern, die allerdings nicht linear oder an einer Beanspruchungsachse ausgerichtet sind. Sie sind in verschiedenen Richtungen angeordnet, die sich wiederum aus den einwirkenden Kräften ergeben. Gelenkkapseln sind ganz ähnlich aufgebaut. Bänder gibt es in verschiedenen Formen: als Stränge, Streifen und Platten.

Geruch: Wir können unseren Körpergeruch zwar nicht als Passwort für das Online-Banking verwenden, aber andere Menschen allemal an ihrem einzigartigen Duft erkennen. Eine Studie fand über 5000 chemische Stoffe im Schweiß – unter anderem Säuren, Ketone und Aldehyde. Davon waren 44 bei allen Probanden zu finden, aber ihre Anteile variierten so stark, dass die Forscher für jeden Probanden einen einzigartigen Duftabdruck erstellen konnten.[106] Der einmalige Körpergeruch eines Menschen verändert sich auch mit der Körperstelle und den Bakterien, die diese besiedeln.

Während Sehnen grundsätzlich weiß sind, können Bänder wegen der Mischung aus elastischen und feineren Fasern (Elastin und Kollagen) dunkler aussehen. Bänder können in den Richtungen, in denen sie den Körper nicht fixieren müssen, biegsam und geschmeidig sein – wie eine Kreditkarte, die sich knicken, aber nicht dehnen lässt. Bänder sind kräftig, fest und geschmeidig, aber so gut wie nicht elastisch. Das Iliotibialband etwa, das an der Oberschenkelaußenseite nach unten läuft, kann das Gewicht eines Wagens tragen, ohne zu reißen! Nicht allen Bändern fehlt es an Längselastizität; einige enthalten mehr Elastin als Kollagen. Elastin sorgt für eine Verteilung der Beanspruchung, statt sie an einem Ort zu konzentrieren. Einige Bänder im Bereich der Hals- und Lendenwirbelsäule sind besonders elastisch.

Das für die Wirbelsäule wichtige gelbe Band *(Ligamentum flavum)* gehört zu den beweglichsten im menschlichen Körper.[107] Wenn Elastinfasern altern, werden sie mineralisiert, bilden Querverbindungen und verlieren an Geschmeidigkeit. Wenn die Bänder des Rückens altern, werden sie wegen der zunehmenden Querverbindungen deutlich unbeweglicher und schränken den Bewegungsumfang ein.

Nervensystem

Wie alle anderen Systeme lässt sich auch das Nervensystem weiter untergliedern: Das sogenannte *autonome Nervensystem* (ANS) ist für alle Vorgänge zuständig, die außerhalb des normalen Wachbewusstseins ablaufen. Es gliedert sich ins *sympathische Nervensystem* (Sympathikus), das unsere Reaktionen auf belastende Situationen steuert, sowie das *parasympathische Nervensystem* (Parasympathikus), das die umgekehrten Reaktionen aktiviert – Ruhe und Erholung.

Der Sympathikus wird oft mit der *Fight-or-flight*-Reaktion gleichgesetzt, kann aber noch mehr: Er kann auch ein *Erstarren*[108] (wenn wir im Angesicht der Gefahr erstarren oder in Ohnmacht fallen) oder gerade bei Frauen eine *Tend-and-befriend*-Reaktion auslösen (wenn wir bei Gefahr die Gesellschaft anderer suchen[109]). Diese Reaktionen sind adaptiv. Sie helfen uns zu überleben und halfen schon unseren Vorfahren, den lebensbedrohlichen Gefahren in ihrer Umgebung zu entkommen – den Raubtieren auf vier und auf zwei Beinen.

Eine chronische Stressreaktion ist weder adaptiv noch gesund. Wenn wir uns mit dem Immunsystem beschäftigen, werden wir klären, wie das autonome Nervensystem zur *Was-bremst-mich?*-Frage beiträgt. Zunächst aber lohnt es, einen weiteren Faktor zu untersuchen, der Beweglichkeit reduziert: Das Wechselspiel aus Nervensystem, Faszien und Muskeln.

In den Faszien befinden sich zehn Mal mehr Nervenendigungen als in den Muskeln! Das ist bemerkenswert, wenn man bedenkt, wie genau wir unsere Muskeln kontrollieren können. Die präzisen Bewegungen haben wir der Innervation der Muskeln zu verdanken – und doch sitzen in unseren Faszien noch viel mehr Nervenendigungen. Was tun sie? Sie geben Feedback, auch *Propriozeption* genannt: Das Zusammenspiel aus Nervensystem und Faszien verrät uns, was in unserem Körper vor sich geht. In den Faszien gibt es mehrere Arten von Nervenendigungen: Mechanorezeptoren, Nozizeptoren, Pacini-, Ruffini-, Golgi-Körperchen und interstitielle Rezeptoren sowie direkt ans autonome Nervensystem angebundene Nerven. In die Muskelfasern sind *Muskelspindeln* eingebettet, welche die Spannung im Muskel messen. Im Übergang zwischen Muskel und Sehne befinden sich die *Golgi-Sehnenorgane.* Sie messen die Spannung in diesem verhältnismäßig schwachen Bereich (und sind nicht mit den Golgi-Körperchen in Muskeln und Faszien zu verwechseln!). Ein kurzer Überblick zeigt, wie hellwach unsere Faszien wahrnehmen, was in unserem Körper und während unserer Yogapraxis geschieht.

Mechanorezeptoren nehmen Beanspruchung wahr. Wird unser Körper also durch Bewegung, die Körperhaltung oder Schwerkraft, durch Spannung oder Kompression, durch Yoga oder eine andere Form der Bewegung, durch Massage oder den ganz normalen Alltag beansprucht, kommt diese Beanspruchung in unseren Zellen an und wirkt sich auf sie aus. Die Zellmembran (die Außenwand der Zelle) ist mit Zigtausend Proteinen – den *Integrinen* – übersät, die in den Extrazellularraum hinausgreifen und sich dort mit den Fasern der Faszien verbinden (siehe Kapitel 3).

Die Integrine registrieren mechanische Beanspruchung in der Umgebung und entscheiden abhängig von ihrer Intensität, welche Proteine produziert werden müssen. Sie sind aber nicht nur mit der Außenwelt verbunden: Ein paar von ihnen reichen bis tief ins Innere der Zelle, in ihren Kern und in ihre DNS hinein. Signale von außerhalb des Körpers können also tatsächlich unmittelbar mit unserer DNS kommunizieren! (Siehe Abb. 1.24 und 1.25)

Unsere Zellen registrieren über Mechanorezeptoren auch das Strömen der Flüssigkeiten, die sie umgeben. Die Zilien (winzige wimpernartige Ausstülpungen, die der Fortbewegung dienen) spüren den Fluss der Extrazellularflüssigkeit: Hat der Fluss eine gewisse Stärke, dann entwickeln sich Stammzellen zu roten Blutkörperchen. Nehmen Fibroblasten ein sanftes Strömen wahr, setzen sie ein Enzym frei, das Kollagen und damit Narbengewebe auflösen kann.[110]

Eine spannende Erkenntnis, verspricht sie doch neue Möglichkeiten, Narbengewebe und andere Verklebungen im Körper mit sanfter Massage und Bewegung zu beseitigen.

Die Nerven, die Faszien und Muskeln versorgen – die Pacini-, Ruffini-, Golgi-Körperchen und interstitiellen Rezeptoren –, sitzen an unterschiedlichen Orten, haben unterschiedliche Aufgaben und reagieren auf unterschiedliche Auslöser, registrieren aber alle Druckveränderungen im Körpergewebe. Je nachdem, welcher Rezeptor aktiviert wird, wo er sitzt und wie stark der Druck ist, reagiert der Körper, indem er: den Muskeltonus (die Härte eines Muskels) erhöht oder senkt, das autonome Nervensystem nach oben oder unten reguliert, die Menge der an die extrazelluläre Matrix abgegebenen Flüssigkeit verändert sowie dem Gehirn mitteilt, wo sich der Körper befindet und was er gerade tut (Propriozeption).[111]

Nozizeptoren sind freie Nervenendigungen, die Schmerzempfindungen erzeugen. Wie man inzwischen weiß, werden etwa Schmerzen im unteren Rücken meist nicht von Bandscheiben-, sondern von Faszienproblemen verursacht.[112] Die chronische Beanspruchung der Faszien aktiviert die dortigen Nozizeptoren, die Schmerzsignale ans Gehirn senden. Forschungen zeigen, dass sie sogar ohne außergewöhnliche mechanische Beanspruchung aktiviert werden können, da sie gleichzeitig Thermorezeptoren (Nerven, die auf Temperaturveränderungen reagieren) und Chemorezeptoren (Nerven, die auf Veränderungen des pH-Werts des Körpers reagieren) sind. Daher können auch andere körperliche Veränderungen diese Zellen auf den Plan rufen, sodass sie Signale senden, die das Gehirn als Schmerz interpretiert.[113] Zum Glück lassen sich die Nozizeptoren verwirren: Da sie auch Mechanorezeptoren sind, deutet der Körper ihr Signal als Drucksignal um, wenn wir eine schmerzende Stelle massieren. Jeder kennt das: Sie stoßen sich das Schienbein oder die kleine Zehe. Was tun Sie? Sie reiben die verletzte Stelle, und sofort wird es besser. Durch das Reiben verändern Sie das von den Nozizeptoren gesendete Schmerzsignal in ein Drucksignal, und das Gehirn registriert den Schmerz nicht mehr.

Muskelspindeln und Golgi-Sehnenorgane

Unser Nervensystem beobachtet auch fortwährend die Spannung in unseren Muskeln und Sehnen. Wird ein Muskel zu schnell oder zu stark gedehnt, senden Rezeptoren im Muskelbauch – die sogenannten Muskelspindeln – ein Signal ans Rückenmark (das Hinterhorn des Rückenmarks) oder den Hirnstamm (die Alpha-Motoneuronen). Von dort bekommt der Muskel ein Antwortsignal und kontrahiert, um ein Abreißen zu verhindern. Darüber hinaus können seine Antagonisten den Befehl erhalten, sich zu entspannen. Dies ist ein Reflex. (Ein Reflex ist eine unwillkürliche Reaktion des Körpers, an der das Gehirn oft nicht beteiligt ist. Würde das Signal bis hinauf ins Gehirn geschickt und auf Antwort gewartet, könnte zu viel Zeit verstreichen und es könnte zu Schäden kommen, während der Körper auf Rückmeldung vom Gehirn wartet. Es geht schneller, wenn das Signal nur an das Rückenmark oder den Hirnstamm gesendet wird und die Reaktion von dort kommt.)

Für gewöhnlich haben Muskeln einen gewissen *Tonus:* Dies ist die leichte Anspannung einiger Muskelfasern. Ein Muskel ist niemals vollständig entspannt – nur unter besonderen Bedingungen wie der Vollnarkose. Der Muskeltonus wird von den Muskelspindeln gemeldet. Er ist eine der Spannungsquellen, die uns im Yoga begegnen und bremsen: Ein leicht angespannter Muskel wird sich der Dehnung widersetzen. Wenn es uns gelingt, den Tonus zu verringern, können wir die Dehnung verstärken. Wenn sich der Tonus aufgrund übermäßiger Aktivierung der Muskelspindeln erhöht, bekommen wir beim Dehnen Probleme. Bei Menschen mit Muskelhypertonie (zu hohem Tonus) oder Muskelhypotonie (zu niedrigem Tonus) kann es zu Beschwerden kommen. Manche leiden unter chronischer Rigidität oder Spastizität, was ihren Bewegungsumfang einschränken kann, weil ihr Muskeltonus zu hoch oder unregelmäßig ist.

Der Muskeltonus lässt sich unter anderem dadurch verringern, dass man die Golgi-Sehnenorgane im Übergangsbereich zwischen Muskel und Sehne nutzt.[114] Während die Muskelspindeln darüber wachen, dass die Muskeln nicht überdehnt und dadurch geschädigt werden, überwachen die

Drüsen: Die Größenunterschiede bei den Drüsen haben auch einen Einfluss darauf, wie wir auf Stress reagieren. Bei der Hypophyse ist die individuelle Variationsbreite sehr groß: Sie lag bei einer Studie zwischen 130 und 1800 Milligramm – dem 13-Fachen.[115] Natürlich schüttet jede Hypophyse bei Aktivierung auch andere Mengen Stress- oder Wachstumshormone aus. Da Ihre Hypophyse eine völlig andere Größe hat als die anderer Menschen, reagieren Sie auch auf Stress und die dadurch bedingten Spannungen im Gewebe individuell. Die Schilddrüse kann zwischen 8 und 50 Gramm wiegen und sehr unterschiedlich aussehen.[116] Manchmal sitzt sie sogar an einer ungewöhnlichen Stelle: Für gewöhnlich befindet sie sich an der Vorderseite des Halses, aber bei einigen Menschen sitzt sie an der Zungenbasis. Eine gesunde Bauchspeicheldrüse wiegt zwischen 65 und 160 Gramm.[117] Wir könnten noch weitere Drüsen nennen, aber der springende Punkt ist, dass alle in Größe und Form variieren und dies ihre Leistung beeinflussen kann.

Die Physiologie menschlicher Gewebe

Herzschlag: Jedes Herz schlägt in seinem eigenen unverkennbaren Takt, und jeder Schlag ist anders. Wellen kaskadierender elektrischer Impulse breiten sich in den Muskeln des Herzens aus. Sie lassen sich mit dem Elektrokardiogramm (EKG) messen und unterscheiden sich je nach Größe, Form und elektrischer Leitfähigkeit des Herzens. Jede Messung ist anders – und der elektrische Fluss unterliegt nicht der willkürlichen Kontrolle. Derzeit wird geprüft, ob sich diese Einzigartigkeit für Sicherheits- und Identifikationssysteme nutzen lässt.[118]

Golgi-Sehnenorgane die Spannung am Muskel-Sehnen-Übergang. Wird sie so stark, dass es an dieser Schnittstelle zum Abriss kommen könnte, senden sie ein Signal ans Rückenmark. Das Rückenmark schickt dem Muskel daraufhin eine »Unterlassungsaufforderung«, um die Kontraktion sofort zu beenden. Dies ist das Gegenstück zu dem von den Muskelspindeln erzeugten Signal: Der Muskel entspannt sich, statt sich schützend zusammenzuziehen.

Viele Physiotherapeuten und Yogalehrer nutzen diese beiden Möglichkeiten, den Muskeltonus zu senken, um die Muskeln länger und den Bewegungsumfang damit größer zu machen. In den 1950er-Jahren entwickelte der Neurophysiologe Herman Kabat die sogenannte *Propriozeptive Neuromuskuläre Fazilitation* (PNF). Dabei drückt der Schüler gegen einen vom Lehrer erzeugten Widerstand. Bei Vorwärtsbeugen im Sitzen wie *Paschimottanasana* hindern Spannungen an der Körperrückseite – in den rückwärtigen Oberschenkelmuskeln und großen Rückenmuskeln – die Schüler häufig daran, tiefer in die Stellung zu kommen. Wenn sie wie in Abbildung 1.34 gegen die Hände des Lehrers drücken, werden die rückwärtigen Oberschenkelmuskeln und die Rückenmuskeln in der Dehnung aktiviert. Dadurch entsteht Spannung im Muskel-Sehnen-Übergang. Die Golgi-Sehnenorgane treten in Aktion und senden ein Signal ans Rückenmark, das zu den Muskeln zurückkehrt und ihren Tonus verringert. Nachdem die Schüler einige Sekunden nach oben gedrückt haben, entspannen sie und können sich nun weiter nach vorn beugen.

Dieser Vorgang wird mehrmals wiederholt, bis der Tonus der rückwärtigen Oberschenkelmuskeln schwach ist und eine tiefere Dehnung möglich wird. Es gibt viele Varianten der PNF, aber die wohl erfolgreichste ist die sogenannte »antagonistische Umkehr«. Dabei nutzt man den Druck gegen einen Widerstand (Maschine oder Partner), um den Agonisten in der Dehnung anzuspannen. Wenn er entspannt, werden für einige Sekunden die Antagonisten angespannt, um den Agonisten noch weiter zu dehnen. Zum Schluss werden alle Muskeln entspannt. Der Zyklus dauert ungefähr 15 Sekunden und wird vier Mal wiederholt. Der dadurch erreichte Zuwachs an Beweglichkeit kann ebenso groß oder größer sein wie beim statischen Dehnen im Yoga. Allerdings sind dazu eine besondere Ausrüstung oder ein geschulter Partner nötig.[119]

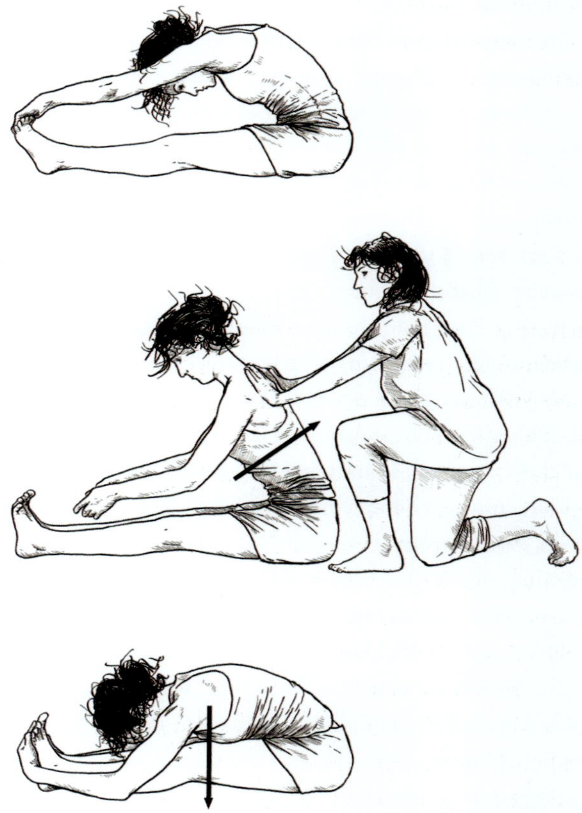

ABB. 1.34 Mithilfe der Propriozeptiven Neuromuskulären Fazilitation (PNF) lässt sich der Tonus eines Muskels senken und der Muskel weiter dehnen. In der Abbildung ganz oben ist die Dehnungsgrenze der rückwärtigen Oberschenkelmuskeln erreicht; diese sind verspannt. In der Abbildung in der Mitte drückt die Schülerin entgegen der Bewegungsrichtung gegen einen Widerstand und aktiviert die Golgi-Sehnenorgane. Nachdem diese die rückwärtigen Oberschenkelmuskeln angewiesen haben, den Tonus zu senken, wird wie in der Abbildung unten zu sehen, eine tiefere Vorwärtsbeuge möglich.

Stimme: Die menschliche Stimme wird durch die komplexen Formen von Luftröhre und Mund, die Zungenstellung, die Form des Kehlkopfs und die Größe der Stimmbänder (genauer: der Stimmlippen oder Stimmfalten) ermöglicht. Selbst die Zähne beeinflussen den individuellen Klang der Stimme. Angesichts der vielen Variationsmöglichkeiten dieser Strukturen ist verständlich, dass unsere Stimme einzigartig ist (es sei denn, wir wollen jemanden imitieren). Die menschliche Fähigkeit, die Stimme zu verstellen, macht die Stimmerkennung bei Sicherheitsanwendungen zu einem sehr groben Werkzeug, das für gewöhnlich von anderen Techniken (wie der Iris-Erkennung) unterstützt wird.[120]

Das Nervensystem hat großen Anteil an den Spannungen, die uns daran hindern, die Beweglichkeit und den Bewegungsumfang zu vergrößern. Es registriert den Zustand von Muskeln, Sehnen und Faszien und kann den Muskeltonus verringern oder erhöhen und/oder die Kontraktion der Fibroblasten an- oder abstellen. Abhängig von den Belastungssignalen unserer Faszien kann das autonome Nervensystem das Hormon- und das Immunsystem aktivieren. Da auch diese Systeme Einfluss auf unsere Beweglichkeit und Gelenkigkeit haben und Spannungen im Gewebe erzeugen können, werden wir uns ihnen im Anschluss widmen.

Immunsystem

Wie das Nervensystem hat das Immunsystem zwei Hauptkomponenten: die *angeborene Immunantwort*, die schnell auf Schwierigkeiten reagiert, und die *erworbene Immunantwort*, die langsamer anläuft, aber gezielter auf bestimmte Probleme eingeht.

Das *angeborene Immunsystem* steht *an vorderster Front*: In Zeiten starker Beanspruchung, wenn der Sympathikus aktiviert ist, erhöht es die Gerinnungsfaktoren im Blut (falls wir uns verletzen), den Cortisolspiegel (um die Glukoseausschüttung ins Blut zu verbessern sowie Entzündungen zu dämpfen und damit die Durchblutung zu erhöhen) und schüttet Zytokine aus, die spezielle Blutkörperchen wie Makrophagen und Phagozyten anziehen, die auf alles Körperfremde losgehen, um Infektionen zu bekämpfen. Zur Unterstützung der Erstreaktion bei akutem Stress gehen Puls und Blutdruck in die Höhe. Das Blutvolumen nimmt zu, um die Truppen des Immunsystems an die Front zu bringen. Diese Reaktion erfolgt äußerst rasch, ist aber auch sehr allgemein, und oft wird dabei etwas übersehen.

Dann kümmert sich die *zweite Reihe* darum: das *erworbene* Immunsystem. Sobald eine Krise überstanden ist, schaltet sich der Parasympathikus ein, um das Werk des Sympathikus auszugleichen.

ES IST KOMPLIZIERT: Unsere Grundsubstanz

Der Körper des Durchschnittsmannes besteht zu 62 Prozent aus Wasser; der Körper der Durchschnittsfrau zu 52 Prozent.[121] So oder so sind wir in erster Linie wandelnde Wassersäcke. Unsere *Grundsubstanz* ist der ungeformte Teil der extrazellulären Matrix (das, was sich außerhalb der Körperzellen befindet), in dem die lebenden Zellen fixiert sind. Sie setzt sich aus Proteinen, Wasser und *Glykosaminoglykanen* (GAGs) zusammen und kann zu 60 bis 70 Prozent aus Wasser bestehen, das von den Glykosaminoglykanen angezogen wird. Zu den wichtigsten GAGs gehört die *Hyaluronsäure* (auch *Hyaluronan*). Die Flüssigkeit in unseren Gelenken (die *Synovialflüssigkeit*) ist ein Schmierstoff und hat ebenfalls einen hohen Anteil an Glykosaminoglykanen – vor allem Hyaluronsäure, Lubrizin und zwei Arten Chondroitinsulfat. Forscher schätzen, dass die Hyaluronsäure das Tausendfache ihres Eigenvolumens an Wasser anziehen und binden kann.[122] Glykosaminoglykane, die sich mit Proteinen verbinden, heißen *Proteoglykane*. In dieser Form ziehen sie Wassermoleküle an und versorgen unser Gewebe mit Feuchtigkeit. Proteoglykane sind hochmobil und bewegen sich ungehindert durch den Körper. Da sie aus Wasser bestehen, sind sie auch äußerst widerstandsfähig gegen Druck. Die Proteoglykane haben Ähnlichkeit mit kleinen Bürsten, verbinden sich zu baumähnlichen

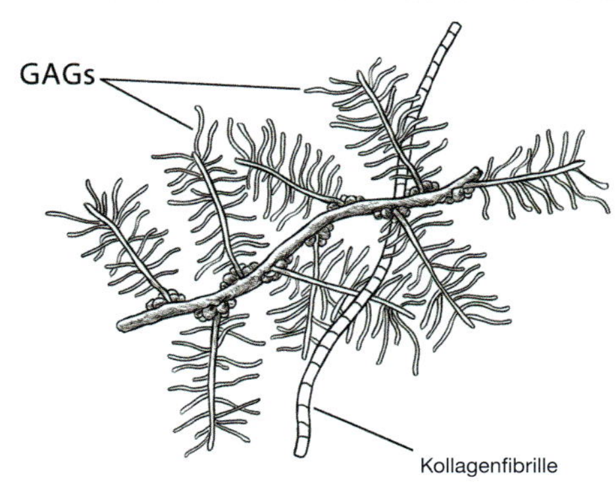

ABB. 1.35 Proteoglykane bestehen aus mehreren Glykosaminoglykanen, die zu Ästen angeordnet sind, um die Wassermoleküle besser anziehen und strukturieren zu können.

Strukturen (siehe Abb. 1.35) und schlängeln sich zwischen den Kollagenfasern unserer Faszien und Knorpel hindurch. Nehmen die Glykosaminoglykane zu viel Wasser auf, kann das Gewebe anschwellen, aber das mögliche Ausmaß der Schwellung wird von den Gewebefasern begrenzt und gehemmt. Dieses Wechselspiel aus Anschwellen des Gewebes und Widerstand der Fasern erzeugt Spannung und Struktur. Es ist auch dafür verantwortlich, dass unsere Gelenkknorpel repetitiven Belastungen standhalten.

Die Physiologie menschlicher Gewebe

Die Herzfrequenz sinkt, die Durchblutung nimmt ab, die Verdauung springt wieder an und das erworbene Immunsystem stellt sich auf alle Infektionen ein, die das angeborene Immunsystem umgehen konnten. Es werden spezielle weiße Blutkörperchen – zytotoxische T-Zellen und B-Zellen – für die Jagd auf diese Eindringlinge gebildet. Viren und Bakterien werden in ihren Verstecken aufgestöbert, da ihre Tarnung nicht mehr funktioniert. Nach einer Verletzung riegelt eine von Zytokinen ausgelöste Entzündung den beschädigten Bereich ab. Zytokine sind kleine Eiweißmoleküle, die wie Hormone als Botenstoffe fungieren, aber kleiner und zahlreicher sind. (Viele verschiedene Zellen sind in der Lage, Zytokine freizusetzen, aber nur endokrine Drüsen können Hormone ausschütten.) Die Entzündung begrenzt die Infektion auf einen kleinen Bereich, damit das erworbene Immunsystem das Problem besser lösen kann. Entzündungen gehören zur erworbenen Immunantwort und werden von der angeborenen Immunantwort ausgeschaltet.

Diese zweigeteilte Reaktion des autonomen Nervensystems, die ihrerseits die zweigeteilte Reaktion des Immunsystems auslöst, ist eine tolle Sache – wenn sie nur gelegentlich angestoßen wird. Bei chronischer Stressaktivierung jedoch arbeitet das System nicht mehr korrekt. Chronischer Stress macht uns unempfindlich gegenüber Cortisol, das sowohl die Kontrolle über die Glukoseausschüttung als auch das Ausmaß der Entzündung im Körper verliert. Es kommt zu chronischen Entzündungsprozessen, die jede Menge medizinische Probleme verursachen. In seinem Buch *Yoga as Medicine* schreibt Timothy McCall: »Man könnte behaupten, die meisten Menschen in der modernen westlichen Welt sterben an Stress.« Er fährt fort: »Stress befeuert einige der größten Gesundheitsprobleme unserer Zeit wie Typ-2-Diabetes, Depressionen, Osteoporose, Herzinfarkt und Schlaganfall sowie Autoimmunerkrankungen wie multiple Sklerose und rheumatoide Arthritis.«[123]

Stress oder Krankheit machen uns unbeweglicher. Das hat jeder schon einmal erlebt: Wenn man eine Erkältung oder die Grippe hat, fühlt man sich steif. Die Muskeln schmerzen, und man kann sich nicht so leicht bewegen wie sonst. Der Körper ist von oben bis unten verspannt. Allmählich verstehen wir auch, woran das liegt. Zu den erwähnten Zytokinen gehört auch TGF-β (*Transforming growth factor* [TGF] = »transformierender Wachstumsfaktor«). TGF-β beeinflusst das Wachstum der zytotoxischen T-Zellen und der B-Zellen, veranlasst Zellen zur Apoptose (Zelltod) und verstärkt die Ausschüttung weiterer Zytokine. TGF-β ist ein wichtiger Bestandteil der Immunfunktion, hat aber noch eine andere Wirkung: Er kurbelt die Produktion von Myofibroblasten an und lässt sie kontrahieren.[124] Zur Erinnerung: Myofibroblasten sitzen in den Faszien, und ihre Kontraktion macht sich im gesamten faszialen Ganzkörperanzug bemerkbar. Wenn wir unter Stress stehen oder krank sind, also wenn unser Immunsystem hochfährt, sorgen einige der ausgeschütteten chemischen Botenstoffe dafür, dass sich die Faszien zusammenziehen. Das mag kurzzeitig hilfreich sein, da sich der Körper bei Verletzungen oft schützend zusammenzieht. Aber chronische Belastungen oder Erkrankungen führen auch zu chronischer Kontraktion.

Kommen wir auf die *Was bremst mich?*-Frage zurück: Nun, chronischer Stress und mangelnde Gesundheit können Bewegungsfreiheit und Bewegungsumfang einschränken! Die Kommunikation zwischen Immunsystem und Bindegewebe erfolgt in beide Richtungen: Die Mechanorezeptoren, die verschiedenen interstitiellen Rezeptoren, senden Signale an das autonome Nervensystem und können eine Stressantwort auslösen.[125]

Auch dadurch können das autonome Nervensystem und das Immunsystem unsere Beweglichkeit einschränken: Bei Entzündungen füllt sich der Extrazellularraum des Gewebes mit Wasser. Dies ist eine weitere Antwort auf die Frage: *Was bremst mich?* Entzündetes Gewebe schwillt an – und jeder hat wahrscheinlich schon einmal die Erfahrung gemacht, dass dann der betroffene Körperbereich nicht voll beweglich war. Chronische Entzündungsprozesse reduzieren den Bewegungsumfang aber nicht nur im Bereich der Entzündung, sondern wegen des faszialen Ganzkörperanzugs im ganzen Körper. Im Folgenden werden wir untersuchen, wie Wasser die Beweglichkeit beeinflusst.

Das Wunder des Wassers

Wasser haftet gern an Oberflächen. Diese Eigenschaft ist in unserem makroskopischen Alltag nicht besonders offensichtlich, doch wenn wir die Rolle des Wassers in und zwischen den Zellen untersuchen, wird sie sehr deutlich und sehr bedeutsam. Diese Haftfähigkeit heißt *Oberflächenspannung*. Bestimmt haben Sie schon Insekten übers Wasser laufen sehen – die Oberflächenspannung macht's möglich. Diese Wundertierchen sind klein, aber unsere Zellen sind noch viel kleiner und für die Haftfähigkeit des Wassers noch empfänglicher. Je dünner die Wasserschicht, desto größer die Oberflächenspannung und damit die Haftfähigkeit. Wasser hat nur eine geringe Kompressibilität. Bei Druck auf einen Wasserbeutel wird das Wasser nicht verdichtet, sondern der

Druck verteilt sich im ganzen Beutel. Dieses Phänomen nennt sich *Hydraulik* (wörtlich »Wasser in einem Rohr«) und wird in vielen Alltagsgeräten eingesetzt, um Druck zu verstärken und zu verteilen – etwa bei den Hydraulikbremsen Ihres Wagens. Der letzte wichtige Punkt ist, dass Wasser im Körper in strukturierter Form vorliegt: Es bildet Schichten, die aneinander haften, ganz ähnlich wie in einer Schüssel Gelatine. Dieser *Gel-Zustand* kann zu spannungsbedingten Widerständen gegen Bewegungen in und zwischen den Zellen beitragen. Wasser kann im Körper und in den Zellen auch im *Sol-Zustand* vorliegen, ist dann eher unstrukturiert und kann ungehindert umherfließen.

Wenn Sie schon einmal – etwa bei der Vorbereitung von Mikroskoprähmchen – zwei Glasplatten übereinander gelegt haben, ist Ihnen sicher aufgefallen, dass ein Wassertropfen dazwischen zur Folge hatte, dass sie sich zwar leicht verschieben, aber fast nicht mehr auseinanderziehen ließen. Wenn Sie einen Sandstrand entlang gehen, erleben Sie den gleichen Effekt. Auf trockenem Sand sinken Ihre Füße ein, auf nassem Sand nicht – Sie laufen auf dem Wasser! Die Oberflächenspannung des Wassers lässt die Sandpartikel aneinander haften, sodass sie nun Ihr gesamtes Körpergewicht tragen können. Wasser kann also unser Gewebe schmieren und ein Verschieben wie bei den Mikroskoprähmchen ermöglichen. Es kann Gewebe aber auch verbinden, versteifen und stützen, wie bei dem nassen Sand am Strand. Wie das funktioniert, ist faszinierend, sprengt aber den Rahmen unserer Untersuchung.[126] Wir können uns jedoch ansehen, welche Auswirkungen diese Eigenschaften des Wassers haben, da es der Hauptbestandteil der *Grundsubstanz* des Körpers ist (siehe dazu »Unsere Grundsubstanz« auf Seite 67).

Das Wasser macht die Grundsubstanz zu einem hervorragenden Gleitmittel, sodass sich Fasern und Fibrillen ungehindert aneinander vorbeischieben können. Wasser verleiht unserem Gewebe Elastizität, sodass es seine ursprüngliche Form wieder annehmen kann, sobald der Druck nachlässt. Dies ist für die Widerstandskraft des Gewebes gegenüber Beanspruchungen entscheidend. Für den Erhalt der Zellgesundheit ist jedoch die zyklische Be- und Entlastung des Gewebes wie in der Yogapraxis wichtig.[127]

In einer gut durchfeuchteten extrazellulären Matrix bewegen sich Zellen, Nährstoffe und andere Elemente frei. Giftstoffe und Abfallprodukte können aus der Matrix ins Lymphsystem transportiert und aus dem Körper entfernt werden. Die von den Fibroblasten gebildete Grundsubstanz hilft zudem, die Ausbreitung von Infektionen zu bremsen, und unterstützt die Immunbarriere.

Leider ist unser Körper mit zunehmendem Alter nicht mehr so gut in der Lage, wasserliebende Proteine zu bilden, die das Gewebe feucht halten (sogenannte *Glykosaminoglykane*). Wir haben weniger Fibroblasten, die auch noch weniger Glykosaminoglykane produzieren. Die extrazelluläre Matrix füllt sich vermehrt mit Fasern, und wenn diese dichter zusammenrücken, entstehen Querverbindungen, die sie miteinander verbinden. Unser Gewebe wird dann fester, weniger elastisch und weniger offen für die Verteilung der anderen Bestandteile in der Matrix. Gift- und Abfallstoffe bleiben darin gefangen und können nicht mehr heraus – und schädliche Bakterien können sich ungehindert vermehren. Bewegungsmangel ist eine wichtige Ursache für starke Hydrationsver-luste. Dabei können bis zu 40 Prozent der Hyaluronsäure (des häufigsten Glykosaminoglykans) in den Gelenken verloren gehen. Ihr Wasseranteil nimmt ab, ebenso wie die Fähigkeit der Gewebe, sich aneinander vorbeizuschieben.[128]

Was bremst mich? Nun, einer der Faktoren ist Wassermangel in der extrazellulären Matrix. Ohne dieses Gewebeschmiermittel werden wir unbeweglich. Aber auch zu viel davon kann unflexibel machen: Ein voller Schlauch ist nicht so biegsam wie ein leerer. Viele Frauen stellen im Verlauf ihres Menstruationszyklus erhebliche Beweglichkeitsunterschiede fest – je nachdem, wie viel Wasser sie in den verschiedenen Phasen einlagern. Ist es zu viel, werden sie in ihrer Beweglichkeit eingeschränkt. Laufen zu viele Entzündungsprozesse im Körper ab, ist ebenfalls zu viel Wasser im Gewebe, und wir werden unbeweglicher. Glücklicherweise kann Bewegung, etwa in Form von Yoga und Massage, bei denen die extrazelluläre Matrix beansprucht wird, für den Erhalt der vorhandenen Fibroblasten sorgen und dafür, dass sie einwandfrei funktionieren. Dies wiederum unterstützt die Zufuhr von Flüssigkeit zur extrazellulären Matrix und den Gelenken. Bei diesen Bewegungsformen kann das Wasser regelmäßig vom Gel- in den Sol-Zustand wechseln und umgekehrt, was für eine gesunde Zellfunktion wichtig ist.

Verdauungstrakt: Der Begriff beschreibt den ganzen Verdauungsapparat vom Mund bis zum Anus. Wir beschränken uns auf Dünn- und Dickdarm, die den Großteil der Verdauungsarbeit leisten. Der Mensch hat einen kürzeren Dickdarm als Schimpansen oder Gorillas – und kürzer bedeutet weniger effizient. Laut einer Studie von 1925 variiert die Länge beim Menschen um bis zu 1,5 Meter.[129] Je kürzer, desto weniger Kalorien werden der Nahrung entzogen und desto mehr Gase entstehen im Darm, die in Qualität und Quantität unterschiedlich sind. Beim Ausstoß dieser Gase gehen wertvolle organischer Kohlenstoffe verloren, die bei einem längeren Darm vielleicht weniger entfleuchen würden.

Kompressionsursachen

Wir haben uns verschiedene Spannungsursachen angesehen, die bei der Beantwortung der *WBM?*-Frage helfen. Aber das *WBM?*-Spektrum hat ja auch noch eine zweite Hälfte: die Kompression. Wir haben drei Kompressionen definiert:

- weiche Kompression – Fleisch auf Fleisch
- mittlere Kompression – Fleisch auf Knochen
- harte Kompression – Knochen auf Knochen

Nachdem wir uns mit der Physiologie der weicheren Gewebe – Muskeln, Bänder und Faszien – beschäftigt haben, betrachten wir, wie die festeren Gewebe (Knochen, Knorpel) die Bewegung durch Kompression einschränken können.

Knochen

Unsere Knochen dienen als Streben für Festigkeit und als Hebel für Bewegung: Sie halten Druckbelastungen stand und bieten Befestigungsmöglichkeiten für die Muskeln. Allein könnten Knochen den Körper aber weder stützen noch ihm seine Form verleihen. Die »Spanndrähte« der Muskeln, Bänder und Faszien müssen sie verbinden und ausrichten. Denken Sie an ein Skelettmodell, das in einer Ecke hängt. Ohne Drähte würden die Knochen in einem Haufen zu Boden fallen. Das wäre im Körper nicht anders, wenn »Drähte« wie Muskeln und Faszien keine Spannung erzeugen würden. Gemeinsam bilden sie eine sogenannte *Tensegrity*-Struktur. Dieser Begriff wurde in den 1960er-Jahren von dem US-amerikanischen Architekten Richard Buckminster Fuller (1895 bis 1983) geprägt, um ein System aus Zug- und Druckspannungen zu beschreiben.[130] Im Körper wird dies *Biotensegrity* (auch: Biotensegrität) genannt[131]: Muskeln und Bindegewebe erzeugen eine anhaltende Zugspannung, die Knochen steuern vereinzelte Druckpunkte bei.

Geschlechtsorgane: Dass sich die äußeren Geschlechtsorgane in Form und Größe unterscheiden, ist keine Überraschung. Aber wussten Sie, dass es wichtige entwicklungsgeschichtliche Gründe dafür gibt? Eine Studie zeigte, dass Männer mit kleineren Hoden die besseren Väter waren. Die Hoden gesunder Männer können zwischen 10 und 45 Gramm wiegen.[132] Die Werte bezüglich der erzieherischen Kompetenz und die MRT-Aufnahmen ergaben für Männer mit kleineren Hoden übereinstimmend höhere Fürsorgewerte. Die Forscher wussten jedoch nicht, ob die Hoden der besseren Väter schon immer kleiner gewesen waren oder ob das stärkere Engagement bei der Kinderbetreuung sie schrumpfen ließ.[133]

Knochen haben zwei Hauptbestandteile: Die *Substantia corticalis* oder Kortikalis (von lat. *cortex* für »Rinde«) als äußere Schicht und die *Substantia spongiosa* oder Spongiosa (von lat. *spongia* für »Schwamm«) als innere Struktur (siehe Abb. 1.36).

Die Kortikalis ist weiß wie Elfenbein. Sie verleiht dem Knochen Form und Struktur, die je nach Funktion und Einsatzort im Körper stark variieren. Im Unterschied zur Spongiosa ist sie stark, fest und voller Kollagenfasern, die ein Gerüst bilden, in das Mineralsalze eingelagert werden. Dies ist in erster Linie Kalzium, aber man findet auch Phosphor und Spuren anderer Elemente wie Kohlenstoff, Magnesium, Zink, Kupfer, Strontium, Silizium, Mangan und Bor. Die Verteilung dieser Knochenbestandteile ist bei jedem Menschen etwas anders. So liegt beispielsweise die Variationsbreite der Anteile von Bor in den Knochen zwischen 16 und 138 ppm (*parts per million* = Teile pro Million). Dies kann dramatische Auswirkung auf die Festigkeit einzelner Knochen haben, denn der mineralisierte Bereich zieht sich über die ganze Länge des Knochens und verleiht ihm hohe Druckfestigkeit.[134] Knochen können etwas nachgeben, was nützlich ist, wenn der Druck zunimmt. Schließlich ist es besser, nachzugeben, als gleich zu brechen. Im Inneren der Kortikalis befindet sich die poröse Gitterstruktur der Spongiosa, die auch als Trabekelsystem bezeichnet wird (von lat. *trabecula* für »Bälkchen«).

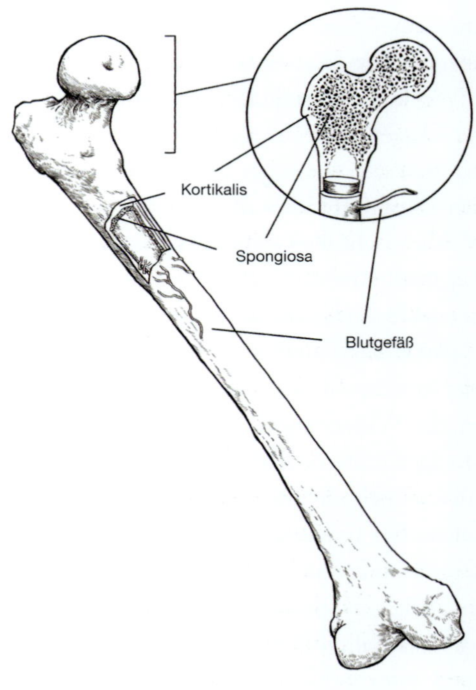

ABB. 1.36 Unsere Knochen bestehen aus zwei Strukturen: dem (rindenartigen) äußeren Bereich der Kortikalis und dem (schwammartigen) inneren Gerüst der Spongiosa.

Diese winzigen Streben machen den Knochen sowohl steif als auch leicht, da sein Inneres von Hohlräumen durchzogen ist.

Die Knochendruckfestigkeit ergibt sich zu 60 Prozent aus den Materialien, aus denen sie bestehen, aber zu 40 Prozent aus der Gitterbauweise – der Art und Weise, wie die Materialien im Knocheninneren angeordnet sind.[135] Dabei variiert das Verhältnis von Kortikalis zu Spongiosa: Bei den Handgelenken kann die Kortikalis 80 Prozent ausmachen, bei den Rückenwirbeln dagegen nur 33 Prozent. Der Oberschenkelhals wird stark beansprucht und besteht zu 75 Prozent, der Oberschenkelschaft zu 50 Prozent aus Kortikalis.

Lebendige Knochen haben einen hohen Anteil an Kollagen und Kalziumsalzen. Die Mineralsalze helfen den Knochen, Kompression standzuhalten, das Kollagen lässt die Knochen Spannungen widerstehen, die sie biegen oder brechen könnten. Bestünde ein Knochen ausschließlich aus Mineralsalzen, bräche er unter extremem Druck sauber wie ein abgestorbener Ast. Ein gesunder (vor allem junger) Knochen mit einem ausgeprägten Kollagennetz bricht eher wie frisches Holz. Falls Sie schon einmal einen gesunden Ast vom Baum brechen wollten, dann wissen Sie, dass er nicht bricht, sondern sich verbiegt. Sie müssen ihn immer wieder hin und her biegen, bis er sich auf der einen Seite zusammenschiebt und auf der anderen ausfranst.

In den Hohlräumen der Spongiosa, auch *Knochenmark* genannt, ist Platz für Blutstammzellen (oder *hämatopoetische Stammzellen*) und die Bildung von neuem Blut – roten Blutkörperchen sowie allen weißen Blutkörperchen für das Immunsystem. Dazu müssen die Knochen hervorragend mit Blutgefäßen versorgt sein, über die die Knochenzellen mit Nährstoffen versorgt werden und das neue Blut nach draußen gelangt. Im Alter, bei Krankheit oder Verletzungen kann sich das Knochenmark mit Fettgewebe füllen, das die blutbildenden Zellen ersetzt. Dies hat Auswirkungen auf die Gesamtgesundheit. An einigen Stellen, etwa den Nebenhöhlen, sind diese Hohlräume mit Luft gefüllt.

Wachstum und Alterung von Knochen

Säuglinge haben noch keine festen Knochen. Wie der Prozess der *Ossifikation* verläuft, hängt davon ab, um was für einen Knochen es sich handelt und wo er sich befindet. Die flachen Knochen von Schädel, Kiefer und Schlüsselbeinen etwa entstehen aus Stammzellen, die in einem Kollagengitter heranwachsen. Nahezu alle anderen Knochen, einschließlich der langen Arm- und Beinknochen, durchlaufen ein Knorpelstadium, das als Vorlage für den vollständig ausgewachsenen Knochen dient. In den Knochen von Säuglingen bilden sich Ossifikationszentren. Dort wird Knorpel langsam und stetig angetragen, was den jungen Knochen wachsen lässt. Im Gewebe zwischen den Ossifikationszentren entsteht ein primitives Trabekelsystem. Mit der Zeit mineralisiert der Knorpel an den Knochenenden, und die primitiven Trabekeln werden durch ausgereifte Trabekeln und Knochenmark sowie mit Gefäß- und Nervenstrukturen ersetzt.

An den noch wachsenden Enden der Knochen befindet sich die *Epiphysenfuge*, an der Knorpel angelagert und in Knochen umgewandelt wird. Sobald diese Wachstumsplatten verknöchern, ist ein Längenwachstum nicht mehr möglich. Dies ist, je nach Individuum und Knochen, im Alter von 18 bis 25 Jahren der Fall. Wird das Knochenende Bestandteil eines echten Gelenks, bleibt ein Teil des Knorpels erhalten und bildet die Knorpelfläche, die in gelenkiger Verbindung stehende Knochen benötigen.

Ausgewachsene Knochen haben einen geringen Wasseranteil: Lediglich 10 bis 20 Prozent davon sind Wasser, der Rest besteht zu 60 bis 70 Prozent aus Mineralsalzen (hauptsächlich Kalzium- und Phosphorkristalle), 30 bis 40 Prozent aus Kollagen, welches das Gerüst für die Salze bildet, und etwa 5 Prozent aus Glykoproteinen (nicht-kollagene Proteine und Kohlenhydrate). Es überrascht nicht, dass diese Werte von Person zu Person sowie altersbedingt erheblich schwanken.

Im Alter können die Knochenbälkchen schwächer werden. Dieser Verlust an Knochendichte wird als *Osteopenie* (von griech. *penie* für »Armut«), in schweren Fällen als *Osteoporose* (»poröse Knochen«) bezeichnet. Er kann dadurch entstehen, dass die Bälkchen, welche die Hohlräume im Knocheninneren bilden, dünner werden oder zum Teil ganz verschwinden. Letzteres ist bei Frauen wahrscheinlicher, während Männer häufig nur unter dünner werdenden Bälkchen leiden.[137] In beiden Fällen verliert der Knochen nach und nach an Dichte und wird schwächer (siehe Anhang D: Wissenswertes über Osteoporose auf Seite 93).

Gehirnwellen: Wir starten mit über 200 Milliarden Gehirnzellen ins Leben, die im Laufe der Jahre auf ungefähr 100 Milliarden ausgedünnt werden. Aber im Gehirn eines Erwachsenen ist jede Zelle mit durchschnittlich 7000 weiteren Zellen verbunden, was um die 500 Billionen Synapsen ergibt.[136] Dieses Netz ist einzigartig – genau wie die sich permanent verändernden elektronischen Felder Ihres Gehirns. Ihre Gehirnwellen unterscheiden sich von denen aller anderen Menschen, obwohl es gemeinsame Frequenzbereiche gibt, die sich bei allen zu unterschiedlichen Zeiten zeigen. Diese Frequenzbereiche werden in Alpha-, Beta-, Delta-, Theta- und Gammawellen eingeteilt, aber selbst innerhalb dieser Gruppen heben sich Ihre Gehirnwellen von den anderer ab.

Knochenumbau

Osteoblasten (von griech. *osteon* für »Knochen« und *blastos* für »Keim«) sind Zellen, die Kollagenfasern und Glykoproteine bilden, die sich mit Kalzium zu einer Art Zement verbinden. Sie werden mit der Zeit zu *Osteozyten* – sternförmigen Zellen mit langen Fortsätzen –, welche die Knochen wie Kanäle durchziehen und sie mit anderen Osteozyten verbinden. Diese nehmen Beanspruchungen des Knochens wahr und senden biochemische Signale, um den Auf- oder Abbau von Knochengewebe zu veranlassen. Um die Knochenresorption kümmern sich die *Osteoklasten* (griechisch *klasis* = »brechen«). Sie lösen die Knochensubstanz auf und verwerten das Kalzium weiter. Diese Zellen sind riesig: Wie Muskelzellen sind sie mehrkernig, verfügen also über mehr als einen Zellkern – einige haben sogar bis zu 50 Kerne. Sie werden von verschlissenen oder beschädigten Knochenstellen und abgestorbenen Osteozyten angezogen.[138] Unsere Knochen sind eine Kalziumbank, auf der 99 Prozent unseres gesamten Kalziums liegen.[139] Dieser Auf- und Abbauprozess wird *Knochenumbau* genannt. Das Hormon- und Immunsystem steuert diesen Prozess, wird dabei aber von Gen-, Ernährungs- und Umweltfaktoren beeinflusst, zum Beispiel davon, wie viel Sonne wir bekommen und welchen Giftstoffen wir ausgesetzt sind.

Knochen können von innen heraus umgebaut werden, doch verändert sich manchmal auch die äußere Kortikalis. Dies geschieht, wenn eine Stelle einer Dauerbeanspruchung ausgesetzt ist – oft dort, wo der Muskel befestigt ist. Der kleine Rollhügel *(Trochanter minor)* etwa ist ein Knochenvorsprung an der Innenseite des Oberschenkelschafts, ein kleines Stück unter dem bekannteren großen Rollhügel *(Trochanter major)*. Er dient der Befestigung des Lendendarmbeinmuskels *(Iliopsoas)*. Abbildung 1.37 zeigt, dass auch der kleine Rollhügel bei jedem Menschen etwas anders ist![140] Bei manchen sind die Erhebungen größer, vielleicht weil sie einmal Läufer waren und der kleine Rollhügel der Beanspruchung durch das ständige Beugen der Beine beim Laufen ausgesetzt war. Je größer die Erhebung, desto breiter kann die Sehne am Knochen ansetzen und desto größer und stärker kann der Muskel werden.

Füße: Weibliche Füße haben einen größeren Bewegungsumfang als männliche. Das kann eine Folge davon sein, wie viel Zeit unsere Vorfahren auf Bäumen verbrachten. Mädchen sind die besseren Kletterer und spielen auf dem Spielplatz länger am Klettergerüst. Bei unseren frühen Ahnen hatten die Geschlechter vermutlich unterschiedliche Vorlieben: Die leichteren und beweglicheren Frauen kletterten auf Bäume, um Früchte zu sammeln und vor Raubtieren zu fliehen. Sie schliefen auch lieber dort, während Männer lieber auf dem Boden schliefen.[141]

Dies gilt für den ganzen Körper. Je stärker die Beanspruchung durch die Muskelsehne am Knochen, desto größer die Befestigungsstelle. Es gibt hier einen Unterschied zwischen den Geschlechtern: Männer haben im Durchschnitt größere Knochen, weil die Befestigungsstellen ihrer Muskeln größer sind – und die Befestigungsstellen ihrer Muskeln sind größer, weil sie größere Knochen haben. Diese Zirkularität von Ursache und Wirkung geht über die genetische Veranlagung hinaus. (Stärker bedeutet nicht besser oder gesünder; es gibt einen Ausgleich zwischen größerer Kraft, die Stabilität erzeugt, und geringerer Größe, die mehr Beweglichkeit erlaubt.)

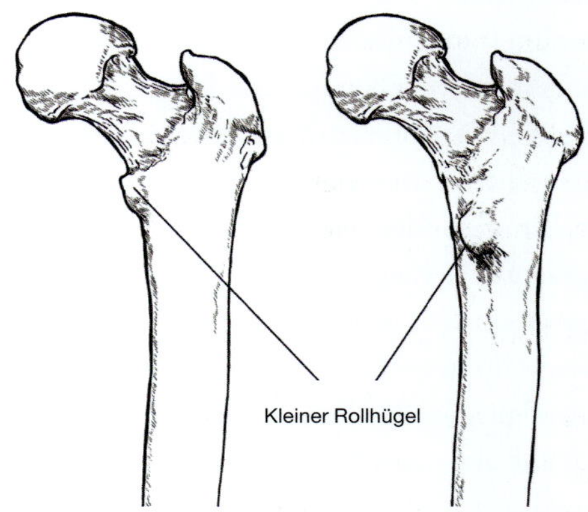

ABB. 1.37 Größe und Position variieren auch beim kleinen Rollhügel *(Trochanter minor)*. Die Größe kann durch permanente Beanspruchung beeinflusst werden. Die Position verändert sich nach Abschluss des Knochenwachstums nicht mehr.

Gelegentlich kommt es zu unerwünschten Knochenanlagerungen, sogenannten *Osteophyten*, besser bekannt als *Knochensporne*. Über die Ursachen ist wenig bekannt, und sie können auf verschiedene Umstände zurückgehen: Alter, mechanische Instabilität, Diabetes, Degeneration des umgebenden Knochens oder chronische Entzündungen, wie man sie bei Arthrose oft findet. Im Bereich der Wirbelsäule können sie das Rückenmark einengen und Schmerzen oder Taubheit verursachen. Gelegentlich schränken sie die Bewegungsfreiheit einer Sehne ein, und wenn diese über die rauer gewordene Knochenoberfläche gleitet, kann ein Knacken zu hören sein, wenn sie hängen bleibt und sich dann plötzlich löst. (Yogaschüler werden sich oft eines Knackens bewusst. Oft ist dies ein harmloses Zeichen dafür, dass eine Sehne über eine unregelmäßige Knochenstelle rutscht.)

Wenn wir altern, kann es zu inneren und äußeren Veränderungen des Knochens kommen. Aber wenn die Pubertät abgeschlossen ist, werden weder das Alter noch Sport seine

Form und Struktur verändern – Erkrankungen oder Unfälle sind davon ausgenommen. Yoga wird Ihre Knochen nicht dauerhaft verbiegen, sondern mehr Raum für Bewegung erzeugen. Die Praxis wirkt sich auf das weichere Gewebe aus, erzeugt Umfang und Kraft der Bewegung und beeinflusst die Stärke der Knochen, nicht aber deren Länge.

Ein Beispiel, das diese Zusammenhänge erläutert, sind die Oberschenkelknochen. Bei Säuglingen sind sie relativ gerade, und der Schenkelhals ist nur schwach ausgeprägt. Wenn wir mit dem Krabbeln und Laufen beginnen, sorgt der Druck in der Hüftpfanne dafür, dass sich allmählich ein Winkel bildet.[142] Sind wir als Kinder weiterhin aktiv und gehen, laufen, springen und betätigen uns anderweitig körperlich, wird der Schenkelhalswinkel immer ausgeprägter. Der ausgewachsene Knochen verändert sich nicht mehr.[143] Die Wachstumsplatten sind verknöchert, und es ist nur ein lokaler Umbau der Knochenoberfläche möglich.

Faszien und Knochen

Die Faszien der Bänder, die in die Faszien unserer Gelenkkapseln übergehen, sind nicht einfach nur am Knochen »befestigt«. Sie *werden* zum Knochen. Der Knochen ist von Fasziengewebe umhüllt, der Knochenhaut oder dem *Periost*. Dieses hat eine äußere Faserschicht *(Stratum fibrosum)* mit Fibroblasten und eine innere Zellschicht, das *Stratum osteogenicum* mit den Vorläuferzellen, aus denen sich die Osteoblasten entwickeln. Das Periost enthält Schmerzrezeptoren (Nozizeptoren) – was Sie immer dann merken, wenn Sie sich das Schienbein am Tisch anschlagen – und bietet den Blutgefäßen des Knochens Durchlass zum Knochenmark, wie Abbildung 1.38 zeigt. Es setzt sich bis zum inneren Ende der Kortikalis fort, wo es *Endost* genannt wird.

Knochensepten aus Fasziengewebe durchziehen den Knochen wie Muskelsepten unsere Muskeln umhüllen und abgrenzen. Wir können uns vorstellen, dass es im ganzen Körper nur einen einzigen Muskel gibt, der von den Faszien wie eine lange Kette von Würsten in miteinander verbundene Abschnitte unterteilt wird. Ebenso können wir ein Modell des Körpers mit einem einzigen Knochen erstellen, der über Faszien verbunden ist, und in die Gelenkkapsel und dann in den nächsten Knochenabschnitt übergeht. Die Bänder gehen gleichermaßen in die Sehnen, Faszien und Septen des Muskels über. Das gleiche Fasziennetz umhüllt die inneren Organe. Wir sind sowohl innen als auch außen ganz und gar eins und nehmen nur deshalb unterschiedliche Elemente wahr, weil wir uns mit der Vorstellung, der Körper sei aus systematischen Komponenten zusammengesetzt, das Verständnis erleichtern möchten. Die Wahrheit ist viel allumfassender und vielschichtiger: Wir sind ein Ganzes.

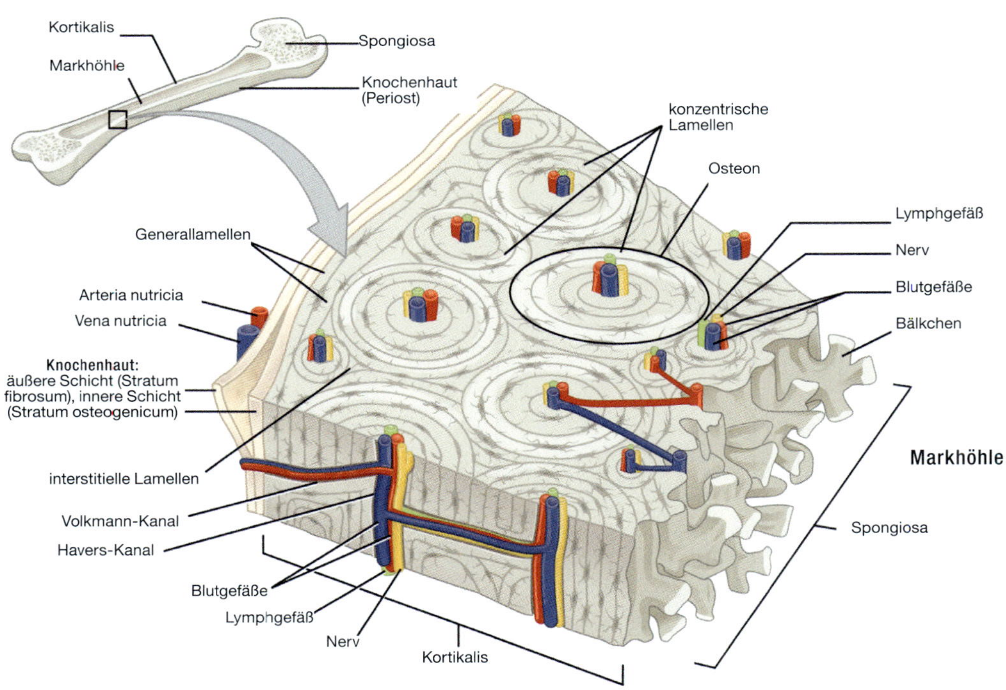

ABB. 1.38 Die Knochenhaut *(Periost)* setzt sich einerseits in den Faszien der Bänder und Gelenkkapseln fort und reicht andererseits tief in den Knochen hinein, wo sie zum *Endost* wird.

HINWEIS FÜR LEHRER: Kompressionsursachen

Abgesehen davon, dass Yoga die Form der Knochen nicht verändert, möchte ich anmerken, dass unser maximaler Bewegungsumfang davon bestimmt wird, wann unsere Knochen aneinander stoßen oder anderes Gewebe einklemmen. In den folgenden Teilen dieses Buchs werden wir alle wichtigen Gelenke des Körpers im Hinblick darauf gründlich untersuchen. Wenn unsere Knochen hinsichtlich der Form etwas variieren, werden wir natürlich auch unterschiedlich beweglich sein. Betrachten Sie zum Beispiel die beiden Lendenwirbelsäulenabschnitte in Abbildung 1.39. Beachten Sie Länge und Breite der Dornfortsätze (der Knochenfortsätze, die vom Wirbelkörper senkrecht nach oben ragen) sowie die Abstände dazwischen. Die linke Person (nennen wir sie den Steifen Steve) wird die Wirbelsäule nicht annähernd so stark strecken können (etwa in der Rückwärtsbeuge) wie die rechte Person (nennen wir sie die Biegsame Brit), wenn alles andere gleich ist. Mit »allem anderen« meinen wir, wenn der spannungsbedingte Widerstand an der Körpervorderseite gleich stark ist – und beispielsweise die Bauchmuskeln der beiden Personen gleich dehnbar sind.

Würden Steve und Birgit gleichzeitig mit Yoga-Asanas beginnen, könnte ihr Bewegungsumfang durch ähnlich starke Spannungen im Bereich der Körpervorderseite gleichermaßen stark eingeschränkt sein. Während sie die Widerstände in diesem Bereich beseitigen, kann sich die Biegsame Birgit immer weiter strecken, aber der Steife Steve gelangt schnell an den Punkt, an dem er Kompression erreicht (siehe Abb. 1.40).

Steve ist frustriert, weil er nicht so weit dehnen kann wie Birgit, und hört vielleicht mit dem Yoga auf. Er denkt, dass mit ihm etwas nicht stimmt. In dieser Überzeugung wird er von seiner Lehrerin vielleicht noch bestärkt, da sie insgeheim der Ansicht ist, wenn Steve drangeblieben wäre, hätte er sich im Laufe der Zeit immer weiter geöffnet. Möglicherweise dachte sie sogar, er würde zu schnell aufgeben! Leider hätte diese Unkenntnis der menschlichen Vielfalt sehr wahrscheinlich bei Steve zu Verletzungen geführt, wenn er weiter versucht hätte, die gleiche intensive Streckung der Wirbelsäule zu erzwingen, die Birgit so mühelos gelang.

Es ist gefährlich, wenn Yogaschüler denken, sie könnten beliebig weit in jede Haltung kommen, wenn sie sich nur entsprechend anstrengen. Teilt auch der Lehrer diese Ansicht, dann steigt das Verletzungsrisiko. Unsere Knochen sind ebenso einzigartig wie alle anderen Aspekte unseres Körpers. Deshalb werden wir uns je nach ihrer Form, Struktur und Ausrichtung entsprechend bewegen können.

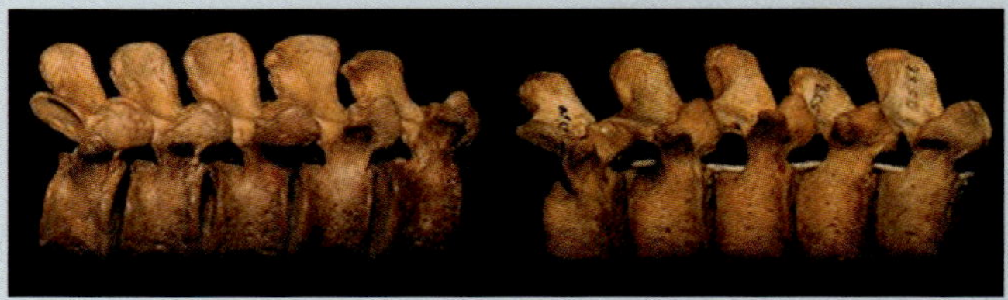

ABB. 1.39 Links die Lendenwirbel des Steifen Steve, rechts die Lendenwirbel der Biegsamen Brit

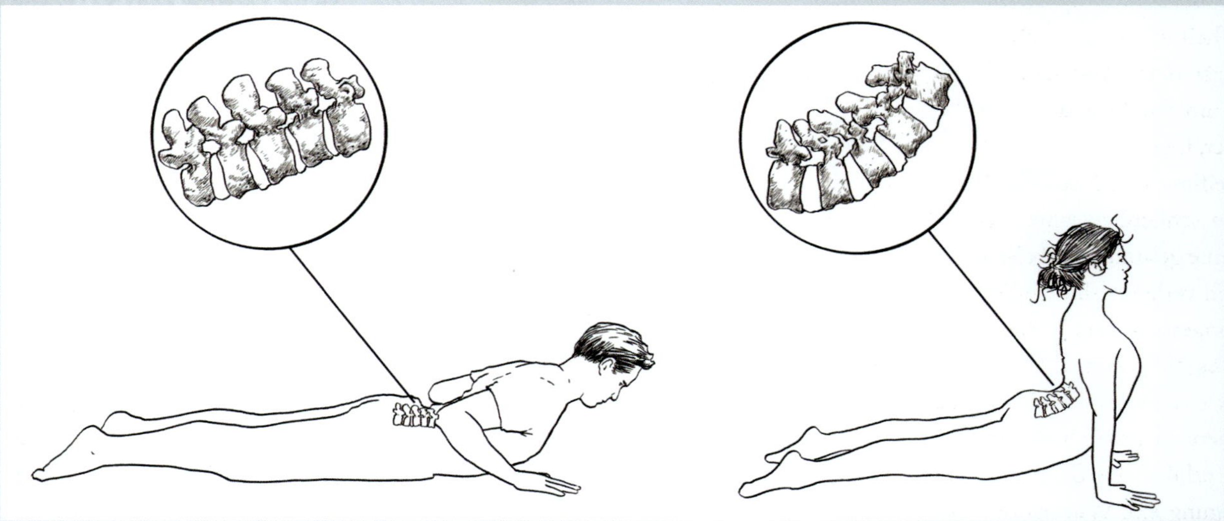

ABB. 1.40 Die Lendenwirbel der Biegsamen Brit lassen einen größeren Bewegungsumfang zu als die des Steifen Steve.

Gelenke und Knorpel

Das Wort »Gelenk« ist ein Substantiv. Es wäre jedoch hilfreich, es als eine Art Verb zu betrachten. Der Yogaexpertin Leslie Kaminoff zufolge ähnelt ein Gelenk einer Ehe – es besteht eine Beziehung, die hoffentlich stark und ausgeglichen ist.[146] Um Schönheit und Funktion eines Gelenks ganz würdigen zu können, müssen wir uns alle Partner ansehen und verstehen, was sie zu dieser Verbindung beitragen – wie sie die Beweglichkeit unterstützen und für Stabilität sorgen. Gesunde Beziehungen brauchen sowohl Flexibilität als auch Stabilität. Unsere Gelenke machen da keine Ausnahme. Sie bestehen nicht nur aus Knochen und Bindegewebe, sondern bilden ein dynamisches System, das Muskeln und oberflächliche Faszien, Nervensystem und Blutkreislauf sowie unsere geistige Absicht und Aufmerksamkeit einschließt.

Bänder, Gelenkkapseln und knochenbedingte Kompression können ein Gelenk in seiner Bewegung einschränken. Auch Muskeln begrenzen mittels Anspannung die Bewegung – und die Faszien, die hydrostatische Spannung erzeugen, wirken ebenfalls versteifend. Außerdem dürfen wir die anderen stabilisierenden Faktoren wie die von Knorpel überzogenen Gelenkflächen der Knochen nicht außer Acht lassen. Die Gelenkflächen trennen die Knochen voneinander, das Bindegewebe um das Gelenk hält sie zusammen. Dies gilt für alle echten Gelenke, die sich allerdings darin unterscheiden, wie sehr die harten und weichen Gewebe für Stabilität sorgen. Ein Versagen der Gelenkflächen führt mindestens ebenso häufig zu Gelenkinstabilität wie ein Versagen der Bänder oder der Gelenkkapsel.[147]

Stuart McGill, Professor für Biomechanik und international bekannter Spezialist für Rückenprobleme schreibt: »Steifheit wirkt stets stabilisierend«[148]. Klar: Ein Gelenk unter Last muss steif sein. Zuerst kontrahieren die Muskeln rund um das Gelenk. Auch die anderen Weichgewebe wie Bänder, Gelenkkapsel und Faszienhüllen tragen zur nötigen Versteifung bei. Natürlich kann man auch übertreiben, wir wollen schließlich keine Starre. Stuart McGill fand heraus, dass eine gesunde Wirbelsäule Steifheit im gesamten Rumpfbereich verlangt, die Muskeln dabei aber nur bis zu 10 Prozent angespannt sind.[149] Bei einer »ungesunden« Wirbelsäule kann es nötig sein, die Steifheit etwas zu erhöhen.[150] Es ist aber kontraproduktiv, die Muskeln deutlich stärker anzuspannen, denn zu große Steifigkeit durch zu starke Muskelanspannung erhöht die Belastung des Gelenks und schränkt die Bewegung ein. Wie bei den Bandhas im Yoga ist eine eher feine als feste muskuläre Anspannung nötig.

Versteift man ein Gelenk vorsätzlich, steht nicht der volle Bewegungsumfang zur Verfügung. Um ein Gelenk zu trainieren (um die Gelenkkapsel sowie die dazugehörigen Bänder und Faszien dicker und kräftiger zu machen) und den Bewegungsumfang zu erweitern, beansprucht man es am besten im unbelasteten, entspannten Zustand. Die Kombination aus Belastung und extremer Beweglichkeit kann sehr gefährlich sein!

Gelenk: Definition

Ein Gelenk ist keine simple Sache, aber die Wissenschaft vereinfacht gern, damit wir die einzelnen Elemente besser verstehen. Dies ist hilfreich, sofern wir dabei nicht aus den Augen verlieren, dass die Realität komplizierter und komplexer ist. Wir werden den mechanistischen Ansatz nutzen und uns die traditionellen Gelenkbestandteile ansehen. Aber vergessen Sie bitte nie, dass dies eine Vereinfachung ist.

Ein Gelenk (von griech. *arthron* für »Verbindung«) ist die Verbindung zwischen zwei oder mehreren Knochen. Es gibt verschiedene Gelenkarten mit verschiedenen Funktionen (siehe Anhang E: Die Gelenkarten auf Seite 95). Gelenke ermöglichen körperliche Bewegung, stützen und stabilisieren – aber nicht immer. Manche Gelenke sollen Bewegung verhindern, wie zum Beispiel die bindegewebigen Nahtstellen der Schädelknochen. Bei beweglichen Gelenken wirken Muskeln über ihre Befestigung am Knochen als Kraft oder als Hebel, um sie zu bewegen. Diese echten oder diskontinuierlichen Gelenke sind von einer stützenden und schützenden Faserkapsel aus Fasziengewebe, Sehnen und Bändern umgeben. Die Gelenkkapsel setzt unweit der Gelenkflächen am Knochen an. Bei längeren Knochen kann diese Befestigungsstelle recht weit vom eigentlichen Gelenk entfernt und die Gelenkkapsel damit sehr ausgedehnt sein.

DAS IST WICHTIG: Gelenke gefahrlos beanspruchen

Für das Training der Gelenke empfiehlt sich im Allgemeinen Folgendes Vorgehen:

1. Schränken Sie bei Belastung den Bewegungsumfang ein: Versteifen Sie das Gelenk, spannen Sie die Muskeln an.
2. Um den Bewegungsumfang zu erweitern, gehen Sie bis an die natürliche Grenze des unbelasteten Gelenks: Entspannen Sie die Muskeln.

Gelenkknorpel

Die Gelenkflächen der Knochen sind mit einem besonderen Knorpelgewebe überzogen, dem *hyalinen* Knorpel. (Es gibt ein paar Ausnahmen wie die Verbindungen von Brust- und Schlüsselbein sowie von Schulterhöhe und Schlüsselbein, die beide dicht und faserig sind.) Knorpel ist weicher und nachgiebiger als Knochen, weil das Verhältnis von Proteoglykanen (wasserliebenden Molekülen) zu Kollagen höher ist. Gelenkknorpel oder hyaliner Knorpel hat eine sehr geringe Reibungszahl (er ist 5- bis 20-mal glatter als Eis![151]). Er ist abnutzungsbeständig, leicht elastisch und lässt sich ein wenig zusammendrücken. Das macht ihn widerstandsfähig gegenüber wiederholter Beanspruchung und ideal für leichtes Gleiten über vergleichbare Oberflächen. Die Knorpeldicke variiert je nach Person und Alter: Bei jungen Menschen kann die Knorpelschicht an den Enden der Knochen von großen Gelenken wie der Hüfte bis zu 7 Millimeter dick sein. Im Alter kann sie auf 1 bis 2 Millimeter schrumpfen.[152] Bei manchen Menschen kann der Knorpel auch vollständig abgenutzt sein, was als *Arthrose* bezeichnet wird.[153] Sobald die schützende Knorpelschicht verschwunden ist, reiben die Knochenenden aneinander. Das ist sehr schmerzhaft und schwächend. Die Knorpeldicke verändert sich auch mit der Form des Knochens, der davon überzogen ist.

Bei konvexen Knochen (sie sind nach außen gewölbt wie der Oberschenkelkopf) ist sie in der Mitte am dicksten und an den Rändern am dünnsten. Bei konkaven Knochen (sie sind nach innen gewölbt wie unsere Hüftpfannen) ist es umgekehrt. Diese Verdickung zum Rand konkaver Knochen trägt zur Bildung einer Gelenklippe namens *Labrum* (lat. für »Rand eines Gefäßes«) bei, die es nur an den Gelenkpfannen von Schulter und Hüfte gibt. Wozu diese Gelenklippen dienen, ist noch nicht völlig erforscht. Vielleicht sollen sie die Gelenkpfanne einfach tiefer und das Gelenk damit stabiler machen oder für eine bessere Verteilung der Synovial- oder Gelenkflüssigkeit sorgen.[154]

Optimale Ernährung: Die Nutrigenomik ist die Wissenschaft, die Ihnen auf Grundlage Ihrer Gene eine optimale Ernährung verordnet. Jeder Körper verarbeitet Nahrung anders, und wie schnell unser Stoffwechsel arbeitet, kann sowohl mit unseren Genen als auch mit den von uns bevorzugten Lebensmitteln zusammenhängen. Ein Gen namens APOE beeinflusst zum Beispiel die Fettspaltung. Eine Variante davon wird vermehrt mit Herz-Kreislauf-Erkrankungen und Demenz in Verbindung gebracht. Ein anderes Gen bestimmt, wie viel Vitamin B_9 wir brauchen. Gene können sogar darüber entscheiden, ob uns bestimmte Nahrungsmittel wie Brokkoli und Rosenkohl schmecken.[155]

Wegen der eingeschränkten Verfügbarkeit von Nährstoffen kann es lange dauern, bis Knorpelschäden heilen. Gelenkknorpel verfügen weder über eine direkte Blutzufuhr noch über Nervenendigungen. Ihre Versorgung ist unklar. Vermutet wird, dass die zirkulierende Gelenkflüssigkeit Nährstoffe zu den knorpelbildenden Zellen *(Chondrozyten)* bringt. Sie könnten aber auch durch die benachbarten Blutgefäße im Knochen sickern. Man geht davon aus, dass auch Gelenke mit geschädigtem Knorpel behutsam bewegt werden sollten, um die Gelenkflüssigkeit auf der Knorpeloberfläche zu verteilen. Zyklische Beanspruchung durch einfache Aktivitäten wie Gehen oder Radfahren stärkt den Knorpel.[156]

Meniskus

Im Kniegelenk sitzt zwischen Oberschenkelknochen und Schienbein ein speziell geformter Faserknorpel namens *Meniskus* (griech. für »Halbmond«). Diese C-förmige Knorpelscheibe ist nicht von einer Gelenkinnenhaut *(Membrana synovialis)* überzogen. Menisken finden sich auch im Schultereckgelenk und an einigen anderen Stellen.[157] Ihre genaue Funktion ist unbekannt. Sie dienen vermutlich als Art Stoßdämpfer und verbessern die Passform der beiden unregelmäßig geformten Knochenenden.[158] In ihrer Funktion als Stoßdämpfer werden sie bei Belastung zusammengedrückt und verteilen die Last sternförmig. Zusammensetzung und Ausrichtung der Kollagenfasern unterstützen die Verteilung der multidirektionalen Kräfte, die auf sie wirken. Die Menisken des Kniegelenks bremsen auch die Gleitbewegung des Oberschenkelknochens auf dem Schienbeinkopf. Sie helfen, die Gelenkschmiere und das Gewicht großflächiger zu verteilen und die Knorpelränder der Knochen zu schützen. Menisken sind meist an den Rändern mit der Gelenkkapsel verbunden wie der Innenmeniskus des Knies, der mit dem Innenband verwachsen ist. Der Außenmeniskus des Knies jedoch ist nicht mit der Gelenkkapsel verbunden. Weil es im Kniegelenk keine Blutgefäße gibt, heilen Meniskusschäden schlecht. Zum Rand hin erhält der Meniskus wenig Nährstoffe von der Gelenkkapsel, im Gelenkinneren aber kommt kaum etwas an, und es gibt nur wenige Chondrozyten, um beschädigte Fasern zu ersetzen. Bei einem an- oder durchgerissenen Innenmeniskus hilft meist nur eine Operation, bei der der beschädigte Teil herausgeschnitten wird. Oft lassen sich die Symptome dadurch lindern, dass man die Knie passiv beansprucht, indem man zum Beispiel länger auf den Fersen sitzt *(Vajrasana)* oder dabei einen Stock oder zusammengerollte Lappen in die Kniekehlen legt.[159] (Bedenken Sie bitte, dass dies nicht in jedem Fall funktioniert!)

Bandscheiben

Der Knorpel der Bandscheiben zwischen den Wirbelkörpern unterscheidet sich vom Knorpel der Gelenke. Wie die Menisken dienen auch die Bandscheiben der Druckverteilung und verbessern die Verbindung zwischen den in gelenkiger Verbindung stehenden Knochen. Im Grunde erzeugen sie zwei hintereinander geschaltete Gelenke, die einen größeren Bewegungsumfang ermöglichen als nur ein Gelenk. Bandscheiben sind komplexer als Menisken. Wie Abbildung 1.41 zeigt, bestehen sie aus zwei Hauptelementen: einem Faserring *(Anulus fibrosus)* und einem Gallertkern *(Nucleus pulposus)*. Ein treffendes Bild für den Vergleich wäre ein Krapfen: Der Krapfenteig entspräche dem Faserknorpel der Scheibe, die Marmeladenfüllung des Krapfens dem gallertgefüllten Kissen der Bandscheibe, das Stöße dämpfen hilft. Bandscheiben sind unterschiedlich dick: Am dünnsten sind sie im Bereich der Halswirbelsäule, am dicksten im Bereich der Lendenwirbelsäule. Nicht einmal die einzelne Bandscheibe ist überall gleich dick: Die Bandscheiben der Hals- und Lendenwirbelsäule sind vorn dicker als hinten. Dies trägt zur *Lordose*, der Vorwärtskrümmung der Wirbelsäule in diesen Bereichen bei.

In der Brustwirbelsäule sind die Bandscheiben überall gleichmäßig hoch. Die *Kyphose*, die Krümmung der Wirbelsäule nach hinten, ergibt sich hier ausschließlich aus der Form der Wirbel. Die Bandscheiben sind wie die Menisken mit Bändern verbunden. An Vorder- und Rückseite der Wirbelsäule verläuft je ein langes Band: das vordere Längsband *(Ligamentum longitudinale anterior)* und das hintere Längsband *(Ligamentum longitudinale posterior)*. Die Bandscheiben der Brustwirbelsäule sind seitlich mit intraartikulären Bändern *(Ligamentum capitis costae intraarticulare)* verbunden.

Die Bandscheiben machen etwa 25 Prozent der Gesamtlänge der Wirbelsäule aus. Das kann je nach Tageszeit variieren: Morgens enthalten sie am meisten Flüssigkeit und sind am dicksten, am Abend enthalten sie am wenigsten Flüssigkeit und sind am dünnsten.[160] Es empfiehlt sich daher nicht, die Wirbelsäule am frühen Morgen zu beanspruchen, da die Spannung nach der Zufuhr von Flüssigkeit im Schlaf hoch ist. (Es ist keine gute Idee, in der ersten halben Stunde nach dem Aufstehen Yoga zu praktizieren!) Im Laufe des Tages drückt die Schwerkraft die Bandscheiben zusammen, sie verlieren an Flüssigkeit und schrumpfen. Dadurch ist die Wirbelsäule weniger beansprucht. Die meisten Menschen fühlen sich daher abends beweglicher. Mit zunehmendem Alter werden die Bandscheiben dicker – allerdings lässt ihre Widerstandskraft nach.[161] Dass sich die Wirbelsäule immer mehr verkürzt und wir dadurch mit zunehmendem Alter kleiner werden, liegt daran, dass die Wirbel dünner werden. Die Größe der Bandscheiben ist bei jedem anders, und sie können Beanspruchungen unterschiedlich gut standhalten.

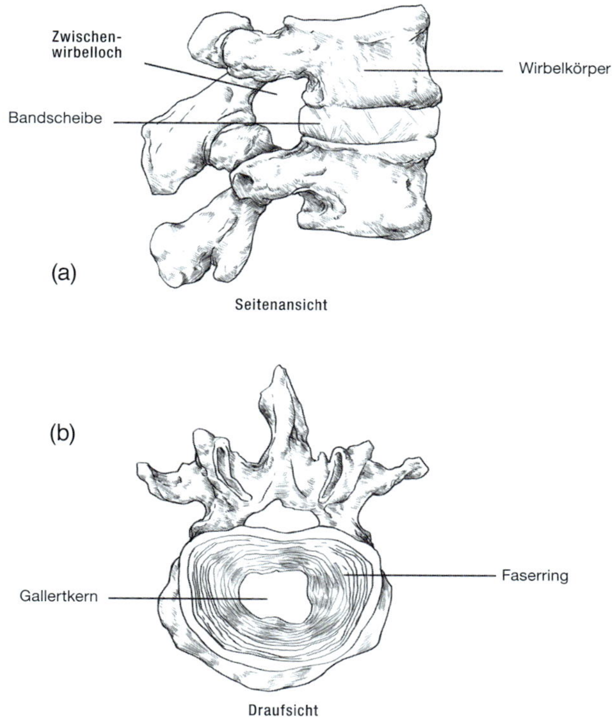

ABB. 1.41 Die Bandscheiben. Die Abbildungen zeigen die beiden Bestandteile, den inneren Gallertkern *(Nucleus pulposus)* und den äußeren Faserring *(Anulus fibrosus)*.

Der Gallertkern der Bandscheiben ist im Bereich von Hals- und Lendenwirbelsäule sehr gut entwickelt, im Bereich der Brustwirbelsäule aber deutlich weniger ausgeprägt. Bei der Geburt ist er sehr groß und weich. Wenn wir älter werden, verliert er die Fähigkeit, Wasser zu speichern, und damit seine gallertartige Beschaffenheit. Der Faseranteil nimmt zu, er wird weniger strapazierfähig. Die fortschreitende Fibrose macht ihn dicker, gleichzeitig aber schwächer.[162] Es gibt Fälle, in denen er sogar ganz verschwindet (manchmal bereits ab dem 26. Lebensjahr). Dies ist ein weiteres Beispiel dafür, dass jeder Mensch anders ist.

Fingerabdrücke: Die Einzigartigkeit der Fingerabdrücke ist nicht nur eine Frage der Gene. Sie entstanden in Ihrer Zeit als Embryo durch die Bewegungen der Mutter, die wiederum den Druck und die Strömung des Fruchtwassers veränderten, das Sie umgab. Bei einem winzigen Prozentsatz von Menschen sind die Fingerabdrücke mit denen anderer Familienmitglieder identisch – denn sie haben keine! Die Ursache ist eine äußerst seltene Genmutation.[163]

ES IST KOMPLIZIERT: Weitere Gelenkelemente

Gelegentlich liegt ein Schleimbeutel *(Bursa synovialis)* aus *Synovialgewebe*, auch Gelenkinnenhaut *(Membrana synovialis)* genannt, unter den Bändern oder Sehnen. Diese Säckchen enthalten Gelenkflüssigkeit und sollen die Reibung der über die Gelenkkapsel gleitenden Bänder und Sehnen verringern. In einem echten Gelenk findet man je nach Art und Funktion Gelenkflüssigkeit, Knorpel oder beides.

Abbildung 1.42 zeigt das echte Gelenk des Knies mit seinen Knochen, Knorpelschichten an den Knochenenden, dem Spalt zwischen den Gelenkknorpeln, einer dünnen Schicht der Synovia genannten Gelenkschmiere sowie der Faszienhülle der Gelenkkapsel, die in Sehnen und Bänder übergeht. Die Gelenkflüssigkeit besteht aus speziellen Glykosaminoglykanen wie Hyaluronsäure, Chondroitinsulfat und Lubrizin. In Wirklichkeit ist der Abstand zwischen den beiden Knochen und ihren Knorpeln viel kleiner als diese Abbildung zeigt, und die Schicht aus Gelenkflüssigkeit ist sehr dünn.

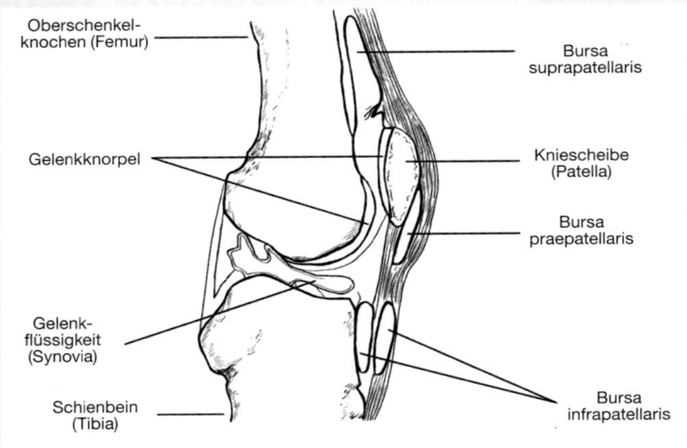

ABB. 1.42 Das Knie ist ein echtes Gelenk und besteht aus den in gelenkiger Verbindung stehenden Knochen, dem Überzug aus Gelenkknorpel und einem mit Gelenkflüssigkeit gefüllten Gelenkspalt – alles umhüllt von der Gelenkkapsel, die möglicherweise unmittelbar in die Bänder übergeht.

Bei einigen Gelenken wie unseren Knien enthält die Gelenkkapsel zusätzlich noch Faserstrukturen wie Gelenkscheiben, Menisken, intraartikuläre Bänder (etwa die Kreuzbänder in den Knien) sowie Fettkörper. Sie alle machen die Verbindung zwischen den Enden der beiden Knochen enger und sicherer. Die Fettkörper sind unterschiedlich groß und sitzen zwischen Gelenkkapsel und Gelenkinnenhaut, nicht in der Gelenkflüssigkeit. In Ellenbogen- und Kniegelenken sind sie besonders auffällig. Sie füllen alle Hohlräume, die sich aus einer unvollständigen Verbindung der am Gelenk beteiligten Knochen in der Gelenkkapsel ergeben. Dadurch wird weniger Gelenkflüssigkeit benötigt. Die Fettkörper und Falten im Gelenk sind ziemlich elastisch, biegsam und formbar, was die Druckverteilung im Gelenk unterstützt. Die Falten in echten Gelenken werden *Plicae* (von lat. für »Falten«) genannt. Beim Knie handelt es sich um letzte Überreste der Embryonalentwicklung, die beim Erwachsenen für gewöhnlich zu unauffälligen Synovialfalten zurückgebildet sind. In einigen Fällen können sie mit der Kniescheibe verkleben und den Bewegungsumfang des Kniegelenks einschränken. Sie können sich auch entzünden, was sie dicker macht und die Wahrscheinlichkeit erhöht, dass sie am Oberschenkelknochen hängen bleiben und die Bewegung bremsen.[164] Andererseits können sie die Fläche der Gelenkinnenhaut auch vergrößern und den Bewegungsumfang erweitern.

Hin und wieder kommt es vor, dass sich diese Gelenkfalten mit anderen Fasern verheddern oder am Knorpel haften bleiben und vorübergehend festkleben. Wenn sie sich wieder lösen, ist ein Knacken, Krachen oder Knallen zu hören. Reste von Fasern oder Teile von Zellen, die sich im Laufe der Zeit durch Verschleiß abgelöst haben, können sich im Gelenk ansammeln und in der Gelenkflüssigkeit schwimmen, was sich wie ein Knirschen anfühlen oder anhören kann. Die Gelenkkapsel umschließt das Gelenk nicht immer wie eine dichte Hülle. Sie kann Nerven, Blutgefäßen, Bändern und Sehnen Durchlass gewähren, wie das bei den Knie- und Schultergelenken der Fall ist.[165]

Gelenkflüssigkeit ist auch außerhalb der Gelenkkapsel zu finden. Sie überzieht Sehnen und Bänder, damit sie besser gleiten. Die Gelenkflüssigkeit dient aber nicht nur dazu, die Reibung zwischen den beweglichen Flächen zu verringern, sondern ist auch an der Nährstoffversorgung der Knorpelzellen beteiligt.[166]

Verriegelungs- und Ruhestellung

Bei größtmöglicher Kongruenz zwischen den Gelenkflächen, für gewöhnlich am Ende des Bewegungsspektrums, befindet sich das Gelenk in der *Verriegelungsstellung*. In dieser Position sind sowohl die stützenden Bänder als auch die Gelenkkapsel straff gespannt. Da das Gelenk von seinem Bindegewebe maximal gestützt wird, müssen die Muskeln kaum mithelfen, um die Stellung zu halten. Man findet dies oft in der unteren Körperhälfte, wenn die Gliedmaßen zur typischen Standhaltung angeordnet sind: Die Knie sind durchgedrückt, die Oberschenkelköpfe fest in die Hüftpfannen gepresst. In diesem symmetrischen Stand müssen wir am wenigsten Energie aufwenden, um in der Haltung zu bleiben. Da sich die Bänder spiralförmig um die Hüftkapsel wickeln, sind Oberschenkelknochen und Becken in dieser völlig kongruenten Position buchstäblich ineinander verschraubt. Bei der maximalen Stabilität verhalten sich die Knochen hinsichtlich der Druckverteilung fast wie eine Einheit. Würde das Gelenk noch weiter bewegt, käme es zu einer Verletzung der Gelenkstruktur.

In der *Ruhestellung* ist die Kongruenz zwischen den Gelenkflächen am geringsten: Bänder und Gelenkkapsel sind schlaff. Dies ist für gewöhnlich in der Mitte des Bewegungsspektrums der Fall. An diesem Punkt könnte man das Gelenk wegen der schlaffen Stützstrukturen sogar etwas auseinanderziehen. In der Ruhestellung sind auch Bewegungen wie Rollen, Gleiten und Spin möglich. (Weitere Informationen dazu finden Sie auf Seite 97 in Anhang F: Die Biomechanik der Gelenkbewegung.) Die Gelenkflächen haben minimalen Kontakt, was die Reibung bei Bewegungen und damit oberflächliche Gewebeschäden verringert. Wenn das Kniegelenk 90° gebeugt ist und sich in der Ruhestellung befindet, sind die Bänder so schlaff, dass sie einen gewissen Spin des Schienbeins zulassen. Diese Drehung des Unterschenkels ermöglicht Bewegungen, die in der Verriegelungsstellung unzulässig oder gar gefährlich wären, wie eine Auswärtsdrehung der Füße, während die Knie gerade nach vorn zeigen. Es bedeutet jedoch, dass je nach Spannung der Bänder und der Gelenkkapsel zuweilen bestimmte Körperbewegungen möglich sind, die unter anderen Umständen nicht ratsam sind.

Kontraktur

Es gibt mehrere, durch das Gelenk und die Gelenkkapsel bedingte Spannungsursachen, die unseren Bewegungsumfang einschränken können. Ein Mangel an Gelenkflüssigkeit kann das Gelenk steif werden lassen. Der eine Knorpel gleitet nun nicht mehr ungehindert über die Oberfläche des anderen. Wie bereits erwähnt, kann die Knorpelfläche Schaden nehmen und *Arthrose* entstehen. Schreitet dieser Prozess fort, kann der Knorpel vollständig verschwinden, sodass daraufhin auch die Abtragung der Knochenenden beginnt.

Eine weitere Ursache von Spannungen in der Gelenkkapsel ist die sogenannte *Kontraktur*. Dabei zieht sich das Kollagen der Gelenkkapsel zusammen und wird zu kürzeren Strängen umgebaut. Professor Laurence Dahners von der University of North Carolina hat dieses Phänomen untersucht. Er entdeckte einen Mechanismus, bei dem der Körper Bandmaterial entfernt und so die Gelenke gewissermaßen wie in Schrumpffolie verpackt.[167]

Ein Beispiel für eine solche Kontraktur wäre die Ruhigstellung der Schulter. Dazu ein Fall aus der Praxis: Bei einem Sturz bricht sich eine alte Dame den Arm. Der Bruch wird eingerichtet, und der Arm ruht mehrere Wochen in einer Schlinge. Als diese entfernt wird, ist der Knochen zwar geheilt, aber die Schulter steif und unbeweglich geworden. Was ist geschehen? In diesem Fall geht der eingeschränkte Bewegungsumfang auf die mangelnde Bewegung im Schultergelenk zurück, sprich: auf das Ruhigstellen. Um diese Art von Bewegungseinschränkung der Schulter, die durch Ruhigstellen entstanden ist, zu behandeln, gibt es nach gängiger Meinung nur eine wirksame Methode, die Sie kaum überraschen wird: Bewegung.

Eine neuere Studie zur Beseitigung von Kontrakturen vergleicht die kurze, intensive Beanspruchung wie in den aktiven Yogastilen mit einer länger anhaltenden, aber leichten Beanspruchung wie in der Yin-Yoga-Praxis.[169] Die Wissenschaftler schlossen mit dem Fazit: »Die längste schwache Dehnung erbrachte die größte dauerhafte Verlängerung bei der geringsten Verletzung und der geringsten strukturellen

Normalitätswahrnehmung: Die Durchschnittsamerikanerin ist 1,63 Meter groß und wiegt 63,5 Kilogramm. Das Durchschnittsmodel aber ist 1,80 Meter groß und wiegt 53 Kilogramm.[168] Was ist normal? Die Models sind es gewiss nicht, und dennoch halten viele Amerikanerinnen ihren Körper für nicht normal: Sie wollen wie Models aussehen. Unsere Vorstellung von normal vermischt sich mit unserem Wunsch nach einem bestimmten Aussehen. Dabei ist die Definition von Schönheit kulturellen Veränderungen unterworfen und hat sich in den letzten Jahrhunderten dramatisch gewandelt. In gleicher Weise kann uns die bei Yogalehrern und in Yogazeitschriften beobachtete Beweglichkeit unbewusst glauben machen, ihre Körper wären normal und unser Körper wie eine unzulängliche, unbewegliche Schaufensterpuppe – steif und leblos. Normal ist nicht, wie wir aussehen möchten. Normal ist, was für unseren individuellen Körper gesund ist. Eigentlich sollten wir fragen: Was ist in Anbetracht meiner Biologie und meiner Biografie für mich normal?

Schwächung des Bindegewebes. Das heißt mit anderen Worten: Die dauerhafte Verlängerung des Bindegewebes führt zu einer dauerhaften Erweiterung des Bewegungsumfang beim Patienten.« Man könnte es auch so ausdrücken, dass die längere und schwächere Beanspruchung die Gesundheit und Beweglichkeit des Gelenks besser wiederherstellt als die stärkere, aber kürzere Beanspruchung.

Kommen wir nun aber auf unser eigentliches Thema zurück: *Was bremst mich?* Wenn unsere Bänder oder Gelenkkapseln durch Kontraktur oder aus einem der vielen anderen dargelegten Gründe verkürzt sind, dann spüren wir die Spannung direkt im Gelenk. Ich wiederhole: Diese Spannung wird nicht von verspannten, verkürzten Muskeln verursacht. Spannungen in Bändern oder Gelenkkapseln fühlen sich zudem ganz anders an als muskuläre Spannungen. Sie machen sich auch an anderer Stelle bemerkbar, sind stärker örtlich begrenzt und schwächer – und darüber hinaus nicht so leicht aufzuspüren wie muskuläre Spannungen.

Sollten wir versuchen, diese Strukturen zu dehnen? Viele Physiotherapeuten, Yogalehrer und Fitnesstrainer raten wegen der Gefahr einer Destabilisierung von einer Beanspruchung der Bänder und Gelenke ab. Schließlich hat es ja Sinn, dass unsere Bänder verhindern, dass ein Gelenk zu stark bewegt und dabei verletzt wird. Oft leiden wir aber darunter, dass unser Bewegungsumfang und unsere Beweglichkeit dadurch stark eingeschränkt sind, obwohl wir in der Haltung nicht zu weit gehen. Wir würden unseren natürlichen und normalen Bewegungsumfang vielleicht gern besser ausnutzen. Dieser Beweglichkeitsverlust lässt sich aber nur dadurch ausgleichen, dass wir bei der Struktur ansetzen, die uns bremst. Das bedeutet, dass wir unsere Bänder und Gelenke trainieren – ohne sie dabei zu verletzen.

Und hier gilt wieder einmal die schon erwähnte *Goldlöckchen-Philosophie* (siehe S. 44). Es ist durchaus möglich, in einer Haltung zu weit zu gehen und ein Gelenk zu verletzen. Aber das macht das andere Extrem keineswegs gesünder. Wenn man ein Gelenk keinerlei Beanspruchung aussetzt, provoziert man Abbauprozesse, Krankheiten und Gebrechlichkeit. Wir müssen also den Mittelweg finden – nicht zu viel und nicht zu wenig Beanspruchung!

TEIL 1
Zusammenfassung

Es gibt viele Antworten auf die *Was bremst mich?*-Frage. Die Ursachen lassen sich auf einem Spektrum mit zwei großen Teilbereichen ansiedeln. Wir werden entweder von Spannungen im Gewebe gebremst, die weitere Fortschritte verhindern, oder von Kompression, wenn Gewebe auf Gewebe trifft. Wir haben die Spannungsursachen untersucht und festgestellt, dass Spannungen auf verschiedene Weise entstehen: Wir können sie in den Muskeln spüren – in der kleinsten Muskelzelle und auf der gesamten Länge des Muskels. Wir können sie im Fasziengewebe innerhalb der Muskeln spüren sowie in den tiefen Faszien außerhalb davon, die alle Organe und Gewebe wie ein Ganzkörperanzug aus Kollagen umhüllen. Wir können sie in unseren Sehnen und in unseren Bändern spüren – und in unseren Gelenkkapseln. Außerdem können wir sie infolge der Reaktionen unseres Nervensystems auf Stress oder Schmerz spüren und aufgrund von Immunreaktionen. Und schließlich können wir sie spüren, weil unsere Gelenke, Muskeln und Faszien zu wenig oder zu viel Wasser enthalten.

Wir wissen, dass äußerlich kein Mensch dem anderen gleicht – und das gilt auch für das Innere des Körpers. Wir haben gelernt, dass sich die Menge der eingelagerten Flüssigkeit auf unsere Beweglichkeit auswirkt. Der Wasseranteil unseres Körpers schwankt zwischen 46 und 70 Prozent.[170] Da Wasser erheblich zur Spannung im Körper beiträgt, hat der Wasseranteil Einfluss auf unsere Beweglichkeit. Bedenken muss man dabei, dass der Wasseranteil schwankt: An manchen Tagen ist mehr, an anderen weniger Wasser im Körper – und das bedeutet, dass wir an manchen Tagen einfach flexibler als an anderen Tagen sind.

Wir haben ferner gesehen, dass unser Immunsystem in Zusammenarbeit mit unserem Nerven- und Hormonsystem Einfluss darauf hat, wie viele Myofibroblasten produziert und aktiviert werden.

Einzigartig ist auch die Wirkung von psychischem Stress, dem jeder Mensch im Leben ausgesetzt ist. Bei Stress wird unser Hormonsystem aktiviert und Hormone, Steroide und Zytokine ins Blut ausgeschüttet. Die berühmte Hypothalamus-Hypophysen-Nebennierenrinden-Achse wird aktiviert, aber jeder Mensch reagiert ein wenig anders auf Stress. Auch die unterschiedliche Größe unserer Drüsen beeinflusst unsere Stressreaktion. Bei der Hypophyse zum Beispiel ist die Variationsbreite äußerst groß. Laut einer Studie kann das Gewicht der Hypophyse zwischen 130 und 1800 Milligramm variieren.[171] Zweifellos werden auch nicht alle Hypophysen bei Aktivierung exakt die gleiche Menge an Hormonen ausschütten. Ihre Hypophyse hat eine andere Größe als die Hypophysen aller anderen Menschen – und Sie reagieren daher etwas anders auf Stress als eine andere Person. Daraus lässt sich folgern, dass auch die Spannungen in Ihrem Gewebe einzigartig sind.

Auch die Anzahl der Nervenendigungen variiert von Mensch zu Mensch. Menschen mit chronischen Schmerzen im unteren Rücken verfügen dort über deutlich mehr Myofibroblasten als Menschen ohne derartige Beschwerden. Ob die größere Anzahl von Myofibroblasten im unteren Rücken von Schmerzpatienten nun eine Ursache oder eine Folge der Schmerzen ist, ist nicht bekannt. Bekannt ist jedoch, wer mehr Myofibroblasten hat, ist stärker verspannt.[172]

Wird die Spannung, die Sie spüren, wenn Sie in einer Yogahaltung an Ihre Grenzen stoßen, von Ihren Faszien verursacht? Das ist möglich. Außerdem ist die Struktur unserer Bänder und Gelenkkapseln ebenso einzigartig wie die unserer Faszien. Alle diese Gewebe können sich zusammenziehen – und diese Fähigkeit wird letztlich auch von Anlage und Umwelt, von Biologie und Biografie bestimmt. Ebenso individuell wie die Anzahl der Nervenendigungen in unseren Muskeln und Sehnen ist der Bau der Sarkomere und Gleitfilamente, die Kontraktion und Dehnung der Muskeln ermöglichen und steuern.

Wenn wir nun alle diese Spannungsfaktoren betrachten, ist die Bandbreite menschlicher Vielfalt enorm. Angesichts der vielen Bereiche individueller Einzigartigkeit ist es sinnlos, festlegen zu wollen, was nun durchschnittlich und normal ist oder dass jeder Mensch dieses oder jenes können »sollte«. Wir wollen hier lediglich aufzeigen, wo die Grenzen in Ihrem Bewegungsumfang liegen *könnten*, und auf Spannungs- und Kompressionsursachen hinweisen, damit Sie selbst entscheiden können, welches Vorgehen in Ihrem individuellen Fall das beste ist.

In der Yogaszene kursiert der Mythos, jeder Mensch könne jede Haltung meistern, wenn er nur hart und lange genug daran arbeitet, mit den richtigen Lehrern und auch den richtigen Nahrungsergänzungsmitteln, mit aufeinander abgestimmter Yogakleidung und Yogamatte. Diese Vorstellung ist gefährlich. Wie wir wissen, zeigen wissenschaftliche Studien, dass wir aufgrund der menschlichen Vielfalt und dem Umstand, dass jeder Mensch am Ende Kompression erreicht, keineswegs in der Lage sind, alle Yogahaltungen ohne Weiteres einzunehmen, und der Versuch, die körperlichen Grenzen zu überschreiten, Verletzungen statt Fortschritt mit sich bringt.

Denken Sie daran, dass wir in der Kompression den *absoluten* Endpunkt erreichen. Wir werden dies im Folgenden in Teil 2 noch genauer untersuchen, in dem wir uns mit dem Bau der unteren Körperhälfte und den Variationen in diesem Bereich beschäftigen.

ANHANG A
Die Arten der Beanspruchung

Was wir Beanspruchung nennen, bezeichnen Ingenieure häufig als Last. Ein Körper, der eine Last trägt, wird beansprucht. Diese Beanspruchung wird meist in fünf Arten eingeteilt. Abbildung 1.43 zeigt einen Knochen, der Druck, Zug, Torsion, Scherung und Biegung ausgesetzt ist. Für gewöhnlich treten diese fünf Beanspruchungsarten in Kombination auf.

Zugbeanspruchung will den Körper auseinanderziehen oder dehnen. Druck wirkt in die entgegengesetzte Richtung und schiebt den Körper zusammen. Zug und Druck sind entgegengesetzte Beanspruchungen entlang einer durch den Körper verlaufenden Achse.

Scherung entsteht durch die gleichzeitige parallele Beanspruchung in entgegengesetzte Richtungen. In dieser Hinsicht hat sie Ähnlichkeit mit dem Druck, doch bei Scherung greifen die Druckkräfte nicht auf einer, sondern auf zwei leicht zueinander versetzten Ebenen an.

Torsion verdrillt den Körper. Sie ähnelt der Scherung, aber es entsteht ein Drehmoment. Außerdem liegen die Punkte, an denen die Kräfte angreifen, weiter auseinander – oft an den Enden des Körpers.

Biegung krümmt einen Körper. Sie ist Ergebnis einer Kombination aus Zug und Druck an den beiden einander gegenüberliegenden Seiten der dabei entstehenden Kurve. An der Innenseite der Kurve wirken Druckspannungen, an der Außenseite Zugspannungen. Dort kommt es auch zum Bruch, wenn das Material ermüdet und allmählich versagt. Brüche entstehen immer an den Außenseiten der Biegekurven. Für unsere Zwecke – als Antwort auf die *Was-bremst-mich?*-Frage – genügt es, wenn wir die in Yogahaltungen auftretenden Beanspruchungen in Spannung (Zug) und Kompression (Druck) einteilen. Dies ist zwar eine Vereinfachung, aber sie funktioniert.

Betrachten Sie die Last, die auf einen Holzbalken wirkt, der auf zwei Wänden aufliegt. Man könnte einen solchen Balken vielleicht in einer alten Blockhütte finden, deren Dach er trägt (siehe Abb. 1.44). Hier finden wir alle Beanspruchungsarten: Durch sein Gewicht, das in der Balkenmitte angreift, wird er leicht gebogen. Wir haben es hier im Grunde mit Druck an der Oberseite und Zug an der Unterseite des Balkens zu tun. Zu den aufliegenden Enden des Balkens hin entsteht Torsion. Diese Drehung im Holz ergibt sich dadurch, dass die Enden des Balkens fixiert sind, während er von der Last in der Mitte nach unten gezogen wird. Unmittelbar oberhalb der Punkte, an denen er aufliegt, entsteht eine Scherbeanspruchung, da ein Teil des Balkens nach unten drückt, während die Wände umgekehrt nach oben drücken.

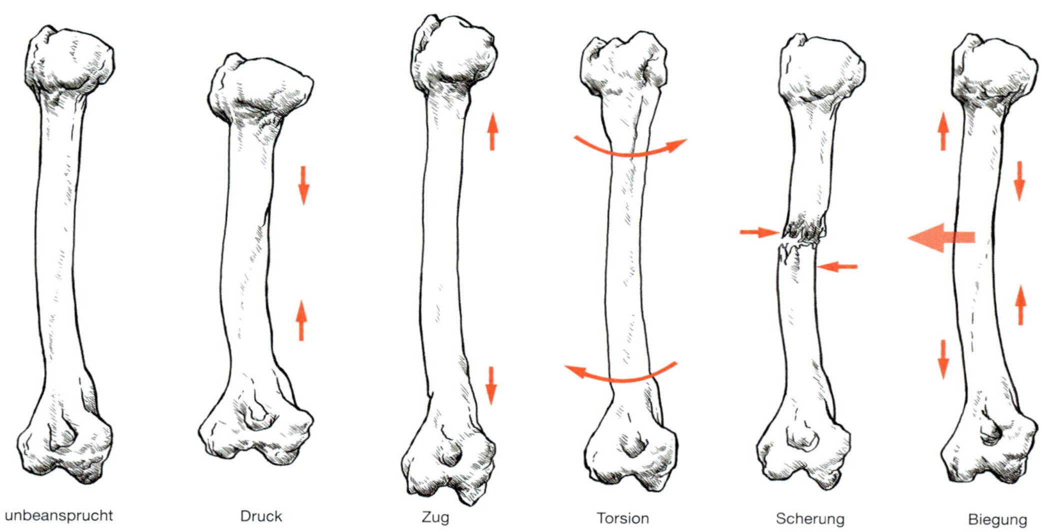

ABB. 1.43 Die fünf Beanspruchungsarten

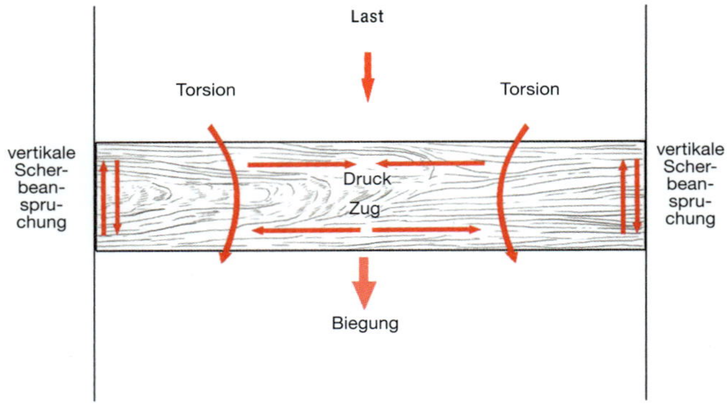

ABB. 1.44 Ein Tragebalken aus Holz ist allen fünf Arten von Beanspruchung ausgesetzt.

In der körperlichen Yogapraxis treten diese Beanspruchungen auch im Gewebe auf. Führen wir uns vor Augen, was im Dreieck *(Trikonasana)* mit dem vorderen Oberschenkelknochen geschieht. Wie Abbildung 1.45 zeigt, entsteht eine Scherbeanspruchung im Kniegelenk, da sich der Oberschenkelknochen über das Schienbein schieben will. Es kommt zu Torsion oder Drehung auf der gesamten Länge des Oberschenkelknochens, weil wir Fuß und Knie fixieren und dann versuchen, die Hüfte auswärtszudrehen. Das Körpergewicht übt Druck auf den ganzen Oberschenkelknochen aus. Außerdem wird er auf voller Länge gebogen wie der hölzerne Tragbalken aus unserer Analogie. Diese Biegung beinhaltet sowohl Zug- als auch Druckbeanspruchung. Wir halten das Dreieck mehrere Atemzüge lang, was das Gewebe statisch belastet. Die andere Art von Belastung entsteht in der Bewegung – zum Beispiel in fließenden Vinyasas oder beim Sonnengruß *(Suryanamaskar)*. Dabei kommt es zu einer dynamischen oder zyklischen Belastung des Gewebes. Jede Art von Belastung hat Auswirkungen auf unser Gewebe, kann im Übermaß Ermüdung und schließlich Versagen der mikroskopischen Strukturen hervorrufen sowie in der Folge Verletzungen und Schmerz verursachen. Allerdings besteht ein großer Unterschied zwischen einem Tragbalken und dem Oberschenkelknochen, der uns im Dreieck *(Trikonasana)* trägt: Der Körper repariert sich selbst. Die Beanspruchung, der wir unser Gewebe aussetzen, löst eine Kaskade von Veränderungen auf zellulärer Ebene aus, die das Gewebe stärkt.

Spannung, Dehnung, Verstauchung und Kriechen

Mechanische Spannungen im Gewebe können durch unsere Muskeln, die Schwerkraft oder auch die Arbeit mit Gewichten, die über über das Gewicht des eigenen Körpers hinausgehen, erzeugt werden – zum Beispiel, wenn wir mit einem Sandsack, einem Lehrer oder Partner arbeiten.

Spannung ist nicht gleich Dehnung. Oft sind wir einer Spannung ausgesetzt, die nicht in Bewegung umgesetzt wird: Wir werden weder länger noch kürzer. In diesen Fällen wird die Spannung durch den inneren Widerstand infolge der Elastizität unseres Gewebes, unserer Knochen, Faszien, Bänder etc. ausgeglichen. Ist die Spannung größer als dieser innere Widerstand, kommt es zu einer Verformung: Wir werden in die Länge gezogen oder zusammengedrückt – wir

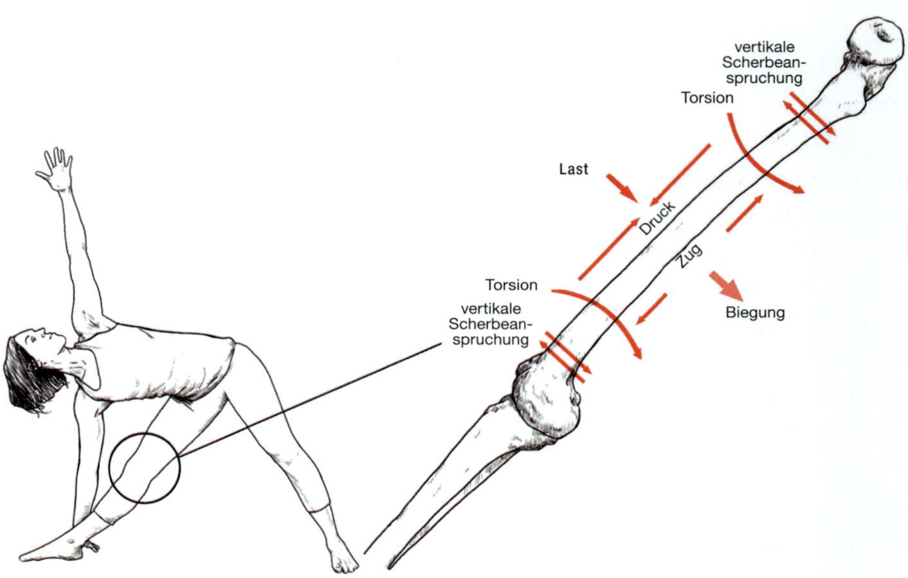

ABB. 1.45 In vielen Standhaltungen sind unsere Oberschenkelknochen allen fünf Arten von Beanspruchung ausgesetzt.

bewegen uns. Das Ausmaß dieser Bewegung wird fachsprachlich Dehnung genannt. Ein Beispiel: Nehmen wir ein Gummiband. Ohne Spannung hat es eine gewisse Ruhelänge. Bei leichter Spannung bleibt seine Länge vielleicht unverändert, aber das Band strafft sich. Bei einer etwas stärkeren Spannung dehnt es sich allmählich. Die Veränderung des Bandes wird Dehnung genannt und für gewöhnlich in Prozent der Ursprungslänge angegeben. Das Verhältnis zwischen Spannung und Dehnung ist die *Steifigkeit* eines Materials (siehe Abb. 1.46). Unterschiedliche Materialien haben eine unterschiedliche Steifigkeit. Bei gleicher Spannung ist die Dehnung bei einem Gummiband größer als bei einem Metallgegenstand, zum Beispiel einem Löffel. Der Löffel ist steifer als das Gummiband. Das Gleiche passiert im Gewebe: Entspannte Muskeln lassen sich unter Spannung leicht dehnen, aber bei einem sehr viel steiferen Knochen wird sich bei gleicher Spannung nichts bewegen. Bänder und Sehnen werden sich ein wenig, aber nicht annähernd so stark verformen wie Muskeln. Die Steifigkeit von Faszien liegt irgendwo zwischen der Steifigkeit von Muskeln und Bändern.

Verallgemeinernd können wir sagen, dass Muskeln elastisch sind. Das heißt, sie kehren zu ihrer Ursprungslänge zurück, wenn die Spannung nachlässt. Bänder und Sehnen sind plastisch, dehnen sich also kaum. Ist die Spannung allerdings größer als ihre Fähigkeit, der Dehnung standzuhalten, bleiben sie im gedehnten Zustand. Dies ist eine Verallgemeinerung und gilt nicht für alle Spannungsniveaus. Sind Bänder einer geringen Spannung ausgesetzt, sodass die Dehnung gering ist, kann man sie (wie die Sehnen) als elastisch betrachten. Solange die Dehnung nicht mehr als 4 bis 10 Prozent beträgt, wird das Band oder die Sehne elastisch zur Ausgangslänge zurückkehren. Wird diese kritische Schwelle jedoch überschritten, verformt sich das Band plastisch und findet nicht mehr zu seiner Ausgangslänge zurück. Diese dauerhafte Dehnung heißt *Verstauchung*. Wird ein Band einer Spannung ausgesetzt, die seine Elastizitätsgrenze (Fließgrenze) überschreitet, und dabei plastisch verformt, ist es verstaucht. Wenn jemand zum Beispiel mit dem Fuß umknickt und dabei die Außenbänder überdehnt, heißt es, er oder sie habe sich den Knöchel verstaucht. Die Bänder wurden über ihre Elastizitätsgrenze hinaus gedehnt und sind auch nach dem Nachlassen der Spannung in diesem Zustand geblieben. (Um es noch etwas verwirrender zu machen: Auch Muskeln können zu starken Spannungen ausgesetzt und über ihre Elastizitätsgrenze hinaus gedehnt werden. Das kann passieren, wenn sie um mehr als 50 Prozent ihrer Ruhelänge gedehnt werden.[173])

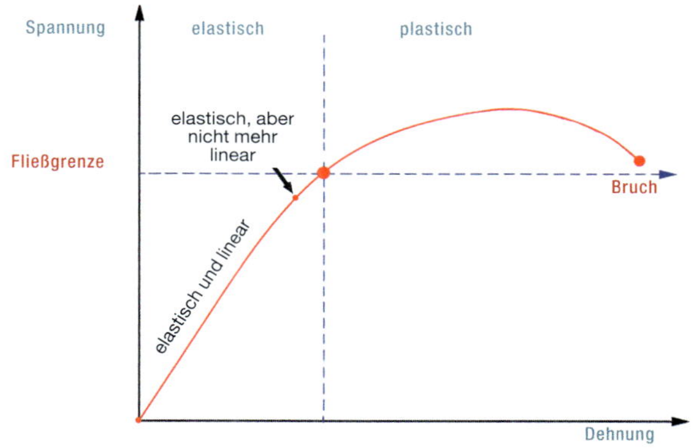

ABB. 1.46 Die Beziehung zwischen Spannung und Dehnung entscheidet über die Steifigkeit eines Gewebes, das elastisch oder plastisch sein kann. Bis zu einer gewissen Dehnung kehrt es zu seiner Ausgangslänge zurück: Es ist elastisch. Jenseits der Fließgrenze verhält es sich plastisch und bleibt gedehnt.

Wenn plastisches Material wie ein Band oder eine Sehne einer statischen Beanspruchung ausgesetzt ist, wird es im Laufe der Zeit allmählich länger (siehe Abb. 1.46). Dies ist das sogenannte *Kriechen*. Das Material wird umgebaut, um sich der Beanspruchung anzupassen. Hält sie zu lange an, kommt es zur Ermüdung und möglicherweise zum Versagen. Endet die Beanspruchung vor diesem kritischen Punkt, bleibt die erreichte Dehnung erhalten. Bei lebendem Gewebe ist dies ein wertvoller Mechanismus – solange man nicht übertreibt.[174] Er führt dazu, dass das Band oder die Sehne länger werden können und ihr Bewegungsumfang etwas zunehmen kann. Allerdings wird das Gewebe dadurch vorübergehend geschwächt. Mit der Zeit wird es der Körper wieder verstärken, indem er neue Kollagenfasern erzeugt. Bei nicht-lebenden Systemen wie Gebäuden oder Brücken ist das natürlich nicht der Fall. Hier kann das *Kriechen* die Gefahr des Versagens bzw. Einstürzens erhöhen.

Das Kriechen ist ein Beispiel für eine Eigenschaft namens *Viskoelastizität*. Es würde den Rahmen dieses Buchs sprengen, die viskoelastischen Eigenschaften aller menschlichen Gewebe zu untersuchen. Gemeint ist schlicht, dass sich mit der Beanspruchung auch die Steifigkeit verändert. Alle unsere Gewebe sind viskoelastisch. Das ist eine tolle Sache! So verändert sich zum Beispiel die Steifigkeit der Knorpel in unseren Knien mit dem Grad der Beanspruchung. Wenn wir zum Laufen gehen, wird das Kniegelenk bei jedem Schritt vorübergehend recht stark beansprucht. Da die Knorpel in unseren Knien viskoelastisch sind, erhöht sich ihre Steifigkeit bei jeder schnellen Erschütterung, und das Gelenk ist so vor Schaden geschützt.[175]

ANHANG B
Die Formen und Funktionen der Muskeln

Mehrere Faktoren entscheiden über die Kraft unserer Muskeln. Es sind dies unter anderem die Anzahl der Muskelfasern, deren Größe, Alter (sie schwinden im Laufe der Zeit und werden durch Fett und Kollagen ersetzt), ihr Zusammenspiel mit dem Nervensystem, ihre Blutversorgung (und damit die Versorgung mit Nährstoffen und Hormonen) sowie die Stärke der Spannung in ihren muskulären Gegenspielern. Natürlich müssen manche Muskeln stärker sein als andere. Die winzigen Muskeln, die unsere Augen bewegen, müssen nicht so kräftig sein wie die Beinmuskeln, die den ganzen Körper tragen. Die Beinmuskeln sind nicht nur stärker, sie sind auch wesentlich größer: Die Kraft der Beinmuskeln ist proportional zur Querschnittsfläche ihrer Fasern. An manchen Stellen lässt sich die Zahl der Fasern nicht beliebig steigern. Hier kommt es zu einer baulichen Veränderung ihrer Ausrichtung, was die Querschnittsfläche des Muskels ebenfalls erhöht. Das Ergebnis sind verschiedene Muskelformen.

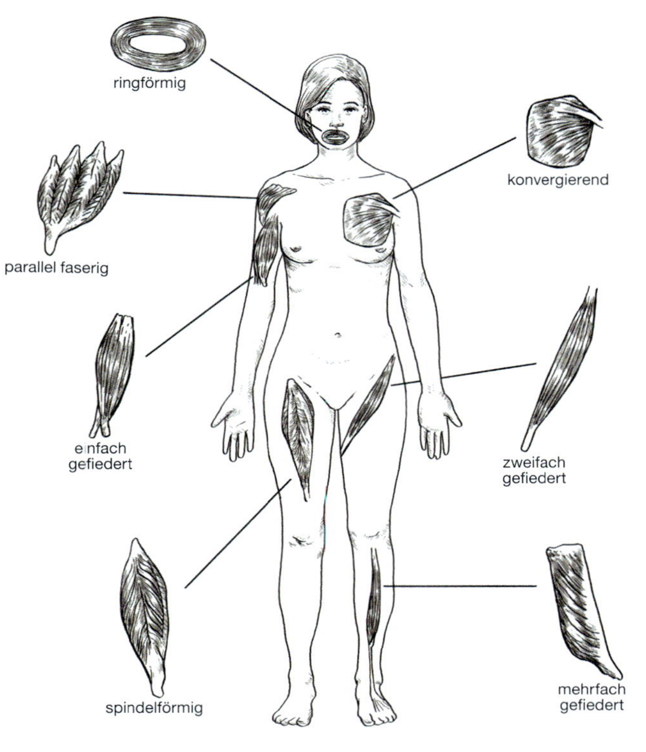

ABB. 1.47 Muskeln können verschiedene Formen annehmen, um ihre Zugkraft zu erhöhen.

Die einzelnen Muskeln lassen sich nach ihrer Form in mehrere Gruppen gliedern, was Wissenschaftler auf unterschiedliche Art und Weise tun (siehe Abb. 1.47). Wir werden uns der folgenden vier Kategorien bedienen:

1. **Spindelförmig *(Musculus fusiformis)*:** Diese Muskeln haben lange, parallel angeordnete Muskelfasern wie der Schneidermuskel *(Sartorius)*. In manchen wissenschaftlichen Texten werden noch einmal spindelförmige und parallel faserige Muskeln unterschieden. Spindelförmige Muskeln sind im Bereich des Muskelbauchs breiter als an den Enden (die Enden heißen *Ursprung* oder *proximale Befestigungsstelle*, wo der Muskel beginnt, und *Ansatz* oder *distale Befestigungsstelle*, wo er endet). Ein Beispiel hierfür ist der Bizeps *(Bizeps brachii)*. Die meisten Skelettmuskeln sind spindelförmig.[176]
2. **Ringförmig *(Musculus orbicularis)*:** Zu dieser Kategorie gehören zum Beispiel die Muskeln um Auge und Mund oder die Schließmuskeln.
3. **Flächig *(Musculus planus)*:** Wenn die Fasern konvergierend oder fächerförmig verlaufen, sind diese Muskeln am Ursprung breiter als am Ansatz, zum Beispiel beim großen Brustmuskel *(Pectoralis major)*.
4. **Gefiedert:** Diese Muskeln werden nach dem lateinischen Wort für »Flügel« als *pennatus* bezeichnet. Ihre Fasern sind kürzer und verlaufen in einem Winkel zur Hauptrichtung des Muskels. Diese Anordnung ermöglicht eine größere Querschnittsfläche und macht die Muskeln stärker. Für diese zusätzliche Kraft wird allerdings in Kauf genommen, dass sie wegen ihrer Kürze langsamer arbeiten.[177] Werden weitere Sarkomere parallel hinzugefügt (Hypertrophie), kann sich auch der Fiederungswinkel ändern. Bei den gefierderten Muskeln wiederum gibt es drei Unterkategorien:
   a) **Einfach gefiedert *(Musculus unipennatus)*:** Eine Reihe von Muskelfasern läuft von einer langen Sehne aus diagonal auf die Kraftrichtung zu, zum Beispiel beim Plattsehnenmuskel *(Semimembranosus)*.
   b) **Zweifach gefiedert *(Musculus bipennatus)*:** Zwei Reihen von Muskelfasern laufen von einer zentralen Sehne aus diagonal auf die Kraftrichtung zu, zum

Anhang

Beispiel beim geraden Oberschenkelmuskel *(Rectus femoris)*. Die Anordnung der Muskelfasern ähnelt der einer Feder oder eines Blattes.

c) **Mehrfach gefiedert *(Musculus multipennatus)*:** Mehrere parallele Fasern fächern sich von einer Zentralsehne aus auf. Das ist beispielsweise beim Deltamuskel *(Deltoideus)* der Schulter der Fall, der einen vorderen, mittleren und hinteren Anteil besitzt.

Über die Anordnung der Fasern hinaus kann bei den einzelnen Muskeln auch die Anzahl der Befestigungsstellen und der Muskelbäuche variieren, wie Abbildung 1.48 zeigt. (Merke: *Ceps* ist vom lateinischen Wort für »Kopf« abgeleitet. Bizeps bedeutet also »zweiköpfig«, Trizeps »dreiköpfig«.)

- **Zweiköpfige Muskeln:** Ein Beispiel hierfür ist der Bizeps *(Bizeps brachii)*. Diese Muskeln haben zwei proximale Befestigungsstellen, aber nur eine distale.

- **Dreiköpfige Muskeln:** Ein Beispiel hierfür ist der Trizeps *(Triceps brachii)*. Diese Muskeln haben drei proximale Befestigungsstellen, aber nur eine distale.

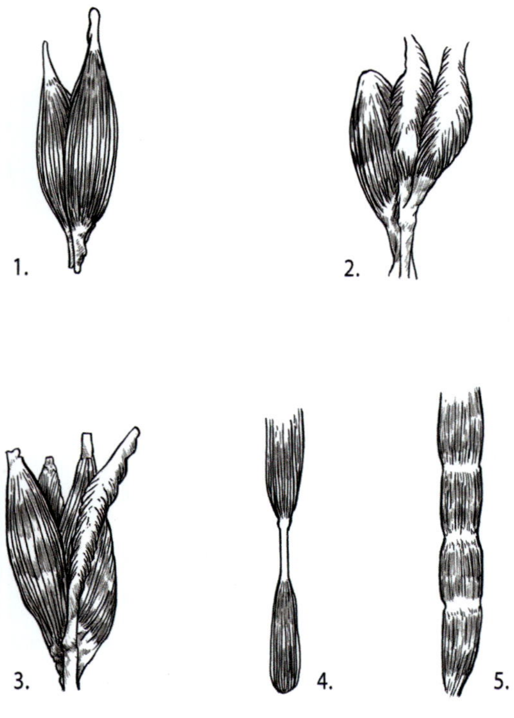

ABB. 1.48 1. zweiköpfiger Muskel; 2. dreiköpfiger Muskel; 3. vierköpfiger Muskel; 4. zweibäuchiger Muskel; 5. mehrbäuchiger Muskel.

- **Vierköpfige Muskeln:** Ein Beispiel hierfür ist der der Quadrizeps *(Quadriceps femoris)*. Diese Muskeln haben vier proximale Befestigungsstellen, aber nur eine distale Befestigungsstelle.

- **Zweibäuchige Muskeln:** Ein Beispiel hierfür ist der zweibäuchige Muskel *(Digastricus)* unter dem Unterkiefer. Diese Muskeln haben haben zwei Muskelbäuche, aber nur eine proximale und eine distale Befestigungsstelle.

- **Mehrbäuchige Muskeln:** Sie haben (wie der Name sagt) mehrere Muskelbäuche – der gerade Bauchmuskel *(Rectus abdominis)* hat sogar vier. Bei Sportlern mit »Waschbrettbauch« sind jeweils drei davon auf der rechten und linken Seite des Bauchs gut zu sehen.

Wiederholen wir noch einmal: Die »Köpfe« der Muskeln am sogenannten Ursprung oder der proximalen Befestigungsstelle sind nicht immer so klar voneinander getrennt, wie es in den Anatomiebüchern dargestellt wird. Hier entscheidet schließlich auch der Illustrator zu einem Teil, wie er den Muskel abbildet – je nachdem, was er veranschaulichen möchte. Für gewöhnlich wird in den Anatomiezeichnungen beispielsweise die proximale Befestigungsstelle des Halbsehnenmuskels *(Semitendinosus)* der rückwärtigen Oberschenkelmuskulatur als getrennt von der Befestigungsstelle des langen Kopfs des Schenkelbeugers *(Biceps femoris)* abgebildet. In Wirklichkeit aber sind diese beiden »Köpfe« eins.[178] Es handelt sich nicht um getrennte Strukturen, aber sie können so präpariert werden, wenn der Illustrator es wünscht. Die Wissenschaft vereinfacht die Wirklichkeit eben gern etwas, um sie verständlicher zu machen, aber dies ändert die zugrunde liegende Realität.

ANHANG C
Die myofaszialen Meridiane

Thomas Myers beschreibt in seinem Buch *Anatomy Trains: Myofasziale Leitbahnen für Manual- und Bewegungstherapeuten* myofasziale Verbindungen, die von Kopf bis Fuß durch den Körper laufen. Myers prägte den Begriff der *myofaszialen Meridiane*, um zu betonen, dass diese Verbindungslinien den ganzen Körper überziehen. Statt ausschließlich auf die lokale Wirkung der Muskeln in einem eng umrissenen Bereich zu schauen, ermöglicht die Berücksichtigung der myofaszialen Meridiane ein Längsbewusstsein. Myers verwendet den Begriff »Meridian« nicht im energetischen Sinne der Traditionellen Chinesischen Medizin (TCM). Er beschreibt damit »Zugkraftlinien, die auf der klassischen westlichen Anatomie basieren, Linien, die Zug- und Rückstellkräfte durch den myofaszialen Mantel des Körpers leiten und so Bewegungen vermitteln und für Stabilität sorgen.«[179]

In seinem Buch identifiziert Myers zwölf myofasziale Meridiane, die in Tabelle 1.3 zusammengefasst und in Abbildung 1.49 illustriert werden.[180] Bei der Beantwortung der Frage: *Was bremst mich?*, richten wir unsere Aufmerksamkeit auf die letzte Spalte (»Einschränkungen«). Funktionsstörungen wie chronische Kontraktionen, Narbengewebe oder Verklebungen an irgendeinem Punkt des myofaszialen Meridians können die Bewegung in weit entfernten Bereichen einschränken.

TABELLE 1.3 Die myofaszialen Meridiane und ihre Rolle bei der Beantwortung der *WBM?*-Frage [181]

MERIDIAN	STRECKENFÜHRUNG	FUNKTION	EINSCHRÄNKUNGEN
Oberflächliche Frontallinie (OFL); Abb. 1.49 a	Verläuft über die Vorderseite des Körpers von den Zehen über Beine und Rumpf, an der Seite des Halses entlang zum Hinterkopf	Beugt Rumpf und Hüften, streckt die Knie und dorsalflektiert den Fuß	Schränkt die Streckung des ganzen Körpers oberhalb der Knie oder an einzelnen Stellen ein
Oberflächliche Rückenlinie (ORL); Abb. 1.49 b	Verläuft von den Fußsohlen über die Rückseite des Körpers: über Waden, Oberschenkelrückseiten, Wirbelsäule, Nacken und Schädel nach vorn zu den Augenbrauen	Streckt und überstreckt den Körper, aber beugt die Knie und alles, was unterhalb davon liegt	Schränkt die Beugung des ganzen Körpers oberhalb der Knie oder an einzelnen Stellen ein
Laterallinie (LL); Abb. 1.49 c	Verläuft von den Außenseiten der Füße über die Außenseiten von Beinen, Rumpf und Hals zur Schädelbasis	Sorgt für posturale Balance zwischen Vorder- und Rückseite sowie rechter und linker Körperseite; kann den Rumpf zur Seite beugen und abduziert die Beine	Eine verspannte LL kann Bewegungen auf der gegenüberliegenden Körperseite einschränken. Sie kann eine eingeschränkte Adduktion der Beine und chronische Seitneigung der Lendenwirbelsäule sowie kompensatorische Körperhaltungen wie O-Beine *(Genu varum)* oder X-Beine *(Genu valgum)* verursachen.

MERIDIAN	STRECKENFÜHRUNG	FUNKTION	EINSCHRÄNKUNGEN
	DIE HELIKALEN LINIEN		
Spirallinie (SL); Abb. 1.49 d	Die SL bildet eine Schleife, verläuft von den Oberseiten der Füße über die Vorderseiten der Beine zu den Außenseiten der Oberschenkel; kreuzt am Bauch, umschlingt Brustkorb und oberen Rücken. Von dort folgt sie in weiten Teilen der ORL bis hinunter zu den Füßen. Viele dieser Myofaszien gehören auch zu ORL, OFL und LL.	Erhält das Gleichgewicht in allen drei Bewegungsebenen. Unterstützt die Spiralbewegungen des Körpers	Probleme im Bereich dieses Meridians können sich als Einschränkungen entlang von ORL, OFL und LL bemerkbar machen. Es kann zu einer chronischen Verdrehung des Körpers kommen.
Funktionelle Frontallinie (FFL); Abb. 1.49 e	Die beiden FFLs laufen über Kreuz von den Schultern zu den gegenüberliegenden Beinen. Sie ziehen sich vom oberen Ende des Oberarmknochens am Außenrand des großen Brustmuskels und der lateralen Rektusscheide entlang zum Schambein und über den langen Schenkelanzieher zu seinem Ansatz an der rauen Linie des Oberschenkelknochens.	Sportliche Bewegungen, bei denen die eine Seite des Körpers die Unterstützung der anderen benötigt, zum Beispiel beim Werfen eines Balls. Im Yoga stabilisieren diese Linien die Gliedmaßen immer dann am Rumpf, wenn sich die Arme über dem Kopf befinden.	Kann sich verkürzen und dadurch eine Schulter vor dem Körper zur gegenüberliegenden Hüfte ziehen. Wiederholte einseitige Bewegungen können zu übermäßiger Spannung führen (z. B. das wiederholte Werfen mit einem Arm).
Funktionelle Rückenlinie (FRL); Abb. 1.49 f	Die beiden FRLs laufen über Kreuz von den Schultern zu den gegenüberliegenden Beinen. Sie ziehen sich von der Rückseite des Oberarms durch den großen Rückenmuskel zur *Fascia sacrolumbalis*, durch den großen Gesäßmuskel, den äußeren breiten Muskel und die Patellasehne zum Schienbeinhöcker.	Sportliche Bewegungen, bei denen die eine Seite des Körpers die Unterstützung der anderen benötigt, zum Beispiel beim Werfen eines Balls. Im Yoga stabilisieren diese Linien die Gliedmaßen immer dann am Rumpf, wenn sich die Arme über dem Kopf befinden.	Kann sich verkürzen und dadurch eine Schulter vor dem Körper zur gegenüberliegenden Hüfte ziehen. Wiederholte einseitige Bewegungen können zu übermäßiger Spannung führen (z. B. das wiederholte Werfen mit einem Arm).
Ipsilaterale Funktionelle Linie (IFL); Abb. 1.49 g	Die beiden IFLs verlaufen zu beiden Seiten des Körpers vom oberen Oberarmknochen am äußeren Rand des großen Rückenmuskels und der hinteren Seite der äußeren schrägen Bauchmuskeln zum vorderen oberen Beckenkamm und am Schneidermuskel entlang zur Innenseite der Knie.	Sportliche Bewegungen, bei denen der Oberkörper die Unterstützung der Körpermitte benötigt, zum Beispiel bei der Überkopfbewegung beim Schwimmen oder wenn ein Turner an den Ringen arbeitet	Hier kann chronische Anspannung zu einer Beugung in der Körpermitte führen oder das Becken nach vorn kippen.
	DIE ARMLINIEN		
Tiefe Rückwärtige Armlinie (TRAL)	Von den Dornfortsätzen der unteren Halswirbel über den medialen Rand des Schulterblatts und den Oberarmkopf zum Olekranon der Elle und der Außenseite des kleinen Fingers	Die Arbeit mit der TRAL kontrolliert – analog zur LL – den Ellenbogenwinkel und die Rumpfbewegungen von einer Seite zur anderen.	Probleme mit den Armlinien können sich im Nacken und den Rippen bemerkbar machen und die Atmung beeinflussen. Die Bewegung der Schulter kann in alle Richtungen blockiert sein.

MERIDIAN	STRECKENFÜHRUNG	FUNKTION	EINSCHRÄNKUNGEN
Oberflächliche Rückwärtige Armlinie (ORAL)	Vom Nackenband am Hinterkopf über die Schultergräte an der Rückseite des Oberarmknochens entlang zum Aufsatz des äußeren Oberarmknorrens und der Rückseite des Fingers	Kontrolliert rückwärts gerichtete Bewegungen des Arms hinter dem Körper sowie die Abduktion von Arm und Schulter. Gleicht die Bewegung der OFAL aus und begrenzt sie	Einschränkungen im Bereich der ORAL können den Bewegungsumfang bei Streckung und Abduktion beeinflussen.
Oberflächliche Frontale Armlinie (OFAL)	Die Linie beginnt wie ein Fächer am Schlüsselbein und den vorderen Ursprüngen der mittleren Rippen, vereinigt sich an der vorderen Achselhöhle und läuft an der Innenseite des Oberarmknochens zum inneren Oberarmknorren, der Handfläche und nach vorn in die Finger.	Weitreichende Kontrolle über die Bewegungen des Arms nach vorn und zur Seite. Adduktion und Streckung sind wichtig für Überkopfbewegungen beim Schwimmen und im Tennis sowie Armbewegungen im Yoga.	Verkürzungen oder Verspannungen der OFAL können Streckung und Adduktion der Arme einschränken.
Tiefe Frontale Armlinie (TFAL)	Von der dritten, vierten und fünften Rippe zum Rabenschnabelfortsatz und der Speichenbeinbeule, die Speiche entlang zur Außenseite des Daumens	Sorgt für die myofasziale Verbindung zwischen kleinem Brustmuskel, Bizeps und Rabenschnabeloberarmmuskel, wenn die Arme sich oberhalb der Waagerechten befinden. Stabilisiert den Arm vom Daumen bis zur Brust (z. B. in den Liegestützpositionen im Yoga	Bei einer Verkürzung kann das Schulterblatt nach vorn kippen, was eine Rundung der Schultern verursacht.
	DER KÖRPERKERN		
Tiefe Frontallinie (TFL); Abb. 1.49 h	Dies ist die innerste Schicht aus tiefen Faszien zwischen ORL und OFL sowie den beiden LLs. Sie läuft von der Fußsohle über die Kniekehle an der Innenseite des Oberschenkels entlang, wo sie sich teilt. Ein Teil läuft über die Vorderseite des Beckens und der Lendenwirbelsäule, der andere an der Oberschenkelrückseite durch den Beckenboden zur Lendenwirbelsäule. Ab hier bleibt sie im Körperinneren und umhüllt die Organe bis hinauf zum Schädel.	Die TFL verbindet die Bewegungen unserer Organe mit der Tätigkeit unserer Muskeln (z. B. Atmen und Gehen). Wichtige Funktionen sind unter anderem die Stabilisierung von Beinen und Becken, Unterstützung der Lendenwirbelsäule, Balancieren des Kopfes auf dem Hals. Die TFL ist auch für die Adduktion im Hüftgelenk von Bedeutung.	Probleme der TFL wirken sich eher unterschwellig aus. Ein Versagen der TFL wird von den anderen myofaszialen Meridianen kompensiert und verschleiert, strapaziert mit der Zeit aber die Gelenke. Störungen der TFL zeigen sich in einem Verlust der Bewegungsanmut.

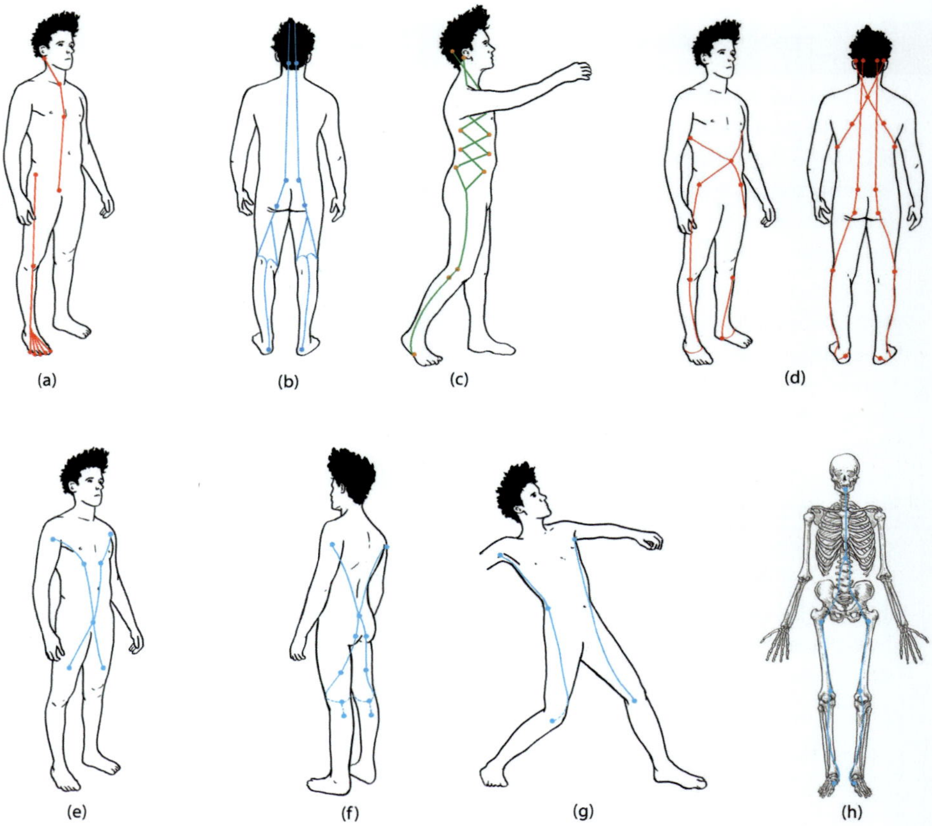

ABB. 1.49 Die myofaszialen Kardinallinien und helikalen Linien: (a) Oberflächliche Frontallinie (OFL); (b) Oberflächliche Rückenlinie (ORL); (c) Laterallinie (LL); (d) Spirallinie (SL); (e) Funktionelle Frontallinie (FFL); (f) Funktionelle Rückenlinie (FRL); (g) Ipsilaterale Funktionelle Linie (IFL); (h) Tiefe Frontallinie (TFL)

ANHANG D
Wissenswertes über Osteoporose

Osteoporose bedeutet »poröse Knochen«. Die weniger schwere Form der Osteoporose heißt Osteopenie, »Knochenarmut«. Wird der Knochen so dünn, dass er als *osteoporotisch* gilt, ist das Bruchrisiko hoch.

US-Statistiken zeigen, dass in den USA jede zweite Frau über 50 Jahren an Osteoporose erkranken wird. Bei den Männern in den USA sieht es nicht viel besser aus: Auch einen von vier Männern über 50 Jahren wird es treffen.[182] Demnach muss man damit rechnen, dass mehr Männer einen Oberschenkelhalsbruch bekommen als Prostatakrebs und mehr Frauen an Osteoporose erkranken werden als an Eierstock-, Brust- und Gebärmutterkrebs zusammen.[183] Eine Schenkelhalsfraktur hört sich weniger tödlich an als Brustkrebs. Trotzdem werden vermutlich mehr Frauen an den Veränderungen ihres Lebensstils sterben, die diese Schenkelhalsfraktur nach sich zieht.[184] Ab dem 50. Lebensjahr besteht eine 25-prozentige Wahrscheinlichkeit, im ersten Jahr nach einem Schenkelhalsbruch zu sterben.[185] Aber nicht nur der Hüftbereich ist von Osteoporose betroffen – ja, Osteoporose tritt dort noch nicht einmal am häufigsten auf. Von den 1,5 Millionen Knochenbrüchen, die aufgrund von Osteoporose jährlich in den USA passieren, sind folgende Knochen betroffen:

- Wirbelsäule: 47 %
- Hüftbereich: 20 %
- Handgelenke: 17 %
- andere Bereiche: 16 % [186]

All dies zeigt, dass Osteoporose eine große gesundheitliche Herausforderung ist. Unsere Zellen brauchen Kalzium, um zu funktionieren, und das holen sie bei Bedarf aus den Knochen. Der Großteil davon ist in der Spongiosa (siehe S. 70) für den späteren Gebrauch gespeichert. Ist dort aber kaum etwas vorhanden, steht den Zellen bei Bedarf auch nicht viel zur Verfügung. Geht also zu viel Kalzium verloren, wird der Knochen porös. Die Porosität der Oberschenkelknochen kann von 5 Prozent im Alter von 20 Jahren bis zu ungefähr 30 Prozent im Alter von 80 Jahren reichen. Diese erhöhte Porosität – oder verminderte Knochendichte – bedeutet, dass der Knochen nicht mehr so stark ist wie früher. Im Oberschenkelhals, der das Gewicht des Oberkörpers trägt, kann die Porosität von 70 Prozent im Alter von 25 Jahren bis zu 95 Prozent im Seniorenalter reichen. Das macht den Oberschenkelknochen in diesem Bereich sehr bruchanfällig.[187] Wie groß das Risiko ist, hängt von Anzahl und Dicke der Bälkchen ab. Im Alter verringern sich sowohl ihre Anzahl als auch ihre Dicke – Qualität und Dichte.

Aber nicht nur die Spongiosa wird mit zunehmendem Alter schwächer. Die Kortikalis verliert ebenfalls an Dichte. Ab einem Alter von 25 Jahren verringert sich ihre Fähigkeit, Belastungen standzuhalten, pro Jahrzehnt um etwa 2 Prozent.[188] Wenn wir älter sind, können unsere Knochen also schneller brechen. Je mehr wir daher in jungen Jahren auf unser »Knochenkonto« einzahlen, desto länger bleiben die Knochen im Alter stark. Aus diesem Grund sind die frühen Jahre die wichtigste Zeit für den Knochenschutz. Wenn Sie Ihre Knochen in Ihrer Kindheit und Jugend mit Bewegung und Sport beanspruchen, zahlt sich das später aus.

Osteoporose kann viele Gründe haben: Ernährung, Gene, Hormone, Mangel an und Unfähigkeit zur Bewegung. Die NASA stellte fest, dass jeder Monat im All die Astronauten wegen der fehlenden Beanspruchung der Knochen im Orbit 1,5 Prozent ihrer Knochendichte kosten kann. Die Experimente der NASA mit Ernährungs- und Vitamin-D-Kontrolle sowie Krafttraining zeigen aber auch, dass sich die Knochenmineraldichte sogar unter Schwerelosigkeit erhalten lässt.[189] Dieses Instrumentarium steht uns auch auf der Erde zur Verfügung: gesunde Ernährung mit essenziellen Mineralstoffen, eine angemessene Vitamin-D-Zufuhr (durch regelmäßige vernünftige Sonnenbäder, den Verzehr von fettem Fisch oder Nahrungsergänzungsmittel) sowie die Beanspruchung der Knochen durch Yoga oder andere Formen des Krafttrainings. Je länger die Knochen beansprucht werden, desto stärker die positive Wirkung. Schon eine 8-sekündige Beanspruchung kann physiologische Veränderungen stimulieren und Abbau verhindern.[190] Wie man Osteoporose mit Yoga bekämpft, zeigt das Buch *Yoga for Osteoporosis* von Loren Fishman und Ellen Saltonstall. Wie die Autorinnen betonen, ist Vorbeugen besser als Heilen. Egal, wie alt Sie sind: Fordern Sie Ihre Knochen!

ANHANG E
Die Gelenkarten

Wie Sie wissen, ist der Körper leichter zu verstehen, wenn wir die Systeme in Untersysteme gliedern. (Aber vergessen Sie nicht, dass unser Körper trotz dieses Analysetricks mehr als eine Ansammlung von Subsystemen ist.) Es gibt mehrere Möglichkeiten, die Gelenke in Kategorien einzuteilen. Wir können sie zum Beispiel nach ihrem Bewegungsausmaß oder der Art der Bewegung einordnen. Wir können sie aber auch nach der Art der Verbindung einordnen. Auf diese Weise lassen sich drei Grundarten von Gelenken bestimmen:

1. **Bindegewebige Knochenverbindungen *(Articulationes fibrosae)*:** Hier werden die Knochen von dichtem, unregelmäßig angeordnetem Bindegewebe zusammengehalten. Ein Beispiel sind die Nähte der Schädelplatten. Bewegung ist hier unerwünscht, und die Gelenke sind fest mit Bindegewebe verbunden. Durch die Steifigkeit der miteinander verbundenen Knochen können Kräfte großflächig auf die gemeinsame Struktur übertragen werden.
2. **Knorpelige Knochenverbindungen *(Articulationes cartilagineae)*:** Hier werden die Knochen von Knorpelgewebe zusammengehalten, das eine gewisse Bewegung ermöglicht. Ein Beispiel hierfür sind die Schambeinfuge *(Symphysis pubica)*, die das rechte und das linke Schambein mit Faserknorpel zusammenhält, und die Verbindungen zwischen den Wirbeln, die meist als »Bandscheiben«, manchmal aber auch als »Zwischenwirbelfugen« *(Symphysis intervertebralis)* bezeichnet werden, sowie bei einigen Menschen die Stelle, wo Rippen und Brustbein zusammentreffen.[191] Hier ist eine gewisse Bewegung möglich, ein großer Bewegungsumfang aber unerwünscht.
3. **Echte Gelenke *(Diarthrosen)*:** Hier befindet sich ein Spalt (der Gelenkspalt) zwischen den Knochen. Echte Gelenke bieten den größten Bewegungsspielraum und tun dies auf vielfältige Art und Weise.

Bei bindegewebigen Knochenverbindungen ist Bewegung unerwünscht, und bei knorpeligen Knochenverbindungen reicht für gewöhnlich der geringe Bewegungsumfang aus. Die Yogapraxis kann die knorpeligen Knochenverbindungen zwar beanspruchen, verfolgt aber nicht die Absicht, sie beweglicher zu machen – es sei denn, es liegt eine Erkrankung vor. Ist eine knorpelige Knochenverbindung unbeweglich geworden und findet in der Verbindung keinerlei Bewegung mehr statt, kann die Yogapraxis bei spezieller Betreuung zur Lösung des Problems beitragen.

Gelenkformen

Die echten Gelenke lassen sich in sieben weitere Kategorien untergliedern (siehe Abb. 1.50):

1. **Kugelgelenk *(Articulatio sphaeroidea)*:** Beispiele sind das Hüft- oder Schultergelenk: Der eine Knochen ist stark konkav geformt und bildet den stabilen Teil des Gelenks. Der beweglichere Knochen ist eine konvexe Kugel. Diese Konstruktion ermöglicht einen großen Bewegungsumfang in allen drei Dimensionen – Beugen und Strecken, Abduktion, Adduktion und Rotation – sowie Kombinationen daraus (also Zirkumduktion). Die Gelenkpfannen von Schulter- und Hüftgelenk werden von einer breiten Knorpellippe *(Labrum)* noch tiefer und damit noch stabiler gemacht. In Wirklichkeit haben wir es hier mit einer leichten Eiform zu tun, weshalb die beiden Knochen nur in einer Stellung am entfernten Ende des Bewegungsspektrums perfekt aufeinander passen.[192]
2. **Kondylengelenk *(Articulatio condylaris)*:** Ein Beispiel ist das Kniegelenk: Diese Gelenke haben Ähnlichkeit mit den Kugelgelenken, aber ihre Oberflächen sind nicht so stark gewölbt. Statt dreidimensionaler Bewegungen wie beim Kugelgelenk sind bei einem Kondylengelenk lediglich zwei Bewegungsrichtungen möglich. Das Kniegelenk erlaubt das Beugen und Strecken sowie bei gebeugtem Knie eine leichte Drehung. Bei gestrecktem Knie sollte jedoch keine Rotation stattfinden. Abduktion oder Adduktion sind grundsätzlich unerwünscht. Seitenbänder stützen das Kniegelenk, um eben diese Bewegungen zu verhindern. Kondylengelenke finden sich auch in den Fingern, dem Kiefer und den ersten beiden Halswirbeln.
3. **Ei- oder Ellipsoidgelenk *(Articulatio ellipsoidea)*:** Diese Gelenkform wird von vielen Experten zu den Kondylengelenken gezählt. Hier ist das Ende des einen Knochens länglich, oval und konvex (Ellipsoid), das Ende des

anderen Knochens eiförmig und konkav geformt. Dieses Gelenk gestattet vornehmlich Bewegungen in zwei Dimensionen: Beugen und Strecken sowie Abduktion und Adduktion, aber nur eine geringe oder gar keine Rotation. Allerdings lassen sich die vier erlaubten Bewegungen zu einer kegelförmigen Zirkumduktion kombinieren. Ein Beispiel für diese Gelenkform finden wir am körperfernen Ende der Speiche *(Radius)*, wo sie auf die Handwurzelknochen *(Ossa carpi)* trifft.

4. **Sattelgelenk *(Articulatio sellaris)*:** Die konvexen und konkaven Knochenflächen sind rechtwinklig zueinander ausgerichtet. Als Sattelgelenk werden sie bezeichnet, weil ein Sattel von vorn nach hinten konkav, von der einen Seite zur anderen aber konvex ist. Der artikulierende Knochen besitzt gleichermaßen geformte kleinere Flächen. Dies erlaubt Beuge- und Streck- sowie Abduktions- und Adduktionsbewegungen, aber keine Rotation. Das Daumengelenk (zwischen Mittelhand- und Handwurzelknochen) ist das Paradebeispiel eines Sattelgelenks. Man findet diese Gelenkform auch im Fußgelenk und im Calcaneocuboidgelenk *(Articulatio calcaneocuboidea)* zwischen Fersenbein und Würfelbein.
5. **Scharniergelenk *(Ginglymus)*:** Diese Gelenke verhalten sich wie Türangeln und erlauben nur Beuge- und Streckbewegungen auf einer Ebene. Um Bewegungen in andere Richtungen zu verhindern, sind diese Gelenke mit starken Seitenbändern ausgestattet. Anders als normale Türangeln sind Scharniergelenke aber keine perfekten Zylinder, sondern leicht spiralförmig, weshalb die Bewegung um ein solches Gelenk auch keine perfekte Drehung ist. Man findet sie an Ellenbogen und Fingern.
6. **Drehgelenk *(Articulatio trochoidea)*:** Diese Gelenkform erlaubt die Drehung eines Knochens um eine Achse wie bei einem Türknauf. Im Ellenbogengelenk ist der Speichenkopf von einem Ringband *(Ligamentum anulare radii)* umgeben, in dem er sich dreht. Umgekehrt kann sich auch der Ring um den Knochen drehen. Dies ist beim Atlas der Fall, dem ersten Halswirbel, der sich um den Zahn des Axis (des zweiten Halswirbels) dreht.
7. **Ebenes Gelenk *(Articulatio plana)*:** Diese Gelenke haben zwei verhältnismäßig ebene Flächen, die eine gewisse Dreh- oder Gleitbewegung *(Translation)* erlauben wie bei einem Wagen, der auf einer Eisfläche dahinrutscht. Die Oberflächen sind zwar fast eben, haben jedoch eine leichte Krümmung, die sich auf die Leichtgängigkeit des Gelenks auswirken kann. Widerstand gegen Bewegung in den Gelenken bieten stützende und bremsende Bänder. Ein Beispiel hierfür ist das Iliosakralgelenk, bei dem die miteinander verbundenen Gelenkflächen wie Grate oder Schienen geformt sein können, welche die Gleitbewegung steuern; ein anderes Beispiel sind die Handgelenke. Obwohl eine große Bewegungsvielfalt möglich ist, sind keine großen Verschiebungen erlaubt, sodass der Bewegungsumfang auf nur einen kleinen Bereich beschränkt bleibt.

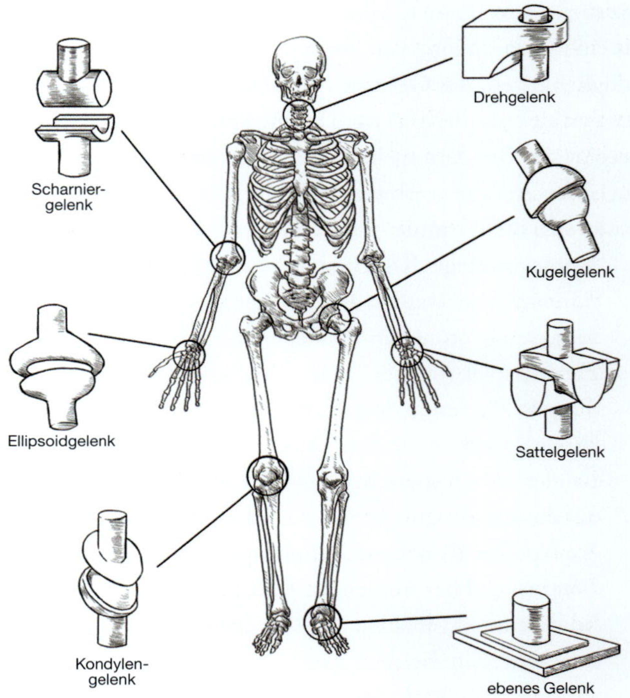

ABB. 1.50 Die sieben Formen echter Gelenke

ANHANG F
Die Biomechanik der Gelenkbewegung

Echte Gelenke tragen Lasten, schenken Stabilität und erlauben Bewegung. Es gibt zwei Hauptarten von Bewegung in einem Gelenk: Translation (Gleiten) und Rotation (Drehen). Einfache Bewegungen sind selten, meist handelt es sich um eine Kombination aus Translation und Rotation – und mit der Bewegung verändert sich auch die Rotationsachse. Daraus ergeben sich folgende Bezeichnungen:

- **Translation:** Eine Fläche gleitet ohne Rotation über die andere, zum Beispiel in Hand- und Fußgelenken.
- **Angulation:** Der Winkel zwischen den am Gelenk beteiligten Knochen verändert sich, beispielsweise beim Beugen oder Strecken des Ellenbogens.
- **Flexion (Beugung):** Für gewöhnlich bewegen sich die Körpervorderseiten aufeinander zu.
- **Extension (Streckung):** Für gewöhnlich bewegen sich die Körperrückseiten aufeinander zu.
- **Abduktion (Abspreizen):** Für gewöhnlich (aber nicht immer) eine Bewegung in der Frontalebene, bei der sich die beiden Knochen voneinander entfernen.
- **Adduktion (Heranführen):** Für gewöhnlich (aber nicht immer) eine Bewegung in der Frontalebene, bei der sich die beiden Knochen aufeinander zubewegen.
- **Zirkumduktion (Kreisen):** Eine Abfolge aus Flexion, Abduktion, Extension und Adduktion erzeugt eine kreisförmige Bewegung. Der sich bewegende Knochen beschreibt einen Kegel, dessen Spitze sich in der Mitte des Gelenks befindet.
- **Axiale Rotation:** Bewegung um die Längsachse eines Knochens. Aber oft ist das Gelenk nicht so ausgerichtet, dass sich die Längsachse des Knochens auf einer Linie mit der Gelenkmitte befindet. Das macht diese Bewegung komplizierter, als diese einfache Definition vermuten lässt. Sie hängt sowohl von der Bewegung als auch der Ausrichtung der Knochen ab.

Der Begriff der *Arthrokinematik* bezeichnet die Bewegung der Gelenkflächen zueinander. Wenn nur eine leichte Bewegung erlaubt ist, sind die Gelenkflächen im Allgemeinen gleich groß. Wenn ein großer Bewegungsumfang möglich ist, ist die Gelenkfläche des weniger beweglichen Knochens üblicherweise größer. Bei vielen Gelenken treffen eine konvexe (z.B. der Oberschenkelkopf) und eine konkave Fläche (z.B. die Hüftpfanne) aufeinander. Dies unterstützt die Kongruenz der Oberflächen der in gelenkiger Verbindung stehenden Knochen – das heißt, die Kontaktfläche wird maximiert. Bei nicht vollständig kongruenten Gelenkflächen (bei einer Kontaktfläche, die nicht maximal ist) können wir die Bewegungen, wie in Abbildung 1.51 dargestellt, als Rollen, Gleiten und Spin bezeichnen:

- **Rollen:** Es kommen viele Punkte der einen Gelenkfläche mit vielen Punkten der anderen in Kontakt – ähnlich dem Reifen eines Wagens, der über den Asphalt fährt.
- **Gleiten:** Es kommt ein Punkt der einen Gelenkfläche mit vielen Punkten der anderen in Kontakt – ähnlich dem Reifen eines Wagens, der nach schnellem Bremsen über den Asphalt rutscht.
- **Spin:** Es bleibt ein Punkt der einen Gelenkfläche mit einem Punkt der anderen in Kontakt – ähnlich einem rotierenden Kreisel, der immer an einer Stelle bleibt.

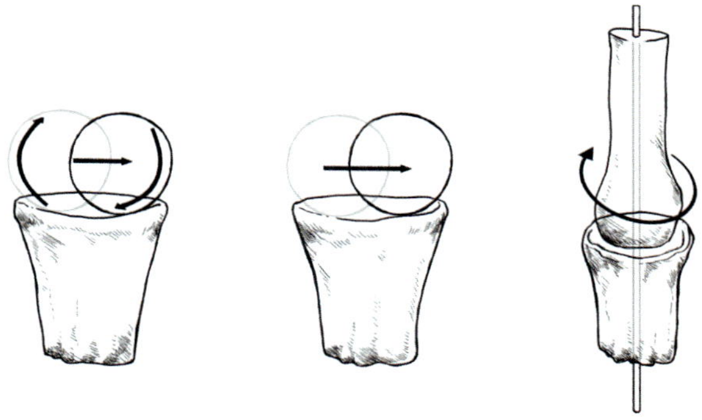

ABB. 1.51 Sind die Gelenkflächen nicht vollständig kongruent, können Bewegungen wie Rollen, Gleiten oder Spin oder eine Kombination daraus entstehen.

Rollen und Gleiten treten bei der Bewegung eines Gelenks oft zusammen auf, was ebenfalls dazu dient, den Kontakt zwischen den Gelenkflächen zu maximieren. Dies geschieht unter anderem in Knien und Schultern. Wie das Beispiel der Schulter in Abbildung 1.52 zeigt, rollt der abduzierte Oberarmknochen in der Schulterpfanne und gleitet ein wenig nach unten, damit die Gelenkflächen in Kontakt bleiben. Ohne diese Gleitbewegung würde er nach oben rutschen und nach und nach den Schleimbeutel gegen die Schulterhöhe quetschen.

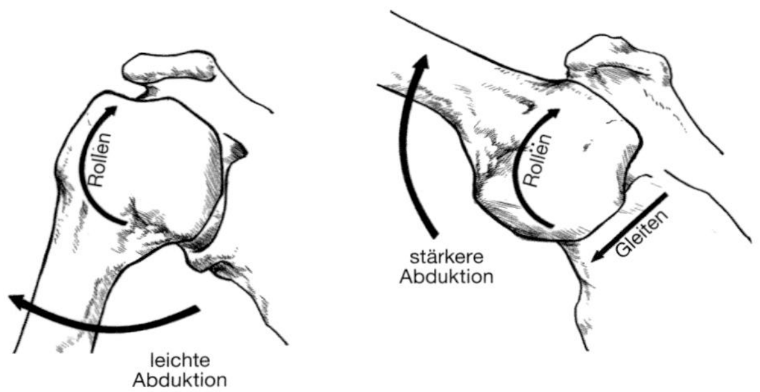

ABB. 1.52 Bei leichter Abduktion findet im Schultergelenk lediglich ein Rollen statt, bei einer stärker ausholenden Bewegung kommt auch noch ein Gleiten hinzu.

Im Kniegelenk findet eine ähnliche Bewegung statt (siehe Abb. 1.53). Beugt sich der Oberschenkelknochen über dem fixierten Schienbein, rollt er nach unten, während die Gelenkknorren auf dem Schienbeinplateau nach vorn gleiten. Wenn er sich streckt, rollt er wieder nach oben, während die Gelenkknorren über das Schienbein nach hinten gleiten.

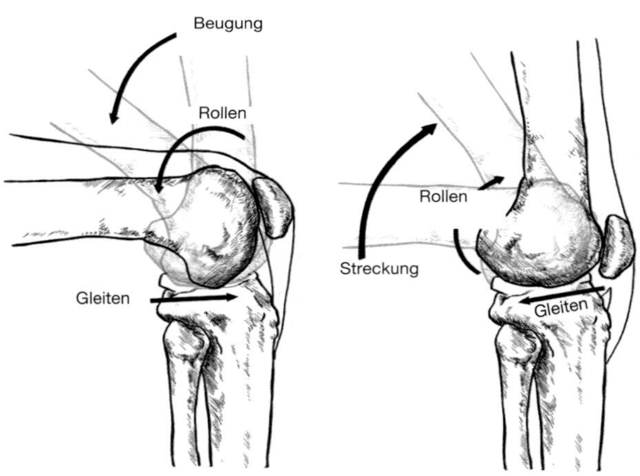

ABB. 1.53 Im Kniegelenk finden beim Beugen und Strecken sowohl Gleit- als auch Rollbewegungen statt.

Wenn wir beim Schulterbeispiel nur mit dem Arm und beim Kniebeispiel nur mit dem Oberschenkel arbeiten, bewegt sich eine konvexe über eine konkave Fläche, sodass Roll- und Gleitbewegung *gegenläufig* sind. Bewegt sich eine konkave über eine konvexe Fläche, sind Roll- und Gleitbewegung interessanterweise gleichgerichtet. Dies geschieht, wenn wir das Schienbein (die konkave Fläche) unter dem Oberschenkelknochen (der konvexen Fläche) bewegen, um das Knie zu strecken (siehe Abb. 1.54).

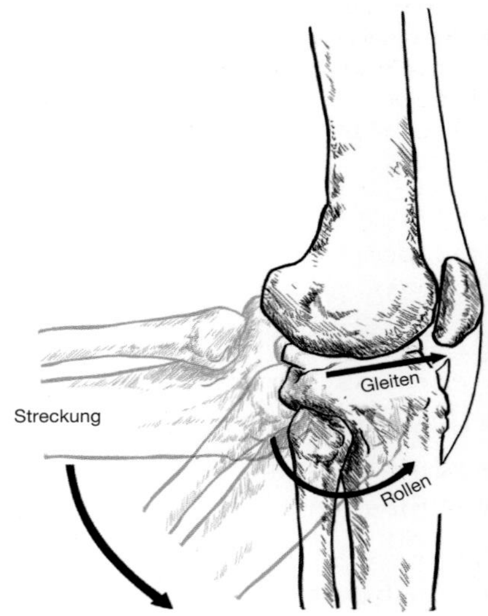

ABB. 1.54 Bewegt sich eine konkave über eine konvexe Fläche, dann verlaufen Roll- und Gleitbewegung in gleicher Richtung, etwa wenn sich das Schienbein unter dem Oberschenkelknochen streckt.

Bei kleinen Flächen müssen Gleit- und Rollbewegung gleichzeitig stattfinden. Nur bei größeren Flächen können Gleit- und Rollbewegung unabhängig voneinander ablaufen. Wir sehen dies bei der Schulter: Eine schwache Abduktion verursacht lediglich ein Rollen, doch bei einer stärkeren Abduktion sind sowohl Rollen als auch Gleiten nötig. Damit die Gleitbewegung im Knie nicht zu stark wird, wird sie von mehreren Bändern wie den Kreuzbändern gebremst.

Teil 1 Endnoten

1 Siehe Roger Williams: *Biochemical Individuality* New York: McGraw-Hill Professional 1998
2 Zitiert nach Roger Williams: *Biochemical Individuality*, S. 1–2
3 Siehe Stuart McGill, *Ultimate Back and Fitness Performance*. 5. Auflage. Waterloo, Kanada: Backfitpro 2014, http://www.backfitpro.com/.
4 Aus der Jahreszeit Ihrer Geburt lässt sich schließen, welche Jahreszeiten Ihre Mutter in der Schwangerschaft erlebte. Dies wiederum bedingt, wie viel Sonnenlicht sie vermutlich bekommen hat, wie frisch die von ihr verzehrten Nahrungsmittel waren, wie aktiv sie war und viele andere Aspekte, welche die Entwicklung des Fötus beeinflussen können.
5 Siehe Roger Williams: *Biochemical Individuality*, S. 3
6 »Obwohl die Anordnung der menschlichen Eingeweide längst nicht so große Unterschiede aufweist wie das Äußere des Menschen, zeigen sich doch deutliche Unterschiede zwischen den Individuen«, aus: Sherwin Nuland: *Der Blick unter die Haut*. München: Karl Blessing Verlag 2002, S. 16
7 Illustration nach Frank H. Netter: *Atlas der Anatomie des Menschen*. 3. Auflage. Stuttgart: Thieme 2003, Tafel 275
8 Siehe C. D. Fryar, Q. Gu und C. L. Ogden: *Anthropometric Reference Data for Children and Adults: United States, 2007–2010*. Vital and Health Statistics, Reihe 11, Nr. 252. Atlanta: National Center for Health Statistics 2012
9 Infolge epigenetischer Veränderungen und Mutationen verändert sich die DNS-Struktur im Laufe der Zeit.
10 Siehe dazu die Definition in: *The Collins English Dictionary*, www. collinsdictionary. com
11 Siehe Jonathan D. Schoenfeld und John P. A. Ioannidis: *Is Everything We Eat Associated with Cancer? A Systematic Cookbook Review*, in: *American Journal of Clinical Nutrition* 97.1 (Januar 2013), S. 127–134; doi: 10.3945/ajcn.112.047142
12 Siehe Schoenfeld und Ioannidis: *Is Everything We Eat*
13 Siehe Anne M. Gilroy, Brian R. MacPherson und Lawrence M. Ross: *Atlas of Anatomy*, überarbeitete Neuauflage. Harrogate, UK: Thieme 2010, S. 367
14 Mittelwert der drei untersuchten Standorte: John Y. Anderson und Erik Trinkaus: »Patterns of Sexual, Bilateral and Interpopulational Variation in Human Femoral Neck-shaft angles«, in: *Journal of Anatomy* 192 (1998), S. 279–285; doi:10.1046/j.1469–7580.1998. 19220279. x
15 Siehe Anderson und Trinkaus: *Patterns*, S. 282
16 Ebenda, S. 280
17 Ebenda, S. 281
18 Illustration in Anlehnung an Loren Fishman und Ellen Saltonstall, in: *Yoga for Osteoporosis*. New York: W. W. Norton 2010, S. 58
19 Siehe Barry J. Anson: *An Atlas of Human Anatomy*. Philadelphia, PA: W. B. Saunders 1963, V
20 Siehe Roger Williams: *Biochemical Individuality*, S. 49
21 Siehe Roger Williams: *Biochemical Individuality*, S. 29
22 Siehe I. Gilligan, S. Chandraphak und P. Mahakkanukrauh: »Femoral Neck-shaft Angle in Humans: Variation Relating to Climate, Clothing, Lifestyle, Sex, Age, and Side«, in: *Journal of Anatomy* 223.2 (2013), S. 133–151; doi:10.1111/joa.12073
23 Siehe Anderson und Trinkaus: »Patterns«
24 Abdruck der Grafik mit freundlicher Genehmigung von John Anderson. Anderson und Trinkaus: »Patterns«
25 Das Gelassenheitsgebet wird dem amerikanischen Theologen Karl Paul Reinhold Niebuhr zugeschrieben.
26 Zitiert nach Kate Douglas: »Reaping the Whirlwind of Nazi Eugenics«, in: *New Scientist*, 14. Juli 2014. https://www.newscientist.com/article/mg22329770-800-reaping-the-whirlwind-of-nazi-eugenics/
27 Siehe finnische Studie zur Wirkung der Gefühle auf den Körper: Lauri Nummenmaa, Enrico Glerean, Riitta Hari und Jari K. Hietanen: »Bodily Maps of Emotions«, in: *Proceedings of the National Academy of Science* 111.2 (2013), S. 646–651, http://www.pnas.org/content/early/2013/12/26/1321664111.abstract
28 Dieser Gedanke stammt von Joseph Campbell, siehe Joseph Campbell: *Lebendiger Mythos*. München: Dianus Verlag 1985, S. 223
29 Siehe Colin Barras: »Lifespan Boost for Mice that Feel Less Pain«, in: *New Scientist*, 31. Mai 2014
30 Der Spruch stammt von Eoin Finn, Meisteryogi und »Blissologe« (Glückseligkeitsforscher).
31 Siehe Richard J. Johns und Verna Wright: »Relative Importance of Various Tissues in Joint Stiffness«, in: *Journal of Applied Physiology* 17.5 (1962), S. 824–828
32 Siehe Michael J. Sheehan und Michael W. Nachman: »Morphological and Population Genomic Evidence that Human Faces Have Evolved to Signal Individual Identity«, in: *Nature Communications* 5 (2014), Artikel 4800; doi:10.1038/ncomms5800
33 Siehe Caroline Williams: »One and Only You«, in: *New Scientist*, 28. Juli 2012
34 In der Yin-Yoga-Praxis können durchaus dumpfe und schmerzhafte Empfindungen auftreten, die aber kein Hinweis auf Gewebeverletzungen sind. Sie sind bei anhaltender Dehnung oft zu erwarten. In kurz gehaltenen Hatha-Yogastellungen sind diese Empfindungen vielleicht kein gutes Zeichen.
35 Es ist möglich, dass dies bei schmerzhaften Empfindungen nicht funktioniert, da der Schmerz aus einem anderen Körperbereich ausstrahlt.
36 Siehe Roger Williams: *Biochemical Individuality*, S. 53
37 Die ursprüngliche Quelle dieses Zitats ist unbekannt, aber es ist eine wunderbare Weisheit und ein sehr guter Rat. Vielen Dank, wer immer diese Worte geprägt hat!
38 Siehe Caroline Williams: »One and Only You«, in: *New Science* 215.2875(2015), S. 32–26
39 Siehe Pauline N. C. B. Audergon et al.: »Restricted Epigenetic Inheritance of H3K9 Methylation«, in: *Science* 348.6230 (2015), S. 132–135; doi.10.1126/science.1260638
40 Siehe Edward Archer: »The Childhood Obesity Epidemic as a Result of Nongenetic Evolution«, in: *Mayo Clinic Proceedings* 90.1 (2015), S. 77
41 Siehe S. Takata und N. Yasui: »Disuse Osteoporosis«, in: *Journal of Medical Investigation* 48.3–4 (2001), S. 147–156
42 Die Distraktion oder das Auseinanderziehen der Knochen regt das Wachstum von Knochen und Bändern an. Siehe S. S. Natu, I. Ali, S. Alam, K. Y. Giri, A. Agarwal und V. A. Kulkarni: »The Biology of Distraction Osteogenesis for Correction of Mandibular and Craniomaxillofacial Defects: A Review«, in: *Dental Research Journal* 11.1 (2014), S. 16–26
43 Siehe Daniel J. Leong und Hui B. Sun: »Mechanical Loading: Potential Preventive and Therapeutic Strategy for Osteoarthritis«, in: *Journal of the American Academy of Orthopaedic Surgeons* 22 (2014), S. 465–466; doi:10.5435/JAAOS-22-07-465
44 Siehe Mario F. Fraga et al.: »Epigenetic Differences Arise During the Lifetime of Monozygotic Twins«, in: *Proceedings of the National Academy of Sciences* 102.30 (2005), S. 10604–10609
45 Einige Wissenschaftler drehen die Kurve um und sprechen von einer »u-förmigen Beziehung«, meinen aber das Gleiche. Siehe Stuart McGill: *Low Back Disorders: Evidence-Based Prevention and Rehabilitation*, 2. Auflage. Champaign, IL: Human Kinetics 2007, S. 32
46 Siehe John Z. Xie et al.: »Color Vision Deficiency in Preschool Children«, in: *Ophthalmology* 121.7 (2014), S. 1469–1474; doi:10.1016/j.ophtha.2014.01.018
47 Siehe »Color Blindness: Prevalence«, http://www.colour-blindness.com/general/prevalence
48 In Anlehnung an die grafische Darstellung in McGill: *Low Back Disorders*, S. 13
49 In Anlehnung an die grafische Darstellung in McGill: *Low Back Disorders*, S. 14

50 Siehe Nassim Nicholas Taleb: *Antifragilität – Anleitung für eine Welt, die wir nicht verstehen*. München: btb Verlag 2014, S. 93
51 Siehe McGill: *Low Back Disorders*, S. 14
52 Siehe Alireza Mirshahi et al.: »Myopia and Level of Education«, in: *Ophthalmology* 121.10 (2014), S. 2047–2052; doi:10.1016/jophtha.2014.04.017
53 Siehe Taleb: *Antifragility – Anleitung für eine Welt, die wir nicht verstehen*. München: btb Verlag 2014, S. 33
54 Eine umfassendere Analyse der Fragilität im Yoga bietet Bernie Clark: »Are Yoga Teachers Making Us Fragile? An Essay about Iatrogenesis, Yoga, and Fragility«, http://www.yinyoga.com/newsletter23_Fragile.php
55 Siehe C. Allen, P. Glasziou und C. Del Mar: »Bed Rest: A Potentially Harmful Treatment Needing More Careful Evaluation«, in: *Lancet* 354 (1999), S. 1229-1233
56 Siehe Daniel E. Lieberman: *Unser Körper*. Frankfurt am Main: S. Fischer Verlag 2015, S. 382–386
57 Ebenda, S. 406–407
58 Ebenda, S. 386–393
59 Ebenda, S. 411
60 Siehe M. Tscherning: *Studier over Myopiers Aetiologi*. Copenhagen: 1882
61 Siehe Taleb: *Antifragility*, S. 378
62 Bitte beachten Sie, dass Schmerz ein Zeichen dafür ist, dass Sie zu weit gegangen sind und anfangen, Ihr Gewebe zu schädigen.
63 Siehe R. L. Duncan und C. H. Turner: »Mechanotransduction and the Functional Response of Bone to Mechanical Strain«, in: *Calcified Tissue International* 57.5 (1995), S. 344–358
64 Parakrine Faktoren können Osteoprogenitorzellen das Signal geben, Osteoblasten herzustellen – also Zellen, die Knochen produzieren. Darüber hinaus können insulinähnliche Wachstumsfaktoren und Prostaglandine ausgeschüttet werden. Siehe Duncan und Turner: »Mechanotransduction«.
65 Siehe James L. Oschman: *Energiemedizin*. München: Urban & Fischer 2009
66 Es kann triftige Gründe geben, einem Schüler zu raten, die Schultern im Nach unten schauenden Hund nicht zu den Ohren zu ziehen. Die Angst vor einer Kompression des Halses gehört allerdings nicht dazu. Will man Schultern und Arme auf den fließenden Übergang vom Nach unten schauenden Hund in den Nach oben schauenden Hund vorbereiten, kann die Anweisung durchaus berechtigt sein.
67 Illustration in Anlehnung an Oschman: *Energiemedizin*. München: Urban &Fischer 2009, S. 52
68 Siehe Andy Coghlan: »The Matrix: The Secret to Superhealing Regeneration«, in: *New Scientist*, 12. September 2013
69 Abdruck der Grafik mit freundlicher Genehmigung von Loren Fishman und Ellen Saltonstall aus: *Yoga for Osteoporosis*. New York: W. W. Norton 2010, S. 76. Als Grundlage ihrer Grafik diente T. Matsumoto, M. Kawakami, K. Kuribayashi, T. Takenaka und T. Tamaki: »Cyclic Mechanical Stretch Stress Increases the Growth Rate and Collagen Synthesis of Nucleus Pulposus Cells in Vitro«, in: *Spine* 24.4 (1999), S. 315–319
70 Siehe Bob Holmes: »Healing Touch: The Key to Regenerating Bodies«, in: *New Scientist*, 1. Februar 2010
71 Diese Zahl hat ihren Ursprung bei Eva Bianconi et al.: »An Estimate of the Number of Cells in a Human Body«, in: *Annals of Human Biology* 40.6 (2013), S. 463–471; doi:10.3109/03014460.2013.80787.
72 Siehe Johns und Wright: »Relative Importance«
73 Siehe »Human Microbiome Project: Diversity of Human Microbes Greater than Previously Predicted«, in: *Science Daily*, 21. Mai 2010, https://www.sciencedaily.com/releases/2010/05/100520141214.htm
74 Siehe D.C. Savage: »Microbial Ecology of the Gastrointestinal Tract«, in: *Annual Review of Microbiology* 31 (1977), S. 107–133
75 Siehe Tina Hesman Saey: »The Vast Virome«, in: *Science News*, 27. Dezember 2013, https://www.sciencenews.org/article/vast-virome
76 Diese Aufzählung stammt aus F. Kopsch: *Rauber's Lehrbuch der Anatomie des Menschen. Abteilung 3: Muskeln, Gefäße*. Leipzig: Georg Thieme Verlag 1914, S. 22f.
77 Siehe Henry Gray, Susan Standring und B.K.B. Berkovitz (Hrsg.): *Gray's Anatomy*. 39. Auflage. London: Elsevier 2005, S. 112
78 Siehe Michael Alter: *Science of Flexibility*. Champaign, IL: Human Kinetics 1996, S. 17. Alter gibt 4 Zentimeter als Obergrenze an, aber Alan McCormas dehnt den Bereich auf 12 Zentimeter aus (Brian MacIntosh, Phillip Gardiner und Alan McCormas: *Skeletal Muscle – Form and Function*. 2. Auflage. Champaign, IL: Human Kinetics 2015, S. 5)
79 Siehe M.J. Cullen und D.N. Landon: »The Normal Ultrastructure of Skeletal Muscle«, in: J. Walton, G. Karpati und D. Hilton-Hones (Hrsg.): *Disorders of Voluntary Muscle*. New York: Churchill Livingstone 1994, S. 87–137; B. S.Tseng, C.E. Kaspar und V.R. Edgerton: »Cytoplasm-to-Myonucleus Ratio and Succinate Dehydrogenase Activities in Adult Rat Slow and Fast Muscle Fibers«, in: *Cell Tissue Research* 275 (1994), S. 39–49
80 Ein Blast ist eine Vorläuferzelle, kann also zu etwas anderem werden. Sie ist jedoch unipotent und kann sich nur zu einem bestimmten Zelltyp weiterentwickeln. Ein Myoblast ist in der Lage, zu einer Muskelzelle zu werden, ein Osteoblast zu einer Knochenzelle und so weiter.
81 Siehe Alter: *Science of Flexibility*, S. 31
82 Siehe Wolfgang A. Linke: »Sense and Stretchability: The Role of Titin and Titin-associated Proteins in Myocardial Stress-sensing and Mechanical Dysfunction«, in: *Cardiovascular Research* 77.4 (2008), S. 637–648
83 Siehe Laurence E. Holt, Thomas W. Pelham und Jason Holt: *Flexibility – A Concise Guide*. Totowa, NJ: Hanawa Press 2008, S. 118, sowie ihren Hinweis auf E. Fox, R. Bowers und M. Foss: *The Physiological Basis for Exercise and Sport*. 5. Auflage. Madison, WS: Brown and Benchmark 1993
84 Man sollte in diesem Zusammenhang erwähnen, dass es sich hierbei lediglich um eine Theorie zur Muskelkontraktion handelt. Es gibt weitere, im Besonderen die Theorie des Phasenübergangs. Muskelzellen enthalten in den Sarkomeren eingeschlossenes Wasser, das ein Gel bildet. Laut Gerald Pollack kann sich dieser Gelzustand verändern, und die Proteine im Sarkomer verkürzen sich. Zuerst verkürzt sich das Titin, wodurch ein geringes Maß an Kontraktion entsteht. Ist mehr Kraft erforderlich, kontrahiert das Myosin. Siehe Gerald H. Pollack: *Cells, Gels and the Engines of Life: A New, Unifying Approach to Cell Function*. Seattle, WA: Ebner and Sons 2001, Kapitel 14
85 Siehe Alter: *Science of Flexibility*, S. 29
86 Siehe M.˘A. Shaffer et al.: »Effects of Immobilization on Plantar-Flexion Torque, Fatigue Resistance, and Functional Ability Following an Ankle Fracture«, in: *Physical Therapy* 80.8 (2000), S. 769–780.
87 Wie sich gezeigt hat, findet das Längenwachstum an den Enden der Skelettmuskelfasern statt. Siehe H.J. Swatland: *Structure and Development of Meat Animals and Poultry*. Lancaster, PA: Technomic 1994; M. Zhang und I.S.McLennan: »During Secondary Myotube Formation, Primary Myotubes Preferentially Absorb New Nuclei at Their Ends«, in: *Developmental Dynamics* 204 (1995), S. 168–177
88 Es gibt weitere Möglichkeiten, diese Formel zu deuten: Kraft mal Länge wird auch als Energie definiert – man könnte auch sagen, dass Energie aufgewendet wird, wenn eine Kraft einen Gegenstand bewegt. Energie pro Zeiteinheit ist Leistung. Wir könnten auch Bewegung durch Zeit – L/T – betrachten, also die Geschwindigkeit. Dann wäre Leistung gleich Kraft mal Geschwindigkeit der Bewegung.
89 Ein Muskel wird dadurch stärker, dass den bestehenden Zellen Sarkomere hinzugefügt werden. Dieser Vorgang heißt Hypertrophie. Vor der Geburt und zu Beginn des Lebens können wir auch neue Muskelzellen bilden (Hyperplasie), aber die meisten Forscher sind der Ansicht, dass wir diese Fähigkeit verlieren, wenn wir älter werden. Diskutiert wird, ob Hyperplasie beim Erwachsenen möglich ist. Siehe dazu P. J. Abernethy, J. Jürimäe, P. A. Logan, A. W. Taylor und R. E. Thayer:

»Acute and Chronic Response of Skeletal Muscle to Resistance Exercise«, in: *Sports Medicine* 17.1 (1994), S. 22–38
90 Siehe Alter: *Science of Flexibility*, S. 41
91 Der Begriff der »Knochenfarbe« wurde von Gil Hedley geprägt. Siehe Erik Dalton et al.: *Dynamic Body – Exploring Form, Expanding Function*. Oklahoma City, OK: Freedom From Pain Institute 2011, S. 67
92 Siehe Mark Lindsay: *Fascia – Clinical Applications for Health and Human Performance*. Farmington Hills, MI: Delmar 2008, S. 96
93 Siehe Alter: *Science of Flexibility*, S. 40. Diese Schläuche sind Mikrofibrillen, Subfibrillen, Fibrillen und Faszikel.
94 Siehe Alter: *Science of Flexibility*, S. 50
95 Siehe E. Witvrouw, N. Mahieu, P. Roosen und P. McNair: »The Role of Stretching in Tendon Injuries«, in: *British Journal of Sports Medicine* 41 (2007), S. 224–226; doi:10.1136/bjsm.2006.034165
96 Siehe Witvrouw et al.: »The Role of Stretching in Tendon Injuries«.
97 Siehe Witvrouw et al.: »The Role of Stretching in Tendon Injuries«.
98 »Alle fibrösen und kollagenösen Bindegewebe, die Teil eines den ganzen Körper durchziehenden, miteinander verbundenen Spannungsnetzes sind, gelten als Fasziengewebe. Gelenkkapseln, intramuskuläres Bindegewebe, Bänder und Sehnen werden lediglich als lokale Ausprägungen dieses spannungsresistenten Fasernetzes betrachtet.« Aus: Robert Schleip und Divo Gitta Müller: »Use it or lose it: recommendations for fascia-oriented training applications in sports and movement therapy«, in: Leon Chaitow (Hrsg.): *Fascial Dysfunction: Manual Therapy Approaches*. Pencaitland: Handspring Publishing 2014, S. 127
99 Diese Begriffe wurden von Thomas Myers populär gemacht. Er erwähnte sie auf dem 3. Weltkongress zur Faszienforschung, der im Jahr 2012 im kanadischen Vancouver stattfand.
100 Siehe Caroline Williams: »One and Only You«
101 Siehe Robert Schleip: »Lumbar Fasciae: A Frequent Generator of Back Pain. Latest Research Findings and Clinical Implications«, präsentiert beim Europäischen Symposium der traditionellen Osteopathie am 7. bis 10. Februar 2013.
102 Siehe F. H. Willard, A. Vleeming, M. D. Schuenke, L. Daneels und R. Schleip: »The Thoracolumbar Fascia: Anatomy, Function and Clinical Considerations«, in: *Journal of Anatomy* 221.6 (2012), S. 507–536
103 Siehe Schleip: »Lumbar Fasciae: A Frequent Generator of Back Pain«
104 Siehe J. van der Wal: »The Architecture of the Connective Tissue in the Muscolskeletal System – An Often Overlooked Functional Parameter as to Proprioception in the Locomotor Apparatus«, in: Thomas W. Findley und Robert Schleip (Hrsg.): *Fascia Research II – Basic Science and Implications for Conventional and Complementary Health Care*. München: Elsevier 2009
105 Siehe Thomas Myers: »Dynamic Ligaments: The Revolutionary Re-Vision of Jaap van der Wal«, Freedom From Pain Institute: http://erikdalton.com/media/published-articles/dynamic-ligaments/#comment-998
106 Siehe Dustin J. Penn et al.: »Individual and Gender Fingerprints in Human Body Odour«, in: *Journal of the Royal Society Interface* 4 (2007), S. 331–340
107 Das *Ligamentum flavum* besteht zu 80 Prozent aus Elastin und zu 20 Prozent aus Kollagen. Siehe McGill: *Low Back Disorders*, S. 63
108 Siehe Stephen W. Porges: »The Polyvagal Perspective«, in: *Biological Psychology* 74.2 (2007), S. 116–143
109 Siehe Shelley E. Taylor: *Fight-or-Flight versus Tend- and-Befriend: The Significance of Gender Differences in Stress Responses*, November 2003, http://obssr.od.nih.gov/pdf/taylor_slides.pdf
110 Robert Schleip zufolge muss die Strömung des Wassers unter 6 dyn/cm2 betragen; siehe Schleip: »Lumbar Fasciae«
111 Siehe Robert Schleip: »Fascial Plasticity – A New Neurobiological Explanation: Part 1«, in: *Journal of Bodywork and Movement Therapy* 7.1 (2003), S. 11–19, http://www.sciencedirect.com/science/article/pii S1360859202 000670
112 Siehe Schleip: »Lumbar Fasciae«
113 Siehe Schleip: »Fascial Plasticity«
114 Dies berichtete ihr Entdecker Camillo Golgi. Siehe Camillo Golgi: »Intorno alla distribuzione e terminazione dei nervi neitendini dell'uomo e di altri vertrebrati«, in: Camillo Golgi: *Opera Omnia*. Mailand: Hoepli 1903, Teil 1, S. 133–142; sowie »Sui nervi dei tendini dell'uomo e di altri vertebrati e di un nuovo organo nervoso terminale muscolo-tendineo«, S. 171–198
115 Siehe Roger Williams: *Biochemical Individuality*, S. 102
116 Ebenda, S. 90
117 Ebenda, S. 94
118 Siehe Apples Anmeldung eines Patents für ein nahtlos eingebettetes Pulsmessgerät: http://patft.uspto.gov/netacgi/ nph-Parser?-Sect1=PTO2&Sect2=HITOFF&u =%2Fnetahtml%2FPTO%2Fsearch-adv.htm&r=2&p=1&f=G&l=50&d=PTXT&S1=%28600%2F509.CCLS.+AND+20131224.PD.%29&OS=ccl/600/509+and+isd/12/24/2013&RS=%28CL/600/509+AND+ISD/20131224%29
119 Siehe Holt et al.: *Flexibility – A Concise Guide*, S. 15–16
120 Siehe Caroline Williams: »One and Only You«
121 Siehe Williams: *Biochemical Individuality*, S. 53
122 Siehe E. F. Berstein, J. Lee, D. B. Brown, R. Yu und E. Van Scott: »Glycolic Acid Treatment Increases Type I Collagen mRNA and Hyaluronic Acid Content of Human Skin«, in: *Dermatology Surgery* 27.5 (2001), S. 429–433
123 Siehe Timothy McCall: *Yoga as Medicine: The Yogic Prescription for Health and Healing*. New York: Bantam Books 2007, S. 49
124 Siehe Schleip: »Lumbar Fasciae«
125 Siehe Schleip: »Fascial Plasticity«
126 Wenn Sie mehr darüber erfahren möchten, ist das Buch *Cells, Gels and the Engines of Life* von Gerald H. Pollack ein guter Ausgangspunkt.
127 Siehe: »Coming Soon to a Knee Near You: Cartilage Like Your Very Own«, in: *Science*, 322.5907 (2008), S. 1460–1461
128 Siehe Alter: *Science of Flexibility*, S. 54
129 Siehe Edward L. Miloslavich: »Contributions to Anthropological Splanchnology: Racial Studies on the Large Intestine«, in: *American Journal of Physical Anthropology* 8.1 (1925), S. 11–22; doi:10.1002/ajpa. 1330080102
130 Siehe R. L. Swanson: »Biotensegrity: A Unifying Theory of Biological Architecture with Applications to Osteopathic Practice, Education, and Research«, in: *Journal of the American Osteopathic Association* 113.1 (2013), S. 34–52
131 Siehe S. Levin: »Tensegrity – The New Biomechanics«, in: M. Hutson und R. Ellis (Hrsg.). *Textbook of Muscoskeletal Medicine*. Oxford: Oxford University Press 2006
132 Siehe Roger Williams: *Biochemical Individuality*, S. 98
133 Siehe Jennifer S. Mascaro, Patrick D. Hackett und James K. Rilling: »Testicular Volume is Inversely Correlated with Nurturing-related Brain Activity in Human Fathers«, in: *Proceedings of the National Academy of Science* 110.39 (2013), S. 15746–51; doi:10.1073/pnas. 13055 79110
134 Siehe George V. Alexander, Ralph E. Nusbaum und Norman S. MacDonald: »The Boron and Lithium Content of Human Bones«, in: *Journal of Biological Chemistry* 192 (1951), S. 489–496.
135 Siehe S. K. Eswaran und A. Gupta: »Cortical and Trabecular Load Sharing in the Human Vertebral Body«, in: *Journal of Bone and Mineral Research* 22 (Januar 2007), S. 149–157
136 Siehe D. Drachman: »Do we have brain to spare?«, in: *Neurology* 64.12 (2005), S. 2004-2005; doi:10.1212/01.WNL.00001 66914.383 27.BB.
137 Siehe Heather M. Macdonald, Kyle K. Nishiyama, Jian Kang, David A. Hanley und Steven K. Boyd: »Age-Related Patterns of Trabecular and Cortical Bone Loss Differ Between Sexes and Skelettal Sites: A Population-Based-HR-pQCT Study«, in: *Journal of Bone and Mineral Research* 26.1 (2011), S. 50-62

138 Siehe Loren Fishman und Ellen Saltonstall: *Yoga for Osteoporosis*. New York: W. W. Norton 2010, S. 29

139 Siehe Gray et al.: *Gray's Anatomy*, S. 87

140 Siehe Leslie Aiello (Hrsg.): *An Introduction to Human Evolutionary Anatomy*. Waltham, MA: Academic Press 2006, S. 463

141 Siehe Gordon H. Orians: *Snakes, Sunrises, and Shakespeare: How Evolution Shapes Our Loves and Fears*. Chicago: Universtity of Chicago Press 2014

142 Siehe Jean-Luc Jouve et al.: »Anatomical Study of the Proximal Femur in the Fetus«, in: *Journal of Pediatric Orthopedics B* 14.2 (2005), S. 105–110

143 Bedenken Sie, wie schwer es ist, die Form der Kieferknochen zu verändern. Wer einmal eine feste Spange hatte, weiß, dass jahrelanger steter Druck nötig ist, um auch nur kleine Veränderungen zu erzielen, und dass man anschließend eine lose Spange tragen muss, weil der Knochen wieder in seine ursprüngliche Form zurückkehren will. Ein paar Stunden Yoga am Tag werden die Form Ihrer Wirbelkörper oder Oberschenkelknochen nicht verändern.

144 Siehe Deane Juhan: *Körperarbeit – Die Soma-Psyche- Verbindung: Ein Lehrbuch*. München: Knaur 1992, S. 230

145 Siehe Monell Chemical Senses Center: »Enzyme in Saliva Helps Regulate Blood Glucose«, http://www.monell.org/images/uploads/amylase_final.pdf

146 Siehe Leslie Kaminoffs Video: »What Do Your Marriage and Your Knee Have in Common?«, http://yogaanatomy.net/joints

147 Siehe John Goodfellow und John O'Connor: »The Mechanics of the Knee and Prosthesis Design«, in: *Journal of Bone and Joint Surgery* 60-B.3 (1978), S. 358–369

148 Siehe McGill: *Low Back Disorders*, S. 117-118

149 Ebenda, S. 174–175

150 Ebenda, S. 152

151 Siehe Donald A. Neumann und A. Joseph Trelkeld: »Basic Structure and Function of Human Joints«, in: Donald Neumann (Hrsg.): *Kinesiology of the Muscoskeletal System: Foundation for Rehabilitation*. St. Louis, MO: Mosby 2010, S. 34

152 Siehe Gray et al.: *Gray's Anatomy*, S. 108

153 Knorpel kann auch infolge veralteter Operationstechniken weniger geworden sein. Früher entfernten Chirurgen Knorpel aus den Gelenken. Heute versuchen sie, dies oder gleich die ganze Operation wegen späterer Langzeitfolgen wie vorzeitiger Arthrose zu vermeiden.

154 Siehe Gray et al.: *Gray's Anatomy*, S. 110

155 Siehe Catherine de Lange: »Unravel Epicurean Genes to Let Us All Eat Healthily«, in: *New Scientist*, 7. Juni 2014

156 Die zyklische Be- und Entlastung der Zellen ist für positive Auswirkungen auf das Gewebe nötig. Die Zelle reagiert auf jede Belastung mit der Abgabe von Kalzium und ATP (dem Molekül, das unsere Körper auf Zellebene mit Energie versorgt) in den Extrazellularraum. Aber sie ist schnell erschöpft und braucht Ruhe, um für Nachschub an ATP und Kalzium zu sorgen. Siehe B.P. O'Hara, J.P.G. Urban und A. Maroudas: »Influence of Cyclic Loading on the Nutrition of Articular Cartilage«, in: *Annals of the Rheumatic Diseases* 49 (1990), S. 536–539

157 Wie dem Brustbein-Schlüsselbein-Gelenk, dem Kiefergelenk und dem Radiokarpalgelenk.

158 Siehe Gray et al.: *Gray's Anatomy*, S. 110

159 Siehe Bernie Clark: »Yin Yoga for the Knees«, in: *Yin Yoga Newsletter* 7 (Juli 2011), http://www.yinyoga.com/newsletter7_yinyoga_knees.php

160 Im Laufe des Tages können wir um 19 Millimeter schrumpfen – über die Hälfte davon in der ersten halben Stunde nach dem Aufstehen. Siehe T. Reilly, A. Tyrell und J. D. Troup: »Circadian Variation in Human Stature«, *Chronobiology International* 1.2 (1984), S. 121–126, zitiert in: McGill: *Low Back Disorders*, S. 96

161 Das Gegenteil passiert, wenn wir in jungen Jahren wachsen. Vom 7. bis zum 20. Lebensjahr wachsen die Wirbelkörper, aber die Bandscheiben verändern sich nur minimal. Siehe I. A. Stokes und L. Windisch: »Vertebral Height Growth Predominates over Intervertebral Disc Height Growth in Adolescents with Scoliosis«, in: *Spine* 31.14 (2006), S. 1600–1604

162 Bei Jugendlichen besteht der Gallertkern zu 65 Prozent aus Proteoglykanen, aber wenn wir einmal über sechzig sind, ist ihr Anteil auf 30 Prozent zurückgegangen. Wir sind gewissermaßen eingetrocknet. Siehe Jim Borowczyk: »Spondylosis, Facet Joint Arthopathy and Pain«. Präsentation bei der General Practice Conference and Medical Exhibition South, 4. bis 8. August 2010 in Christchurch, Neuseeland, http://www.gpcme.co.nz/pdf/GP%20CME/Friday/C5%201630%20Borowczyk.pdf

163 Siehe Janna Nousbeck et al.: »A Mutation in a Skin- Specific Isoform of SMARCAD1 Causes Autosomal- Dominant Adermatoglyphia«, in: *American Journal of Human Genetics* 89 (2011), S. 302–307

164 Siehe Donald A. Neumann: »Getting Started«, in: Donald A. Neumann (Hrsg.): *Kinesiology of the Muscoskeletal System: Foundations for Rehabilitation*. St. Louis, MO: Mosby 2010, S. 27

165 Siehe Gray et al.: *Gray's Anatomy*, S. 108

166 Ebenda

167 Ähnliche Vorgänge gibt es an vielen anderen Stellen des Körpers: Ein Teil bildet Material (z. B. die Osteoblasten in den Knochen, die Knochengewebe herstellen), ein anderer resorbiert oder entfernt es (z. B. die Osteoklasten, die Knochengewebe auflösen). Gesundheit ist das Gleichgewicht dieser beiden Funktionen.

168 Siehe Patrick Grimm: »Body Image«, Vorlesung 8 in: *Philosophy of Mind – Brains, Consciousness, and Thinking Machines*. Chantilly, VA: The Great Courses 2008

169 Siehe George R. Hepburn: »Contracture and Stiff Joint Management with DynasplintTM«, in: *Journal of Orthopaedic and Sports Physical Therapy* 8.10 (1987), S. 498–504. Es wurde beobachtet, dass kürzere und intensivere Belastungen »einen höheren Anteil an elastischer Reaktion, weniger Umbau sowie ein größeres Trauma und eine größere Schwächung des Gewebes« zur Folge hatten. Eine elastische Reaktion findet statt, wenn das Gewebe zu seiner ursprünglichen Länge zurückkehrt.

170 Siehe Williams: *Biochemical Individuality*, S. 53

171 Ebenda, S. 102

172 Siehe Schleip: »Lumbar Fasciae«

173 In diesem Fall wird der Muskel als *gezerrt*, nicht als verstaucht bezeichnet. Ein gezerrter Muskel wurde so stark verformt, dass er nicht mehr zur Ausgangslänge zurückkehren kann. Demnach sprechen wir bei Bändern von einer Verstauchung, bei Muskeln aber von einer Zerrung. Da selbst Menschen in medizinischen Berufen diese Begriffe bisweilen durcheinanderwürfeln, beharren wir nicht dogmatisch auf der korrekten Verwendung.

174 Siehe G.M. Thornton, N.G. Shrive und C.B. Frank: »Ligament Creep Recruits Fibres at Low Stresses and Can Lead to Modulus-reducing Fibre Damage at Higher Creep Stresses: A Study in Rabbit Medical Collateral Ligament Model«, in: *Journal of Orthopaedic Research* 20.5 (2002), S. 967–974, http://www.ncbi.nlm.nih.gov/pubmed/12382961.

175 Siehe Neumann: »Getting Started«, S. 13

176 Siehe MacIntosh: *Skeletal Muscle*

177 Ebenda, S. 5

178 Siehe Dalton et al.: *Dynamic Body*, S. 64

179 Siehe Thomas Myers: *Anatomy Trains: Myofasziale Leitbahnen für Manual- und Bewegungstherapeuten*. 3. Auflage. München: Urban & Fischer 2015, S. 6

180 Siehe Myers: *Anatomy Trains*, Kapitel 3–9

181 Bei dieser Tabelle handelt es sich um eine Zusammenfassung von Myers Werk durch den Autor. Alle sachlichen Fehler gehen auf Fehler des Autors, und nicht auf Fehler von Thomas Myers zurück.

182 Siehe Fishman und Saltonstall: *Yoga for Osteoporosis*, S. 5

183 Siehe H.W. Minne, W. Pollähne, M. Pfeifer, B. Begerow und C. Hinz: »Weeks of Pain, Vertebral Body Fractures During Sleep, Invalidism: Save Your Osteoporosis Patient from This Fate«, in: *MMW Fortschritte der Medizin* 144.44 (2002), S. 41–44

184 Siehe S. Khosla und L. J. Melton III: »Osteopenia«, in: *New England Journal of Medicine* 356.22 (2007), S. 2293–2300

185 Siehe D. M. Kado, T. Duong, K. L. Stone, K. E. Ensrud, M. C. Nevitt, G. A. Greendale und S. R. Cummings: »Incident Vertebral Fractures and Mortality in Older Women: A Prospective Study«, in: *Osteoporosis International* 14.7 (2003), S. 589-594

186 Siehe M. M. Iqbal: »Osteoporosis: Epidemiology, Diagnosis and Treatment«, in: *Southern Medical Journal* 93.1 (2000), S. 2–18

187 Siehe T. M. Keaveny, E. F. Morgan und O. C. Yeh: »Bone Mechanics«, in: M. Kutz (Hrsg.): *Standard Handbook of Biomedical Engineering and Design*. New York: McGraw-Hill 2003, http://server0.unhas.ac.id/tahir/BAHAN-KULIAH/BIO-MEDICAL/NEW/HANBOOK/Bone_Mechanics.pdf

188 Siehe A.H. Burstein, D.T. Reilly und M. Martens (1976): »Aging of Bone Tissue: Mechanical Properties«, in: *Journal of Bone and Joint Surgery* 58A.1 (1976), S. 82–86

189 Siehe S.M. Smith, M.A. Heer, L.C. Shackelford, J.D. Sibonga, L. Ploutz-Snyder und S. R. Zwart: »Benefits for Bone from Resistance Exercise and Nutrition in Long-duration Spaceflight: Evidence from Biochemistry and Densitometry«, in: *Journal of Bone and Mineral Research* 27.9 (2012), S. 1896–1906

190 Siehe Fishman und Saltonstall: *Yoga for Osteoporosis*, S. 62

191 Dies trifft manchmal, aber nicht immer zu. Weil die menschliche Vielfalt eine unwiderlegbare Tatsache ist, befinden sich bei den meisten Menschen echte Gelenke zwischen der zweiten und siebten Rippe und dem Brustbein. Bei vielen anderen sind die erste bis siebte Rippe und das Brustbein knorpelig verbunden. Stellen Sie sich vor, was für einen Unterschied es macht, wenn Rippen und Brustbein bei Ihnen über einen Knorpel, bei den meisten anderen aber über echte Gelenke verbunden sind, die mehr Bewegung zulassen. Möglicherweise fällt Ihnen die Bewegung des Brustkorbs bei der tiefen Atmung erheblich schwerer.

192 Siehe Gray et al.: *Gray's Anatomy*, S. 112

TEIL 2
Die untere Körperhälfte

Folgen der menschlichen Vielfalt und die Ursachen von Spannung und Kompression

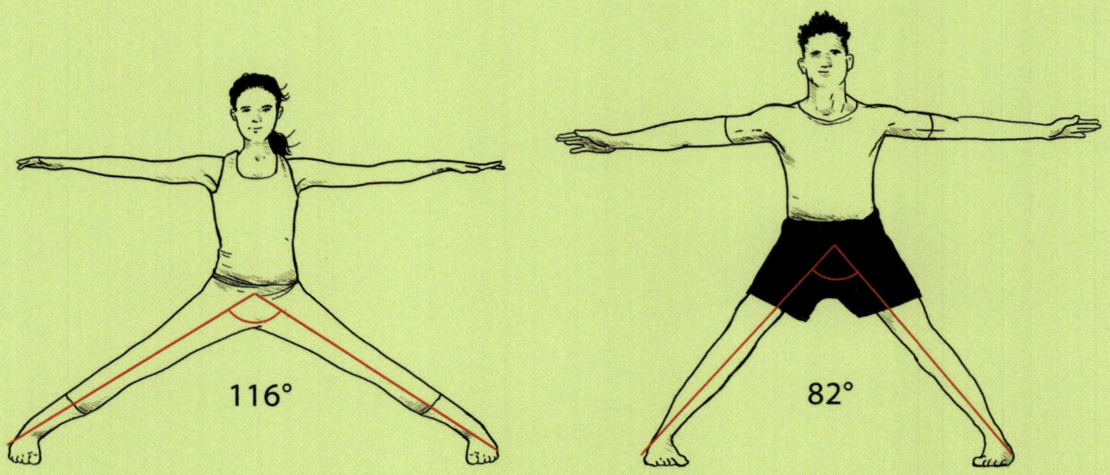

ZIELE

Wie viele Yogahaltungen kann ein Mensch beherrschen? Tirumalai Krishnamacharya (1888–1989), der oft als Begründer des modernen westlichen Yoga gilt, kannte 3000 Asanas. Er behauptete, sein Lehrer hätte sogar 7000 gekannt.[1] Das war der Stand in den 1930er-Jahren. Seither entwickeln kreative Lehrer, die oft aus den Bereichen Kampfkunst, Tanz oder Turnen kommen, immer weitere Haltungen und Variationen von Bewegungen. Vermutlich weiß niemand genau, wie viele Yogahaltungen der menschliche Körper einzunehmen vermag, aber die Zahl dürfte in die Zigtausende gehen. Wie können wir auch nur annähernd verstehen, wie diese Asanas auf den Körper wirken. Woher wissen wir, welche unbedenklich für uns sind und welche wir meiden sollten?

Um Antworten auf diese Fragen zu finden, können wir tun, was alle guten Wissenschaftler tun: Das Problem in seine Bestandteile zerlegen. Es gibt zwar viele Tausend Haltungen im Yoga, aber glücklicherweise müssen wir uns auf nur wenige Körperbereiche konzentrieren, um die biomechanischen Abläufe in der Asanapraxis zu verstehen. Wir könnten uns die rund 850 Muskeln betrachten. Das wäre einfacher, als sich mit 7000 Asanas zu beschäftigen, ist aber immer noch zu kompliziert. Außerdem können wir nur einige Muskeln ins Visier nehmen und diese zu Hauptgruppen zusammenfassen, um die Anzahl der zu analysierenden Elemente zu verringern. Da alle menschlichen Bewegungen in oder um ein Gelenk herum stattfinden, ließe sich die Analyse weiter vereinfachen, indem wir nur die wichtigsten Gelenke betrachten. In der Yogapraxis nutzen und bearbeiten wir zehn Gelenkbereiche. Da diese Zahl überschaubar ist, werden wir uns den möglichen Bewegungsumfang dieser Gelenke ansehen und prüfen, auf welche Weise Bewegung hier ermöglicht und verhindert wird. Die zehn Gelenkabschnitte sind:

- Fuß und Sprunggelenk
- Das Kniegelenk
- Das Hüftgelenk
- Das Iliosakralgelenk
- Die Lendenwirbelsäule
- Die Brustwirbelsäule
- Die Halswirbelsäule
- Das Schultergelenk
- Das Ellenbogengelenk
- Hand und Handgelenk

Die ersten drei Abschnitte (rot markiert) umfassen die Gelenke der unteren Körperhälfte, die wir im zweiten Teil dieses Buchs untersuchen werden. Die folgenden vier Abschnitte vom Iliosakralgelenk bis zur Halswirbelsäule sowie die Abschnitte vom Schulter- bis zum Handgelenk sind Themen eines weiteren Buchs des Autors, das sich unter anderem mit dem Oberkörper beschäftigen wird.

Natürlich besitzen wir mehr als die zehn hier aufgezählten Gelenke – allein schon in Händen und Füßen gibt es Dutzende. Aber eine derart genaue Analyse ist nicht immer nötig. Diese zehn Gelenke reichen aus, um erschöpfend zu untersuchen, wie sich der Bewegungsumfang unseres Körpers in der Yogapraxis darstellt und was die Bewegungen unsere Körpers einschränkt.

Zunächst werden wir uns in Teil 2 den Bau der Gelenke näher ansehen. Wir werden uns mit Form und Struktur der beteiligten Knochen beschäftigen, mit dem Bindegewebe, den wichtigen Bändern sowie den Muskeln und Sehnen, die die einzelnen Gelenke bewegen, stützen – und auch die Bewegung einschränken. Dabei werden wir die in den Yoga-Anatomiebüchern abgebildeten Durchschnittsknochen ebenso betrachten wie die Bandbreite der möglichen Variationen, die bei den Schülern einer durchschnittlichen Yogastunde anzutreffen sind. Aufgrund der Struktur des Gelenks und der Form der Knochen betrachten wir den möglichen Bewegungsumfang und das Gewebe, das die Bewegungsmöglichkeiten einschränkt (Spannungsursachen).

Weiterhin beleuchten wir die Stellen, an denen Kompression auftreten kann, die jede weitere Bewegung verhindert (Kompressionsursachen). Die Ursachen für Spannung und Kompression stellen wir sowohl anhand eines »Durchschnittskörpers« als auch anhand von Personen dar, die nicht der Norm entsprechen. Zum Schluss folgt die Überlegung, wie man nun die gewonnenen Erkenntnisse in der Yogapraxis einsetzen kann und inwieweit sich dadurch der Bewegungsumfang in den Yogahaltungen, in denen die einzelnen Gelenke bewegt werden, erweitern lässt.

Dieser Erkundungsprozess soll Ihnen dabei zu einem besseren Verständnis verhelfen, wie sich Ihre einzigartige Anatomie auf Ihre Yogapraxis auswirkt und sie bestimmt. Sie werden hoffentlich erkennen, wann weitere Fortschritte in bestimmten Haltungen unmöglich sind, und auf diese Weise lernen, die Realität und die Grenzen Ihres Körpers zu akzeptieren. Viele Leser werden sich vielleicht nur für ein ganz bestimmtes Gelenk interessieren. Aus diesem Grund haben wir die einzelnen Teile dieses Buchs so verfasst, dass man sie unabhängig voneinander lesen kann. Wir werden allerdings etwas mehr auf das erste Gelenk (das Hüftgelenk) eingehen, um Grundkonzepte wie Spannung, Kompression und menschliche Vielfalt genau zu erklären und um zu zeigen, wie diese in einem Gelenk und um ein Gelenk herum wirken können. Unabhängig davon, welches Gelenk Sie am meisten interessiert, wird es von großem Nutzen für Sie sein, mit dem Kapitel über die Hüfte (siehe S. 119) zu beginnen.

KAPITEL 1
Das Grundgerüst des Yoga

In Teil 1 dieses Buchs haben wir uns mit der Frage beschäftigt: *Was bremst mich?* Wir haben gelernt, dass viele Faktoren den Bewegungsumfang einschränken können – nicht nur die verkürzten und verspannten Muskeln, die offenbar von den meisten Yogalehrern ins Visier genommen werden. Das, was uns bremst, fällt in zwei Kategorien: *Spannung* und *Kompression*. Bei Spannung schränken bestimmte Gewebe die Bewegung ein, weil sie eine Dehnung oder gleitende Bewegungen nur widerstrebend oder gar nicht zulassen; bei Kompression stoßen zwei Körperteile aneinander und blockieren damit jede weitere Bewegung in eine bestimmte Richtung. Folgende Faktoren verursachen Spannungen:

- verkürzte Muskeln
- verkürzte und verspannte Faszien, die die Muskelfasern umgeben
- verspannte Faszienhüllen einer ganzen Muskelgruppe
- faszienbedingte Bewegungseinschränkungen fernab der betroffenen Muskelgruppe
- das Zusammenspiel von Nervensystem, Muskel, Sehne und Fasziengewebe
- Reaktionen des Immunsystems, die Spannungen im Fasziengewebe verursachen
- das Schrumpfen der Gelenkkapsel
- die Kontraktur von Bändern und Sehnen
- Wassereinlagerungen im Gewebe
- weitere Aspekte, u.a. die emotionale Befindlichkeit

Kompression ist einfacher festzustellen, da sie dadurch entsteht, dass Körperteile aufeinanderstoßen. Dies bremst die Bewegung unabhängig von jeder weiteren Muskelanstrengung. Spannungen lassen sich bearbeiten und mit der Zeit verringern, aber die Kompression gehört zu den Faktoren, die darüber entscheiden, wie weit wir uns in eine bestimmte Richtung bewegen können. Gelegentlich können wir den Kompressionspunkt umgehen, indem wir die Haltung verändern, kleine oder große Veränderungen der Bewegungsrichtung vornehmen. Aber irgendwann erreichen wir in jeder Richtung Kompression. An diesem Endpunkt geht es nicht weiter, und jeder Versuch der Erweiterung kann Frustration verursachen – von Verletzungen ganz zu schweigen.

Viele Yogastile und Yogaschriften nennen lediglich eine Spannungsursache, die den Fortschritt in einer Haltung begrenzt: verkürzte, verspannte Muskeln. Sie erklären zwar, welche Muskeln die Beweglichkeit von Gliedmaßen unterstützen und welche die Bewegung im Gelenkbereich einschränken, aber sie zeichnen kein vollständiges Bild, was vor sich geht und was uns in einer Bewegung bremst. Unerwähnt bleibt, welche Auswirkungen die anatomische Struktur des Gelenks oder des umgebenden Gewebes hat, und unberücksichtigt bleibt die allgegenwärtige menschliche Vielfalt.

Dieser Teil des Buchs greift die für die Asanas wesentlichen Punkte auf und zeigt, wo Spannung und Kompression entstehen und dass sie aufgrund der menschlichen Vielfalt bei jedem Schüler anders zum Ausdruck kommen. So können Yogalehrer und -schüler leichter erkennen, wann weitere Fortschritte möglich sind und wann man akzeptieren sollte, dass die größtmögliche Tiefe in einer Haltung erreicht ist.

Die Bewegungsebenen

Eine Landkarte ist hilfreich, um sich mit unbekannten Landmarken zurechtzufinden. Um sie lesen zu können, müssen wir die Himmelsrichtungen kennen und beispielsweise wissen, wo Norden ist. Eine Karte ist meist eine zweidimensionale Darstellung des Raums. Damit wir uns im Körper zurechtfinden, ist eine dreidimensionale Darstellung nützlicher. Eine 3-D-Karte hilft uns verstehen, wie der Körper in Yogahaltungen bewegt wird und wie unsere individuellen Variationen beim Skelett diese Bewegungen beeinflussen.

Abbildung 2.1 auf Seite 112 zeigt eine Person im dreidimensionalen Raum. Sie befindet sich in der *anatomischen Grundstellung*. In der Anatomie wird dieser Begriff für eine Standardreferenz-Haltung verwendet. Da wir später noch einmal darauf zurückkommen, ist es lohnenswert, wenn Sie sich die Zeit nehmen, die Darstellung zu verstehen. Eine Person in anatomischer Grundstellung steht aufrecht und schaut nach vorn. Die Arme hängen mit den Handflächen nach vorn an den Seiten, sodass die Daumen zur Seite zeigen. Die Füße sind geschlossen. Dies hat eine gewisse Ähnlichkeit mit der Berghaltung *(Tadasana)*, wobei die Handflächen hier jedoch

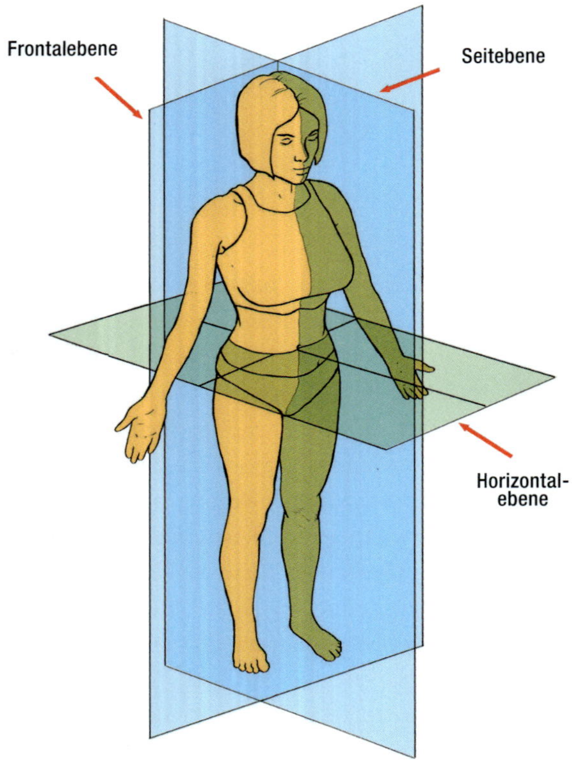

ABB. 2.1 Körper im Raum: Die anatomische Grundstellung mit den drei Körperebenen

nach vorn zeigen und die Füße leicht auswärtsgedreht sind. Theoretisch müssen die Muskeln in dieser Standhaltung am wenigsten arbeiten. Wir werden jedoch sehen, dass dies für viele Menschen nicht die energiesparendste Standhaltung ist. Aufgrund ihrer individuellen Anatomie ziehen sie es vielleicht vor, die Füße stärker einwärts- oder auswärtszudrehen, die Handflächen weiter nach vorn oder nach hinten zu drehen und die Knie mehr oder weniger stark zu strecken.

In der Anatomie hat es sich bewährt, den Körper mit Hilfe dreidimensionaler Ebenen zu beschreiben. Verwirrenderweise gibt es verschiedene Begriffe dafür. Wir verwenden die Bezeichnungen *Frontalebene*, *Seitebene* und *Horizontalebene*. Die Seitebene wird fachsprachlich *Sagittalebene* genannt, weil sie einer bestimmten Linie auf dem Schädel folgt, der sogenannten *Sutura sagittalis*, die etwa von der Mitte zur Rückseite des Schädels verläuft (siehe Abb. 2.2). Die Frontalebene wird fachsprachlich *Coronalebene* genannt, nach der *Sutura coronalis*, die von der einen Seite des Schädels zur anderen verläuft. Die Horizontalebene wird auch *Transversalebene*, *Axial-* oder *Transaxialebene* genannt. In Kürze:

- Die Frontalebene trennt vorn und hinten.
- Die Seitebene trennt links und rechts.
- Die Horizontalebene trennt oben und unten.

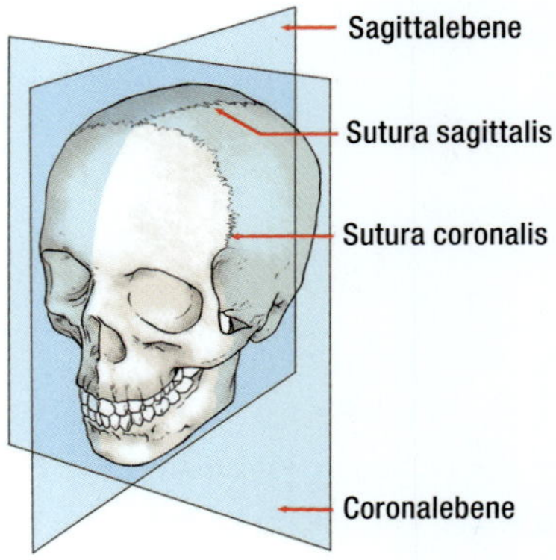

ABB. 2.2 Zwei Körperebenen – Sagittal- und Coronalebene – sind nach Nahtstellen am Schädel benannt.

Die Realität aber ist nicht so einfach und bringt weit mehr als die reine Bewegung in diesen drei Ebenen mit sich, da wir uns häufig in mehreren Ebenen gleichzeitig bewegen – und das oft in Kombination.

Richtungs- und Lagebezeichnungen innerhalb der Bewegungsebenen

In der Anatomie sind viele Begriffe entstanden, weil es innerhalb der drei Hauptebenen viele verschiedene Bewegungsrichtungen gibt. Gelegentlich verwenden wir unterschiedliche Bezeichnungen – je nachdem, um welchen Körperteil es sich handelt. Wie Abbildung 2.3 zeigt, wird die Orientierung zum Kopf hin *superior*, zu den Füßen *inferior* genannt. Letzteres bedeutet aber nicht »geringer« oder »unwichtig«, sondern lediglich »unterhalb von«. Die Orientierung zur Körpervorderseite heißt *anterior*, zur Körperrückseite *posterior*, zur Körpermitte *medial* und zur Körperseite *lateral*.

Möglicherweise werden Ihnen Begriffe begegnen, die örtlich genauer umrissen sind wie *distal* (von der Körpermitte oder vom Rumpf weg) und *proximal* (zur Körpermitte oder zum Rumpf hin). Wenn wir uns mit den Körpergeweben beschäftigen, finden wir auch Bezeichnungen wie *superfizial* (auf die Oberfläche zu) und *profund* (aufs Körperinnere zu). Stehen wir mit an den Seiten herabhängenden Armen und zu den Oberschenkeln zeigenden Handflächen da, können wir die Hände *pronieren* – also die Handflächen einwärts- und nach hinten drehen. Auf die Füße bezogen bedeutet Pronation, die Sohlen nach unten und außen zu drehen, während die Füße leicht nach oben zeigen (Abb. 2.4 a). Wir können Hände oder Füße auch *supinieren*, indem wir die Handflächen nach vorn drehen (wie in Abb. 2.1) oder die Sohlen nach innen und nach oben drehen, während die Füße nach unten zeigen (Abb. 2.4 b).

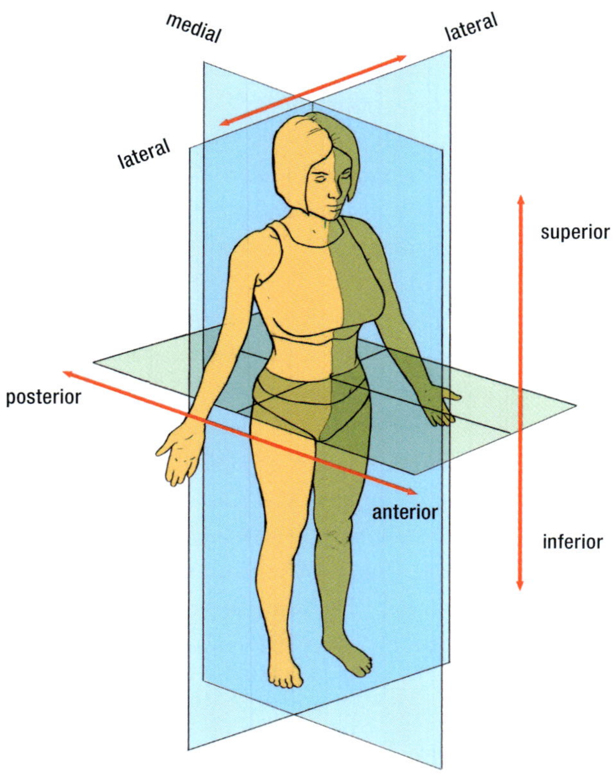

ABB. 2.3 Die Hauptrichtungen

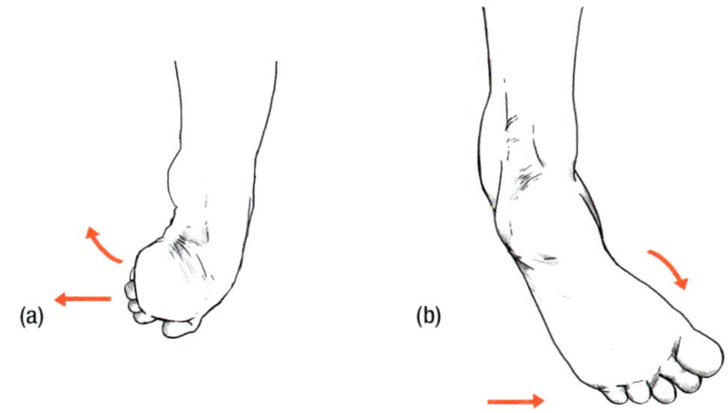

ABB. 2.4 Pronation (a) und Supination (b) eines linken Fußes

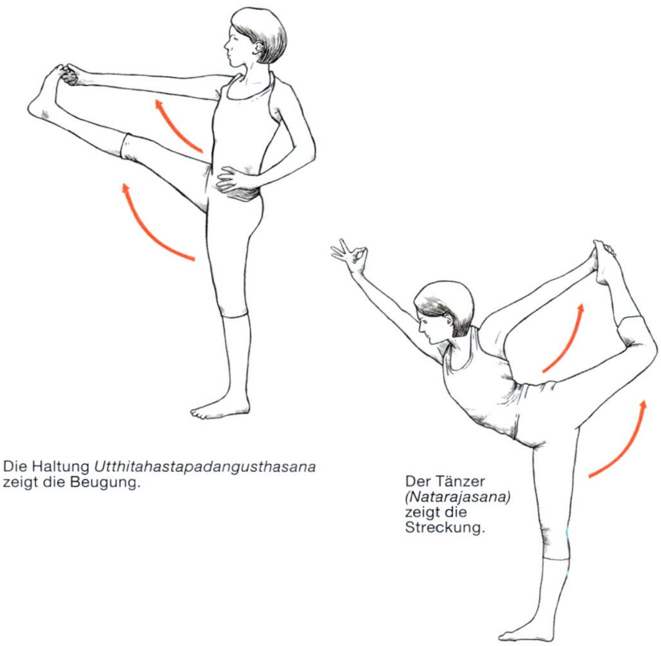
Die Haltung *Utthitahastapadangusthasana* zeigt die Beugung.
Der Tänzer *(Natarajasana)* zeigt die Streckung.

ABB. 2.5 Beugung und Streckung der Gliedmaßen

Paul Grilley kennt eine gute Eselsbrücke für die Verwendung der Begriffe pronieren und supinieren bei den Handbewegungen: Wenn Sie »Pro«-fi-Basketballer werden wollen, müssen Sie Dribbeln lernen und dabei die Handflächen zum Boden drehen. Pronation macht zum Profi. Sind Sie dagegen Oliver Twist und möchten beim Abendessen einen Nachschlag »Suppe«, dann müssen Sie die Schale in den supinierten Händen halten: »Sir, könnte ich bitte noch etwas Suppe bekommen?«

Dies ist keine erschöpfende Darstellung der anatomischen Richtungs- und Lagebezeichnungen, aber sie wird uns im Folgenden gute Dienste leisten. (Der interessierte Leser findet weitere Informationen dazu in Anhang A: Anatomische Richtungs- und Lagebezeichnungen eine ausführlichere Zusammenstellung auf Seite 273.)

Die am häufigsten verwendeten Richtungsbezeichnungen in der Yogapraxis sind Beugung und Streckung, Abduktion und Adduktion sowie Einwärts- und Auswärtsdrehung. Diese Begriffe beziehen sich auf Bewegungen der Gliedmaßen zueinander oder zur Körperachse. Wir können sie aber auch auf Bewegungen des Rumpfs (allerdings in begrenzterem Umfang) übertragen.

Beugung und Streckung

Es ist einfacher, die Körperebenen einzeln zu betrachten und anschließend Bezeichnungen für die möglichen Bewegungsrichtungen festzulegen. Wenn wir wie auf Abbildung 2.5 in der Seitebene einen Arm oder ein Bein nach anterior (vorn) bewegen, wird dies als *Beugung* oder Flexion bezeichnet. Wenn wir die Gliedmaßen nach posterior (hinten) bewegen, wird es *Streckung* oder Extension genannt.

Oft fordern Yogalehrerinnen ihre Schüler auf: »Streckt die Arme zum Himmel.« Das klingt hochpoetisch, ist aber anatomisch nicht korrekt. Es mag seltsam scheinen, das Heben der Arme nach vorn und oben als Beugung im

Schultergelenk zu bezeichnen, aber so ist es anatomisch korrekt. Wenn man die Arme streckt, bewegt man sie nach hinten. Da nur selten Anatomiewissenschaftler in einer Yogastunde auftauchen, kommen die meisten Lehrer damit davon, wenn sie sagen: »Streckt die Arme nach oben.« Besser wäre die Formulierung: »*Hebt* die Arme zum Himmel.«

Bei den beiden in Abbildung 2.5 gezeigten Bewegungen bleibt der Rumpf reglos. Umgekehrt könnten aber auch die Gliedmaßen reglos bleiben (siehe Abb. 2.6). Wenn wir den Oberkörper beispielsweise wie in der Stehenden Vorbeuge *(Uttanasana)* nach vorn beugen, wird dies ebenfalls als Beugung der Hüften und in geringerem Umfang auch der Wirbelsäule bezeichnet, obwohl sich die Beine nicht bewegen. Wenn wir den Oberkörper wie in der Kobra oder Sphinx *(Bhujangasana)* nach hinten beugen, ist auch dies eine Streckung der Wirbelsäule und bei manchen Schülern in geringerem Umfang auch der Hüften.

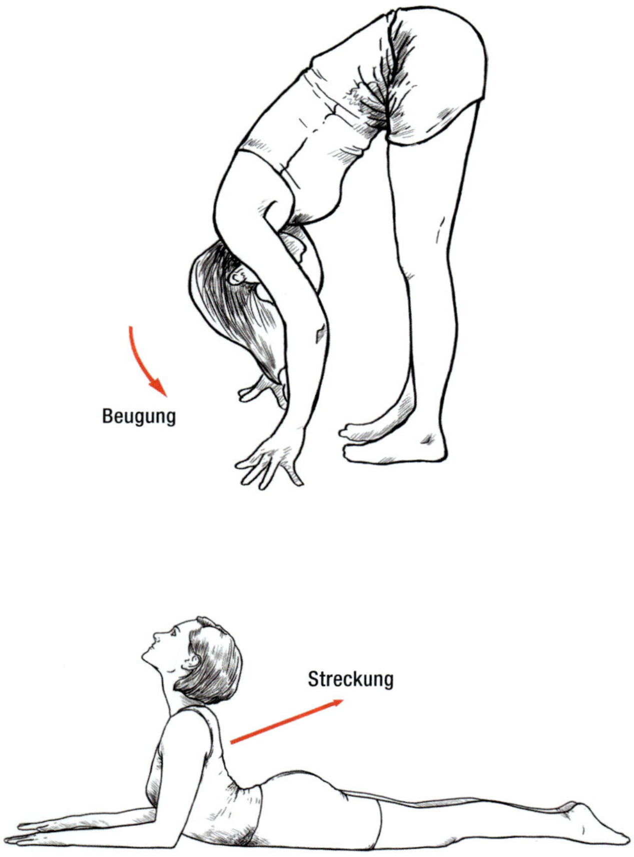

ABB. 2.6 Beugung und Streckung des Rumpfs

Einwärts- und Auswärtsdrehung

Wenn wir Gliedmaßen in der Horizontalebene einwärtsdrehen, wird dies *Einwärtsdrehung* oder *Medialrotation* genannt. Drehen wir sie auswärts, heißt dies *Auswärtsdrehung* oder *Lateralrotation*. Um ein Gefühl für diese Bewegungen zu bekommen, kommen Sie in die Berghaltung *(Tadasana)* und bewegen die Zehen zueinander. Dies ist eine Einwärtsdrehung des Oberschenkelknochens in der Hüftpfanne. Bringen Sie nun die Fersen zusammen und bewegen Sie die Zehen voneinander weg. Dies ist eine Auswärtsdrehung. Die Bezeichnung ergibt sich aus dem, was mit dem weiter distal gelegenen Abschnitt geschieht – in diesem Fall dem Fuß.

Auf die gleiche Weise kann sich der Oberarmknochen in der Schulterpfanne drehen. Mit einer Einwärtsdrehung bringen wir im Kuhgesicht *(Gomukhasana)* einen Arm nach unten und hinter den Rücken. Dies ist auch in gebundenen Drehhaltungen der Fall. Im Kuhgesicht drehen wir den oberen Arm auswärts, im Rad *(Urdhvadhanurasana)* drehen wir beide Arme auswärts, wenn wir sie nach oben und nach hinten bringen. Abbildung 2.7 zeigt eine Einwärts- und Auswärtsdrehung der Arme an der Schulter im Kuhgesicht *(Gomukhasana)* sowie die Auswärtsdrehung beider Oberschenkelknochen in der Hüftpfanne.

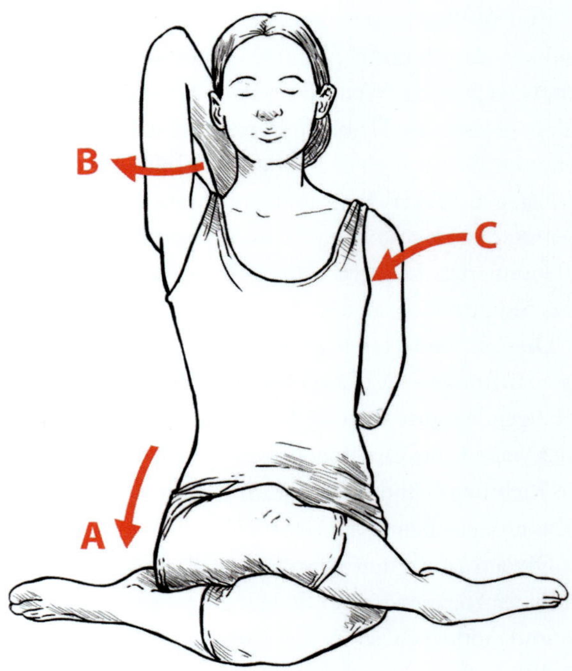

ABB. 2.7 Kuhgesicht *(Gomukhasana)* mit Auswärtsdrehung der Beine im Hüftgelenk (A), Auswärtsdrehung des oberen Arms (B) und Einwärtsdrehung des unteren Arms (C)

Wir drehen im Yoga die Arme häufig im Schultergelenk auswärts, wenn wir in Haltungen wie den Nach unten schauenden Hund *(Adhomukhasvanasana)* kommen. Sportler tun dies auch beim Werfen. Ein Pitcher im Baseball zum Beispiel (siehe Abb. 2.8) dreht den Arm zunächst möglichst weit auswärts (und streckt dabei meistens auch die Wirbelsäule, um ein größeres Drehmoment zu erzeugen), um beim Werfen in die Einwärtsdrehung überzugehen.

Abbildung 2.9 zeigt links eine Yogini, die in der Haltung der Göttin *(Utkatakonasana)* die Oberschenkel in den Hüftgelenken und die Arme in den Schultergelenken auswärtsdreht. Rechts ist sie im Adler *(Garudasana)* zu sehen. Dabei sind ihre Beine einwärtsgedreht, aber die Auswärtsdrehung der Arme bleibt erhalten. Weil die Arme ineinander verschlungen sind, kann es schwer zu verstehen sein, dass sie noch immer auswärtsgedreht sind. Aber die in der Göttin sichtbare Auswärtsdrehung wurde beibehalten und die Arme lediglich adduziert. Was uns zu den letzten beiden Bewegungen bringt: Abduktion und Adduktion.

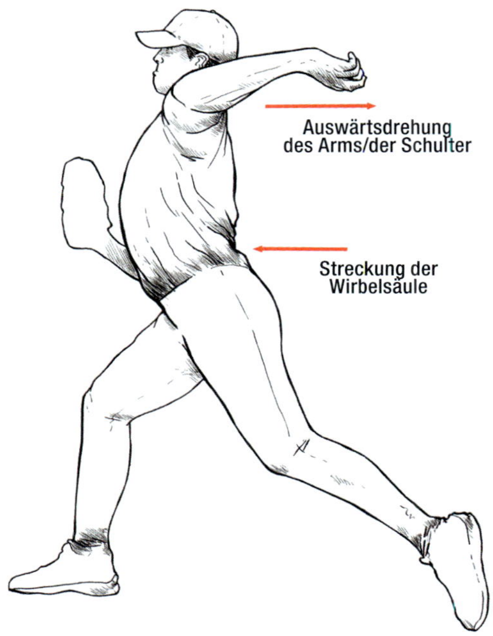

ABB. 2.8 Auswärtsdrehung des Arms beim Werfen eines Balls

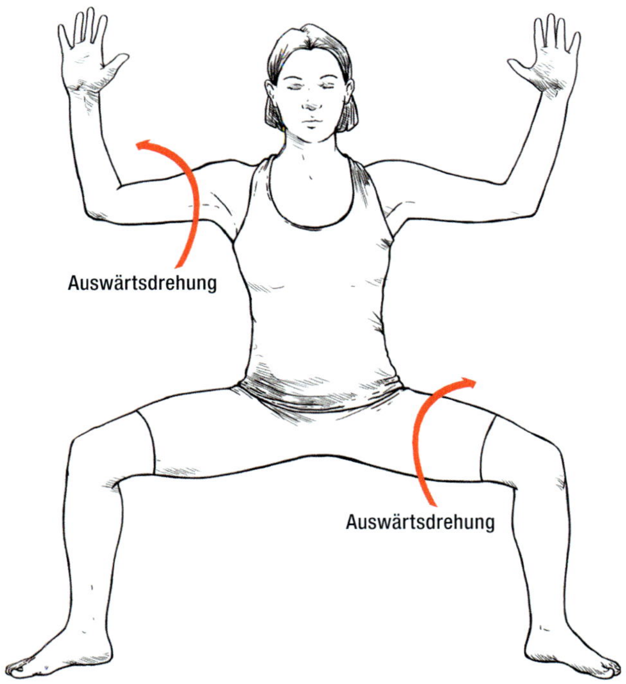

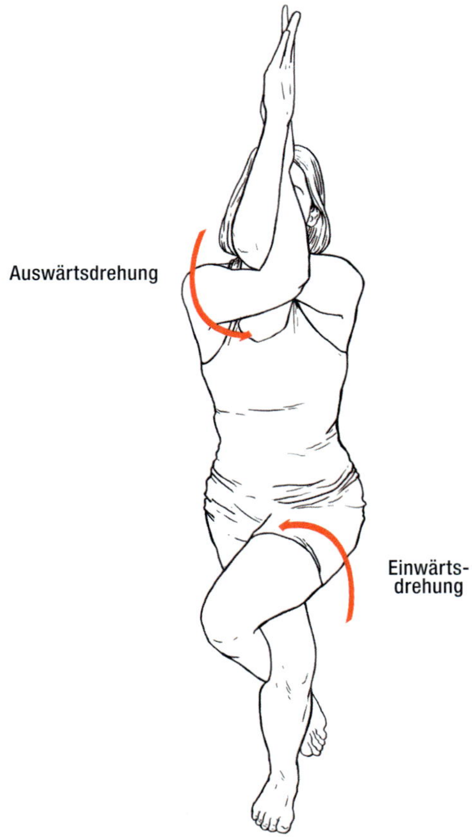

ABB. 2.9 Links: In der *Göttin (Utkatakonasana)* sind Arme und Beine auswärtsgedreht. Rechts: Im Adler *(Garudasana)* sind die Beine einwärtsgedreht,die Arme aber auswärtsgedreht.

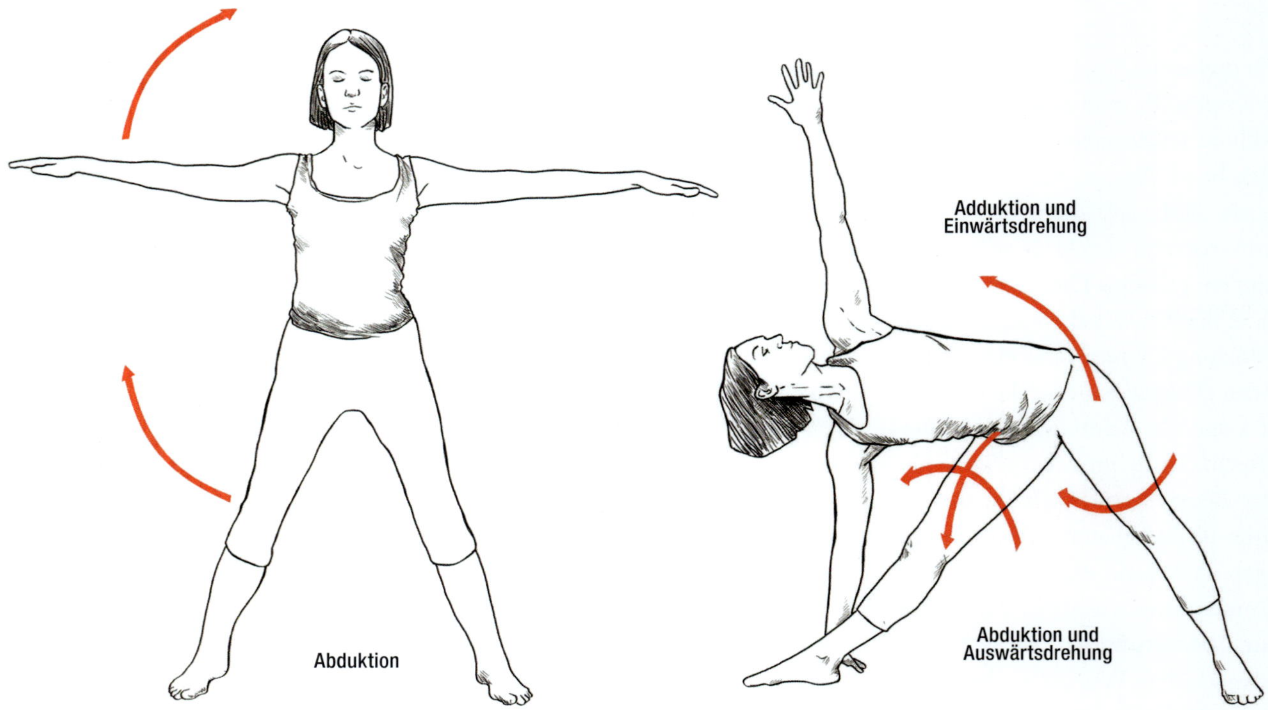

ABB. 2.10 Bei Abduktion und Adduktion können sich Beine oder Becken bewegen.

Abduktion und Adduktion

Wenn wir in der Frontalebene (die Vorder- und Rückseite des Körpers voneinander trennt) die am weitesten distal gelegenen Abschnitte unserer Gliedmaßen lateral vom Körper wegbewegen, nennt man das *Abduktion*. Bewegen wir sie medial zum Körper hin, heißt es *Adduktion*. Eselsbrücke: Die *Ab*duktion ist das *Ab*spreizen: Wir spreizen also einen Körperteil ab. Bei der Adduktion wiederum »addieren« wir die Körperteile gewissermaßen. Die Yogini, die mit weit geöffneten Armen und Beinen in der Haltung der Göttin (siehe Abb. 2.12) steht, hat Arme und Beine abduziert.

Diese Bewegungen erscheinen ganz einfach, aber auch in diesem Fall können wir die Gliedmaßen fixieren und den Rumpf bewegen. Nehmen wir zum Beispiel die Bewegung, mit der wir in die Haltung Dreieck *(Trikonasana)* kommen (siehe Abb. 2.10): Hier bewegt sich die Oberseite des Beckens zum vorderen Bein – und auch das ist eine Abduktion. Jedes Mal, wenn sich Oberschenkelknochen und Becken in der Frontalebene näher kommen, findet Abduktion statt; jedes Mal, wenn sie sich voneinander entfernen, haben wir es mit Adduktion zu tun. Diese Bewegungen werden nicht nur vom Verhältnis der Beine zueinander, sondern auch vom Verhältnis der Beine zum Becken bestimmt. Jedes Bein kann eine Abduktionsbewegung machen, genau wie das Becken.

Im Dreieck *(Trikonasana)* finden auch noch weitere Bewegungen in den Hüftgelenken statt, zum Beispiel Drehungen. Bei der Rotationsrichtung kommt es darauf an, welche Hüfte wir betrachten.

Im Kapitel über das Hüftgelenk und seinen Bewegungsumfang (siehe S. 119) werden wir uns noch eingehender damit beschäftigen. Fürs Erste zeigt Abbildung 2.10 im Dreieck *(Trikonasana)* im vorderen Hüftgelenk eine Abduktion mit leichter Auswärtsdrehung und im hinteren Hüftgelenk eine Adduktion mit Einwärtsdrehung.

Seitbeugung (Lateralflexion)

In der Frontalebene ist eine weitere Bewegung möglich: die Seitbeugung der Wirbelsäule. Wenn wir den Rumpf nach links oder rechts bewegen, indem wir, wie im Dreieck *(Trikonasana)* auf Abbildung 2.10 zu sehen, das Becken verschieben, ist auch das eine Art Abduktion im Hüftgelenk. Beugen wir dagegen ausschließlich die Wirbelsäule, wird dies als *Seitbeugung* oder *Lateralflexion* bezeichnet.

Anschauliche Beispiele für eine Seitbeugung oder eine Lateralflexion, wie in Abbildung 2.11 dargestellt, sind die Yin-Yoga-Haltung des Liegenden Halbmonds (*Bananasana*; siehe Abb. 2.78 auf Seite 159) oder die stehende Haltung des Halbmonds *(Ardhachandrasana)*.

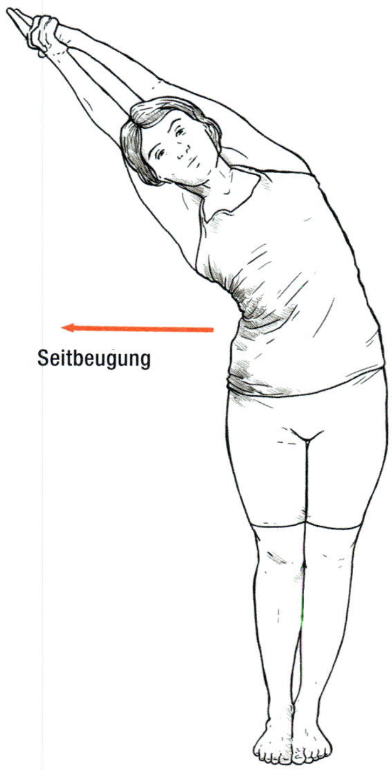

ABB. 2.11 Seitbeugung der Wirbelsäule

Horizontale Abduktion

Oft finden Bewegungen in mehr als einer Ebene gleichzeitig statt. Das macht es etwas schwieriger zu verstehen, was biomechanisch gerade geschieht. Eine beliebte Kombination im Yoga ist die Beugung im Hüftgelenk mit gleichzeitiger Abduktion des Beins. Daher gibt es eine besondere Bezeichnung dafür: *horizontale Abduktion*. Wir finden sie in Haltungen wie der Göttin (siehe Abb. 2.12), dem Baum *(Vrksasana)* oder der Libelle *(Upavistakonasana)*. Es gibt zwei Möglichkeiten, zu einer horizontalen Abduktion zu gelangen: indem man beugt und abduziert oder indem man abduziert und auswärtsdreht. Möglich ist auch eine horizontale Abduktion der Arme in den Schultergelenken.

Alles in allem

Wir haben uns mit den Möglichkeiten von Beugung und Streckung, Einwärts- und Auswärtsdrehung, Abduktion und Adduktion in Fällen befasst, in denen die Körperachse fest bleibt und die Gliedmaßen sich bewegen. Betrachten Sie jetzt die Yogini in der Haltung der Göttin *(Utkatakonasana)* in Abbildung 2.12: Welche Bewegungen finden hier statt? Dies ist eine komplizierte Kombination. Aber wenn wir sie mithilfe der »3-D-Karte des Körpers« analysieren, stellen wir fest, dass wir es in allen Ebenen mit einfachen Bewegungen zu tun haben. Arme und Beine werden gebeugt, abduziert und auswärtsgedreht. Man könnte dies auch als horizontale Abduktion bezeichnen.

Zeit für einen Test, der zeigen soll, wie gut Sie die Bewegungsrichtungen verstanden haben. Wir kommen dazu noch einmal auf das Kuhgesicht *(Gomukhasana)* in Abbildung 2.13 zurück. Bestimmen Sie, was in den Hüft- (A) und Schultergelenken (B) und (C) passiert. (Die Antworten finden Sie auf Seite 293 in Endnote 2.)

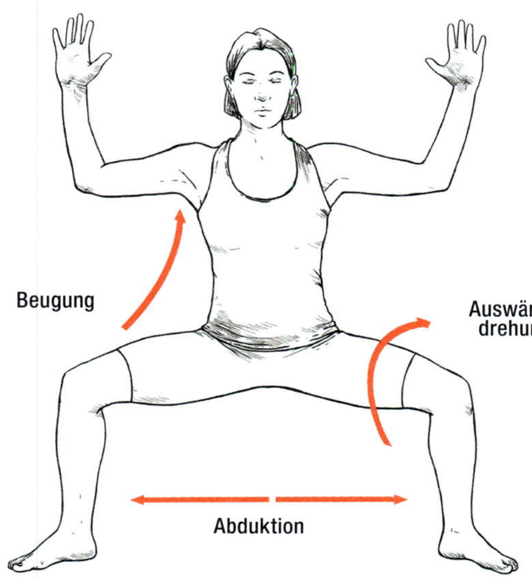

ABB. 2.12 Die Göttin *(Utkatakonasana)* zeigt die horizontale Abduktion der Oberschenkelknochen in den Hüftgelenken.

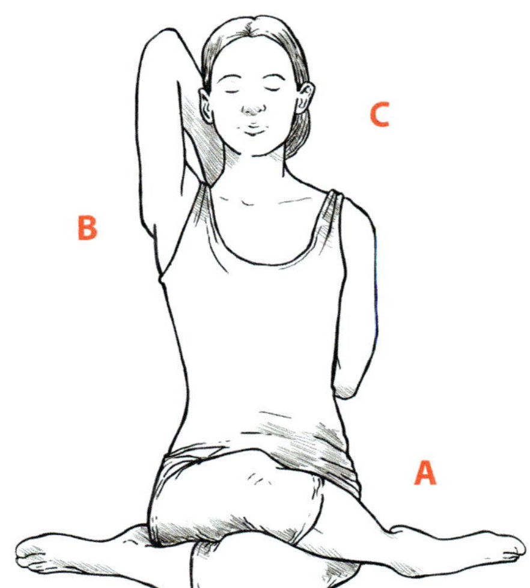

ABB. 2.13 Kuhgesicht *(Gomukhasana)*: Welche Bewegungen finden in den Gelenken statt?

DAS IST WICHTIG: Vom Nutzen der Ausrichtung

Es hat seinen Sinn, dass feste Fundamente gelegt und Gebäude von unten nach oben gemauert werden. Doch wenn Sie diese Vorstellung auf Ihre Yogapraxis übertragen, dann kommt es, könnte man sagen, zu einem *Fundamentstrugschluss*. Der beliebte Unterrichtsschwerpunkt, das Fundament einer Haltung vom Boden her aufzubauen, ignoriert schlichtweg, dass der Körper kein Bauwerk ist. Wir sind lebende Systeme, keine mechanischen Konstruktionen. Im Mutterleib sind uns nicht zuerst die Finger und Zehen, dann die Hände und Füße und schließlich die Hand- und Sprunggelenke gewachsen. Wir haben uns vom Rumpf nach außen entwickelt. Indem wir verstehen, wie wir gewachsen sind und uns entwickelt haben, können wir darauf hinarbeiten, dass sich auch unsere Haltungen auf diese Weise manifestieren – nicht von unten nach oben, sondern von innen nach außen, von proximal nach distal.

Die Positionierung von Händen und Füßen ist der unbedeutendste, oft aber am besten sichtbare Aspekt einer Yogahaltung und zieht deshalb die meiste Aufmerksamkeit auf und die meisten Modifikationen nach sich. Das soll nicht heißen, die Stellung Ihrer Hände und Füße sei unwichtig – sie wird jedoch in erster Linie von den Vorgängen im Rumpf bestimmt. Die dogmatische Behauptung, die Füße müssten stets parallel zueinander stehen und gerade nach vorn zeigen, ignoriert Ihre anatomische Individualität und die vorrangige Bedeutung der Körpermitte. Wohin Ihre Füße zeigen, ergibt sich zunächst aus dem Geschehen in Ihren Hüftgelenken, gefolgt von der Form Ihrer Oberschenkelknochen, den Vorgängen in Ihren Kniegelenken, der Form Ihrer Schienbeine und den Abläufen in Ihren Sprunggelenken.

Wenn Sie Ihre Haltung von den Füßen her aufbauen, ist das quasi so, als wedle der Schwanz mit dem Hund: Es ist weder sinnvoll noch sicher. Leider ist das, was unsere Gliedmaßen tun, viel besser zu sehen als das, was in unserer Körpermitte geschieht. Lehrer verwenden übertrieben viel Zeit und Aufmerksamkeit auf die Positionierung von Händen und Füßen (darauf, sie in eine idealisierte, ästhetisch ansprechende Ausrichtung zu bringen, ohne zu verstehen, warum sie überhaupt »falsch ausgerichtet« waren).

Tatsächlich sollte die Analyse einer Haltung von innen nach außen erfolgen. Wenn man – wie so viele Yogalehrer – umgekehrt an die Sache herangeht, läuft man Gefahr, die Stabilität des Rumpfs aufs Spiel zu setzen.

Es gibt keine allgemeingültigen Ausrichtungsanweisungen – also keine Regeln, die für alle Yogaschüler gleichermaßen gelten. Damit möchte ich nicht andeuten, dass es keine Ausrichtungsprinzipien gäbe. Aber die menschliche Vielfalt und Ihre anatomische Individualität sind eine wichtige Tatsache, die man nicht ignorieren darf. Aus diesem Grund muss das, was bei einer anderen Person wunderbar funktioniert, für Sie noch lange nicht passen.

Es gibt *individuelle* Ausrichtungsprinzipien. Im Yoga besteht die Herausforderung darin, die Ausrichtung zu finden, die für Sie selbst am besten ist. Wie wir im Folgenden sehen werden, müssen viele Menschen ihre Füße in Standhaltungen aufgrund ihrer individuellen körperlichen und biografischen Gegebenheiten auswärtsdrehen. Zwingt man sie, es allen anderen Schülern gleichzutun, werden Hüften und Knie übermäßig beansprucht, und sie können ihren natürlichen Bewegungsumfang nicht vollständig nutzen.

Die Ausrichtung ist überaus wichtig! Die richtige Ausrichtung entlastet die Gelenke und schützt sie davor, bei dynamischer Bewegung in den verletzungsträchtigen Bereich der Hypermobilität zu gelangen. Eine gute Ausrichtung kann für eine gute Statik sorgen, den muskulären Kraftaufwand minimieren und es einem Schüler erlauben, gefahrlos in einer Haltung etwas länger zu verweilen.

Es wäre schön, wenn es für jede Haltung Ausrichtungsanweisungen gäbe, die bei allen Übenden funktionieren (das wäre in etwas so, als gäbe es ein Medikament, das alle Menschen von Krebs heilen könnte). Aber die Realität der menschlichen Vielfalt lehrt uns, dass das Leben nicht ganz so simpel gestrickt ist. Jeder Mensch ist ein wenig anders, und – wir wiederholen es noch einmal: Was beim einen funktioniert, muss beim anderen nicht zwangsläufig ebenfalls funktionieren. Die entscheidende Frage, die wir uns also stellen müssen, ist: Welche Ausrichtungsanweisungen funktionieren bei mir?

KAPITEL 2
Die Gelenke der unteren Körperhälfte: das Hüftgelenk

Wohin sollten die Knie in stehenden Haltungen wie Krieger *(Virabhadrasana)* oder Hocke *(Malasana)* zeigen? Wohin zeigen die Füße? Kann jeder, der Yoga übt, gefahrlos in den Lotossitz *(Padmasana)* kommen? Ist es immer gefährlich, Knie oder Ellenbogen zu überstrecken? Wir werden sehen, dass allgemeine ästhetische Ausrichtungsanweisungen Schüler in Yogahaltungen nicht vor Verletzungsgefahren schützen. Und wir werden entdecken, dass eine Anweisung, die einem Schüler hilft, einem anderen aufgrund der menschlichen Vielfalt eher schaden kann, während eine andere, angeblich für alle Schüler gefährliche Anweisung für einige Übende harmlos oder sogar vorteilhaft sein kann.

Zuerst aber wollen wir uns den anatomischen Kompressionsursachen sowie den Auswirkungen der menschlichen Vielfalt auf die untere Körperhälfte widmen. Wir beginnen mit dem aus Becken und Oberschenkelknochen bestehenden Hüftgelenk. Das Becken ist die wohl komplizierteste Knochengruppe. Da die Hüftpfanne fast genau die Hälfte des Körpers markiert, ist das Becken ein guter Ausgangspunkt.

Zur Erinnerung: Gesundes Gewebe braucht Beanspruchung, um gesund zu bleiben – das gilt auch für Bänder und Gelenke. Viele aus ästhetischen Gründen untersagte Ausrichtungen sehen vielleicht gefährlich aus, beanspruchen aber ein Gelenk auf gesunde Weise. Verzichtet man darauf, nimmt man den Schülern möglicherweise eine gesunde Beanspruchung. Natürlich – wir wiederholen – kann eine Ausrichtung, die einem Schüler guttut, einem anderen schaden. Wir dürfen deshalb nie vergessen, wie stark die aktuelle Beanspruchung ist, und müssen klug beurteilen, ob sie dem Körper einen Nutzen bringt oder schadet.

Form

Ein Gelenk ist eine Verbindung aus zwei oder mehr Knochen. Beim Hüftgelenk treffen Becken und Oberschenkelknochen aufeinander. Das Hüftgelenk ist ein Kugelgelenk. Der Oberschenkelkopf kann Spin-, Roll- oder Gleitbewegungen in der Hüftpfanne machen. Fixiert man den Oberschenkelknochen, kann sich umgekehrt auch die Hüftpfanne über den Oberschenkelkopf bewegen. Im Yoga kann das Becken fixiert sein, während sich der Oberschenkelknochen bewegt – und umgekehrt.

Um das Hüftgelenk und seinen Bewegungsumfang zu verstehen, müssen wir die einzigartige Form und Struktur von Becken und Oberschenkelknochen untersuchen. Wir werden sie im Folgenden zunächst getrennt voneinander und schließlich zusammen betrachten, um zu sehen, wie ihre Form die Funktion des Hüftgelenks beeinflusst.

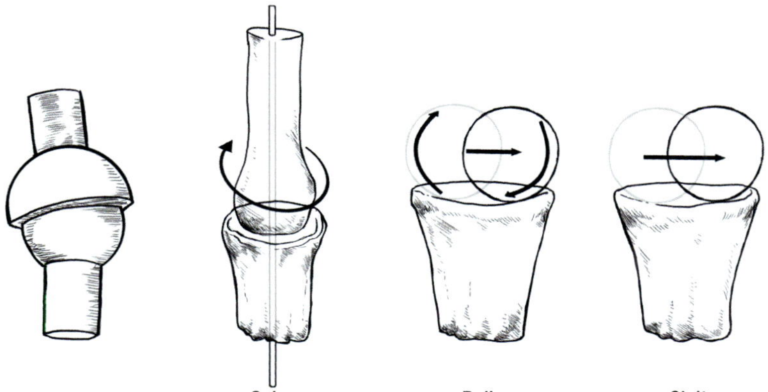

ABB. 2.14 Das Hüftgelenk ist ein Kugelgelenk und erlaubt Spin- (bei Beugung und Streckung), Roll- sowie geringfügige Gleitbewegungen (bei Abduktion und Adduktion sowie Auswärts- und Einwärtsdrehung).

Der Bau des Hüftgelenks

Das Wort »Hüfte« ist anatomisch gesehen problematisch. Manchmal bezeichnet es den oberen Beckenrand, wo die Menschen »die Hände an die Hüften« legen. In der Anatomie heißt dieser »Hüftknochen« Darmbein, bzw. *Os ilium* nach der lateinischen Bezeichnung für »Flanke« oder »Leiste«.

Der obere Rand des Darmbeins ist der Darmbeinkamm *(Crista iliaca)*. Hin und wieder tasten Menschen den großen Rollhügel am Oberschenkelknochen *(Trochanter major)* und bezeichnen ihn als Hüfte (siehe Abb. 2.17). Wir definieren als »Hüftgelenk« die Hüftpfanne, wo Oberschenkelknochen und Becken aufeinandertreffen (siehe Abb. 2.15 und 2.16). Sofern der Zusammenhang nicht eindeutig auf den großen Rollhügel oder den Darmbeinkamm schließen lässt, meinen wir mit Hüfte oder Bewegungen der Hüfte grundsätzlich Bewegungen im Hüftgelenk oder in der Hüftpfanne. Eine weitere anatomische Bezeichnung, die wir synonym zur Hüftpfanne verwenden, ist *Acetabulum*.

Die Knochen des Hüftgelenks

Das Becken

Das lateinische Wort *pelvis* bedeutet »Becken« oder »Schale« und beschreibt diesen komplexen Knochen sehr gut (siehe Abb. 2.15 und 2.16).

Die obere Schale wird auch *großes Becken*, die untere Schale auch *kleines Becken* genannt (siehe Abb. 2.18). Das Becken hat viele Aufgaben zu erfüllen: Es stützt, schützt und hält die inneren Organe und bietet zudem eine breite Basis zur Befestigung der Muskeln, die Beine und Hüften bewegen. Noch wichtiger ist, dass das Becken das Gewicht des Oberkörpers trägt.

Das Becken besteht aus mehreren Knochen, die durch Bänder miteinander verbunden oder zusammengehalten werden: dem Kreuzbein *(Os sacrum)* und den beiden Hüftbeinen (*Ossa coxae*, von lat. *coxa* für »Hüfte«). Jedes Hüftbein besteht wiederum aus drei miteinander verschmolzenen Knochen – Darmbein, Schambein und Sitzbein.

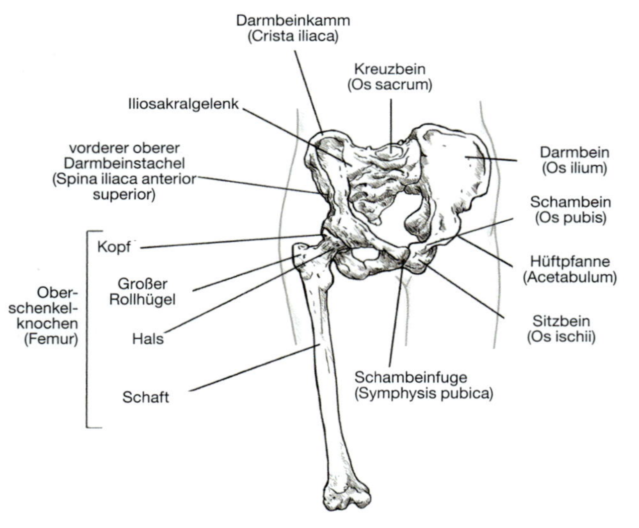

ABB. 2.15 Becken und Oberschenkelknochen in Schrägansicht

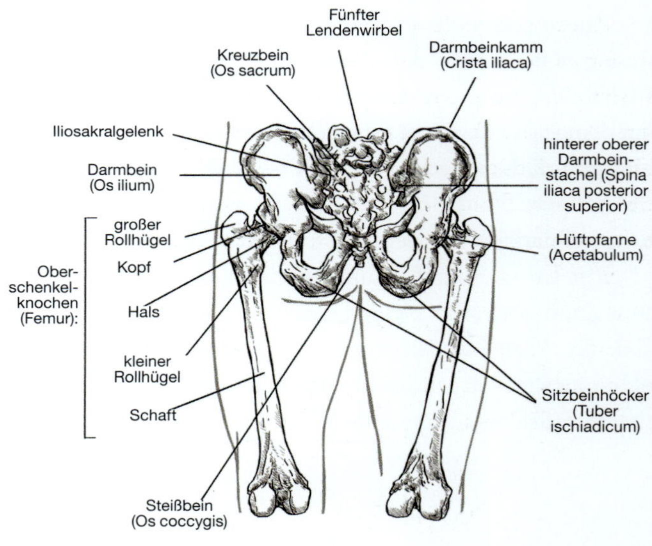

ABB. 2.16 Becken und Oberschenkelknochen in Rückansicht

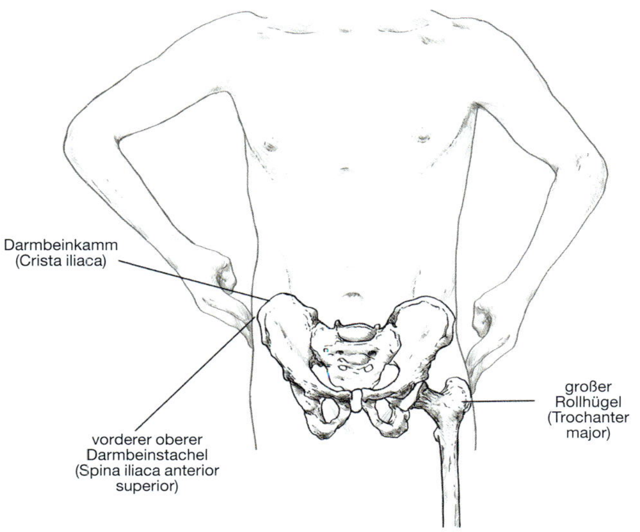

ABB. 2.17 Ertasten des großen Rollhügels und des vorderen oberen Darmbeinstachels *(Spina iliaca anterior superior)*

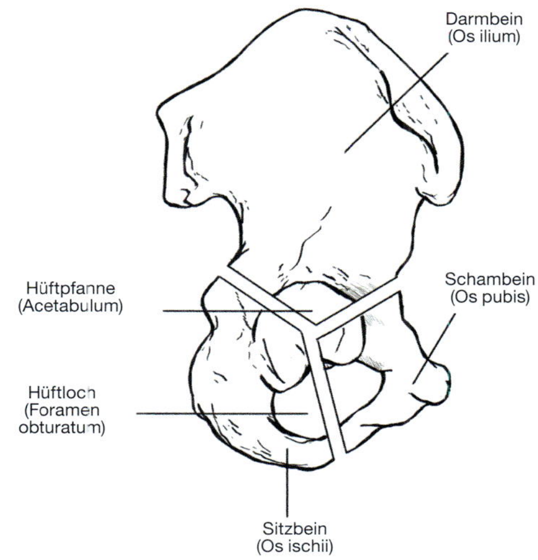

ABB. 2.19 Jedes Hüftbein besteht aus drei Knochen, die zusammenwachsen und die Hüftpfanne *(Acetabulum)* bilden.

Insgesamt verschmelzen und verbinden sich sieben Knochen zum Becken. Sie sind bei der Geburt weder vollständig ausgeformt noch nicht ganz verschmolzen und bestehen hauptsächlich aus Knorpel. Im Alter von etwa 15 Jahren ist der Knorpel verknöchert und die Verschmelzung der drei Knochen abgeschlossen. Die Verbindungsstelle bildet die Hüftpfanne *(Acetabulum)*, wie in Abbildung 2.19 zu sehen.[3] An der Vorderseite des Beckens sind die beiden Hüftbeine an der Schambeinfuge *(Symphysis pubica)* miteinander verbunden. Dabei handelt es sich um eine faserknorpelige Verbindung. An der Rückseite bilden Hüftbeine und Kreuzbein das *Iliosakralgelenk*, ein wenig bewegliches ebenes Gelenk. Da die Schambeinfuge eine knorpelige Verbindung ist, erlaubt sie kaum Bewegung zwischen den beiden Hüftbeinen. Sie kann sich allerdings minimal bewegen – vor allem bei Frauen gegen Ende der Schwangerschaft. In dieser Zeit lockert sich der Knorpel und lässt etwas mehr Bewegung zu, um die Weitung des kleinen Beckens zu unterstützen, damit der Kopf des Babys bei der Geburt hindurchpasst. Das Iliosakralgelenk ist zwar etwas beweglicher als die Schambeinfuge, hat üblicherweise aber nur einen geringen Bewegungsumfang, eine Nutation von 0° bis 15°.[4]

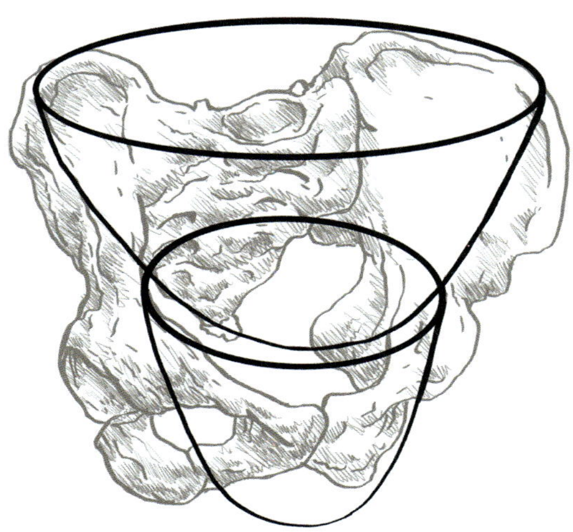

ABB. 2.18 Wir können uns das Becken als zwei aufeinandergestellte Schalen vorstellen: Eine größere Schale (das große Becken) sitzt auf einer kleineren Schale (dem kleinen Becken).

Die Orientierungspunkte des Beckens

Um die Bewegung im Hüftgelenk verstehen zu können, sollte man einige anatomische Orientierungspunkte kennen. Auf den meisten Zeichnungen des Beckens und des Oberschenkelknochens sind zahlreiche Elemente dargestellt, aber die entscheidenden Punkte, auf die wir immer wieder Bezug nehmen werden, sind Hüftpfanne *(Acetabulum)*, vorderer oberer Darmbeinstachel (*Spina iliaca anterior superior*, kurz SIAS), Oberschenkelkopf, Schenkelhals und großer Rollhügel *(Trochanter major)*. Sowohl der große Rollhügel als auch der SIAS sind leicht zu ertasten. Wenn Sie im Stehen »die Hände in die Hüften stützen«, spüren Sie mit dem Zeigefinger den vorderen oberen Darmbeinstachel und mit dem

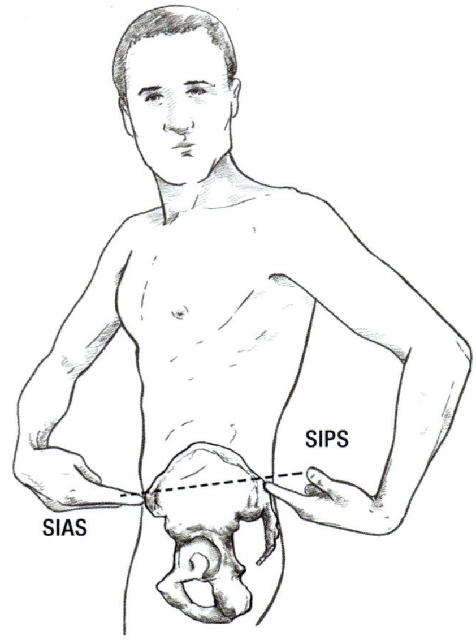

ABB. 2.20 Das Becken in der Seitenansicht: Im Stehen wirkt es gekippt, aber das ist seine natürliche Position. Der Darmbeinkamm befindet sich über den Sitzbeinhöckern.

Daumen den hinteren oberen Darmbeinstachel (*Spina iliaca posterior superior*, kurz SIPS). Sie können die Punkte aber auch wie in Abbildung 2.20 an der Vorder- und Rückseite des Beckens ertasten. Wenn Sie die Hand weiter nach unten schieben, gelangen Sie zu dem deutlichen Knochenvorsprung des großen Rollhügels (siehe Abb. 2.17). Auch die berühmten Sitzbeinhöcker *(Tubera ischiadica)* sind gut zu tasten. Legen Sie die Hand in Anusnähe an die Unterseite des Gesäßes und ertasten Sie die Knochenvorsprünge.

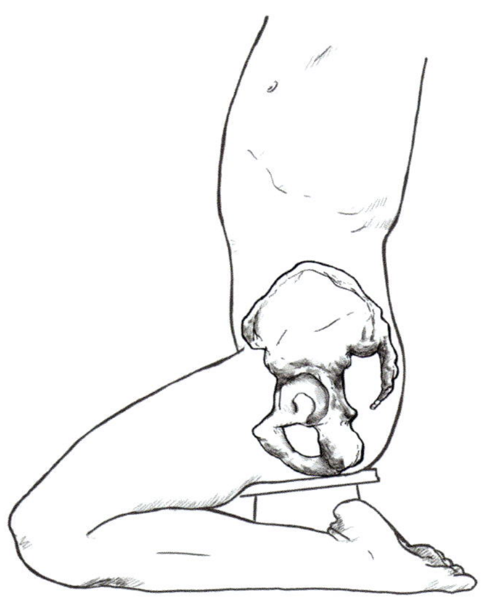

ABB. 2.21 Seitenansicht des Beckens im Sitzen: Wenn Sie sich nicht hinlümmeln, bleibt das Becken aufgerichtet.

Der Oberschenkelknochen

Der Oberschenkelknochen, der längste und stärkste Knochen des Körpers, ist nicht annähernd so kompliziert wie das Becken, hat aber ebenfalls individuelle Ecken und Kanten. Die Verdrillung des Oberschenkelschafts wird *Femurtorsion*[5] genannt, der Winkel zwischen Schaft und Hals heißt *Centrum-Collum-Diaphysen-Winkel* oder *Schenkelhalswinkel*.[6] Torsion und Schenkelhalswinkel helfen, den maximalen Bewegungsumfang vieler Bewegungen zu bestimmen.

In Abbildung 2.22 sehen Sie die Standarddarstellung eines Oberschenkelknochens. Die entscheidenden proximalen Orientierungspunkte sind Oberschenkelkopf (der in die Hüftpfanne des Beckens passt), Oberschenkelhals, großer Rollhügel, Oberschenkelschaft und kleiner Rollhügel. Mit dem distalen Ende des Oberschenkelknochens werden wir uns im Zusammenhang mit dem Kniegelenk noch ausführlicher beschäftigen. Der Oberschenkelkopf bildet beinahe zwei Drittel einer Kugel, ist aber leicht eiförmig und nicht vollkommen rund. Er passt ganz genau in die Wölbung der Hüftpfanne, sodass Roll- und Spinbewegungen möglich und manchmal auch leichte Gleitbewegungen nötig sind.

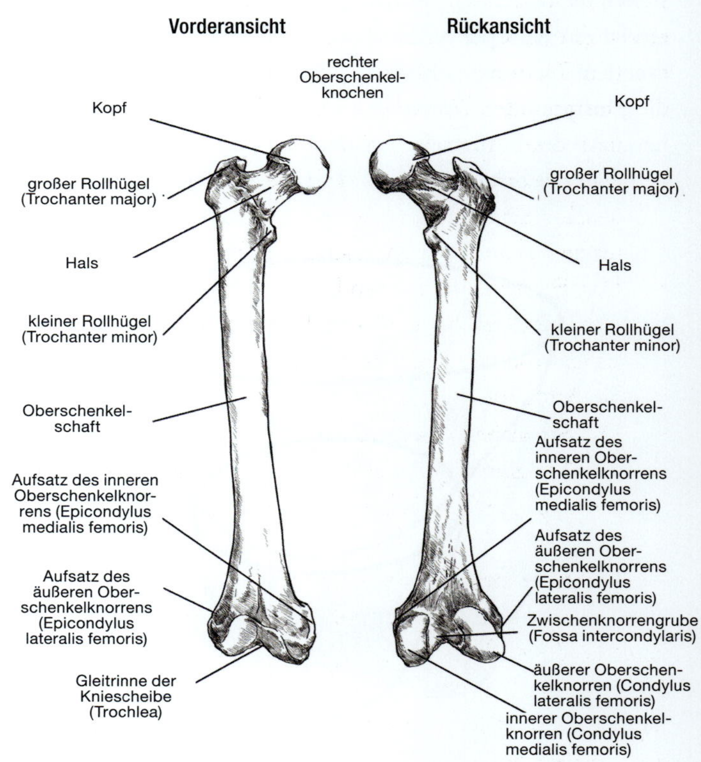

ABB. 2.22 Der rechte Oberschenkelknochen in Vorder- und in Rückansicht

Kapsel und Bänder des Hüftgelenks

Der Oberschenkelknochen ist über fünf Bänder in und um die Gelenkkapsel des Hüftgelenks mit dem Becken verbunden. Diese Bänder sind nach den Knochen benannt, an denen sie befestigt sind:

- Das Darmbeinschenkelband *(Ligamentum iliofemorale)* verbindet Oberschenkelknochen und Darmbein und ist eines der dicksten und kräftigsten Bänder im Körper.
- Das Sitzbeinschenkelband *(Ligamentum ischiofemorale)* verbindet Oberschenkelknochen und Sitzbein.
- Das Schambeinschenkelband *(Ligamentum pubofemorale)* verbindet Oberschenkelknochen und Schambein.
- Das Hüftkopfband *(Ligamentum capitis femoris oder auch Ligamentum teres femoris)* verbindet Oberschenkelknochen und Hüftpfanne.
- Das quere Pfannenband *(Ligamentum transversum acetabuli)* erzeugt einen unteren Abschluss, indem es den unteren Rand der Faserknorpellippe verstärkt (ohne Abb.; es ist der untere Teil der Gelenkkapsel).

Darm-, Sitzbein- und Schambeinschenkelband werden als *Kapselbänder* bezeichnet. Sie verstärken die Gelenkkapsel. Ihre Faseranordnung spielt bei Bewegungseinschränkungen eine wichtige Rolle (siehe Abb. 2.23):

- Das Darmbeinschenkelband *(Ligamentum iliofemorale)* verstärkt die vorderen und oberen Teile der Gelenkkapsel und kann Auswärtsdrehung und Streckung einschränken. Es wird oft als zwei Bänder betrachtet, denn die unterschiedlichen Zügel *(Pars transversa; Pars descendens)* reagieren unterschiedlich auf Beanspruchung.
- Das Sitzbeinschenkelband *(Ligamentum ischiofemorale)* verstärkt den hinteren Teil der Kapsel. Es kann Streckung und Einwärtsdrehung und – bei gebeugter Hüfte – auch die Adduktion einschränken.[7]
- Das Schambeinschenkelband *(Ligamentum pubofemorale)* verstärkt die vorderen und unteren Teile der Kapsel. Das Band begrenzt Abduktion und Streckung.

Fachleute streiten über die Funktion der Bänder. Einige glauben, sie würden die Auswärtsdrehung nicht einschränken, die Einwärtsdrehung dagegen stark.[8] Die Rolle des Hüftkopfband, das Adduktion, Beugung und Auswärtsdrehung leichten Widerstand entgegensetzen kann, wird diskutiert.[9] Seine Funktion scheint es zu sein, den Oberschenkelknochen mittig in der Hüftpfanne zu verankern – und in jungen Jahren den Hüftkopf mit Blutgefäßen zu versorgen (siehe Abb. 2.24).[10]

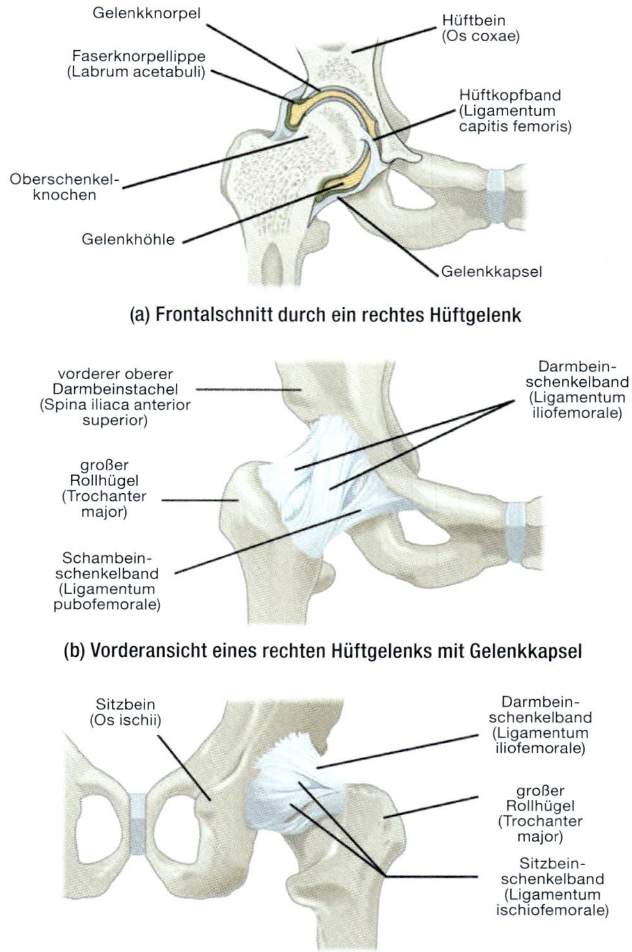

ABB. 2.23 Bänder und Kapsel des Hüftgelenks: Darmbein-, Sitzbein- und Schambeinschenkelband spielen bei Einschränkungen des Bewegungsumfangs die größte Rolle.

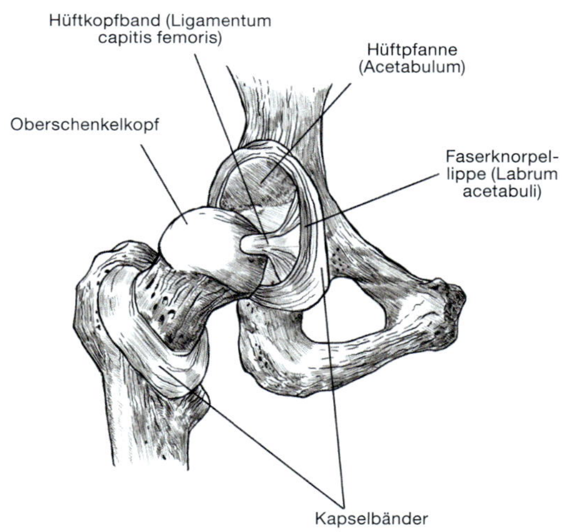

ABB. 2.24 Das Hüftkopfband spannt sich zwar bei Beugung, Adduktion und Einwärtsdrehung an, trägt aber eher wenig zur Gelenkstabilität bei.

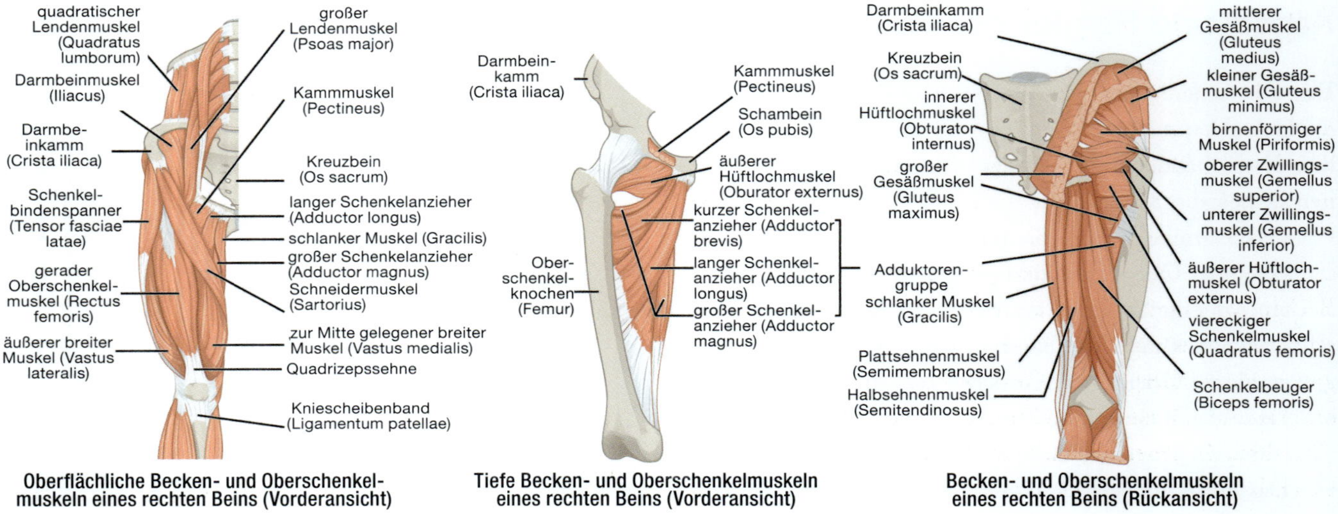

ABB. 2.25 Die Muskeln, die Einfluss auf das Hüftgelenk haben

Die Muskeln des Hüftgelenks

Abbildung 2.25 zeigt, welche Muskeln das Hüftgelenk bewegen. Gebeugt wird es für gewöhnlich von Lendenmuskel *(Psoas)*, Darmbeinmuskel *(Iliacus)*, Schenkelbindenspanner *(Tensor fasciae latae)* und Schneidermuskel *(Sartorius)*. Gestreckt wird es vom großen Gesäßmuskel *(Gluteus maximus)* und den *rückwärtigen Oberschenkelmuskeln*. Für Abduktion sorgen der mittlere und kleine Gesäßmuskel *(Gluteus medius; Gluteus minimus)* sowie der Schenkelbindenspanner. Adduktion erzeugen der große, lange und kurze Schenkelanzieher *(Adductor magnus; Adductor longus; Adductor brevis)*, der schlanke Muskel *(Gracilis)* und der Kammmuskel *(Pectineus)*. Die Auswärtsdrehung geschieht durch den inneren und äußeren Hüftlochmuskel *(Obturator internus; Obturator externus)*, den oberen und unteren Zwillingsmuskel *(Gemellus superior; Gemellus inferior)*, den viereckigen Schenkelmuskel *(Quadratus femoris)* und den großen Gesäßmuskel *(Gluteus maximus)*. Wir schreiben hier »für gewöhnlich«, weil nicht immer ganz klar ist, welche Muskeln eine Bewegung verursachen. (Mehr Information dazu finden Sie im folgenden Kastentext »Gleiche Bewegung, andere Muskeln«.)

ES IST KOMPLIZIERT: Gleiche Bewegung, andere Muskeln

Bei der Beschreibung, welche Muskeln für welche Bewegungen verantwortlich sind, haben wir die Formulierung »für gewöhnlich« verwendet. Die Wirkung der Muskeln kann aber auch von der Ausrichtung des Oberschenkelknochens in der Hüftpfanne sowie des Körpers zur Schwerkraft, der persönlichen Vorgeschichte des Schülers und seinen muskulären Gewohnheiten abhängen. Wie eine Studie ergab, beeinflusst die menschliche Vielfalt auch die proximalen und distalen Befestigungsstellen der Muskeln und damit ihre Bewegung. Die Forscher stellten fest, dass ein größerer Darmbeinkamm den Ansatz des großen Gesäßmuskels *(Gluteus maximus)* nach vorn wandern lässt und dadurch eine stärkere Einwärtsdrehung in den Hüften erzeugt.[11]

Andere Wissenschaftler beschreiben Muskeln, die viele Menschen gar nicht haben: 27 Prozent der Menschen besitzen einen kleinen Lendenmuskel *(Psoas minor)*. Er unterstützt die Beugung der Lendenwirbelsäule und die Seitneigung des Beckens – er fehlt aber bei 73 Prozent.[12] Wenn wir ausschließlich die Muskeln als Verursacher von Bewegung betrachten, vernachlässigen wir die wichtige Rolle der Faszien bei der Entstehung, dem Übertrag und der Verteilung von Kräften. Wir können somit keine abschließenden Aussagen darüber treffen, welche Muskeln welche Bewegungen verursachen. Es sind aber einige Verallgemeinerungen über Bewegungen in der anatomischen Grundstellung möglich. Bedenken Sie aber bitte, dass der Körper komplexer ist.

Art und Umfang der Variationen

Variationen des Beckens

Wir müssen uns zwei Menschen nur ansehen, um festzustellen, dass ihre Becken sich erheblich unterscheiden. Beim einen kann es sehr breit, beim anderen sehr schmal sein. Die Unterschiede zwischen Mann und Frau mögen offensichtlich sein. Einige Forscher glauben jedoch, die Vorstellung, das Becken der Durchschnittfrau sei breiter als das des Durchschnittsmannes, würde nicht von Daten gestützt! Natürlich gibt es auch innerhalb der Geschlechter eine große Variationsbreite bei Becken und Oberschenkelknochen. Ja, es gibt Einzelfälle, in denen Männer breitere Becken haben als Frauen und umgekehrt. Einige dieser Unterschiede werden sich nicht auf den Bewegungsumfang in der Yogapraxis auswirken, aber einige wichtige Unterschiede werden großen Einfluss darauf haben, ob Sie bestimmte Yogahaltungen einnehmen können. Andere sind sogar so extrem, dass sie alltägliche Bewegungen wie das Gehen oder Laufen beeinträchtigen. Meist werden diese Variationen in jungen Jahren vom Hausarzt entdeckt, und im Anschluss wird Hilfe zur Normalisierung des Bewegungsumfangs und der Lebensqualität angeboten. Wir werden uns Variationen ansehen, die erheblich häufiger vorkommen, aber dennoch Einfluss darauf haben, wie tief jemand in verschiedene Haltungen kommen kann.

Typische Geschlechterunterschiede

Die Becken in Abbildung 2.26 unterscheiden sich deutlich. Als Standardunterschiede werden häufig der Abstand zwischen den Sitzbeinhöckern (der sogenannte *untere Schambeinwinkel*, siehe Abb. 2.27), die Vertikalität des Darmbeins, die Krümmung des Steißbeins und die Rundung des Beckeneingangs hervorgehoben. Alle diese Merkmale haben damit zu tun, dass Frauen Kinder austragen und gebären können. Beim männlichen Becken wird diese Funktion nicht benötigt, aber Männer haben im Laufe der Evolution die Fähigkeit entwickelt, schnell zu laufen, und die Form ihres Beckens passte sich an, um Geschwindigkeit und Ausdauer zu unterstützen. Aufgrund der natürlichen anatomischen Unterschiede gibt es Frauen mit einem kleineren unteren Schambeinwinkel, der eher dem des Durchschnittsmannes ähnelt, und Männer mit einem erheblich größeren unteren Schambeinwinkel, der dem der Durchschnittsfrau nahekommt. Diese Variationen haben beispielsweise großen Einfluss darauf, ob eine Frau ein Kind vaginal zur Welt bringen kann oder einen Kaiserschnitt benötigt. (Dazu mehr in Anhang B: Variationen des weiblichen Beckens auf Seite 277.)

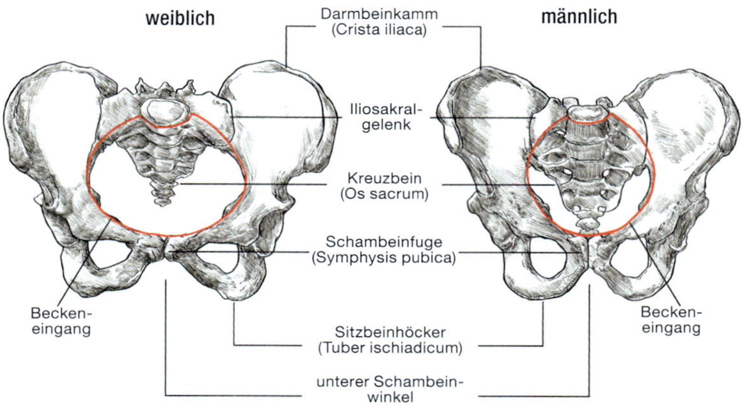

ABB. 2.26 Weibliches und männliches Becken im Vergleich: Im Allgemeinen wirkt das weibliche Becken breiter und flacher, das männliche schmaler und höher.

Die beiden Becken in Abbildung 2.26 stellen durchschnittliche Formen dar – aber niemand entspricht dem Durchschnitt; das Becken jedes einzelnen Menschen wird sich irgendwie davon unterscheiden. Diese Unterschiede können bei bestimmten Bewegungen und Haltungen unerheblich, aber auch maßgeblich sein. Je breiter zum Beispiel die Basis zwischen den Sitzbeinhöckern, desto mehr Stabilität ist in Sitzhaltungen wie dem Boot *(Navasana)* möglich.

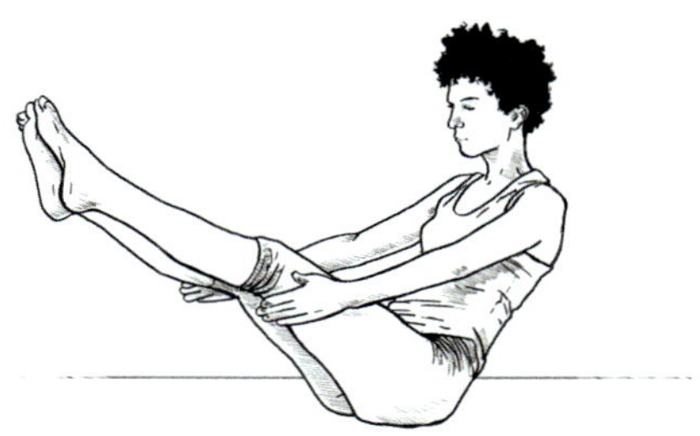

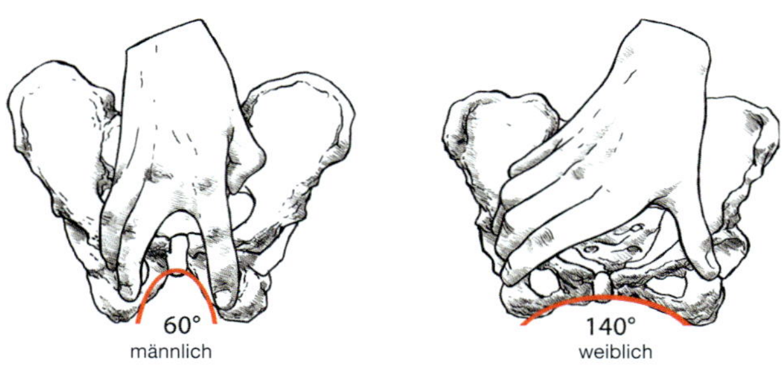

ABB. 2.27 Der untere Schambeinwinkel ergibt sich aus dem Abstand (9–15 cm) zwischen dem linken und rechten Sitzbeinhöcker.[13] Der Winkel kann bei einer Frau zwischen 75° und 155° betragen, bei einem Mann zwischen 50° und 140° liegen.[14] Je breiter die Sitzbeinhöcker, desto breiter die Basis und desto größer die Stabilität in Sitzhaltungen wie dem Boot *(Navasana)*.

Ausrichtung und Form der Hüftpfanne

Die entscheidenden Variationen der Hüftpfanne mit Folgen für Beweglichkeit und Bewegungsumfang sind unter anderem (a) die Winkel der Hüftpfanne im Verhältnis zu den drei Körperebenen, (b) die Form der Hüftpfanne (Größe, Rundung, Tiefe) und (c) die Neigung der vorderen Beckenebene. Man sollte erwähnen, dass der Körper nicht symmetrisch ist: Die Merkmale auf der einen Beckenseite wie die Tiefe der Hüftpfanne oder ihre Position im Verhältnis zum übrigen Becken decken sich nicht mit den Merkmalen auf der anderen Beckenseite. Demnach haben wir im linken und rechten Hüftgelenk nicht den gleichen Bewegungsumfang.

Betrachten Sie die schematische Darstellung eines Beckens in Abbildung 2.28. Die Zeichnung (a) zeigt das Hüftgelenk in der Vorderansicht und veranschaulicht die Ausrichtung der Pfanneneingangsebene zur Horizontalen. Dies ist der *transversale Winkel der Pfanneneingangsebene*, der hier mit α gekennzeichnet ist.[15] Die Zeichnung (b) zeigt das Hüftgelenk in der Draufsicht und den Winkel (hier mit β gekennzeichnet) zwischen Pfanneneingangsebene und Seitebene des Körpers. Dies ist der *sagittale Winkel der Pfanneneingangsebene*.[16] Zeigt die Hüftpfanne direkt zur Seite oder nach hinten, wird dies als Retroversion bezeichnet; zeigt sie nach vorn, wird dies Anteversion genannt. Beide Winkel entscheiden über den Bewegungsumfang des Hüftgelenks. Aber bedenken Sie bitte, dass diese Abbildung nur eines von vielen Becken zeigt und Ihr Becken wahrscheinlich etwas anders aussieht.

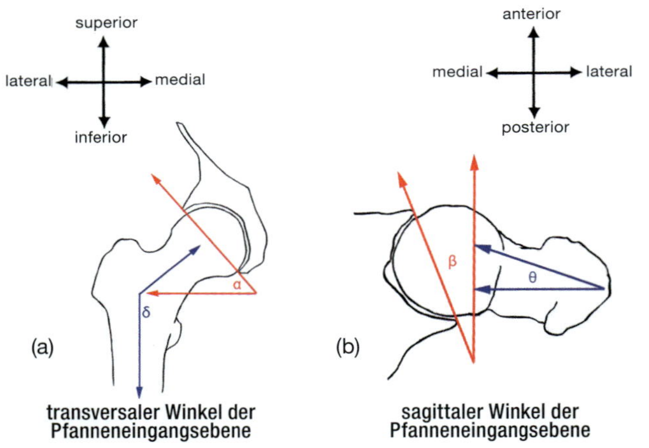

ABB. 2.28 Ausrichtung der Hüftpfanne: (a) Der Winkel α zwischen der Pfanneneingangsebene und der Horizontalen ist der transversale Winkel. (b) Der Winkel β zwischen der Pfanneneingangsebene und der von der Sagittalebene dargestellten Seitebene heißt sagittaler Winkel. δ ist der Schenkelhalswinkel, θ der Femurtorsions- oder femorale Antetorsionswinkel.

Der transversale Winkel der Pfanneneingangsebene

Der transversale Winkel beeinflusst, wie weit wir die Beine etwa im Seitspagat grätschen können. Bei der Geburt beträgt er 51°, mit zehn Jahren 45° und beim Erwachsenen 40°.[18] (Jungen Turnern gelingt der Spagat leichter als ihren älteren Kollegen!) Für sich betrachtet erweckt diese Information den Eindruck, als hätten alle Erwachsenen einen transversalen Winkel von 40°. Das ist irreführend. Statistiken nennen Mittelwerte, aber die Variationsbreite der menschlichen Vielfalt ist dramatisch. Ihr persönlicher Wert dürfte daher kaum dem Durchschnitt entsprechen. (Für Yogalehrer: Dies gilt auch für die meisten Schüler in Ihren Stunden!) Tabelle 2.1 auf der gegenüberliegenden Seite zeigt die bei mehreren Studien beobachtete Variationsbreite des transversalen Winkels. Sie macht deutlich, wie stark die Winkel bei den Schülern variieren und wie gefährlich es ist zu glauben, eine Studie allein repräsentiere die Gesamtheit der Bevölkerung. Der Durchschnitt dieser Mittelwerte liegt bei 43,5°! Obwohl wir weiter von einem durchschnittlichen transversalen Winkel von 40° ausgehen, sollten Sie bedenken wie schwer sich sagen lässt, was eigentlich normal ist.

Starke Abweichungen vom Mittelwert können Probleme verursachen, denn der transversale Winkel der Pfanneneingangsebene bestimmt auch, wieweit man zur Abnutzung im Hüftgelenk neigt. Bei einem Winkel von 40° ist der Verschleiß am geringsten, bei über 50° wahrscheinlich am stärksten, was in die *Osteolyse*, die Abnutzung der Hüftpfanne, münden kann.[19] (»Kann« bedeutet nicht »wird«: Viele Faktoren verringern oder verstärken die Knochenerosion.) Bei Werten über 50° neigt der Oberschenkelknochen zudem stärker dazu, aus der Hüftpfanne zu springen. Winkel unter 30° dagegen können bei Hüftbeugung zu Impingement (von engl. für »Zusammenstoß«) führen. (Beachten Sie: Wir sprechen auch dann von *Impingement*, wenn ein Knochen auf einen anderen Teil des Körpers trifft; dies ist nur ein weiteres

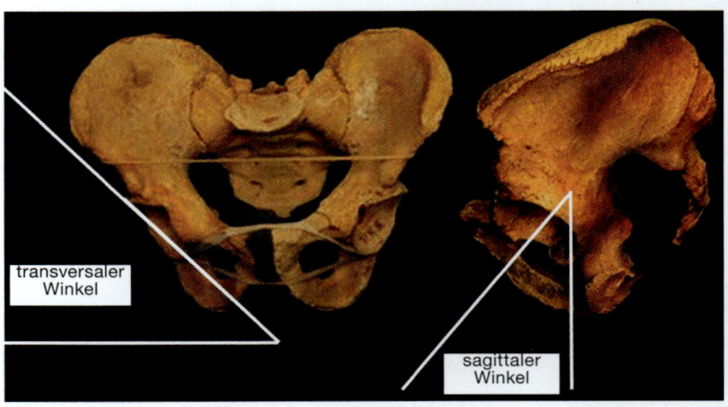

ABB. 2.29 Transversaler und sagittaler Winkel[17]

Beispiel für Kompression.) Mehr über das femoro-azetabuläre Impingement erfahren Sie im Kastentext »Femoro-azetabuläres Impingement« auf Seite 167.

TAB. 2.1 Transversaler Winkel der Pfanneneingangsebene[20]

	Männer	Frauen	Durchschnitt
Studie 1	28°–42°	28°–42°	37,5°
Studie 2	36°–43°	37°–47°	40,5°
Studie 3	48°–66°	51°–67°	56,5°
Studie 4	29°–57°	35°–45°	39,5°

TAB. 2.2 Sagittaler Winkel der Pfanneneingangsebene[23]

Männer	Frauen	Durchschnitt
11°–21°	12°–24°	17°
13°–24°	14°–28°	20°
16°–28°	18°–28°	23°
8,5°–32°	14°–33°	22°
14°–24°	18°–29°	21°

Uns genügt es, mit einem Mittelwert von 40° zu arbeiten, aber unter Berücksichtigung der zwei Standardabweichungen aus den Studien (siehe Tab. 2.1) ergibt sich eine Variationsbreite von 31° bis 48° für 95 Prozent der Bevölkerung.[21] Das heißt im Klartext: 5 Prozent (oder einer von 20 Schülern) wird außerhalb davon liegen.

Der sagittale Winkel der Pfanneneingangsebene

Bislang haben wir den transversalen Winkel der Pfanneneingangsebene betrachtet. Nehmen wir den sagittalen Winkel hinzu, verändert sich das Bild. So wäre die Hüfte bei einem transversalen Winkel zwischen 45° und 55° allgemein beweglicher und stabiler, wenn dies mit einer ausreichenden Anteversion der Hüftpfanne verbunden wäre.[22] Auch der sagittale Winkel verändert sich von 7° bei der Geburt zu etwa 21° beim Erwachsenen, um sich dann (abgesehen von Krankheiten und Unfällen) nicht weiter zu verändern.

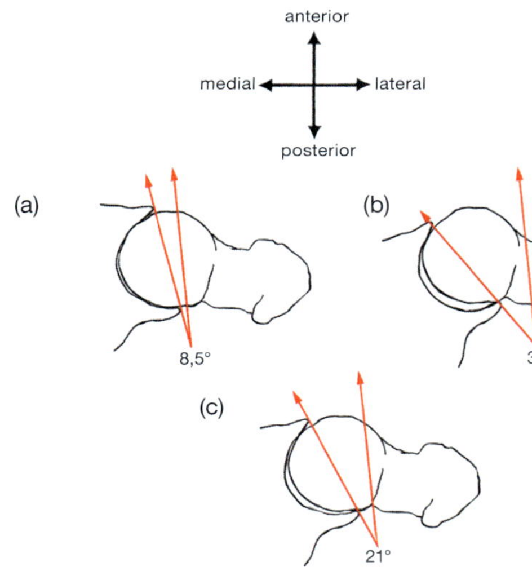

ABB. 2.31 Variationsbreite beim sagittalen Winkel: (a) kleinster Winkel, (b) größter Winkel aus Tabelle 2.2; (c) oft zitierter Durchschnittswinkel

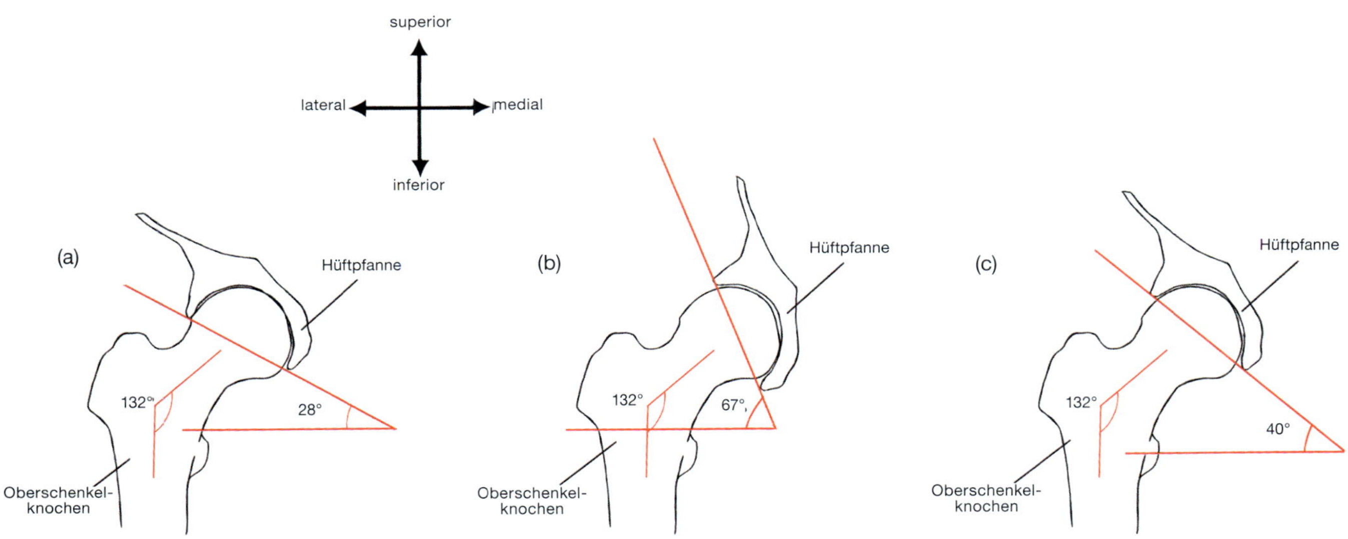

ABB. 2.30 Variationsbreite beim transversalen Winkel: (a) kleinster Winkel, (b) größter Winkel aus Tabelle 2.1, (c) oft zitierter Durchschnittswinkel

Der sagittale Winkel der Eingangspfannenebene beeinflusst, wie stark wir den Oberschenkelknochen in der Hüftpfanne auswärts- oder einwärtsdrehen können.

Mehrere Anatomielehrbücher geben den Standardwert für den sagittalen Winkel der Pfanneneingangsebene mit 17° an. Wir arbeiten mit dem Mittelwert aus den fünf in Tabelle 2.2 genannten Studien. Der Winkel beträgt 21° und ergibt bei zwei Standardabweichungen eine Variationsbreite von 10° bis 33°.[24] Es geht aber nicht darum, welcher Winkel nun korrekt ist, denn die Unterschiede bei den Studien sind zu groß, um dies dogmatisch festlegen zu können. Wichtig ist es, festzuhalten, dass die Werte in allen Studien stark variieren: Dies ist die Realität der menschlichen Vielfalt. Wenn man eine Zeichnung in einem Anatomiebuch sieht, kann man sich unglücklicherweise auf den Gedanken versteifen, dass jeder Mensch den gleichen Winkel hätte: Weit gefehlt!

Je nach Ausrichtung der Hüftpfanne haben Sie vielleicht eine natürliche Begabung für den geraden Sprint oder für Sportarten mit Seitwärtsbewegungen. Bei einer stärkeren Anteversion, wenn die Hüftpfannen weiter nach vorn zeigen, sind Sie eher aufs Sprinten ausgerichtet, aber dafür bei schnellen Seitwärtsbewegungen eingeschränkt. Bei einer geringeren Anteversion kann Ihnen die Auswärtsdrehung in den Hüften, und damit beispielsweise der Lotossitz *(Padmasana)*, leichter fallen, was allerdings Ihre Höchstgeschwindigkeit beim Geradeauslaufen verringert. Eishockeyspieler brauchen eine geringe Anteversion, während Radfahrer, Sprinter und Marathonläufer meist von einer stärkeren Anteversion profitieren. Eine geringe Anteversion senkt außerdem die Wahrscheinlichkeit einer Zerrung des Hüftkopfbands *(Ligamentum capitis femoris)*, das den Oberschenkelkopf in der Hüftpfanne hält.[25]

Tiefe der Hüftpfanne

Die Tiefe der Hüftpfannen kann ebenfalls unterschiedlich ausfallen und sowohl den Bewegungsumfang als auch die Abnutzung im Hüftgelenk beeinflussen. Es besteht zwar ein gewisser Zusammenhang zwischen Pfannentiefe und Geschlecht, doch dieser ergibt sich in erster Linie aus dem Verhältnis zwischen Körpergröße und Pfannentiefe. (Oft stellt sich heraus, dass ein vermeintlich deutlicher Geschlechterunterschied eher auf die Größe oder das Gewicht als auf das Geschlecht zurückzuführen ist.) Die Hüftpfanne kann zwischen 16 und 24 Millimeter tief sein, aber wie immer gibt es Menschen, die außerhalb der berichteten Variationsbreite liegen.[26] Dieser Wert wird auch als Prozentsatz wiedergegeben: Die Tiefe der Hüftpfanne wird durch ihre Breite dividiert und mit 100 multipliziert.

Eine Studie ergab bei Frauen einen Mittelwert von 33,8 Prozent, bei Männern von 34,8 Prozent mit einer Standardabweichung von etwa 3,5 Prozent.[27] Ein Zusammenhang besteht zwischen einer geringen Pfannentiefe und Arthrose. Ist die Hüftpfanne zu flach, ruht das Körpergewicht auf einer kleineren Fläche, die dadurch stärker beansprucht wird.[28] Eine tiefere Hüftpfanne hingegen kann weniger Arthrose und einen allgemein geringeren Bewegungsumfang bedeuten.[29] Personen mit einer geringeren Pfannentiefe und damit einem größeren Bewegungsumfang im Hüftgelenk haben demnach eine höhere Wahrscheinlichkeit, in dieser Hüftpfanne Arthrose zu bekommen. Mehr Beweglichkeit bedeutet also keineswegs auch immer mehr Gesundheit!

Bislang haben wir uns nur mit den Knochen der Hüftpfanne beschäftigt. Wie die Abbildung 2.93 auf Seite 169 zeigt, ist der knöcherne Rand der Hüftpfanne von einer Faserknorpellippe *(Labrum acetabuli)* umgeben.[30] Diese macht die Hüftpfanne tiefer und ermöglicht einen stabileren Kontakt zwischen Oberschenkel und Becken. Darüber hinaus hilft sie, das Vakuum zwischen Oberschenkel und Becken zu versiegeln. Sie kann jedoch durch die zusätzliche Pfannentiefe den Bewegungsspielraum einschränken – und, falls sie zu dick ist, auch eingezwickt werden und zu Impingement-Problemen führen. (Wir werden die »Beißzangenproblematik« noch ausführlicher untersuchen; siehe dazu den Kastentext »Femoro-azetabuläres Impingement« auf Seite 167.)

Die vordere Beckenebene

In Yoga-Asanas wird das Becken häufig gekippt. Wenn wir die Wirbelsäule in der Katze *(Marjariasana)* nach oben und unten wölben, bringen wir die Hüften aus einer nach vorn gekippten (die Katze schaut nach unten) in eine nach hinten gekippte Position (die Katze schaut nach oben). Wie aber sieht die neutrale Stellung des Beckens aus? Um diese Frage beantworten zu können, müssen wir das Becken in der Seitebene betrachten, in der die Kippbewegung stattfindet.

Die vordere Beckenebene (siehe Abb. 2.32) ergibt sich aus dem vorderen oberen Darmbeinstachel *(Spina iliaca anterior superior, SIAS)* und der Schambeinfuge *(Symphysis pubica)*. Früher ging man davon aus, sie läge in der Frontalebene des Körpers, und lange war man der Ansicht, sie wäre bei allen Menschen senkrecht. Aber auch hier gibt es Abweichungen: Bei 38 Prozent der Menschen neigt sich die Ebene um 5°, bei 13 Prozent um 10° oder weiter aus der Lotrechten nach vorn.[31] Eine der Studien ergab eine durchschnittliche Vorwärtsneigung von 6,9° mit einer Standardabweichung von 9,2°. Dies würde bedeuten, dass bei 95 Prozent der Menschen das Becken zwischen 25,3° nach vorn (Anteversion des Beckens, bei der der SIAS nach vorn ragt) und 11,5° nach hinten geneigt ist (Retroversion des Beckens). Die gesamte Variationsbreite betrug 49,1°.[32]

Die vordere Beckenebene zeigt nicht verlässlich an, ob das Becken nach hinten gekippt ist. Bei der Vorbereitung auf eine Hüftoperation richten Chirurgen das Becken anhand der Neigung des Kreuzbeins aus, weil diese zuverlässig Auskunft über die Stellung des Beckens gibt. Ist das Kreuzbein in dieser neutralen Stellung fixiert, ragt bei vielen Menschen der SIAS über eine nominelle Lotrechte hinaus nach vorn. Dies hat erhebliche Auswirkungen darauf, wie häufig Becken und Oberschenkel in der Vorwärtsbeuge aufeinanderstoßen. Es stellt auch die Anweisung infrage, die Hüften in eine neutrale Position zu bringen. Wenn alle Yogaschüler ihre vordere Beckenebene vertikal ausrichten würden, dann wäre bei fast der Hälfte von ihnen das Becken nach hinten gekippt und das Kreuzbein nicht mehr lotrecht ausgerichtet. Obwohl das Becken weder nach hinten noch nach vorn geneigt ist, wird sich bei einigen Schülern der SIAS vor der Schambeinfuge befinden – weil sie so gebaut sind.

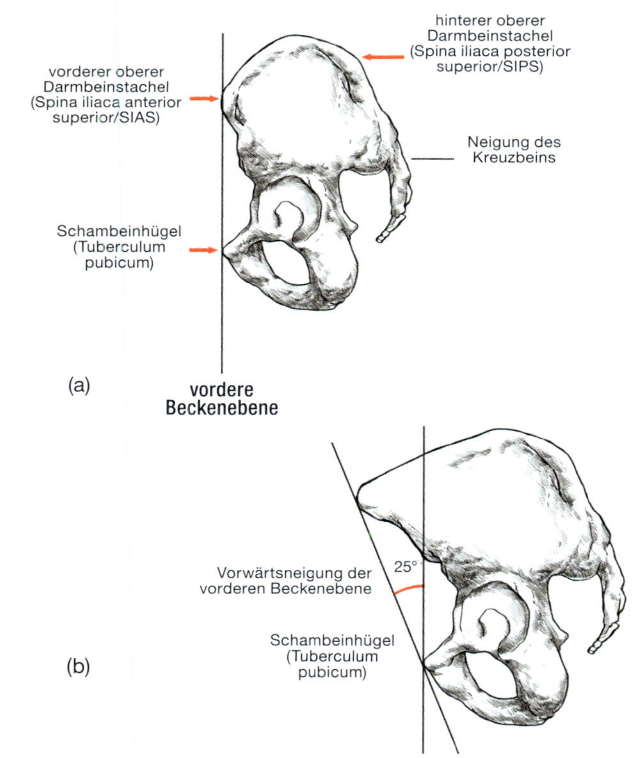

ABB. 2.32 Die vordere Beckenebene ergibt sich aus den Punkten der beiden vorderen oberen Darmbeinstachel und des Schambeinhügels. Sie kann eine senkrechte Ebene zeigen (oben) oder eine nach vorn geneigte Ebene (unten).

Die Unterschiede beim Becken erkennen

Da wir jetzt wissen, wonach wir Ausschau halten müssen, um Variationen des Beckens einschätzen zu können, betrachten Sie nun die beiden Becken in Abbildung 2.33. Dabei werden Ihnen einige Elemente ins Auge fallen, etwa der Abstand zwischen den beiden SIAS oder die unteren Schambeinwinkel. Aber betrachten Sie die Hüftpfannen. In der Vorderansicht des oben abgebildeten Beckens (a) zeigt die linke Hüftpfanne stärker nach vorn als die rechte. Die beiden Seiten sind nicht symmetrisch: Links ist die Anteversion stärker als rechts. Vergleichen Sie dazu die gänzlich unsichtbaren Hüftpfannen von Becken (b)! Hier haben wir es mit einer Retroversion der Hüftpfannen zu tun. Betrachten Sie nun die Seitenansichten. Nehmen Sie auch hier zur Kenntnis, dass die Darmbeinstacheln unterschiedlich geformt und unterschiedlich stark ausgeprägt sind: Schambein (b) ragt weiter nach vorn als Schambein (a). Beachten Sie nun Wölbung und Dicke der Kreuzbeine und konzentrieren Sie sich auf die Hüftpfannen: Becken (a) zeigt gegenüber Becken (b) eine deutliche Anteversion der linken Hüftpfanne. Darüber hinaus ist der transversale Winkel der Pfanneneingangsebene erheblich kleiner: Hüftpfanne (b) zeigt beinahe horizontal zur Seite, Hüftpfanne (a) nach vorn und nach unten.

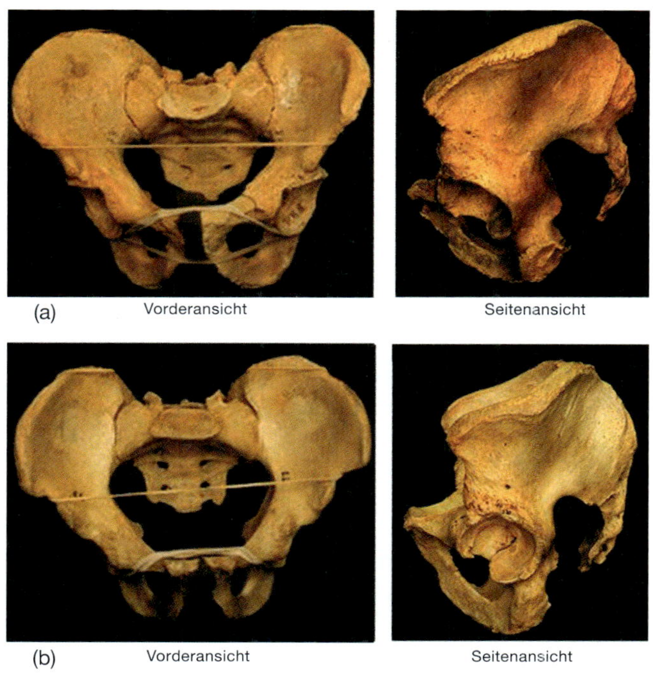

ABB. 2.33 Vergleich zweier Becken in Frontal- und Seitenansicht: Betrachten Sie die Unterschiede zwischen Becken (a) und (b) und entscheiden Sie, bei welchem Becken der Bewegungsumfang bei Auswärtsdrehung und Abduktion größer ist.

Nehmen wir an, dass die Oberschenkelknochen der beiden Personen gleich ausgesehen haben: Welche Person hätte den größeren Bewegungsumfang bei Abduktion und Auswärtsdrehung gehabt? Die Antwort lautet: die Person mit dem Becken (b): Wegen des größeren transversalen Winkels der Pfanneneingangsebene hätte sie das Bein seitlich weiter anheben können, bevor es zur Kompression gekommen wäre. Wegen der stärkeren Retroversion (oder geringeren Anteversion) der Hüftpfanne hätte sie das Bein weiter auswärtsdrehen können, ehe Kompression entstanden wäre. Umgekehrt hätte Person (a) ein größeres Potenzial für Einwärtsdrehung und Adduktion gehabt.

Variationen des Oberschenkelknochens

Der Schenkelhalswinkel oder Centrum-Collum-Diaphysen-Winkel

Der Winkel zwischen Schaft und Hals des Oberschenkelknochens (siehe Abb. 2.28) variiert erheblich mit dem Alter, ethnischer Gruppe und Aktivität in der Kindheit, nicht aber mit dem Geschlecht.[33] Bei der Geburt bilden Hals und Schaft des Oberschenkelknochens fast eine gerade Linie, der Winkel beträgt ungefähr 160°.[34] Wenn ein Kind zu krabbeln und zu laufen beginnt, wird der Oberschenkelhals beansprucht und krümmt sich. Ist das Kind besonders aktiv – etwa auf dem Niveau sich entwickelnder Agrargesellschaften –, wird der Winkel kleiner. Wächst es in einem gesetzten Umfeld auf und sitzt vielleicht die meiste Zeit auf der Schulbank, vor einem Computer- oder Fernsehbildschirm, bleibt der Winkel größer.[35] Es wurde auch ein Zusammenhang zwischen der Gesamtlänge des Oberschenkelknochens und dem Schenkelhalswinkel festgestellt: Je länger der Knochen, desto größer der Winkel. Dies legt nahe, dass größere Menschen auch größere Schenkelhalswinkel haben.[36] Trotz dieser Erkenntnisse handelt es sich auch hier um einen Durchschnitt, der auf Sie zutreffen kann oder nicht! Krankheiten wie Rachitis oder Kinderlähmung können den Schenkelhalswinkel beeinflussen. Er bleibt ab der Pubertät (von Krankheiten, Verletzungen oder Unfällen einmal abgesehen) für den Rest des Lebens gleich – und auch Yoga wird daran nichts ändern.

Beim Schenkelhalswinkel ist die Variationsbreite erheblich (siehe Abb. 2.34). Der Schenkelhalswinkel beträgt bei Nordostamerikanern europäischer Abstammung zwischen 118° und 150°. Nur die Hälfte dieser Population fällt in den engeren Bereich zwischen 130° und 140°. Die Chancen stehen also fünfzig zu fünfzig, dass jemand außerhalb davon liegt. Der Bereich von zwei Standardabweichungen umfasst 120° bis 144° (95 % der Menschen). Viele Anatomiebücher geben als Mittelwert 126° an[37], aber eine umfangreiche Studie zeigte, dass sich in unterschiedlichen Kulturen auch unterschiedliche Mittelwerte zwischen 122° und 136° ergaben und normale Individuen (ohne Krankheiten und Fehlbildungen) in einem Bereich zwischen 110° und 150° zu finden waren.[38] Was »normal« ist, ist also nicht offensichtlich.

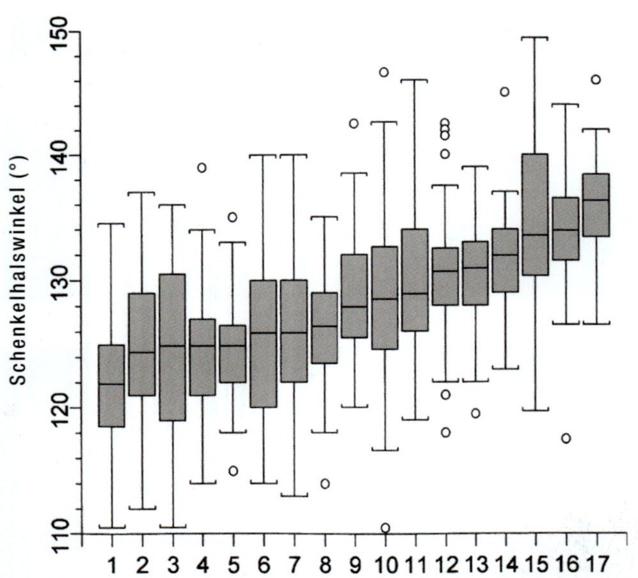

ABB. 2.34 Variationsbreite beim Schenkelhalswinkel nach Populationstyp: Die Zahlen entlang der horizontalen Achse stehen für verschiedene Bevölkerungsgruppen – von Südafrikanern (1) bis hin zu modernen Chinesen (17). Bei Bewohnern Nordostamerikas mit europäischer Abstammung (15) reicht die Spanne von 118° bis 150°, wobei sie bei 50 Prozent dieser Population zwischen 130° und 140° liegt.[41] Der Durchschnitt liegt bei 132°.

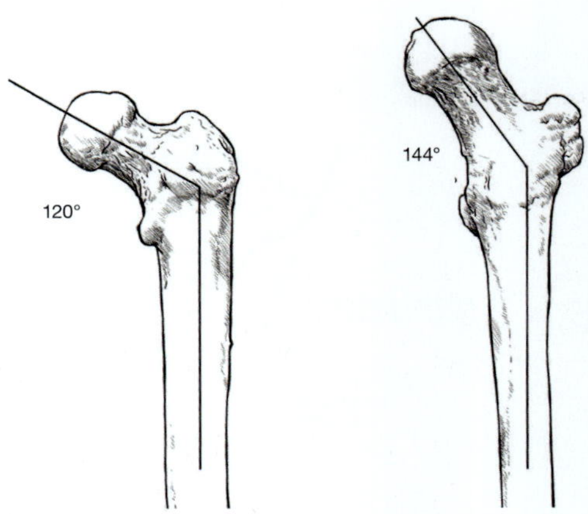

ABB. 2.35 Der Schenkelhalswinkel kann je nach ethnischer Gruppe und Aktivitätsniveau in der Kindheit stark variieren. Je größer der Winkel, desto größer ist das Abduktionspotenzial im Hüftgelenk.

Trotz der Ergebnisse dieser Studie wird ein Winkel unter 120° allgemein als *Coxa vara*, ein Winkel über 135° gelegentlich als *Coxa valga* bezeichnet; obwohl beide Variationen so häufig vorkommen, werden sie von Ärzten als abnorm betrachtet.[39] Sogar in der Welt der Medizin gibt es die Tendenz, Variationen als Anomalien zu betrachten – dabei ist es manchmal ganz natürlich, etwas anders zu sein.[40]

Die optischen Unterschiede sind sehr auffallend. Abbildung 2.35 zeigt zwei Oberschenkelknochen: Der Knochen links hat einen Schenkelhalswinkel von 120° (der untere Wert bei Nordamerikanern), der rechte Knochen einen Schenkelhalswinkel von 144° (am oberen Ende der Variationsbreite). Wir werden sehen, dass ihr Abduktionsumfang sehr unterschiedlich ist.

Kurioserweise ergab die zitierte Studie beim Schenkelhalswinkel keine Unterschiede zwischen den Geschlechtern. Die Wissenschaftler entdeckten allerdings eine gewisse Variationsbreite bezüglich der Asymmetrie zwischen dem rechten und dem linken Oberschenkelknochen. Woran das lag, konnten sie aber nicht feststellen; nicht immer bestand dabei ein Zusammenhang zum dominanten Bein.

Es ist nicht ungewöhnlich, dass der Schenkelhalswinkel des einen Oberschenkelknochens 5° größer oder kleiner ist als der des anderen. Für Yogalehrer ist das wichtig, da sie ein Bein vermutlich etwas weiter abspreizen können als das andere. Der Oberschenkel mit dem größeren Schenkelhalswinkel wird sich leichter abduzieren lassen und sich somit besonders gut zur Demonstration dieser Bewegung eignen.

Femurtorsion

Eine weitere wichtige Variation beim Oberschenkelknochen ergibt sich aus der Torsion oder Verdrillung des Schafts. Jeder lange Knochen im Körper weist eine leichte Rotation auf. Sie wird sichtbar, wenn wir mehrere Oberschenkelknochen auf einen Tisch legen (siehe Abb. 2.36), sodass die distalen Gelenkknorren (die »Knie«) flach aufliegen, und dann den Winkel zwischen Oberschenkelhals und Tischplatte (oder den Abstand zwischen Oberschenkelkopf und Tisch) betrachten. Abbildung 2.36 zeigt mehrere Oberschenkelknochen mit unterschiedlicher Torsion (in Abb. 2.28 als Winkel θ dargestellt). Dies wird als *femorale Antetorsion* bezeichnet. Eine sehr geringe, gar keine oder eine negative Drehung nennt man *femorale Retrotorsion*. Wenn alle anderen Faktoren gleich sind, fällt es Menschen mit geringerer Femurtorsion grundsätzlich leichter, den Oberschenkel in der Hüftpfanne auswärtszu drehen (also zur Seite) – denken Sie an den Lotossitz *(Padmasana)*. Menschen mit einer stärkeren Torsion fällt die Einwärtsdrehung leichter – etwa im Adler *(Garudasana)*.

Die femorale Antetorsion (größerer Winkel) oder Retrotorsion (kleinerer Winkel) trägt zur natürlichen Ausrichtung der Füße bei. Aber die Antwort auf die Frage, in welche Richtung sie zeigen, ist komplexer und wird von mehreren Faktoren bestimmt. Die Anteversion in der Hüftpfanne, die Torsion des Oberschenkelknochens und des Schienbeins haben Anteil daran, in welche Richtung Ihre Füße in einer entspannten und neutralen Standhaltung zeigen »sollten«. Wir werden die korrekte Ausrichtung der Füße in Yoga-Standhaltungen noch klären, nachdem wir das Schienbein genauer betrachtet haben. Einstweilen können wir feststellen, dass je nach Antetorsionswinkel des Oberschenkelknochens und Anteversionswinkel der Hüftpfanne (also des sagittalen Winkels der Pfanneneingangsebene) die Füße eher nach »innen« *(Coxa antetorta)* oder nach »außen« gedreht *(Coxa retrotorta)* sind.[42] Um wirklich sagen zu können, in welche Richtung die Füße ganz natürlich zeigen, müssen wir auch das Geschehen im Kniegelenk, die Torsion des Schienbeins und die Ausrichtung des Sprunggelenks berücksichtigen, womit wir uns später beschäftigen werden.

Eine zu starke femorale Antetorsion kann zu Erkrankungen des Oberschenkelkopfs infolge mangelnder Beanspruchung beitragen, da die anteriore Fläche freiliegt. Dies ist auch bei einer zu starken Anteversion der Hüftpfanne möglich.[43]

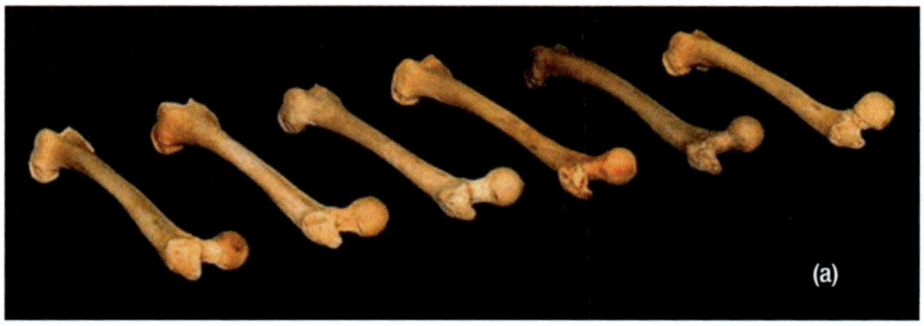

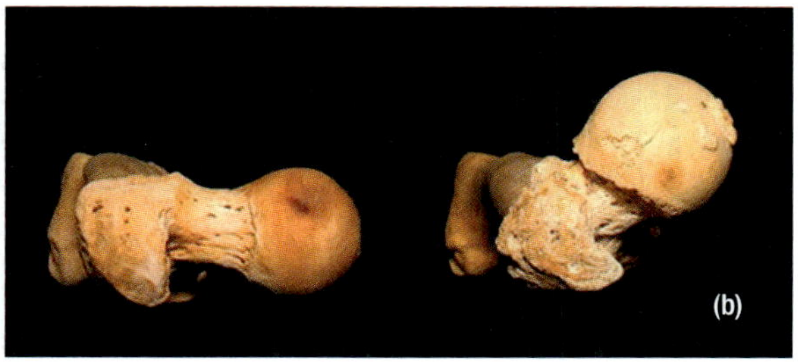

ABB. 2.36 Vergleich der Femurtorsion: (a) zeigt sechs Oberschenkelknochen mit unterschiedlichen Antetorsionswinkeln; (b) zeigt die größten Variationen: Der linke Oberschenkelknochen hat eine negative Antetorsion von -4°, was die Auswärtsdrehung erleichtert, während der rechte Oberschenkelknochen eine Antetorsion von 47° aufweist, was die Einwärtsdrehung erleichtert.

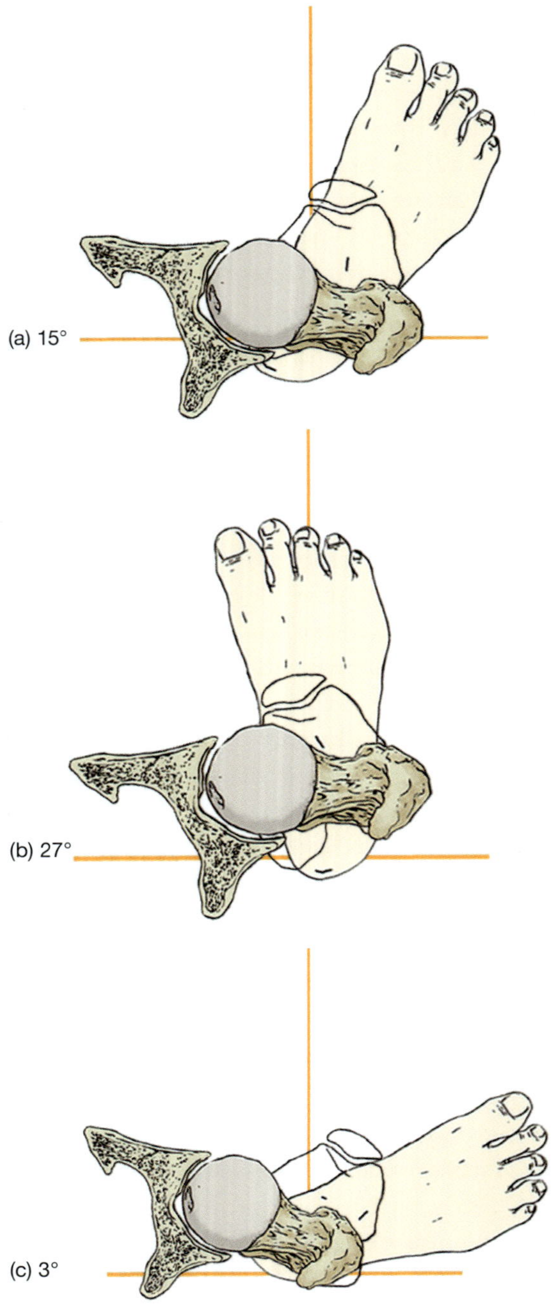

ABB. 2.37 Femorale Antetorsion: (a) Normale Fußstellung bei durchschnittlicher femoraler Antetorsion (15°), durchschnittlicher Hüftpfannenanteversion (21°) sowie durchschnittlicher Tibiatorsion (30°). Bei den meisten Menschen zeigen die Füße in entspannter anatomischer Grundstellung leicht nach außen. (b) Die Einwärtsdrehung der Füße *(Coxa antetorta)* kann durch eine verstärkte femorale Antetorsion von 27° mit einer Hüftpfannenanteversion von 33° und einer Tibiatorsion von lediglich 14° entstehen. (c) Die Auswärtsdrehung der Füße *(Coxa retrotorta)* kann sich aus einer reduzierten femoralen Antetorsion von 3° mit einer Hüftpfannenanteversion von 10° und einer Tibiatorsion von 45° ergeben.

Es besteht aber kein Zusammenhang zwischen dem Grad der femoralen Antetorsion und dem Ausmaß der Hüftpfannenanteversion.[44] (Ein großer Anteversionswinkel im Becken bedeutet keineswegs einen kleinen Antetorsionswinkel des Oberschenkels.) Eine von femoraler Antetorsion verursachte Einwärtsdrehung der Füße tritt bei ungefähr 30 Prozent der 4-Jährigen, aber nur 4 Prozent der Erwachsenen auf.[45] Einwärtsgedrehte Füße und eine stärkere femorale Antetorsion sind bei Mädchen häufiger als bei Jungen.[46] Neben einem erhöhten Hüftarthroserisiko gibt es bei größeren Antetorsionswinkeln (welche die Auswärtsdrehung erleichtern) auch einen Zusammenhang mit häufigeren Knieproblemen.

Bei der Geburt beträgt die femorale Antetorsion zwischen 30° und 40°. Danach nimmt sie ab. Tabelle 2.3 zeigt, dass sich der Winkel jährlich um 1,5° verkleinert.[47] Mit zunehmendem Alter stellen wir vielleicht fest, dass wir leichter in den Lotossitz *(Padmasana)* kommen, weil die geringere femorale Antetorsion die Auswärtsdrehung erleichtert. Als wir jung waren, konnten wir uns vielleicht leichter zwischen die Füße setzen wie im Heldensitz *(Virasana)*, was eine stärkere Einwärtsdrehung im Hüftgelenk erfordert. Bedenken Sie, dass auch der Anteversionswinkel der Hüftpfanne eine Rolle spielt und die femorale Antetorsion aufheben kann.

TAB. 2.3 Veränderung der femoralen Antetorsion im Alter

Alter (Jahre)	Femorale Antetorsion
Geburt	36°
2–4	33°
4–6	28°
6–8	26°
8–10	25°
10–12	22°
12–14	21°
14–16	16°
Erwachsene	15°

Die Literatur zeigt eine große Variabilität bei der durchschnittlichen femoralen Antetorsion. Eine gute Schätzung für die Norm sind jedoch 15° bei Erwachsenen mit einer Standardabweichung von 6°.[48] Somit reicht der Bereich von zwei Standardabweichungen, der 95 Prozent der Menschen einschließt, von 3° bis 27°. Bei einigen Studien entdeckte man allerdings auch Menschen mit Werten von bis zu -15°.[49] Interessanterweise ergab eine Untersuchung der indischen Bevölkerung einen deutlich geringeren Mittelwert von 8°. Dies könnte daran liegen, dass indische Kinder und Erwachsene mehr Zeit auf dem Boden sitzend verbringen und damit eine stärkere Auswärtsdrehung in den Hüftgelenken fördern.[50] Vielleicht erklärt das, warum indischen Yogalehrern der Lotossitz *(Padmasana)* so leicht fällt – anders als den meisten Menschen im Westen. Mehrere Studien zeigen auch, dass der Antetorsionswinkel bei Frauen durchschnittlich bis zu 6° größer ausfällt als bei Männern.[51] Der Umfang der femoralen Antetorsion sowie der Hüftpfannenanteversion/-retroversion beeinflusst die Leichtigkeit, mit der Sie die Beine in der Hüftpfanne auswärts- oder einwärtsdrehen können. Das ist in Haltungen wie im Lotossitz *(Padmasana)* und im Heldensitz *(Virasana)* wichtig. Femorale Antetorsion und Auswärtsdrehung sind negativ korreliert: Je *stärker* die femorale Antetorsion, desto *geringer* die mögliche Auswärtsdrehung.[52]

Weitere Variationen des Oberschenkelknochens

Betrachten Sie jetzt noch einmal die Abbildungen 2.35 und 2.36 a. Erkennen Sie Unterschiede bei der Länge des Oberschenkelhalses und der Größe des großen Rollhügels *(Trochanter major)*? Auch hier gibt es eine natürliche Variation. Die Schenkelhalslänge kann proportional zu Körpergröße und dem Körpergewicht, aber auch unabhängig davon variieren. So gilt zum Beispiel: je länger der Schenkelhals, desto größer der Schenkelhalswinkel.[53] Wissenschaftler verwenden unterschiedliche Definitionen für die Schenkelhalslänge, und eine Zusammenfassung ergab den Mittelwert von 3,4 Zentimetern mit einer Standardabweichung von 0,4 Zentimetern. Die gesamte Variationsbreite reichte von 1,8 Zentimetern bis zu 4,2 Zentimetern.[54] Eine weitere Studie, die mit einer anderen Definition der Schenkelhalslänge arbeitete, fand Unterschiede aufgrund ethnischer Zugehörigkeit: Demnach haben Polynesierinnen im Durchschnitt eine größere Schenkelhalslänge (6,82 cm) als Chinesinnen und Inderinnen (6,1 cm) und Frauen europäischer Abstammung eine Länge von durchschnittlich 6,6 Zentimetern.[55] Die Studien variieren – aber genau darum geht es uns ja.

Die Schenkelhalslänge beeinflusst auch das Ausmaß der Bewegung, bevor der große Rollhügel gegen die Seite des Beckens drückt. Je länger der Schenkelhals, desto größer der Spielraum. Bei einem längeren Schenkelhals ist auch der Abduktionshebel besser, sodass der kleine und mittlere Gesäßmuskel *(Gluteus minimus; Gluteus medius)* das Bein leichter abspreizen können. Je länger der Schenkelhals, desto weiter lässt sich das Bein abduzieren (siehe dazu Anhang C: Kraftwandler – Umlenkrolle und Hebel auf Seite 279).

In den letzten hundert Jahren sind die Oberschenkelhälse der Gesamtbevölkerung möglicherweise aufgrund der besseren Ernährung vor der Pubertät länger geworden. Allerdings kann ein längerer Oberschenkelhals das Bruchrisiko im Alter erhöhen.[56] Das ergibt Sinn: Wenn Ihre Knochen mit der Zeit schwächer oder osteoporotisch werden, steigt mit der Länge des Schenkelhalses die Bruchwahrscheinlichkeit.

Beim Oberschenkelhals finden wir auch bezüglich der Form seines Querschnitts weitere Unterschiede. Er ist kein perfekter Zylinder, sondern gewissermaßen eine Kreuzung aus einem Zylinder und einem Quader.[57] Abbildung 2.38 zeigt einen Querschnitt durch einen Schenkelhals. Beachten Sie, dass der Schenkelhals hin zum superioren und anterioren Quadranten ansteigt. Je nachdem, wie weit er nach oben ragt – und das ist bei jedem anders –, erhöht oder verringert sich die Wahrscheinlichkeit, dass er bei Beugung oder Beugung mit Einwärtsdrehung Kontakt mit der Hüftpfanne bekommt. Studien zeigen einen Zusammenhang zwischen der Größe des Querschnitts und den bevorzugt ausgeübten Sportarten. Ferner gilt: Je dicker der Schenkelhals, desto stärker ist er und desto unwahrscheinlicher ist es, dass er bei einem Sturz bricht.[58]

Eine weitere Variation des Oberschenkelhalses, die hauptsächlich Männer betrifft, ist die sogenannte *Nockenwelle*. Gemeint ist ein Bereich, in dem der Schenkelhals gerade ist und nicht die übliche konkave Sattelform hat. Dies erhöht die Wahrscheinlichkeit des Kontakts zwischen Schenkelhals und Hüftpfannenrand, was bestimmte Bewegungen begrenzt. Wir werden diese Situation ausführlicher erläutern, wenn wir uns mit der Einwärtsdrehung und dem femoro-azetabulären Impingement beschäftigen (siehe Abb. 2.93).

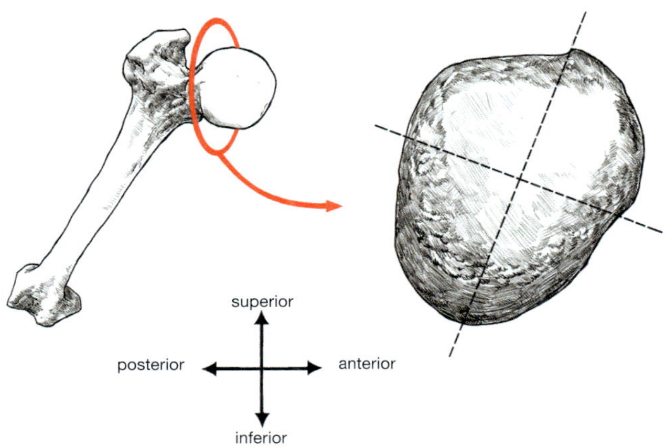

ABB. 2.38 Querschnitt durch einen Oberschenkelhals

Der große Rollhügel

Die Höhe oder Dicke des großen Rollhügels *(Trochanter major)* ist ebenfalls variabel, und bei einer Standardabweichung liegt die Variationsbreite zwischen 3,3 und 12,7 Millimetern.[59] Viele Studien arbeiten mit unterschiedlichen Definitionen für seine Höhe, aber alle stellen signifikante Unterschiede fest.[60] Bei manchen Menschen ist dieser Vorsprung an der Seite der Oberschenkelknochen besonders ausgeprägt, und das wirkt sich auch auf ihren Bewegungsumfang aus. Je größer die Erhebung, desto eher ist in der Abduktion Kompression erreicht; je flacher der große Rollhügel, desto größer der Spielraum.

Weitere Variationen von Becken und Oberschenkelknochen

Viele Yogalehrer geben die Anweisung: »Das Becken waagerecht ausrichten.« Gelegentlich hört man auch: »Das Steißbein einrollen« (dabei kippt das Becken nach hinten, wodurch sich die Krümmung der Lendenwirbelsäule verringert). Diese Anweisungen sollen den unteren Rücken vor Überbeanspruchung schützen. Aber wie kann es das Beste sein, das Steißbein sowohl einzurollen als auch nicht einzurollen? Und wie richtet man das Becken waagerecht aus? Eine Anweisung lautet, den vorderen oberen Darmbeinstachel (*Spina iliaca anterior superior*/SIAS) und den hinteren oberen Darmbeinstachel (*Spina iliaca posterior superior*/SIPS) zu tasten und dafür zu sorgen, dass die imaginäre Verbindungslinie parallel zum Boden ist (siehe Abb. 2.39). Sie können sich das Becken als Schale vorstellen, deren Inhalt weder nach vorn noch nach hinten überschwappen soll.

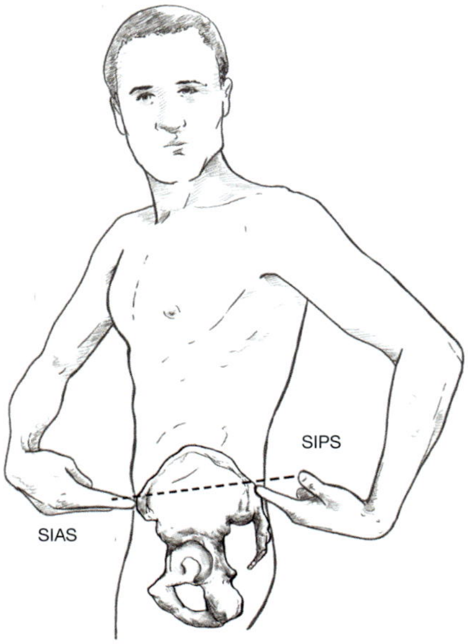

ABB. 2.39 Tasten Sie SIAS und SIPS und sorgen Sie dafür, dass sich die imaginäre Verbindungslinie parallel zum Boden befindet, um das »Becken waagerecht auszurichten«. Nun ist das Becken aber nicht mehr in der neutralen Stellung.

Diese Anweisungen beruhen auf der stillschweigenden Annahme, alle Becken seien gleich. Sie sind es nicht! Die Linie zwischen SIAS und SIPS (nennen wir sie SIAS/SIPS-Linie), die uns verraten soll, ob unser Becken waagerecht ist, variiert ganz erheblich von Mensch zu Mensch. In Abbildung 2.39 bildet sie einen 13°-Winkel zur Horizontalen, wobei der SIAS tiefer liegt als der SIPS, wie das bei den meisten Menschen der Fall ist. Durch die Absicht des Lehrers, das Becken anhand der SIAS/SIPS-Linie »waagerecht auszurichten«, werden die meisten Becken in Wirklichkeit gekippt. Der Großteil der Schüler muss das Steißbein einrollen, um die SIAS/SIPS-Linie in die Horizontale zu bringen.

Betrachten Sie die beiden Becken in Abbildung 2.40. Es handelt sich um die Extremfälle bei einer Untersuchung von 30 Becken.[61] Wir sehen einen deutlichen Unterschied bei der Ausrichtung der SIAS/SIPS-Linie zur Horizontalen, obwohl sich beide Becken in einer neutralen Stellung befinden. Bei dieser Studie variierte der Winkel zwischen der SIAS/SIPS-Linie und der Horizontalen zwischen 0° und 23°. Der Mittelwert lag bei 13° mit einer Standardabweichung von 5°. Es wurden zwar keine Geschlechterunterschiede, aber sehr wohl klare Unterschiede von bis zu 11° zwischen beiden Körperseiten festgestellt. Wenn man die rechte Hüfte waagerecht ausrichtet, garantiert dies also keineswegs die waagerechte Ausrichtung der linken! Zwei Drittel der Menschen werden dies bestätigen. Wir sind nicht exakt symmetrisch gebaut, und wenn wir die eine Hüfte waagerecht ausrichten, kann die andere Hüfte kippen. (Wenn ein Yogalehrer verlangt, dass Sie die Hüften waagerecht ausrichten, fragen Sie: »welche?«)

Interessanterweise halten viele Ärzte und Therapeuten Abweichungen zwischen den beiden Körperseiten für ein Anzeichen einer Erkankung. Wie stark der Unterschied ausfällt, dient ihnen als Hinweis auf Skoliose oder Beinlängenunterschiede. Mag sein, dass infolge eines asymmetrischen Beckens die Beine unterschiedlich lang sind, es zu Skoliose oder zu Problemen im Kreuzbein kommt. Aber die meisten Menschen haben unterschiedliche Hüften. Nicht immer hat dies Krankheitswert, sondern kann Ausdruck der normalen menschlichen Vielfalt sein.[62]

Stellen Sie sich vor, die Besitzer der 30 Becken aus der oben erwähnten Studie kämen in eine Yogastunde und der Lehrer gäbe allen die Anweisung, das Becken waagerecht

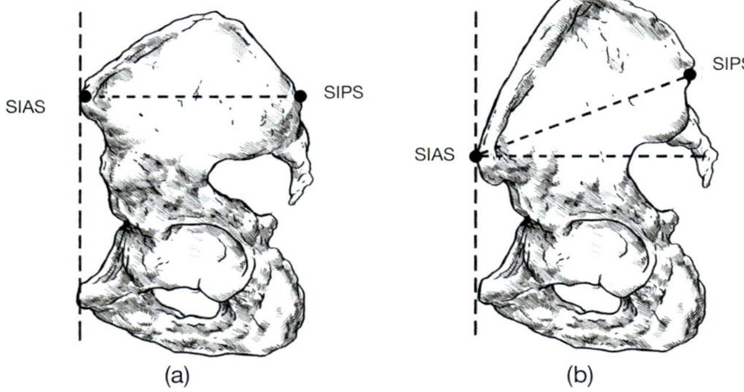

ABB. 2.40 Variationen der SIAS/SIPS-Linie. Beide Becken sind neutral ausgerichtet, aber der Winkel zwischen der SIAS/SIPS-Linie und der Horizontalen variiert stark: Bei (a) beträgt er 0°, bei (b) dagegen 21°. Beachten Sie auch die Unterschiede bei der Höhe des Darmbeinkamms.

auszurichten. 29 Schüler müssen das Steißbein einrollen. Nur bei einer Schülerin befindet sich bei horizontaler SIAS/SIPS-Linie von Natur aus das Becken in der Neutralstellung. Abbildung 2.41 b zeigt, was bei dieser Schülerin mit dem größten Winkel geschieht: Um die SIAS/SIPS-Linie horizontal auszurichten, muss sie das Becken um 23° nach hinten kippen. Beachten Sie, dass dies die normale Krümmung ihrer Lendenwirbelsäule stark verringert. Die Durchschnittsperson muss das Becken um 13° nach hinten kippen, um die SIAS/SIPS-Linie in die Horizontale zu bringen, was die normale Lordose ebenfalls verringert.

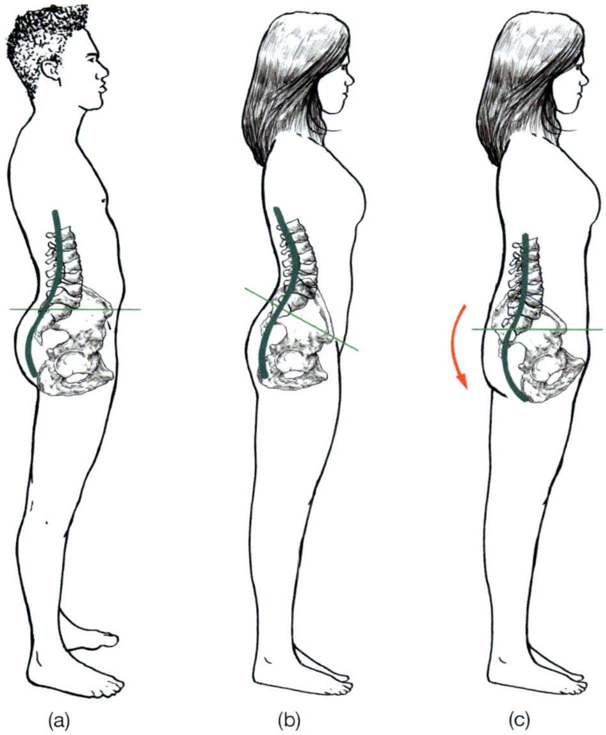

ABB. 2.41 Die waagerechte Ausrichtung des Beckens kann die normale Krümmung der Lendenwirbelsäule verringern. Person (a) zeigt einen SIAS/SIPS-Winkel von 0° und eine normale Lendenlordose. In Bild (b) sehen wir ein Becken mit einem SIAS/SIPS-Winkel von 21° bei normaler Lordose. (c) zeigt, was passiert, wenn Person (b) versucht, das Becken waagerecht auszurichten, indem sie es nach hinten kippt: Die Lendenwirbelsäule wird flacher.

HINWEIS FÜR LEHRER: Vorsicht bei Ausrichtungsanweisungen, die auf persönlicher Erfahrung beruhen

Wir können uns gut vorstellen, warum ein Lehrer seine Schüler bittet, das Becken waagerecht auszurichten. Er hat es ausprobiert und gemerkt, dass sich sein unterer Rücken so viel besser anfühlte. Seine Körpermitte wirkte fest und stabil. Diese Erkenntnis gab er an seine Schüler weiter. Seine Absichten waren ehrenhaft und seine Logik einleuchtend, aber in seiner Unkenntnis der menschlichen Vielfalt verlangte er von ihnen, ihre Wirbelsäule stärker zu beanspruchen, als ihm klar war. Er machte den Fehler zu glauben, was bei ihm funktionierte, würde bei allen anderen auch funktionieren. Es wäre besser gewesen, wenn er seinen Schülern gezeigt hätte, wie sie den gleichen Prozess durchlaufen können, durch den er selbst gelernt hatte, was bei seinem Körper funktioniert. Es ist völlig in Ordnung, mit Ausrichtungsanweisungen zu arbeiten, aber beharren Sie nicht darauf, dass diese Anweisungen auch für alle richtig sind. Meiden Sie Dogmen. Geben Sie eine Anweisung, aber empfehlen Sie den Schülern, immer zu prüfen, was dabei in ihrem Körper geschieht, damit sie besser einschätzen können, ob ihnen die empfohlene Ausrichtung hilft. Wenn nicht, sollten Sie bereit sein, die Schüler bei der Suche nach einer besseren Möglichkeit zu unterstützen.

Die Wissenschaftler kamen zum Schluss, dass man den Winkel zwischen der SIAS/SIPS-Linie und der Horizontalen nicht zur Einschätzung der Beckenausrichtung heranziehen sollte.[63] Auch Yogalehrer sollten auf diese Anweisung verzichten. Das soll aber nicht heißen, dass es unwichtig wäre, eine neutrale Beckenposition zu finden. Es kann sogar sehr wichtig sein – vor allem bei Schmerzen im unteren Rücken. Zudem hat die Technik, die Hüften waagerecht auszurichten, um die neutrale Beckenposition zu finden, ein paar Schwachstellen. Fakt ist, dass die Anweisung nur einem von 30 Personen helfen wird, bei allen anderen aber führt sie zu einer Flexion der Wirbelsäule. Ironischerweise will ein Lehrer mit der Anweisung ja genau das vermeiden.

Wenn es kein einfaches Maß wie den Winkel von SIAS und SIPS gibt, um die neutrale Beckenstellung zu finden, was können wir dann tun? Wir können den Rat von Judith Lasater befolgen und die Schüler lehren, die neutrale Stellung selbst zu finden[64]: »... achten Sie auf Spannungen in der Bauchdecke zwischen SIAS und Schambeinfuge. Wenn Sie in der Neutralstellung sind, wird sich dieser Bereich weich anfühlen; wenn nicht, ist er angespannt.« Wir könnten hinzufügen: »Achten Sie auch auf die Lendenwirbelsäule: Spüren Sie Anstrengung oder Schmerz, haben Sie die neutrale Beckenposition vielleicht noch nicht gefunden.«

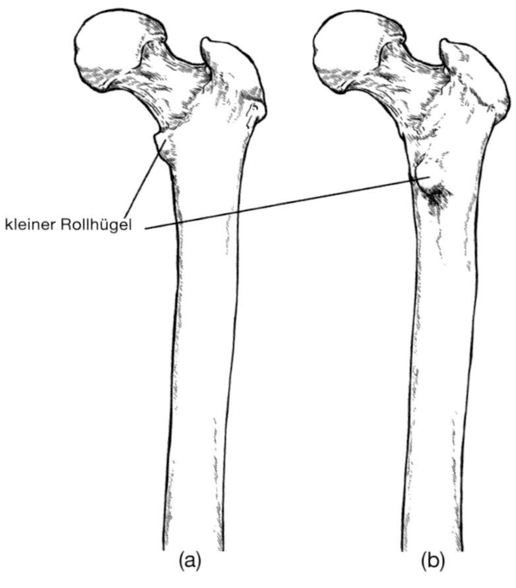

ABB. 2.42 Der kleine Rollhügel *(Trochanter minor)* in der Rückansicht: Er kann sowohl in seiner Größe als auch in seiner Position variieren. In Abbildung (a) befindet er sich innen und oben am Oberschenkelschaft. In Abbildung (b) sitzt er etwas tiefer und stärker seitlich am Oberschenkelschaft. Dies unterstützt zwar die Auswärtsdrehung und die Beugung, verlängert aber auch die Reaktionszeit bei der Beugung.

Der kleine Rollhügel

Einfluss auf unsere Beweglichkeit hat auch die Muskellänge, die unter anderem von der Entfernung zwischen seiner proximalen und seiner distalen Befestigungsstelle abhängt. Bei Menschen mit höherem Darmbeinkamm sind die inneren und äußeren schrägen Bauchmuskeln *(Obliquus internus; Obliquus externus abdominis)* kürzer und können deshalb weniger Zugkraft entfalten als bei Menschen mit niedrigerem Darmbeinkamm. Dagegen werden Schenkelbindenspanner *(Tensor fasciae latae)*, Schneidermuskel *(Sartorius)* und Darmbeinmuskel *(Iliacus)* mehr Kraft entwickeln. (Denken Sie daran: Je länger der Hebel, desto mehr Kraft können wir erzeugen – mit einem längeren Schraubenzieher lässt sich eine klemmende Schraube besser lösen als mit einem kurzen. Mehr zum Thema: »Kraftwandler – Umlenkrolle und Hebel« finden Sie in Anhang C auf Seite 279.

Die Variabilität der Form unserer Knochen wirkt sich unterschiedlich auf unsere Muskelkraft aus. Wenn die Knochen länger oder größer sind oder die Befestigungsstellen der Muskeln variieren, verändert sich die über diese Hebel angreifende Kontraktionskraft. Schüler, bei denen der kleine Rollhügel weiter unten am Oberschenkelschaft sitzt, können in der Beugung eine stärkere Hebelkraft erzeugen (siehe Abb. 2.42 und 2.43). Diese zusätzliche Kraft zeigt sich darin, wie weit der Betreffende das Bein heben kann. Er wird allerdings eine längere Reaktionszeit haben. Sitzt der kleine Rollhügel weiter oben, kommt es zu einer schnelleren Beugereaktion, aber die Beugekraft ist geringer. Ist er darüber hinaus stärker

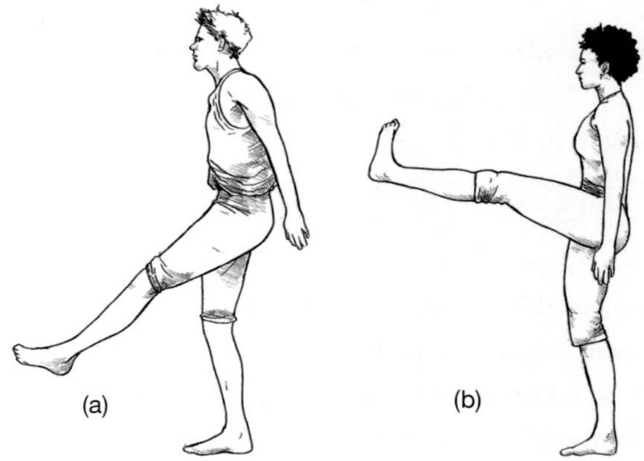

ABB. 2.43 Die mechanische Kraftverstärkung bei verschiedenen Variationen des Schambeins und des kleinen Rollhügels: Person (a) kann ihr Bein bei gleichem Kraftaufwand der Beugemuskulatur nicht so leicht heben wie Person (b). Das liegt daran, dass bei Person (b) die Prinzipien von Hebel und Umlenkrolle dank eines stärker distal gelegenen Rollhügels (Hebel) und eines ausgeprägteren Schambeins (Rolle) anders wirken.

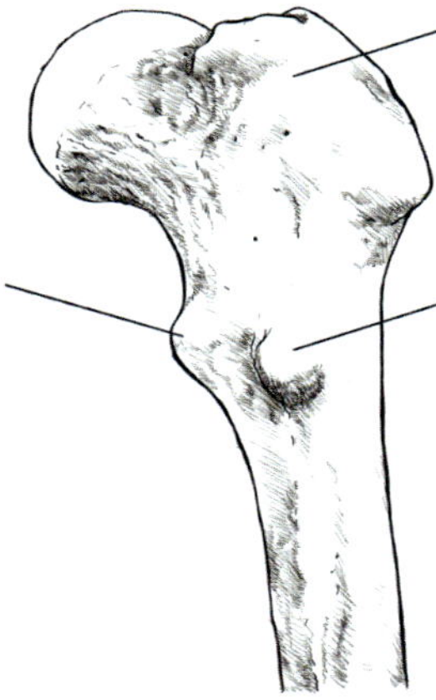

ABB. 2.44 Der dritte Rollhügel dient dem großen Gesäßmuskel *(Gluteus maximus)* als Befestigung.

lateral gelegen, wird eine Aktivierung von Lenden- *(Psoas)* und Darmbeinmuskel *(Iliacus)* nicht nur die Hüften beugen, sondern das Bein auch stärker auswärtsdrehen. Eine stärker mediale Position bewirkt eine geringere Auswärtsdrehung. Das Ausmaß der medialen Rotation des kleinen Rollhügels kann stark variieren und korreliert mit der Femurtorsion.[65]

Der dritte Rollhügel

Viele Menschen haben eine dritte spürbare Erhebung am Oberschenkelknochen, den sogenannten dritten Rollhügel *(Trochanter tertius)*, wie in Abbildung 2.44 zu sehen. In manchen Studien wird seine Häufigkeit auf nur 6 Prozent[66], in anderen auf 17 bis 72 Prozent geschätzt![67]

Unklar ist, warum manche Menschen einen dritten Rollhügel haben. Allerdings kann dieser dem großen Gesäßmuskel *(Gluteus maximus)* als Befestigung dienen. Viele Säugetiere, aber nur wenige Primaten haben ihn. Er könnte Teil unseres entwicklungsgeschichtlichen Erbes sein oder entstanden sein, um den aufrechten Gang zu erleichtern. (Einige Dinosaurier hatten vier Rollhügel pro Oberschenkelknochen!) Wir wissen nicht, ob Ihnen Yoga mit einem dritten Rollhügel leichter fallen wird.

Funktion: Die Anwendung auf Yogahaltungen

Wir haben gesehen, dass Bau und Form des Hüftgelenks Beuge-, Streck-, Abduktions- und Adduktionsbewegungen sowie Auswärts- und Einwärtsdrehungen erlauben. Wir wissen auch, dass Variationen der Beckenform und des Oberschenkels unsere Bewegungen beeinflussen.

Im Folgenden werden wir uns mit dem möglichen Bewegungsumfang des Durchschnittsmenschen sowie alljenen Schülern beschäftigen, die in diesem Punkt nicht durchschnittlich sind. Um die *WBM?*-Frage aus Teil 1 des Buchs zu beantworten, werden wir uns im Detail ansehen, was Spannungen und Kompression verursacht und wie aufgrund natürlicher Knochen- und Gelenkunterschiede Kompression entstehen kann.

Der normale Bewegungsumfang

Das Hüftgelenk ist ein Kugelgelenk mit einer verhältnismäßig tiefen Gelenkpfanne, die durch eine Faserknorpellippe noch weiter vertieft wird. Diese Konstruktion erlaubt große Bewegungsvielfalt in allen drei Ebenen: Beugung/Streckung in der Seitebene (oder Sagittalebene), Abduktion/Adduktion in der Frontalebene (oder Coronalebene) sowie Auswärts-/Einwärtsdrehung in der Horizontalebene (oder Transversalebene). Diese Bewegungen lassen sich zu einer Zirkumduktion, dem Kreisen des Beins, kombinieren.

Viele Texte und Studien versuchen, den normalen Bewegungsumfang der Hüfte in Zahlen auszudrücken – aber die Variabilität ist riesig. Tabelle 2.4 auf Seite 138 zeigt anhand des Umfangs bei einigen Bewegungen sowohl die Möglichkeiten der Durchschnittsperson als auch die menschliche Vielfalt rund um diesen Durchschnitt. Wenn Sie schon seit einigen Jahren Yoga praktizieren, wird Ihr Bewegungsumfang sehr wahrscheinlich die genannten Durchschnittswerte übersteigen.[68] Bitte beachten Sie in der Tabelle die Angabe zum Alter der Probanden. Verschiedene Studien kommen zum Ergebnis, dass der Bewegungsumfang mit dem Alter stetig abnimmt, während andere keinen solchen Zusammenhang feststellen können. Einigkeit herrscht höchstens dahingehend, dass sich der Bewegungsumfang nach dem 80. Lebensjahr deutlich verringert. Am häufigsten wird in diesem Zusammenhang zitiert, dass sich die Hüftstreckung in den Jahren zwischen Mitte zwanzig und Mitte achtzig um durchschnittlich 20° reduziert.[69]

Die in Tabellle 2.4 genannten Bewegungsumfänge reichen aus, um den Alltag zu bewältigen. Zum Gehen genügt ein geringerer Bewegungsumfang. Die wohl anspruchsvollste Bewegung, die wir täglich ausführen, besteht darin, dass wir uns hinsetzen und einen Fuß aufs gegenüberliegende Knie legen, um die Schnürsenkel zu binden. Dazu sind durchschnittlich 115° Beugung, 18° Abduktion und 13° Auswärtsdrehung nötig.[70] Das ist für die Durchschnittsperson gut machbar. Verlangen Ihr Beruf oder Ihr Sport jedoch einen größeren Bewegungsumfang, stellt sich die Frage: *Was bremst mich?* Wo liegen die Grenzen des Bewegungsumfangs meiner Hüftgelenke? Die Tabelle 2.4 gibt keinen Aufschluss darüber, *warum* es die genannten Variationsbreiten gibt. Um die Antwort darauf zu finden, müssen wir tiefer gehen.

TAB. 2.4 Mittlerer Bewegungsumfang im Hüftgelenk mit einer und zwei Standardabweichungen *(standard deviation/SD)*

Hüftbewegung	25–39 Jahre (1 SD)	Variationsbreite (2 SD)
Beugung	122° +/– 12°	98°–146°
Streckung	22° +/– 8°	6°–38°
Abduktion	44° +/– 11°	22°–66°
Adduktion	26° +/– 4°	18°–34°
Einwärtsdrehung	33° +/– 7°	19°–47°
Auswärtsdrehung	34° +/– 8°	18°–50°

Spannungsursachen

Spannungsbedingte Widerstände gegen Bewegungen im Hüftgelenk können von den Faszien herrühren. Sie können aber auch auf fasziale Einschränkungen weit davon entfernt zurückgehen (die sogenannten anatomischen Zuglinien) – von den Muskeln, die das Gelenk bewegen und stützen, sowie von den Bändern und der Gelenkkapsel, die es umgeben.

Spannungsursache Fasziengewebe

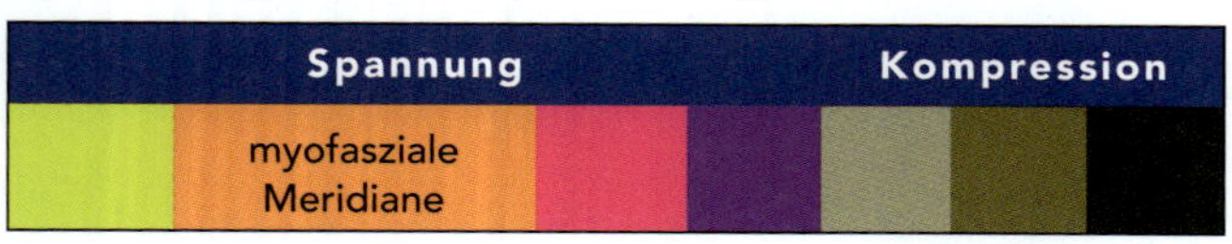

Myofasziale Meridiane sind durchgehende Faszienverbindungen, die Muskeln und Gelenkkapseln umhüllen und Gewebezüge im ganzen Körper bilden. Zu den Meridianen, die Bewegungen im Hüftgelenk behindern können, zählen die Oberflächliche Frontallinie (OFL), die Oberflächliche Rückenlinie (ORL), die Spirallinien (SL), die Laterallinien (LL), die Funktionellen Linien und die Tiefe Frontallinie (TFL). (Siehe Teil 1, Anhang C auf Seite 89) Der von myofaszialen Meridianen verursachte Widerstand wird allgemein als Ziehen an Stellen spürbar, die weit vom Hüftgelenk oder den weiter unten beschriebenen muskulären Einschränkungen entfernt sind. Er ist großflächig und kann an jedem beliebigen Punkt entlang der Meridiane auftauchen.

Bewegungs- und Spannungsursache Muskulatur

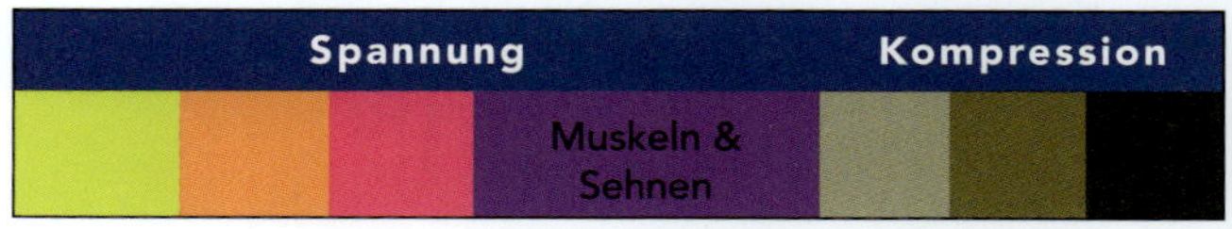

Spannungen werden von den Muskeln erzeugt, die Widerstand gegen eine Bewegung leisten oder das Gelenk stabilisieren (siehe Tab. 2.5). Denken Sie daran: Muskuläre Spannungen können verschiedene Ursachen haben: Wie in Teil 1 erklärt, gehen sie nicht nur auf Muskelverkürzungen zurück.[71]

Spannungsursache Kapselbänder

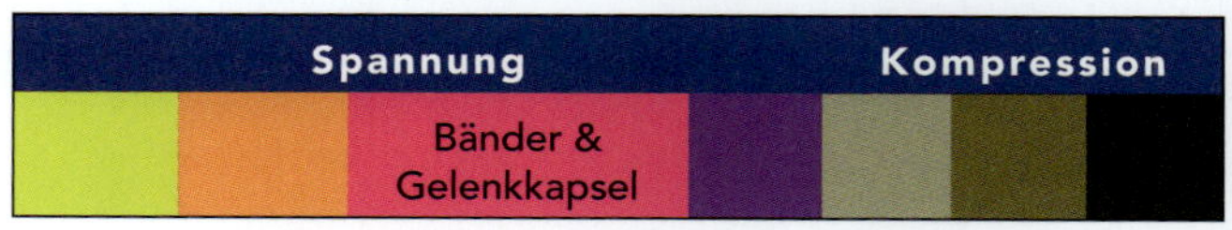

Die Fasern der Kapselbänder sind diagonal um die Gelenkkapsel herum angeordnet. Bei Beugung der Hüfte erschlaffen sie, bei maximaler Streckung der Hüfte straffen sie sich. Die passive Spannung dieser drei Bänder ist der wahre Grund für die begrenzte Hüftstreckung. Bei voller Streckung, leichter Einwärtsdrehung und Abduktion befindet sich die Hüfte in der *Verriegelungsstellung*. In dieser Stellung hat das Gelenk die größte Stabilität.[72] Bei voller Streckung »schrauben« die Bänder den Oberschenkelknochen in die Hüftpfanne, sodass kein Spielraum bleibt: Er ist fest gehalten (siehe Abb. 2.45). Abbildung 2.46 auf Seite 140 zeigt, wie sich die Bänder bei unterschiedlichen Bewegungen an- und entspannen. Einen Beitrag zur Gelenkstabilität leistet das relative Vakuum im Gelenk: Der Sog hält Knochen und Hüftpfanne zusammen.

Es ist schwierig, die von den Bändern verursachte Spannung im Hüftgelenk zu spüren. Nicht immer ist klar, warum wir uns nicht weiter bewegen können. Mit Übung, Geduld und Achtsamkeit kann ein Schüler vielleicht spüren, dass die Bewegungseinschränkung im Bereich der Hüftpfanne stattfindet, weil sich der Bereich unbeweglich anfühlt. Es ist eine Herausforderung festzustellen, ob die Straffung der Bänder

TAB. 2.5 Muskeln, die in der anatomischen Grundstellung das Hüftgelenk bewegen und seine Bewegung einschränken: Beachten Sie, dass sich die Bewegung mit der Ausrichtung des Oberschenkels zum Becken verändert, sodass diese Muskeln nicht immer die genannten Bewegungen erzeugen oder behindern. (Die Agonisten werden von Synergisten unterstützt.)

Bewegung in der Hüfte	Agonisten	Synergisten	Antagonisten
Beugung	großer und kleiner Lendenmuskel *(Psoas major; Psoas minor)*, Darmbeinmuskel *(Iliacus)*, gerader Oberschenkelmuskel *(Rectus femoris)*, Schenkelbindenspanner *(Tensor fasciae latae)*, Schneidermuskel *(Sartorius)*	Kammmuskel *(Pectineus)*, langer und großer Schenkelanzieher *(Adductor longus; Adductor magnus)*, schlanker Muskel *(Gracilis)*	Halbsehnenmuskel *(Semitendinosus)*, Plattsehnenmuskel *(Semimembranosus)*, Schenkelbeuger *(Biceps femoris)*, schlanker Muskel *(Gracilis)*
Streckung	großer Gesäßmuskel *(Gluteus maximus)*, rückwärtige Oberschenkelmuskeln	mittlerer Gesäßmuskel *(Gluteus medius)*, großer Schenkelanzieher *(Adductor magnus)*, birnenförmiger Muskel *(Piriformis)*	gerader Oberschenkelmuskel *(Rectus femoris)*, großer und kleiner Lendenmuskel *(Psoas major; Psoas minor)*, Darmbeinmuskel *(Iliacus)*, Schenkelbindenspanner *(Tensor fasciae latae)*, Schneidermuskel *(Sartorius)*
Abduktion	mittlerer und kleiner Gesäßmuskel *(Gluteus medius; Gluteus minimus)*, Schenkelbindenspanner *(Tensor fasciae latae)*	birnenförmiger Muskel *(Piriformis)*, Schneidermuskel *(Sartorius)*, gerader Oberschenkelmuskel *(Rectus femoris)*	großer, langer und kurzer Schenkelanzieher *(Adductor longus; Adductor magnus)*, schlanker Muskel *(Gracilis)*, Kammmuskel *(Pectineus)*, rückwärtige Oberschenkelmuskeln
Adduktion	großer, langer und kurzer Schenkelanzieher *(Adductor magnus; Adductor longus; Adductor brevis)*, schlanker Muskel *(Gracilis)*, Kammmuskel *(Pectineus)*	Schenkelbeuger *(Biceps femoris)*, großer Gesäßmuskel *(Gluteus maximus)*, viereckiger Schenkelmuskel *(Quadratus femoris)*, äußerer Hüftlochmuskel *(Obturator externus)*	mittlerer und kleiner Gesäßmuskel *(Gluteus medius; Gluteus minimus)*, Schenkelbindenspanner *(Tensor fasciae latae)*, birnenförmiger Muskel *(Piriformis)*
Auswärtsdrehung	innerer und äußerer Hüftlochmuskel *(Obturator internus; Obturator externus)*, oberer und unterer Zwillingsmuskel *(Gemellus superior; Gemellus inferior)*, viereckiger Oberschenkelmuskel *(Quadratus femoris)*, birnenförmiger Muskel *(Piriformis)*, großer Gesäßmuskel *(Gluteus maximus)*	mittlerer und kleiner Gesäßmuskel *(Gluteus medius; Gluteus minimus)*, Schenkelbeuger *(Biceps femoris)*	Schenkelbindenspanner *(Tensor fasciae latae)*
Einwärtsdrehung	kein Agonist	mittlerer und kleiner Gesäßmuskel *(Gluteus medius; Gluteus minimus)*, Schenkelbindenspanner *(Tensor fasciae latae)*, großer, langer und kurzer Schenkelanzieher *(Adductor magnus; Adductor longus; Adductor brevis)*	innerer und äußerer Hüftlochmuskel *(Obturator internus; Obturator externus)*, oberer und unterer Zwillingsmuskel *(Gemellus superior; Gemellus inferior)*, viereckiger Oberschenkelmuskel *(Quadratus femoris)*, birnenförmiger Muskel *(Piriformis)*, großer Gesäßmuskel *(Gluteus maximus)*

oder die Kompression des Oberschenkelhalses gegen den Pfannenrand die Ursache ist. Es gibt in diesem Bereich zwar viele Mechanorezeptoren, aber sie dienen primär der Propriozeption und helfen, beim Gehen, Stehen oder Laufen das Gleichgewicht zu halten.[73] Es ist schwierig, diese Gewebe zu spüren. Knorpellippe und Hüftkapsel sind dagegen überall mit Nozizeptoren versehen und können melden, wenn etwas nicht stimmt.[74]

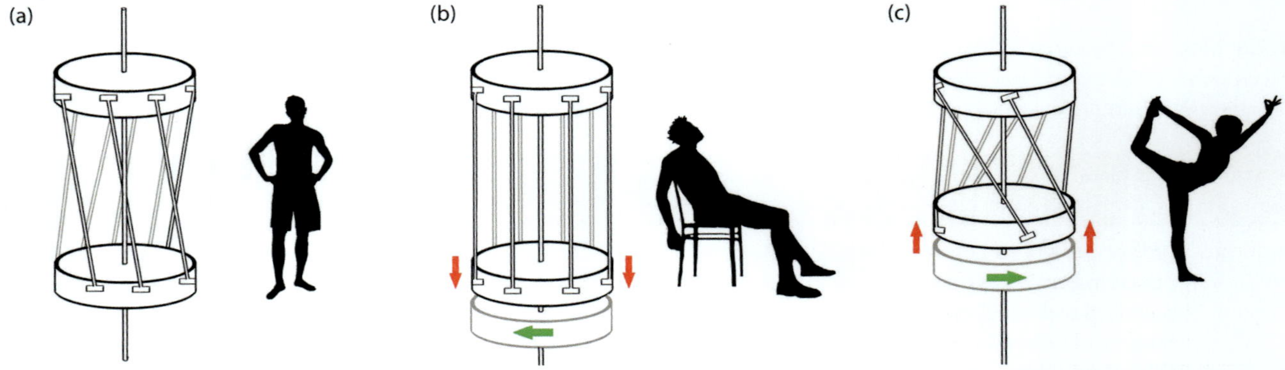

ABB. 2.45 Die drei Kapselbänder spannen oder entspannen das Hüftgelenk. Im Stehen sind sie diagonal ausgerichtet, wie Abbildung (a) zeigt. In der in Abbildung (b) dargestellten Beugung erschlaffen sie, sodass sich der Bewegungsumfang vergrößert. Aber in der Streckung (c) spannen sie sich, ziehen den Oberschenkelknochen fester in die Hüftpfanne und schränken damit die Bewegung ein.

(a) In der Beugung erschlaffen Darmbeinschenkelband *(Ligamentum iliofemorale)* und Schambeinschenkelband *(Ligamentum pubofemorale)*. Ab einer Beugung von 90° strafft sich das Sitzbeinschenkelband *(Ligamentum ischiofemorale)*.

(b) In der Streckung straffen sich Darmbeinschenkelband *(Ligamentum iliofemorale)*, Schambeinschenkelband *(Ligamentum pubofemorale)* und Sitzbeinschenkelband *(Ligamentum ischiofemorale)*.

(c) In der Abduktion erschlafft der obere Anteil des Darmbeinschenkelbands *(Ligamentum iliofemorale)* und es straffen sich die vorderen Anteile von Darmbeinschenkelband *(Ligamentum iliofemorale)* und Schambeinschenkelband *(Ligamentum pubofemorale)*. Das Sitzbeinschenkelband *(Ligamentum ischiofemorale)* wird kaum beeinflusst.

(d) In der Adduktion straffen sich beide Anteile des Darmbeinschenkelbands *(Ligamentum Iliofemorale)*, das Schambeinschenkelband *(Ligamentum pubofemorale)* erschlafft. Auch die Adduktion hat kaum Auswirkungen aufs Sitzbeinschenkelband *(Ligamentum ischiofemorale)*.

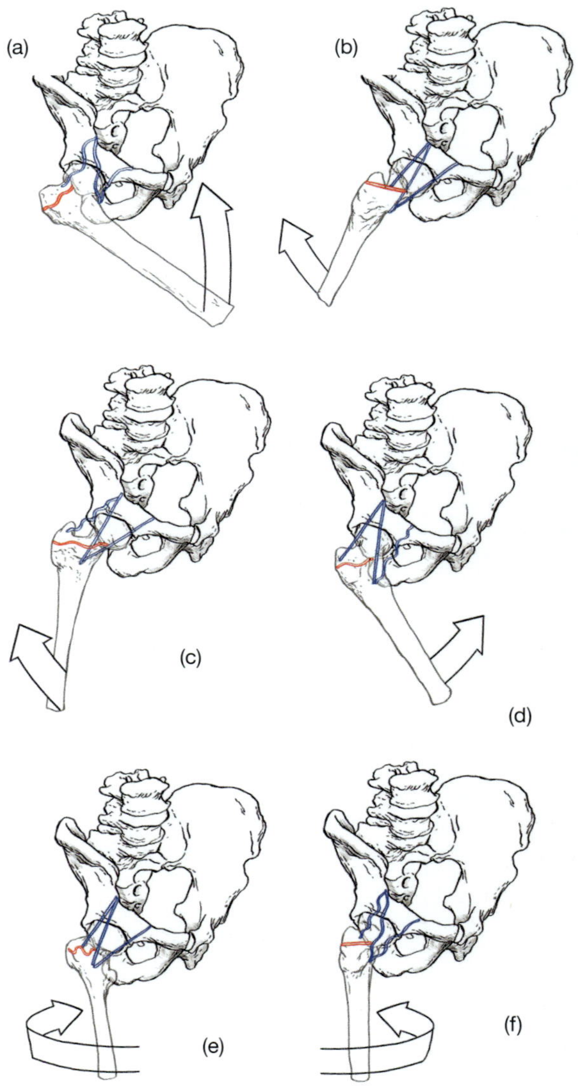

(e) Die Einwärtsdrehung lässt Darmbeinschenkelband *(Ligamentum iliofemorale)* und Schambeinschenkelband *(Ligamentum pubofemorale)* erschlaffen. Das Sitzbeinschenkelband *(Ligamentum ischiofemorale)* strafft sich.

(f) Die Auswärtsdrehung strafft Darmbeinschenkelband *(Ligamentum iliofemorale)* und Schambeinschenkelband *(Ligamentum pubofemorale)*. Das Sitzbeinschenkelband *(Ligamentum ischiofemorale)* erschlafft.

ABB. 2.46 Auswirkung der Bewegungen auf die einzelnen Kapselbänder: Die rote Linie steht für das Sitzbeinschenkelband *(Ligamentum ischiofemorale)*, die blauen für Darmbeinschenkelband *(Ligamentum iliofemorale)* und Schambeinschenkelband *(Ligamentum pubofemorale)*.

TAB. 2.6 Von den Bändern verursachte Spannungen schränken die Bewegung in der Hüftpfanne ein.[75]

Hüftbewegung	Bewegungseinschränkende Bänder
Beugung	inferiore Gelenkkapsel, >90°, inferiore Fasern des Sitzbeinschenkelbands *(Ligamentum ischiofemorale)* >120°, Sitzbeinschenkelband >160°, alle drei Bänder
Streckung	Darmbeinschenkelband *(Ligamentum iliofemorale)* Schambeinschenkelband *(Ligamentum pubofemorale)* Sitzbeinschenkelband *(Ligamentum ischiofemorale)* anteriore Gelenkkapsel
Abduktion	Schambeinschenkelband *(Ligamentum pubofemorale)* anteriores Darmbeinschenkelband *(Ligamentum iliofemorale)* inferiore Gelenkkapsel
Adduktion	Darmbeinschenkelband (*Ligamentum iliofemorale*) Iliotibialband (*Tractus iliotibialis*)
Auswärtsdrehung	anteriores Darmbeinschenkelband (*Ligamentum iliofemorale*) Schambeinschenkelband (*Ligamentum pubofemorale*) Iliotibialband (*Tractus iliotibialis*)
Einwärtsdrehung	Sitzbeinschenkelband (*Ligamentum ischiofemorale*) posteriore Gelenkkapsel

Kompressionsursachen

Es gibt drei Stufen der Kompression: weich, mittel und hart. Kompressionsbedingte Bewegungseinschränkungen sind an vier Stellen im oder um das Hüftgelenk möglich:

- Weiche Kompression: Bauch oder Brust treffen auf die Oberschenkel
- Mittlere Kompression: Das Gewebe zwischen dem vorderen Becken (SIAS) und dem Oberschenkel wird eingeklemmt (Knochen stößt auf Gewebe).
- Mittlere Kompression: Das Gewebe gerät zwischen großen Rollhügel *(Trochanter major)* und seitliches Becken (Darmbein) und wird von den Knochen eingeklemmt.
- Harte Kompression: Oberschenkelhals trifft auf Faserknorpellippe der Hüftpfanne (Knochen stößt auf Knorpel)

Bitte beachten Sie bei der Beschäftigung mit diesen Kompressionsursachen: Wir gehen davon aus, dass keine spannungsbedingten Widerstände von Faszien, Muskeln, Bändern und Gelenkkapseln mehr verhindern, dass Sie Kompression erreichen. Sie wurden entweder beseitigt oder waren nie bedeutend genug, um die Bewegung so stark einzuschränken, dass sie die Kompression verhindert hätten.

Wir werden uns bei unserer Analyse von der Hüftpfanne nach außen vorarbeiten.

Kompression von Oberschenkelhals und Hüftpfannenrand

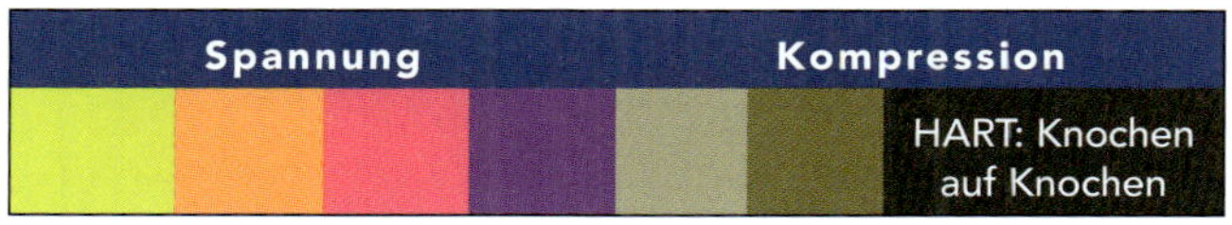

Wir werden zunächst die Kompression von Oberschenkelhals und Hüftpfannenrand (Faserknorpellippe) betrachten. Haben Sie zum Beispiel alle Spannungen von Faszien, Muskeln und Bändern beseitigt, sodass Sie das Bein in der anatomischen Grundstellung vollständig abduzieren können, wird die superiore Faserknorpellippe zusammengedrückt (siehe Abb. 2.47). Bei einer Einwärtsdrehung in der Hüfte kann im anterioren inferioren Bereich, bei der Auswärtsdrehung im posterioren inferioren Bereich Kompression entstehen. Eine Kombination aus Einwärtsdrehung und Beugung erzeugt Kompression im superioren anterioren Bereich. (Siehe »Femoro-azetabuläres Impingement« auf Seite 167) Bei manchen Menschen mit normalen Hüftpfannen kann bei einer starken Beugung von über 160° der anteriore Oberschenkelhals an die posteriore Faserknorpellippe stoßen – vor allem, wenn noch eine leichte Adduktion oder Einwärtsdrehung im Spiel ist. Die volle Beugung mit Abduktion kommt in vielen Haltungen wie der Breiten Grätsche im Sitzen oder Stehen *(Upavistakonasana; Prasaritapadottanasana)* vor und kann zu Kompression der superioren posterioren Faserknorpellippe führen. Doch mit einer Auswärtsdrehung lässt sich der Oberschenkelhals aus dem Weg drehen und damit die Kompression beseitigen.

Im Allgemeinen findet die Kompression zwischen Oberschenkelhals und Faserknorpellippe auf einem Bogen zwischen der posterioren, superioren und anterioren Faserknorpellippe, aber nur selten im inferioren Abschnitt statt (siehe Abb. 2.49). Wo sie zusammenstoßen, hängt von der Kombination der Bewegungen und der Form des Oberschenkelknochens und des Beckens ab.

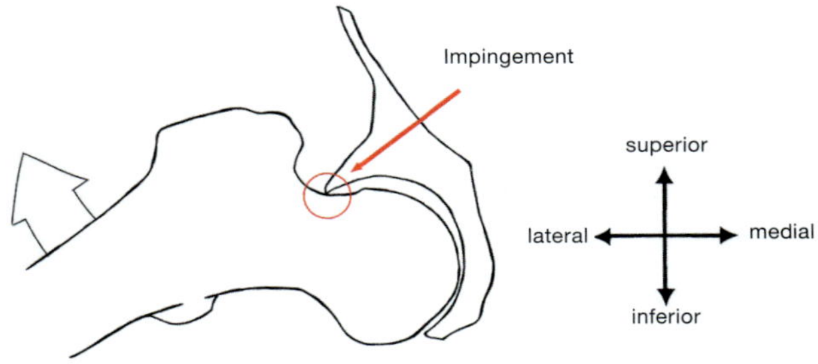

ABB. 2.47 Abduktion kann zum Zusammenstoß zwischen dem Oberschenkelhals und dem oberen Rand der Faserknorpellippe der Hüftpfanne führen.

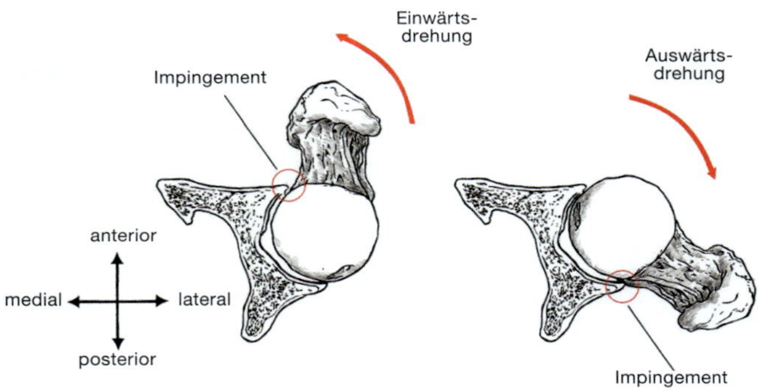

ABB. 2.48 In der Einwärtsdrehung kann der anteriore Oberschenkelhals gegen die anteriore Faserknorpellippe drücken. In der Auswärtsdrehung kann der posteriore Oberschenkelhals gegen die posteriore Faserknorpellippe drücken.

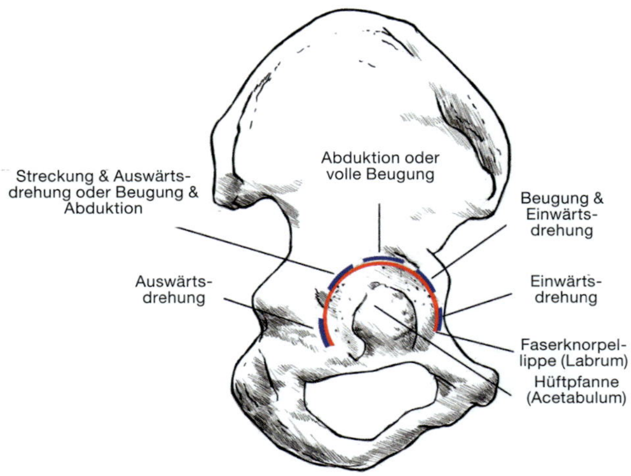

ABB. 2.49 Die Kompression von Oberschenkelhals und Hüftpfanne kann in einem etwa halbkreisförmigen Abschnitt der Faserknorpellippe, aber nur selten im inferioren Teil stattfinden. Der rote Bogen beschreibt den Bereich möglicher Zusammenstöße; die getrichelte blaue Linie zeigt, wo bestimmte Bewegungen ein Impingement verursachen können.

Kompression von großem Rollhügel und seitlichem Becken

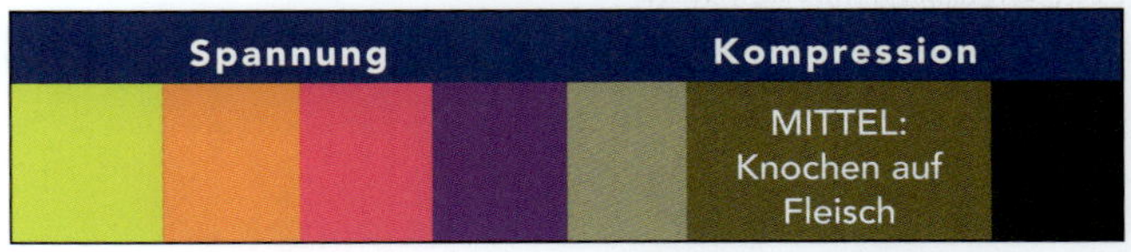

Bei manchen Menschen kommt es bereits vor einem Impingement von Oberschenkelknochen und Hüftpfanne zu Kompression, wenn Muskeln und anderes Gewebe im Beckenbereich zwischen dem Oberschenkel und dem seitlichen Becken eingeklemmt werden. In Abbildung 2.50 sehen wir, wie sich der große Rollhügel *(Trochanter major)* in der Abduktion nach oben schiebt und den mittleren und kleinen Gesäßmuskel *(Gluteus medius; Gluteus minimus)* gegen das Darmbein drückt. Diese Art der Kompression, die wir als »mittel« bezeichnen – bei der Gewebe zwischen Oberschenkelknochen und Becken geklemmt wird –, ist in der Adduktion, Auswärts- oder Einwärtsdrehung, aber nur selten in der Streckung möglich. (Im Allgemeinen bremsen die straffen Kapselbänder die Streckung, bevor Kompression entsteht.)

Diese Art der Kompression fühlt sich weicher und oberflächlicher an als der Kontakt zwischen Oberschenkelhals und Hüftpfannenrand, der weitaus härter, tiefer und endgültiger wirkt. Werden Weichgewebe wie Muskeln zwischen zwei Knochen eingeklemmt, lässt sich durch Kräfte von außen – weil Lehrer, Therapeut oder das zusätzliche Gewicht von Sandsäcken kräftigen Druck ausüben – die Kompression noch etwas verstärken oder der Bewegungsumfang erweitern.

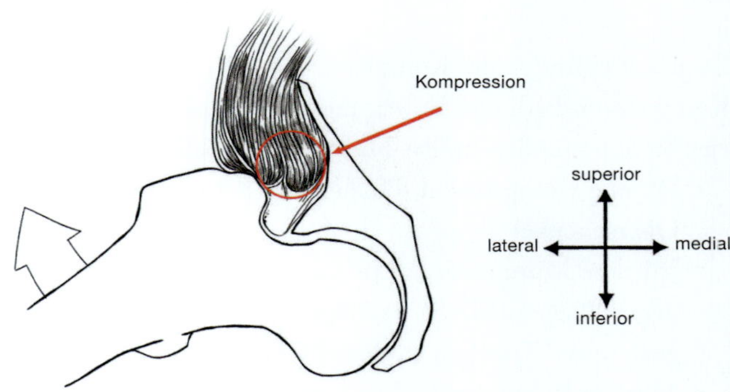

ABB. 2.50 Die Abduktion kann auch eine Kompression (mittel) des Gewebes zwischen dem großen Rollhügel *(Trochanter major)* des Oberschenkelknochens und der Seite des Beckens verursachen.

Kompression von Becken und Oberschenkelvorderseite in der Beugung

Spannung	Kompression
	MITTEL: Knochen auf Fleisch

Ein Fall von mittlerer Kompression kann auftreten, wenn in der Beugung Muskeln und Gewebe zwischen SIAS und dem Fleisch der Oberschenkel eingeklemmt werden. Abbildung 2.51 zeigt eine Schülerin bei der Vorbeuge im Sitzen *(Paschimottanasana)*, die wegen dieser Art von Kompression nicht weiterkommt. Sie fühlt sich wie ein Kneifen an, und die unangenehme Empfindung verhindert, dass viele Menschen in der Hüftbeugung die Brust auf die Beine bringen. Zum Glück gibt es eine einfache Lösung: Spreizen Sie die Beine so weit, dass Sie die Kompressionspunkte umgehen und sich weiter beugen können.

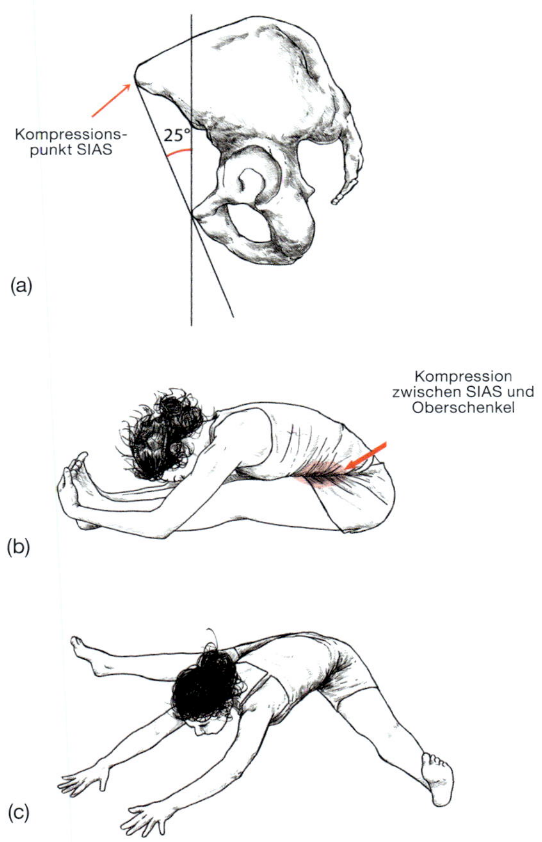

ABB. 2.51 Kompression (mittel) infolge des Kontakts zwischen den SIAS (a) und Oberschenkeln begrenzt die Beugung (b). Bei Abduktion der Oberschenkelknochen (c) können die SIAS zwischen die Oberschenkel rutschen, was eine stärkere Hüftbeugung ermöglicht.

Kompression von Ober- und Unterkörper in der Beugung

Spannung	Kompression
	WEICH: Fleisch auf Fleisch

Wenn die SIAS bei geschlossenen Beinen nicht gegen die Oberschenkel drücken, kann die Beugung fortgesetzt werden, bis eine weiche Kompression erreicht ist: der direkte Kontakt zwischen Bauch oder Brust und Beinen. Diese Kompression ist eindeutig; es können auch Restspannungen in der Körperrückseite, im Bereich der rückwärtigen Oberschenkelmuskeln oder der Wirbelsäule zurückbleiben. Das liegt daran, dass sie nicht ausreichend gedehnt werden können, da eine weitere Bewegung nicht möglich ist. Aber wie bei der Kompression zwischen SIAS und Oberschenkel kann auch hier eine Abduktion die weitere Beugung ermöglichen! Abbildung 2.52 zeigt eine der Grenzen der Beugung bei geschlossenen Beinen, aber auch die Möglichkeit weiterer Fortschritte durch Abduktion der Beine.

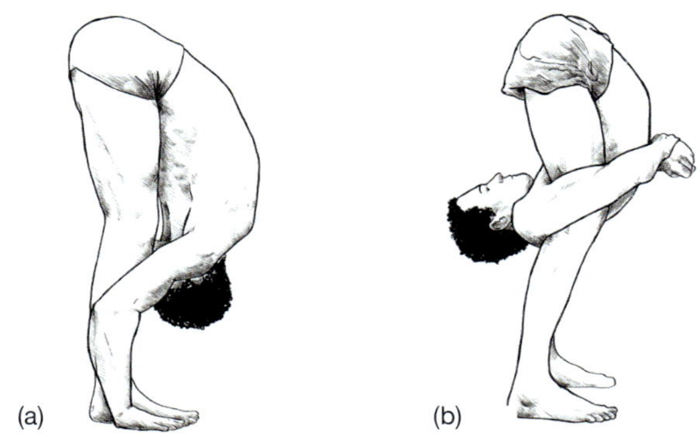

ABB. 2.52 In *Uttanasana* (a) wird die Beugung letztlich dadurch gebremst, dass der Oberkörper gegen den Unterkörper drückt. In *Tittibhasana B* (b) machen die gegrätschten Beine eine weitere Beugung möglich. Am Ende verhindert eine Kombination aus sich straffenden Kapselbändern, Kompression der Rippen und/oder Kompression der Bauchorgane eine weitere Bewegung. Es ist auch nicht bekannt, dass dies von gesundheitlichem Nutzen wäre.

Variationen des Bewegungsumfangs

Nach Beseitigung spannungsbedingter Widerstände wird der größtmögliche Bewegungsumfang davon bestimmt, wann und wo Kompression entsteht. Doch wegen der normalen Unterschiede bei Größe und Gestalt der Menschen variiert dies beträchtlich.

Variationen bei der Zirkumduktion

Die Zirkumduktion (Kreisen) lässt sich als Kombination aus Einwärtsdrehung, Adduktion, Beugung, Auswärtsdrehung, Abduktion und Streckung beschreiben. So entsteht ein kegelförmiger Bereich, in dem der Oberschenkelknochen an der Hüftpfanne entlangrollt. Der mögliche Zirkumduktionsumfang wird unter anderem durch die Tiefe der Hüftpfanne beeinflusst. Bei einer flachen Pfanne ist er größer, eine tiefere Pfanne erlaubt weniger Bewegung. Abbildung 2.53 a zeigt die durchschnittliche Pfannentiefe von 34 Prozent (Tiefe/Breite x 100). Der Kegel veranschaulicht den Zirkumduktionsumfang.[76] Bei größeren Bewegungen würde der Oberschenkelhals gegen die Faserknorpellippe drücken. Abbildung 2.53 b zeigt, dass der Kegel schrumpft, wenn sich die Pfannentiefe auf 41 Prozent erhöht: Dabei gehen 8 Prozent des Bewegungsumfangs verloren. Eine Pfannentiefe von 41 Prozent ist zwei Standardabweichungen vom Mittelwert entfernt. Ungefähr 2,5 Prozent der Bevölkerung – einer von 40 – haben eine Pfanne dieser Tiefe oder tiefer. Abbildung 2.53 c zeigt, dass bei einer Pfannentiefe von lediglich 27 Prozent (die bei weiteren 2,5 Prozent der Bevölkerung vorkommen kann), der Bewegungsumfang deutlich größer ist: Er erhöht sich um 20° gegenüber der Durchschnittstiefe. Somit liegt beim Zirkumduktionsumfang eine Variationsbreite von 28° zwischen der ungünstigsten und der günstigsten Pfannentiefe in der Normalbevölkerung.

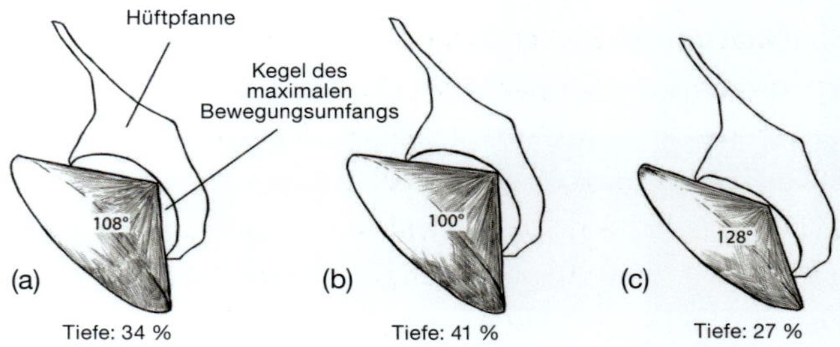

ABB. 2.53 Die Zirkumduktion wird von der Tiefe der Hüftpfanne beeinflusst: (a) normale Tiefe mit entsprechendem Zirkumduktionsumfang; (b) größere Tiefe mit geringerem Bewegungsumfang; (c) geringere Tiefe mit größerem Bewegungsumfang.

ES IST KOMPLIZIERT: Der geschätzte Bewegungsumfang

Die gezeigten Beispiele stellen nicht die endgültigen Variationsbreiten der möglichen Bewegungen dar. Das ist unmöglich. Es wären zu viele Variablen abzubilden, und da wir uns so stark unterscheiden, wäre der Versuch sinnlos. Wir zeigen vielmehr, dass es Variationsbreiten gibt, und vermitteln einen Eindruck davon, wie groß sie in einigen Fällen im Hinblick auf verschiedene Faktoren ausfallen. Bei der Abduktion (siehe S. 126 ff.) zeigen wir zum Beispiel, welche Folgen die Unterschiede beim transversalen Winkel der Pfanneneingangsebene, bei der Tiefe der Hüftpfanne und beim Schenkelhalswinkel haben (siehe Abb. 2.54). Sie alle haben Einfluss darauf, wie viel Platz Ihnen letztlich bleibt, um das Bein im Hüftgelenk abzuspreizen. Aber dies sind längst nicht alle Faktoren, die Ihren Bewegungsumfang bestimmen. Für eine vollständige Einschätzung müssten wir die Länge des Oberschenkelhalses, die Größe des Hüftkopfs, die Breite der Hüftpfanne und ihre Abweichung von der perfekten Kugelform berücksichtigen. Daneben würde auch die Dicke der Weichgewebe, der Faszien und Knorpel eine Rolle bei der Beurteilung spielen, wann und wo Kompression entsteht.

Wichtig ist, dass all diese Faktoren von Mensch zu Mensch sehr unterschiedlich ausfallen können und jeder Faktor eine Rolle bei der Bestimmung Ihres maximalen Bewegungsumfangs spielt.

Manche Menschen haben überdurchschnittlich stark entwickelte Faserknorpellippen der Hüftpfanne. Diese übermäßig ausgeprägte Oberschenkelkopfüberdachung wird als *Pincer* (dt. »Beißzange«) bezeichnet. Dadurch nehmen die Pfannenränder den Oberschenkelknochen stärker »in die Zange« – mit negativen Folgen für den Bewegungsumfang. Der in Abbildung 2.54 blau dargestellte Teil der Faserknorpellippe zeigt die Größe der »Beißzange« an.

Der superiore und der inferiore Überstand der Faserknorpellippe entscheiden nicht nur über die Pfannentiefe, sondern auch über den transversalen Winkel der Pfanneneingangsebene (und damit die mögliche Abduktion). Ist der Überstand oben kleiner als unten, wird wahrscheinlich eine stärkere Abduktion möglich sein als im umgekehrten Fall. Gelegentlich ist die Faserknorpellippe aber im gesamten Bereich vergrößert, sodass eine »Beißzange« entsteht, welche die Hüftpfanne vertieft. (Siehe »Femoro-azetabuläres Impingement« auf Seite 167)

Studien haben einen Zusammenhang zwischen der Pfannentiefe und der Ausprägung der Oberschenkelkopfüberdachung (*Pincer* oder »Beißzange«) festgestellt.[77] In dem Beispiel von Abbildung 2.54 b beträgt der transversale Winkel der Pfanneneingangsebene 40°, der Schenkelhalswinkel 132°, aber durch die »Beißzange« wird die Hüftpfanne um 20 Prozent tiefer als normal. Dies verringert den Abduktionsumfang von 50° bei Hüfte (a) auf 43° bei Hüfte (b).

Die Pfannentiefe beeinflusst die Fähigkeit, den Oberschenkelknochen in der Hüftpfanne zu abduzieren/adduzieren sowie auswärts-/einwärtszudrehen. Nicht gezeigt haben wir, dass auch die Form der Hüftpfanne Auswirkung auf diese Bewegungsumfänge haben kann. Hüftpfannen sind nicht vollkommen rund, und Abweichungen bei der Form können dazu führen, dass die Faserknorpellippe mehr oder weniger stark gegen den Oberschenkelhals stößt. Auch Abweichungen beim Umfang des Schenkelhalses (die Ausprägung einer sogenannten Nockenwelle können das Bewegungsausmaß beeinflussen. Yoga wird an allen diesen Faktoren nichts ändern.

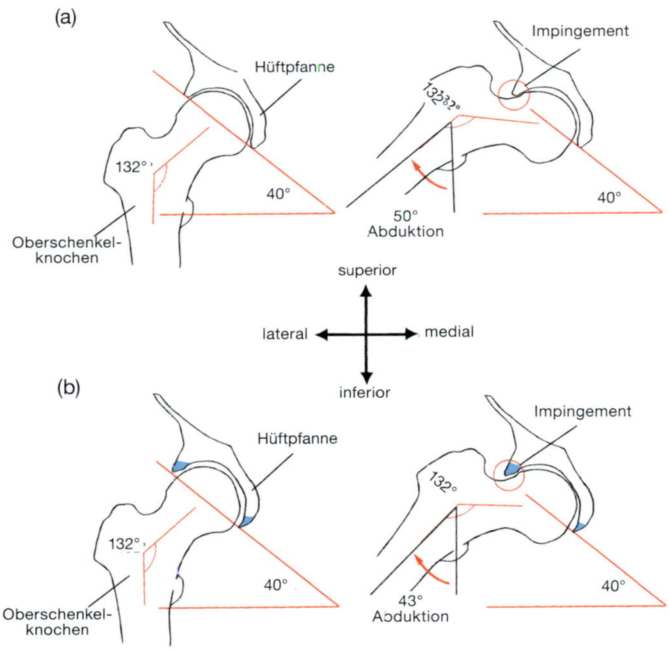

ABB. 2.54 Eine zu stark ausgeprägte Oberschenkelkopfüberdachung (Pincer oder »Beißzange«) kann die Abduktion einschränken. Bei einem transversalen Winkel der Pfanneneingangsebene von 40° und einem Schenkelhalswinkel von 132° hat der Oberschenkelkopf (a) eine Pfannentiefe von 34 Prozent und kann das Bein 50° abduzieren, bevor es zu einem Impingement kommt; (b) hat wegen der vorhandenen »Beißzange« eine Pfannentiefe von 41 Prozent und kann das Bein 43° abduzieren, bevor es zu einem Impingement kommt.

HINWEIS FÜR LEHRER: Individueller Bewegungsumfang

Es ist normal, dass Schüler mit größerer körperlicher Beweglichkeit eher beim Yoga bleiben werden als solche mit stärker eingeschränkten Bewegungsmöglichkeiten. Nach ein paar Jahren sind es für gewöhnlich die beweglicheren Schüler, die ihre körperliche Asanapraxis fortsetzen. Die 2,5 Prozent mit stark eingeschränkter Beweglichkeit hören meist frustriert wieder auf. Demnach werden sich in einer durchschnittlichen Yogastunde eher Personen mit flacheren als mit tieferen Hüftpfannen einfinden. Wenn Sie dies wissen, können Sie den Anfängern, die zu den stärker eingeschränkten 2,5 Prozent gehören, verstehen helfen, dass der für sie normale Bewegungsumfang ein anderer ist als bei allen anderen. Sie können die körperliche Yogapraxis fortsetzen, ohne die Knie im Schneidersitz jemals zum Boden bringen zu müssen. Es geht nicht darum, wie weit sie kommen. Das Ziel ist es, sich innerhalb des für sie natürlichen Bewegungsumfangs zu bewegen.

Variationen bei der Abduktion

Wenn Spannungen die Abduktionsfähigkeit im Hüftgelenk begrenzen, werden normalerweise verspannte Adduktoren als Ursache dafür genannt. Sie können aber ebenso vom Fasziengewebe und von Einschränkungen entlang der Funktionellen Frontallinie (FFL), der Ipsilateralen Funktionellen Linie (IFL) der gegenüberliegen Körperseite (oder

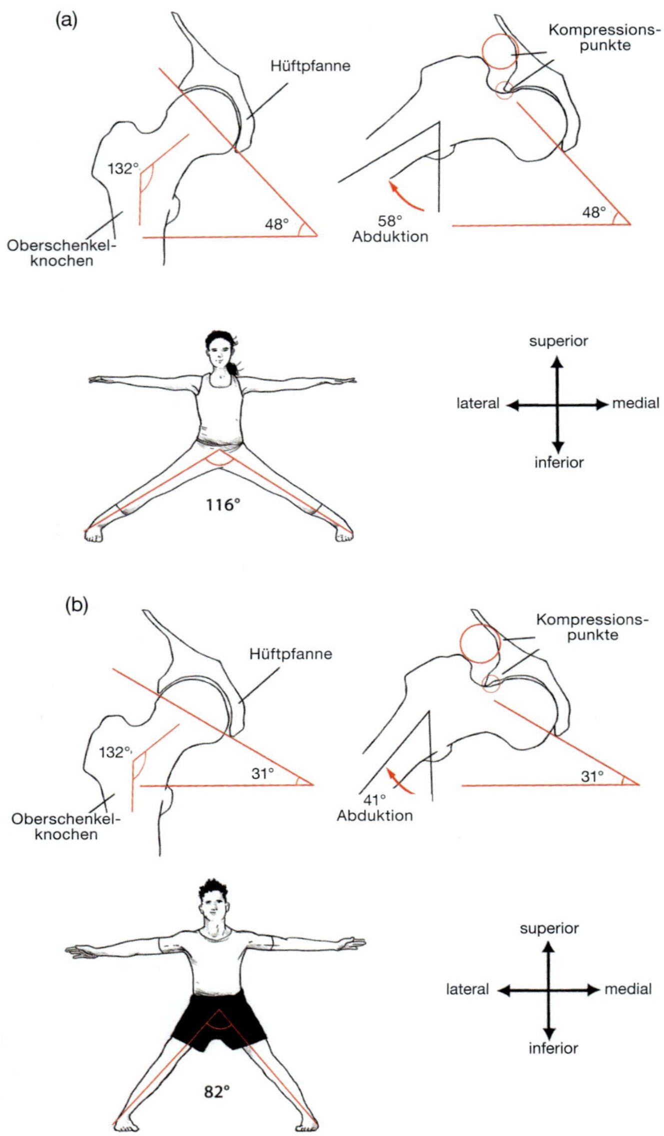

ABB. 2.55 Einschränkungen der Abduktion: (a) Bei einem transversalen Winkel der Pfanneneingangsebene von 48° und einem Schenkelhalswinkel von 132° kann ab einer Abduktion von 58° Kompression entstehen; (b) bei einem transversalen Winkel von 31° bereits ab einer Abduktion von 41°. (Der große rote Kreis zeigt, wie viel Platz zwischen Oberschenkelknochen und Becken ist. Der kleine rote Kreis zeigt, wo die Knochen aufeinanderstoßen.)

Contra-Ipsilateralen Funktionellen Linie), der Tiefen Frontallinie (TFL) sowie der Laterallinie (LL) der gegenüberliegenden Körperseite (oder Contra-Laterallinie) herrühren und einen Hinweis auf Einschränkungen im Bereich der oberflächlichen und/oder der tiefen Faszien sein. Die Adduktoren verlaufen vom Schambein zum inneren (medialen) Oberschenkelknochen (siehe Abb. 2.25): Dies sind der große, lange und kurze Schenkelanzieher *(Adductor magnus; Adductor longus; Adductor brevis)*, der schlanke Muskel *(Gracilis)* und der Kammmuskel *(Pectineus)*. Sie unterscheiden sich bei jedem Menschen in ihrer Länge, ihrer proximalen und distalen Befestigung und sogar in ihrer Zahl.[78] Bei vielen Menschen sind diese Muskeln verkürzt, weil sie seit Jahren auf Stühlen sitzen und deshalb die Beine niemals weiter spreizen. Aber mit etwas Zeit und Geduld lässt sich das Gewebe dehnen, bis eines wunderbaren Tages der Widerstand gegen die weitere Abduktion nicht mehr von den Abduktoren oder gar den Kapselbändern, sondern von Kompression verursacht wird. Leider müssen manche Menschen die Adduktoren dazu nicht sonderlich stark dehnen: Aufgrund ihrer einzigartigen anatomischen Struktur ist die Kompression schnell erreicht.

Variationen des transversalen Winkels der Pfanneneingangsebene

Als wir uns mit der Variationsbreite beim transversalen Winkel der Pfanneneingangsebene beschäftigt haben, lag der Mittelwert bei 40° (siehe S. 126 ff.); bei zwei Standardabweichungen ergab sich daraus eine Variationsbreite von 31° bis 48° für 95 Prozent der Bevölkerung. Wie weit können Menschen mit diesen Werten das Bein abduzieren? Abbildung 2.55 gibt zwei Beispiele: In beiden Fällen rechnen wir mit einem Schenkelhalswinkel von 132° (Mittelwert bei US-Amerikanern europäischer Abstammung).[79] Kompression entsteht, wenn der Oberschenkelhals an den Pfannenrand stößt oder die Gesäßmuskeln zwischen dem großen Rollhügel *(Trochanter major)* und dem Darmbein *(Ilium)* eingeklemmt werden. Bei einem Becken mit einem transversalen Winkel von 48° (siehe Abb. 2.55 a) ist dies ab einer Abduktion von 58° möglich. Bei einem transversalen Winkel von 31° (siehe Abb. 2.55 b) kann das Bein 41° abduziert werden – das ist erheblich weniger.

Wenn alle anderen Faktoren (Tiefe und Anteversion der Hüftpfanne, Größe und Form des Hüftkopfs, Schenkelhalswinkel) gleich sind, kann bei der Hüfte im Beispiel (a) mit dem transversalen Winkel von 48° das Bein um 17° weiter abduziert werden als bei der Hüfte mit dem transversalen

Winkel von lediglich 31°(siehe Abb. 2.55 b). Bedenken Sie, was das bedeutet, wenn jemand im Stehen die Beine grätschen will: Die Person mit dem kleineren transversalen Winkel kann die Beine gerade einmal 82° grätschen, die Person mit dem größeren Winkel schafft 116°. Beachten Sie, wie schwierig die Anweisung »Hände über den Sprunggelenken ausrichten« für diese beiden Schüler in der Grätsche umzusetzen ist. Bei Schülerin (a) wird die Grätsche dadurch kleiner, als sie sein könnte, während es Schüler (b) niemals gelingen wird, die Beine so weit zu spreizen. Er wird hören, er sei »verspannt« und würde seine Adduktoren mit der Zeit dehnen. In Wirklichkeit werden weitere Fortschritte durch die Ausrichtung seiner Hüftpfannen verhindert. Er wird seine Adduktoren nie so stark dehnen können, dass er tiefer in die Haltung kommt. Er kann noch so viel in die Stelle »hineinatmen und entspannen«, wie er will, es wird nichts ändern. Vermutlich ist nicht Spannung, sondern Kompression für ihn der begrenzende Faktor in dieser Haltung.

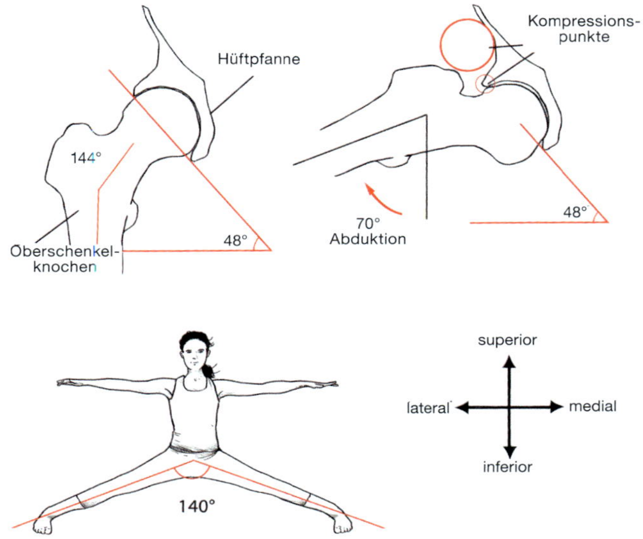

ABB. 2.56 Abduktion bei einem transversalen Winkel der Pfanneneingangsebene von 48° und einem Schenkelhalswinkel von 144°. Dies ist die günstigste Kombination beider Faktoren.

Variationen des Schenkelhalswinkels

Die zweite Überlegung zum Bewegungsumfang bei der Abduktion betrifft den Oberschenkelknochen. In den genannten Beispielen haben wir mit dem gleichen Schenkelhalswinkel gearbeitet. Wir wissen aber, dass er bei der US-Bevölkerung meist zwischen 120° und 144° beträgt. Wie stark können Menschen, die sich in der Nähe dieser Grenzwerte befinden, das Bein abspreizen? Und was passiert, wenn jemand sowohl beim transversalen Winkel der Pfanneneingangsebene (48°) als auch beim Schenkelhalswinkel (144°) am oberen Ende liegt? Der Betreffende genießt die Vorzüge beider Faktoren. Aber was ist mit dem anderen Extrem – einer Person, die mit einem transversalen Winkel von 31° und einem Schenkelhalswinkel von 120° in beiden Punkten benachteiligt ist? Die Abbildungen 2.56 und 2.57 zeigen den günstigsten und den ungünstigsten Fall.

Die Schülerin in Abbildung 2.56 verfügt wegen der Form ihres Beckens und Oberschenkels über einen größeren Bewegungsumfang. Sie müsste zwar die weicheren Gewebe wie die Adduktoren dehnen, die zur Spannung beitragen und die Bewegung einschränken. Ihre Beweglichkeit aber ist erheblich größer als die des Schülers in Abbildung 2.57. Während die Schülerin jedes Bein bis zu 70° abspreizen kann (bei flacheren Hüftpfannen wäre der Spagat von 180° möglich), ist der Bewegungsumfang des Schülers so stark eingeschränkt, dass er vermutlich weder von Spannungen in den Muskeln noch von straffen Bändern gebremst wird, sondern dadurch, dass der Oberschenkelknochen an die Hüftpfanne stößt. Er kann jedes Bein nur 29° abspreizen! In der Grätsche ergibt sich daraus ein Winkel von 58°. Tiefe Hüftpfannen verschlechtern die Situation. Dieser Fall zeigt, dass sich der Bewegungsumfang des Schülers durch Yoga nicht vergrößern wird. Wenn er im Schneidersitz auf dem Boden sitzt, ragen seine Knie spitz nach oben. Weil er wegen seines eingeschränkten Bewegungsumfangs ständig befangen ist, wird er dem Yogaunterricht wahrscheinlich irgendwann fernbleiben.

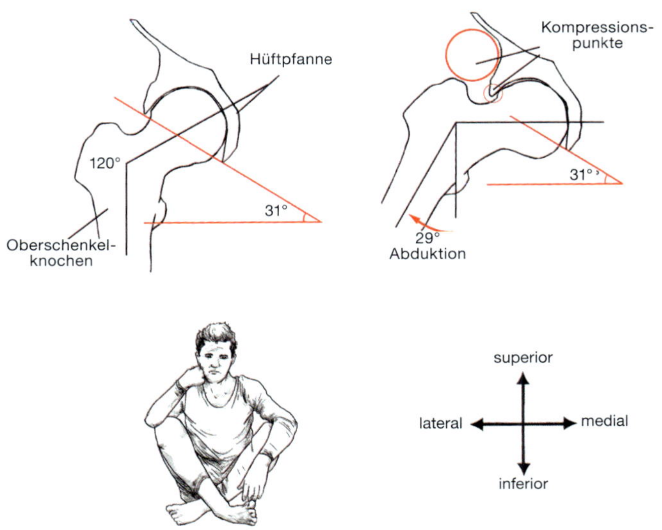

ABB. 2.57 Abduktion bei einem transversalen Winkel der Pfanneneingangsebene von 31° und einem Schenkelhalswinkel von 120°. Diese ist die ungünstigste Kombination beider Faktoren.

Was die Abduktion außerdem begrenzen kann

Wir haben gezeigt, wo die Grenzen sind, wenn der Oberschenkelhals an den Rand der Hüftpfanne stößt. In den Abbildungen 2.55, 2.56 und 2.57 zeigen wir aber auch Stellen, an denen der große Rollhügel *(Trochanter major)* Gewebe gegen die Beckenseite drücken kann. Die Größe des großen Rollhügels spielt in Bezug auf Begrenzungen ebenfalls eine Rolle. Ist er größer als auf den Abbildungen, können die Gesäßmuskeln gegen das Darmbein *(Os ilium)* gedrückt werden, bevor der Oberschenkelhals an die Faserknorpellippe stößt. Möglich wäre auch, dass sogar bei gleicher Rollhügelgröße kräftigere Muskeln oder Fett in diesem Bereich Kompression verursachen, bevor es zum Zusammenstoß mit der Hüftpfanne kommt. In diesen Fällen spürt der Schüler eine weichere Kompression unmittelbar oberhalb des großen Rollhügels anstelle der härteren Empfindung, dass es in der Hüftpfanne nicht mehr weitergeht.

Zu berücksichtigen ist auch die Länge des Oberschenkelhalses. Bei einem kürzeren Oberschenkelhals wird der große Rollhügel eher Gewebe gegen das Darmbein drücken als bei einem längeren. Abbildung 2.58 zeigt zwei Oberschenkelknochen: Der erste (a) hat einen kürzeren Hals und einen verhältnismäßig hohen Rollhügel. Der zweite (b) hat einen längeren Hals und einen weniger ausgeprägten Rollhügel. Im zweiten Fall ist Kompression gegen das Becken unwahrscheinlich, da zuerst ein Impingement der Hüftpfanne die Bewegung bremsen dürfte. Im ersten Fall wird es wohl niemals zum femoro-azetabulären Impingement kommen, da zuvor Kompression gegen das Darmbein entsteht. Wenn Sie nicht an einer Stelle von Kompression gebremst werden, wird es irgendwann an einer anderen geschehen.

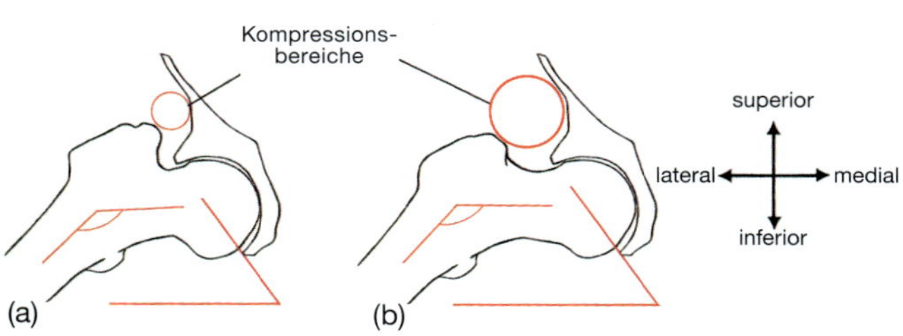

ABB. 2.58 Der Kompressionsbereich zwischen dem großen Rollhügel und dem Darmbein variiert mit der Größe des großen Rollhügels und der Länge des Oberschenkelhalses. In Abbildung (a) sehen wir einen höheren Rollhügel und einen kürzeren Hals. Abbildung (b) zeigt einen flacheren Rollhügel und einen längeren Hals, sodass zwischen Rollhügel und Darmbein mehr Platz ist. (Der rote Kreis markiert den Abstand zwischen Oberschenkelknochen und Becken.)

Ob Sie nun Oberschenkel oder Becken bewegen – beides ist Abduktion!

Mehrere Yogahaltungen verlangen nach Abduktion in der Hüfte, und oft ist klar, dass wir das Bein im Hüftgelenk abduzieren. Erinnern Sie sich im Abschnitt über die Bewegungsebenen (siehe S. 109 ff.) an die Göttin *(Utkatakonasana)* oder denken Sie an den Krieger II *(Virabhadrasana II)*. Beim Seitspagat *(Samakonasana)* ist ebenfalls deutlich, dass wir die Beine spreizen. In anderen Haltungen ist die Abduktion weniger offensichtlich. Im Dreieck *(Trikonasana)* grätschen wir die Beine und bewegen das Becken. Wie Abbildung 2.10 gezeigt hat, neigen wir die Vorderseite des Beckens zum Oberschenkel – das ist Abduktion! (Die hintere Hüfte geht gleichzeitig in die Adduktion.) Schüler mit einer der genannten Variationen der Oberschenkelknochen oder des Beckens, welche den Abduktionsumfang einschränken, erreichen im Dreieck *(Trikonasana)* schnell Kompression. Jede weitere Seitwärtsbewegung wird dann durch Seitbeugung der Wirbelsäule erzeugt.

Abbildung 2.59 a zeigt eine Schülerin, die einen großen Bewegungsumfang bei Abduktion und Auswärtsdrehung hat. Sie muss die Wirbelsäule nicht zur Seite beugen, um die Hand zum Boden zu bringen. Das liegt an ihrer individuellen Anatomie. Diese Zeichnung entspricht vielleicht nicht Ihrem persönlichen Bewegungsumfang. Möglicherweise ähnelt dieser er dem Yogi (siehe Abb. 2.59 b), der die Grenzen seiner Abduktionsfähigkeit erreicht hat und die Wirbelsäule zur Seite neigen muss, um die Hand tiefer zu bringen. Oder Sie versuchen wie der dritte Yogi (siehe Abb. 2.59 c), die Wirbelsäule lang und gerade zu halten, indem Sie den Kompressionspunkt umgehen. Dazu beugen Sie die Hüfte und drehen sie zum Boden. Wie wir sehen werden, können viele Schüler durch Beugung die Kompressionspunkte umgehen, die aufgrund der Abduktion entstehen. Im Ashtanga-Yoga nutzt man diese Strategie im Dreieck *(Trikonasana)*, indem man den großen Zeh fasst: Bei einem eingeschränkten Abduktionsumfang besteht die einzige Chance darin, den Oberkörper nach vorn drehen zu lassen (die Hüften zu beugen). Die letzte Möglichkeit (siehe Abb. 2.59 d) ist, die eigenen Grenzen zu akzeptieren, die Wirbelsäule gerade zu halten und die Hand auf das Bein oder einen Block zu legen.

Es ist keine Hexerei, im Dreieck *(Trikonasana)* die Hand zum Boden zu bringen. Sie müssen die Beine nur weit genug spreizen können: Je breiter die Grätsche, desto näher ist die Hand dem Boden. Sie schaffen es auch, wenn Sie die vordere Hüfte stark abduzieren können. Bei einigen Schülern liegt es am Längenverhältnis zwischen Armen und Unterkörper,

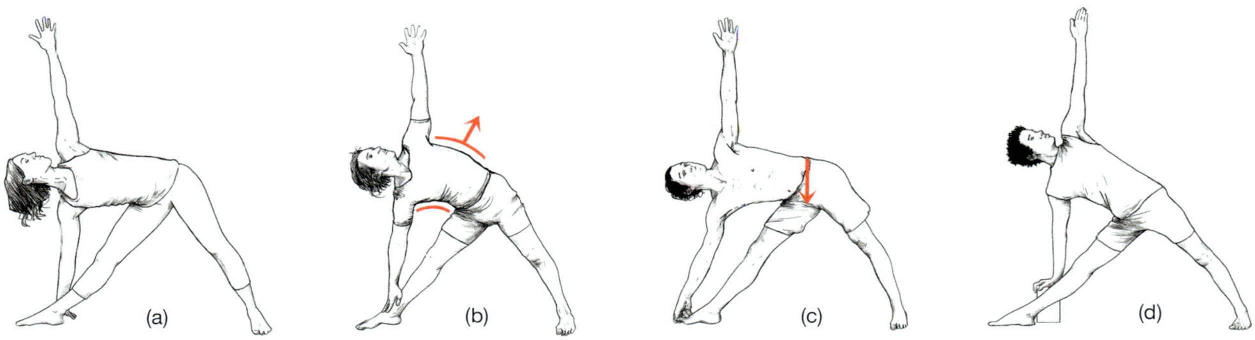

ABB. 2.59 Abduktion kann dadurch entstehen, dass man den Oberschenkel oder das Becken bewegt. In Abbildung (a) sehen wir eine Yogini mit großem Abduktionsumfang, die im Dreieck *(Trikonasana)* bei gerader Wirbelsäule die Hand zum Boden strecken kann. Abbildung (b) zeigt eine Strategie für alle, die zu dieser starken Abduktion nicht fähig sind: Seitbeugung der Wirbelsäule. Abbildung (c) zeigt eine weitere Taktik: zusätzliche Beugung der Hüfte, um das Becken zu drehen und die Kompression gegen den Oberschenkelknochen zu umgehen. Und dann gibt es noch die Möglichkeit in Abbildung (d): Sie akzeptieren Ihren geringen Abduktionsumfang und legen die Hand aufs Bein oder auf einen Block.

dass sie mit der Hand nicht zum Boden kommen. Wenn Ihre Arme im Verhältnis zu Ihren Beinen eher kurz sind, wird dies eine Herausforderung für Sie sein. Dass Sie mit der Hand nicht zum Boden kommen, hat also unter Umständen nichts mit verspannten Adduktoren zu tun. Sie können trotzdem ein wunderbares Dreieck *(Trikonasana)* üben.

Gelingt Ihnen eine Haltung nicht so großartige wie anderen Schülern, dann überprüfen Sie Ihre Absicht. Sind Ihre Ziele beim Yoga funktioneller Natur, dann denken Sie daran: Nicht der Körper dient uns dazu, in eine Haltung zu kommen – sondern umgekehrt. Wenn es Ihnen um die Funktion geht, sind Gesundheit und Ganzheit primär. Rufen Sie sich Ihre Absicht ins Gedächtnis. Denken Sie daran, dass der Knochenbau variiert, und denken Sie an den Unterschied zwischen Spannung und Kompression. Gehen Sie dann achtsam an Ihre Grenze und seien Sie damit zufrieden.

Horizontale Abduktion

Am Ende wird immer Kompression die weitere Abduktion verhindern, weil Körperteile aufeinandertreffen. Aber oft gibt es Möglichkeiten, diesen ersten Kompressionspunkt zu umgehen. Wenn Sie die Beine im Stehen nicht weiter spreizen können, können Sie versuchen, sie auswärtszudrehen oder die Hüfte zu beugen. Beides verändert die Ausrichtung des Oberschenkelknochens zur Hüftpfanne. Abbildung 2.60 zeigt eine breite Grätsche im Sitzen wie bei der Offenen Winkelhaltung *(Upavistakonasana)* und eine Vorbeuge im Grätschstand (*Prasaritapadottanasana* A). In der ersten Haltung ist die Hüfte 90°, in der zweiten beinahe 160° gebeugt. Beide Male bleibt der Oberschenkelknochen fest und das Becken bewegt sich. Bei einer Flexionsrotation von 160° im Hüftgelenk ist der große Rollhügel *(Trochanter major)* weiter von der Seite des Beckens entfernt als bei einer Beugung von 90°. Statt die Gesäßmuskeln gegen das Darmbein *(Os ilium)* zu quetschen, ist der große Rollhügel Richtung Sitzbeinhöcker abduziert (siehe Abb. 2.61). Bei dieser Ausrichtung hat er einen viel größeren Bewegungsspielraum – und der Oberschenkelknochen lässt sich stärker abduzieren.

Ist ein Impingement von Oberschenkelhals und Hüftpfannenrand die Kompressionsursache, kann eine Beugung auch hier Veränderungen bringen. Da die Hüftpfanne in der Frontalebene nach unten geneigt ist (dies ist der sogenannte transversale Winkel der Pfanneneingangsebene), bewegt sich der Oberschenkelhals bei Beugung und Abduktion in der Hüfte auf den posterioren Pfannenrand zu. Dieser ist weiter entfernt als der superiore Pfannenrand, was ebenfalls Raum für stärkere Abduktion bietet. Aus diesen Gründen werden Sie vielleicht feststellen, dass Sie bei gebeugten Hüften die Beine weiter abduzieren können und mehr Abstand dazwischen ist, falls weitere Fortschritte bislang von Kompression verhindert wurden. Je größer die Beugung, desto mehr horizontale Abduktion ist möglich.

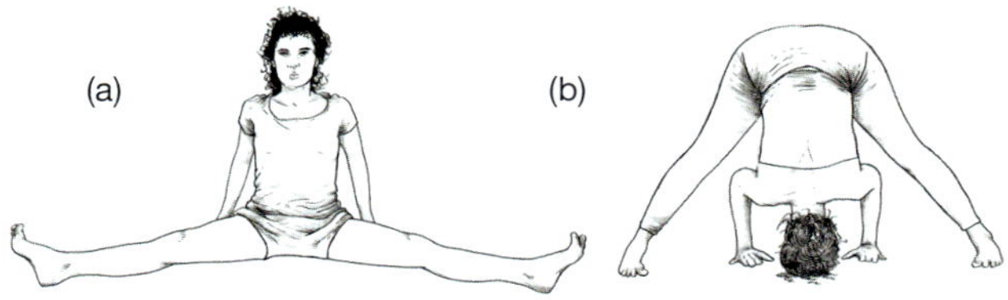

ABB. 2.60 Horizontale Abduktion. (a) In der Offenen Winkelhaltung *(Upavistakonasana)* und der (b) Vorbeuge im Grätschstand *(Prasaritapadottanasana A)* erlaubt die Beugung des Hüftgelenks den Schülern, die Kompressionspunkte zu umgehen, von denen die vertikale Abduktion oft gebremst wird. Die Beine können stärker abduziert werden.

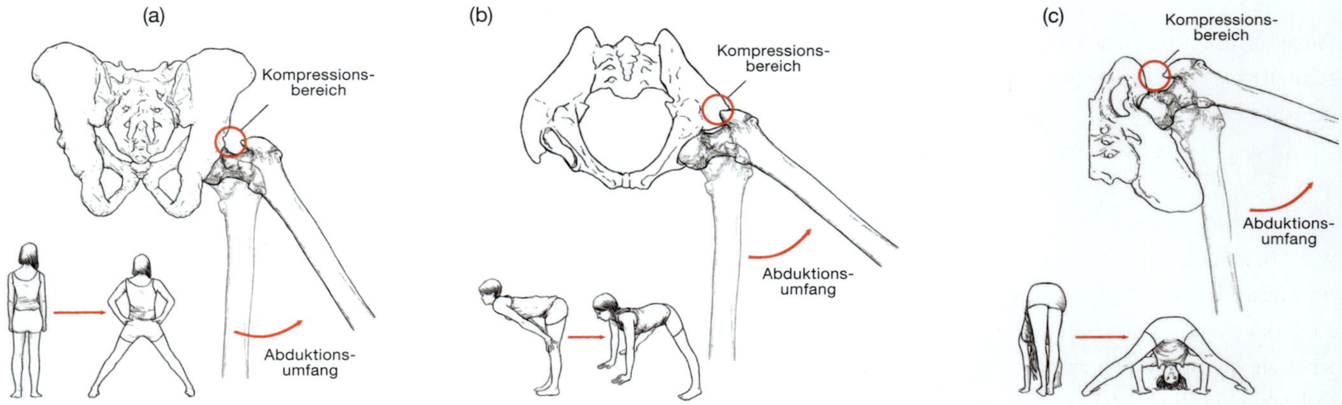

ABB. 2.61 Der mögliche Abduktionsumfang verändert sich mit der Beugung des Beckens. Abbildung (a) zeigt das Becken von hinten (posterior) und die Abduktionsmöglichkeiten des rechten Oberschenkels. Bei einer 90°-Beugung des Beckens (b) ist der Abduktionsumfang erhöht. Wir sehen das Becken nun von unten (inferior). Bei einer 180°-Beugung des Beckens (c) ist noch mehr Abduktion möglich, bevor Kompression entsteht. Wir sehen das Becken von vorn (anterior).

Horizontale Abduktion lässt sich auch dadurch erreichen, dass man das Bein erst auswärtsdreht und dann abduziert. Dabei wird der große Rollhügel *(Trochanter major)* ebenfalls so gedreht, dass er nicht mit der superioren Faserknorpellippe oder dem superioren Teil des Darmbeins *(Os ilium)* zusammenstößt. Dies geschieht beispielsweise im Dreieck *(Trikonasana)*: Wir drehen das vordere Bein im Hüftgelenk auswärts und fügen eine Abduktion hinzu (siehe Abb. 2.59). Wenn wir den vorderen Fuß weiter nach vorn zeigen lassen würden, wäre nur eine weniger starke Abduktion im Hüftgelenk möglich. Probieren Sie es aus: Bauen Sie ein Dreieck auf, bei dem der vordere Fuß nach vorn zeigt, in die gleiche Richtung wie Ihr Bauchnabel (einfache Abduktion). Versuchen Sie es anschließend mit auswärtsgedrehtem Bein, sodass der vordere Fuß zur Seite zeigt (horizontale Abduktion). Spüren Sie den Unterschied? Dank der zusätzlichen Auswärtsdrehung im Hüftgelenk können Sie diesen Kompressionspunkt umgehen.

Trotz Beugung und Auswärtsdrehung der Hüften sind der horizontalen Abduktion natürliche Grenzen gesetzt, wenn auch an anderer Stelle als der einfachen Abduktion. Ob wir nun im Hüftgelenk beugen und abduzieren oder auswärtsdrehen und abduzieren: In beiden Fällen kommt am Ende eine horizontale Abduktion heraus. Kompression entsteht zwischen dem superioren Oberschenkelhals und dem posterioren Pfannenrand oder weil der obere Teil des großen Rollhügels die Gesäßmuskeln gegen die gleiche Seite des Beckens drückt. Um unser Verständnis für die horizontale Abduktion und die Konsequenzen ihrer natürlichen Grenzen zu vervollständigen, müssen wir auch die Auswärtsdrehung im Hüftgelenk und deren Grenzen verstehen.

Variationen bei der Auswärtsdrehung

Für gewöhnlich schreibt man die Auswärtsdrehung, bei der entweder der Oberschenkelknochen in der Hüftpfanne oder das Becken um den Oberschenkel dreht, den Gesäßmuskeln und den sechs tiefen Außenrotatoren zu (siehe Abb. 2.25): innerer und äußerer Hüftlochmuskel *(Obturator internus; Obturator externus)*, oberer und unterer Zwillingsmuskel *(Gemellus superior; Gemellus inferior)*, viereckiger Schenkelmuskel *(Quadratus femoris)* und birnenförmiger Muskel *(Piriformis)*. Bei den Gesäßmuskeln leistet der große Gesäßmuskel *(Gluteus maximus)* die meiste Arbeit, aber der mittlere und kleine Gesäßmuskel *(Gluteus medius; Gluteus minimus)* sowie der Schneidermuskel *(Sartorius)* und der Schenkelbeuger *(Biceps femoris)* helfen mit. Welcher Muskel dominiert, hängt dabei stark von der Position des Oberschenkelknochens in der Hüftpfanne ab. Der mittlere und der kleine Gesäßmuskel sind bei gestreckter Hüfte Außenrotatoren, in der anatomischen Grundstellung aber reine Abduktoren. Der Schenkelbindenspanner *(Tensor fasciae latae)* bremst die Bewegung, und ab einer 90°-Beugung der Hüfte bremsen der mittlere und kleine Gesäßmuskel mit, die nun zu Einwärtsdrehern werden. In der anatomischen Grundstellung hemmt kein starker Einwärtsdreher die Auswärtsdrehung. Der Schenkelbindenspanner strafft in erster Linie das Iliotibialband und hilft den kleineren Gesäßmuskeln bei der Abduktion. Er kann auch die Hüftbeugung unterstützen.

Das heißt, es gibt keinen einzelnen Muskel, der die Auswärtsdrehung der Hüfte bremst. Was aber macht die Auswärtddrehung dann so schwierig? Das Schambeinschenkelband *(Ligamentum pubofemorale)* und das anteriore Darmbeinschenkelband *(Ligamentum iliofemorale)* können die

Auswärtsdrehung einschränken. Auch die Kompression wird schnell zu einem begrenzenden Faktor. Wo und wann Kompression entsteht, bestimmt Ihre individuelle Anatomie.

Die Auswärtsdrehung ist eine der klassischen Bewegungen im Yoga. Sie wird benötigt, um bequem im Lotossitz *(Padmasana)* sitzen und in die fortgeschrittenen Haltungen wie *Dwipadasirsasana* kommen zu können, bei der man beide Füße hinter den Kopf bringt. Die Auswärtsdrehung ist auch bei vielen Sportarten und Tanzstilen gefragt: Im Ballett wird sie für die erste, zweite und dritte Position benötigt; in Eishockey, Basketball und Fußball für schnelle Seitwärtsbewegungen. Im Golf wird sie eingesetzt, um am höchsten Punkt des Aufschwungs unmittelbar vor dem Abschwung Spannung in der vorderen Hüfte zu erzeugen, und im Brustschwimmen für den Grätschbeinschlag.

Bei der Beschäftigung mit der Variationsbreite der Hüftpfannenanteversion und Femurtorsion fallen erhebliche Unterschiede auf. Bei der Geburt ist der sagittale Winkel der Pfanneneingangsebene klein (ca. 7°), sodass die Hüftpfanne direkt zur Seite zeigt. Mit der Pubertät vergrößert er sich. Bei Erwachsenen beträgt er durchschnittlich 21° (normal sind Winkel zwischen 10° und 33°). Es hat sich gezeigt, dass Frauen durchschnittlich 5° mehr Anteversion haben als Männer.[80] Das dürfte am stärker gerundeten Beckeneingang liegen, der die Hüftpfanne weiter nach vorn schiebt. Andere Studien ergaben keine geschlechtsspezifischen Unterschiede.[81] Wichtig ist auch hier nicht der Mittelwert. Wichtig ist die Tatsache, dass eine gewisse Variationsbreite existiert.

Die Verdrillung des Oberschenkelschafts erzeugt ihrerseits einen Antetorsionswinkel zwischen Oberschenkelhals und Gelenkknorren. Der Durchschnitt variiert je nach Studie, aber 15° sind ein brauchbarer Wert. Auch hier kommt es auf die Variationsbreite an, die bei zwei Standardabweichungen von 3° bis 27° reicht.[82] Erneut ergaben mehrere Studien einen Unterschied zwischen Männern und Frauen, wobei die Frauen um bis zu 6° größere Antetorsionswinkel hatten.[83]

Der Antetorsionswinkel des Oberschenkelknochens und der sagittale Winkel der Pfanneneingangsebene haben großen Einfluss darauf, wie weit wir Oberschenkelknochen oder Becken im Hüftgelenk auswärtsdrehen können – und damit, wie gut wir bestimmte Yogahaltungen oder Sportarten hinbekommen. Am Ende wird jede Auswärtsdrehung dadurch gebremst, dass der Oberschenkelhals an die Pfannenlippe stößt. Wie Abbildung 2.62 zeigt, schiebt sich der Oberschenkelknochen in der anatomischen Grundstellung von hinten in die Hüftpfanne. Wir zeigen den Oberschenkelknochen in dieser Position, sodass die Knie gerade nach

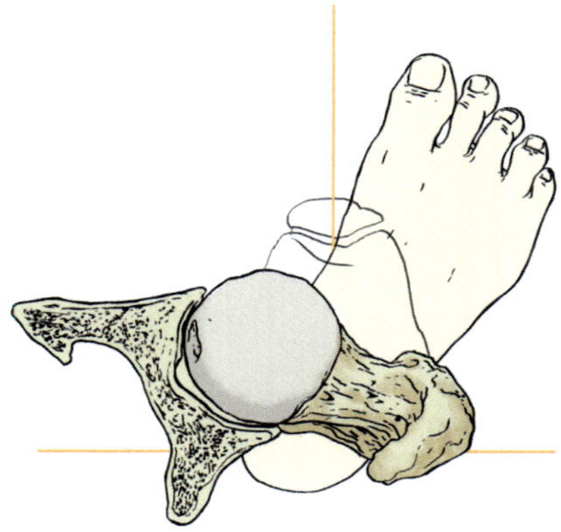

ABB. 2.62 Die Femurtorsion sorgt dafür, dass sich der Oberschenkelknochen hinter der Frontalebene in die Hüftpfanne schiebt, damit das Knie weiterhin nach vorn zeigt.

vorn und die Füße leicht nach außen zeigen – wie es der Definition der anatomischen Grundstellung entspricht. (Dass Füße und Knie normalerweise nicht in die gleiche Richtung zeigen, liegt an der Tibiatorsion, die wir im Schienbeinabschnitt noch erläutern werden.)

Die Abbildungen 2.63 und 2.64 veranschaulichen, was passiert, wenn eine Durchschnittsperson den Oberschenkel in der anatomischen Grundstellung (Abb. 2.62) auswärtsdreht: Irgendwann trifft der posteriore Oberschenkelhals auf die posteriore inferiore Faserknorpellippe der Hüftpfanne (vorausgesetzt, dass die geringfügigen spannungsbedingten

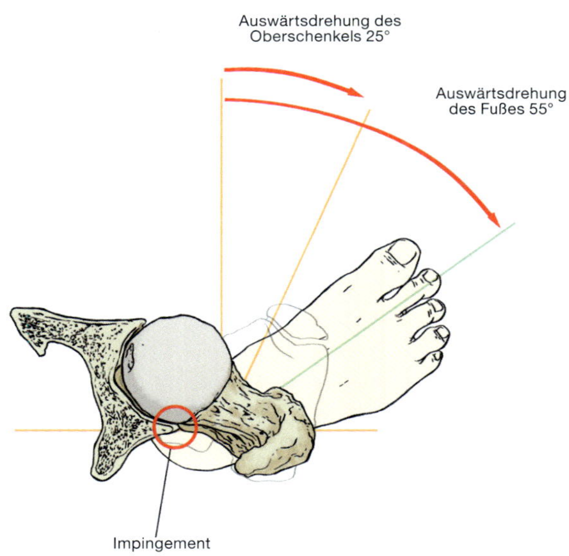

ABB. 2.63 Der Oberschenkel kann auswärtsdrehen, bis der Oberschenkelhals an die Hüftpfanne stößt. Das ist in diesem Beispiel bei einer Auswärtsdrehung von 25° der Fall. (Die Femurtorsion beträgt 15°, der sagittale Winkel der Pfanneneingangsebene 21°, die Tibiatorsion normale 30°.) Der Fuß ist nun insgesamt 55° auswärtsgedreht.

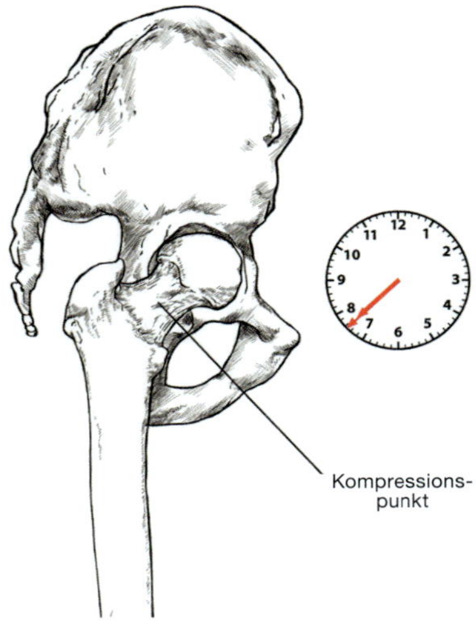

ABB. 2.64 Femoro-azetabuläres Impingement bei Auswärtsdrehung in der Seitenansicht. Abhängig vom Schenkelhalswinkel kann sich die Kontaktstelle weiter unten oder weiter oben an der hinteren (posterioren) Faserknorpellippe befinden. In diesem Fall betrifft die Kompression die inferiore posteriore Knorpellippe (ca. in der 7.30-Uhr-Position). In dieser Ansicht wird das Impingement vom Oberschenkelhals verdeckt.

Widerstände beseitigt wurden). Sobald es zum Impingement kommt, ist eine weitere Auswärtsdrehung nur möglich, wenn wir die Hüften beugen. In Abbildung 2.63 zeigte der Fuß der Durchschnittsperson wegen der Tibiatorsion 30° nach außen. Mit einer zusätzlichen Auswärtsdrehung erreicht der Oberschenkelknochen nach 25° eine Kompressionsgrenze. Die gesamte Auswärtsdrehung des Fußes beträgt nun 55°.

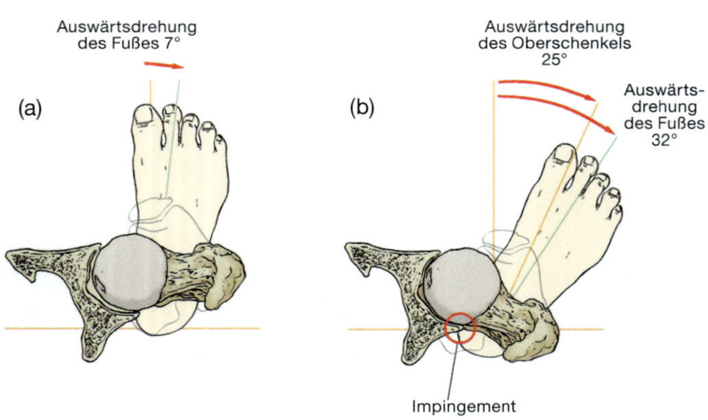

ABB. 2.65 Ungünstigster Fall: Bei einer femoralen Antetorsion von 27° und einem sagittalen Winkel der Pfanneneingangsebene von 33° kann der Betreffende das Bein nicht weit nach außen drehen. In Abbildung (a) zeigt der Fuß in der anatomischen Grundstellung beinahe gerade nach vorn (Auswärtsdrehung von 7°). In Abbildung (b) zeigt der Fuß bei maximaler Auswärtsdrehung des Oberschenkels von 25° nur 32° nach außen.

Ein Zusammenhang zwischen dem sagittalen Winkel der Pfanneneingangsebene und dem femoralen Antetorsionswinkel besteht nicht.[84] Manche Menschen haben einen großen sagittalen Winkel bei kleinem Antetorsionswinkel und umgekehrt. Meist heben sich diese Variationen gegenseitig auf. Es gibt aber auch Fälle mit einem großen sagittalen Winkel und starker Femurtorsion sowie Menschen mit einem kleinen sagittalen Winkel und geringer Femurtorsion.

Betrachten wir den ungünstigsten und den günstigsten Fall im Hinblick auf die Maximierung der Auswärtsdrehung. Im ungünstigsten Fall haben wir einen verzagten Schüler mit beträchtlicher Hüftpfannenanteversion sowie starker femoraler Antetorsion. Er kann den Fuß nicht sonderlich weit auswärtsdrehen, da ein Großteil des Bewegungsspielraums bereits aufgezehrt wird, damit der Fuß gerade nach vorn zeigt. Der günstigste Fall ist eine Person mit geringer Hüftpfannenanteversion (auch Retroversion genannt) und geringer femoraler Antetorsion. In der anatomischen Grundstellung ist ihr Fuß bereits stark auswärtsgedreht und die Person kann den Fuß leicht zur Seite drehen. Auch hier zitieren wir keine Extremfälle, sondern bewegen uns in einem Bereich, der ungefähr 5 Prozent der Bevölkerung repräsentiert.

Abbildung 2.65 zeigt, dass die Person mit den ungünstigsten Voraussetzungen den Oberschenkelknochen in der Hüftpfanne kaum auswärtsdrehen kann. Der Fuß zeigt nur 32° nach außen. Die Person in Abbildung 2.66 hat die günstigsten Voraussetzungen und kann das Bein mühelos auswärtsdrehen (allerdings kann die Einwärtsdrehung schwierig werden). Nehmen wir die 30° Tibiatorsion hinzu (die wir später ausführlich erklären werden), dann kann die Person den Fuß 80° nach außen drehen. Abbildung 2.67 zeigt eine Ballerina in der ersten Position mit dieser Auswärtsdrehung. Sie verfügt ohne Frage über die geeigneten Knochen.

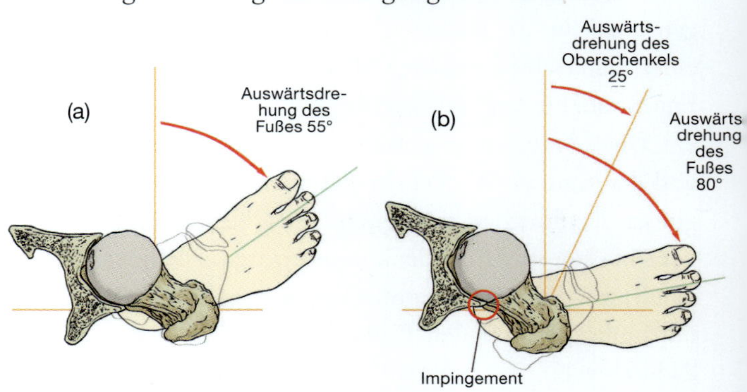

ABB. 2.66 Günstigster Fall: Bei einer femoralen Antetorsion von 3° und einem sagittalen Winkel der Pfanneneingangsebene von 10° kann diese Person den Fuß möglicherweise von anfänglich 55° (a) bis insgesamt 80° (b) auswärtsdrehen.

In allen diesen Fällen ignorieren wir die Auswirkungen von Pfannentiefe, Schenkelhalslänge und Breite. Wie wir von der Abduktion wissen, beeinflussen auch diese Faktoren den Bewegungsumfang. Die Person mit der besten Auswärtsdrehung kann sogar noch weiter drehen, wenn sie eine flachere Hüftpfanne hat – und noch weiter, wenn ihr Oberschenkelhals schmäler und länger ist. Wahrscheinlich wird sie die Füße in der ersten Position volle 180° öffnen können. Es gibt diese Menschen, aber sie sind selten. Wer nicht an die magischen 180° herankommt, wird beim Ballett nicht lange überleben.[85] Am anderen Ende des Spektrums werden ein kräftigerer und kürzerer Schenkelhals oder eine tiefere Hüftpfanne die mögliche Auswärtsdrehung einschränken. Es ist unwahrscheinlich, aber möglich, dass die Größe des großen Rollhügels *(Trochanter major)* die Auswärtsdrehung beeinflusst, wenn keine Beugung im Hüftgelenk stattfindet.

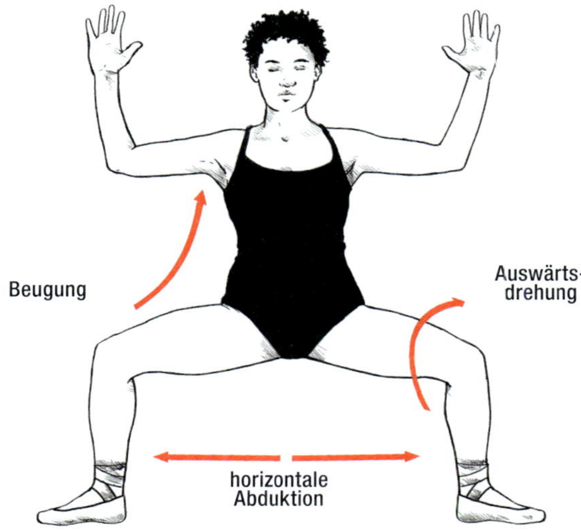

ABB. 2.68 Göttin *(Utkatakonasana)*. Wer die Füße bislang nicht vollständig zur Seite drehen konnte, stellt in der horizontalen Abduktion fest, dass er mehr Spielraum hat und die Füße nun gerade zur Seite bringt.

Auswärtsdrehung mit horizontaler Abduktion

Horizontale Abduktion verändert den Kompressionspunkt. Es ist sehr wichtig, dass man dies versteht, da es oft im Bewegungszusammenhang vorkommt. Abbildung 2.68 zeigt die Balletttänzerin aus Abbildung 2.67 in der Haltung Göttin *(Utkatakonasana)*. Sie kann durch die zusätzliche horizontale Abduktion die Füße nun 180° öffnen. Es kann sein, dass wir in der anatomischen Grundstellung durch Kompression in der Auswärtsdrehung stark eingeschränkt sind. Durch Beugung und Abduktion in der Hüfte kann sich aber der Bewegungsspielraum bei der Auswärtsdrehung – zuweilen dramatisch – erhöhen. Da die Hüftpfanne anterior, medial und inferior geneigt ist, hat der Oberschenkelhals in der Kombination von Abduktion und Auswärtsdrehung mehr Platz. Bei einer horizontalen Abduktion des Oberschenkels von 90° ist auch die Stelle, an der der Oberschenkelhals an die Hüftpfanne stoßen kann, um 90° gedreht, was den inferioren Rand zum Bereich des Impingements macht. Kompression könnte auch dadurch entstehen, dass der posteriore Oberschenkel und vielleicht der kleine Rollhügel *(Trochanter minor)* die Adduktoren gegen das Becken drücken.

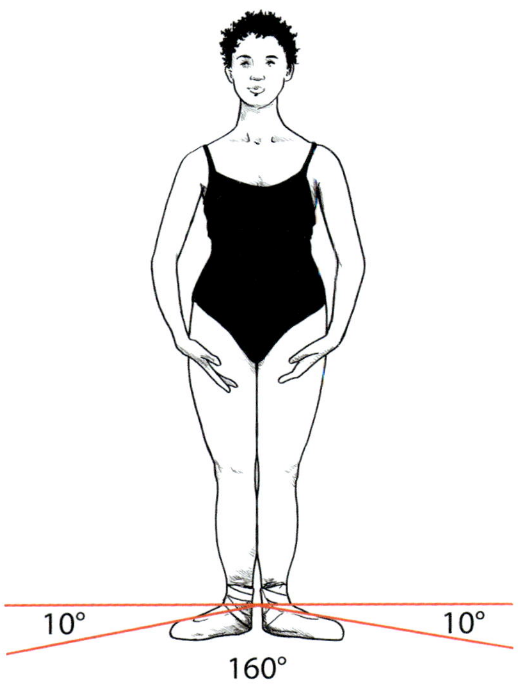

ABB. 2.67 Erste Position im Ballett: Die Tänzerin demonstriert die günstigste Kombination aus sagittalem Winkel der Pfanneneingangsebene und femoraler Antetorsion. Sie zeigt aber noch keine völlige Auswärtsdrehung. Dazu bräuchte sie eine flachere Hüftpfanne und einen längerer Schenkelhals, eine stärkere Auswärtsdrehung der Knie, Schienbeine und Sprunggelenke oder einen kleineren sagittalen Winkel und weniger Femurtorsion.

Auswärtsdrehung mit Beugung

Die meisten Schüler werden den Eindruck haben, dass sie bei gebeugter Hüfte nicht von Kompression, sondern von einer Einschränkung rund um das Hüftgelenk in der Auswärtsdrehung gebremst werden. Das hat unter anderem den Grund, dass sich die Darmbeinschenkelbänder *(Ligamentum iliofemorale)* straffen (siehe Abb. 2.69).

Die zentrale Beobachtung ist, dass in der anatomischen Grundstellung die Kompression von Knochen auf Knochen der Auswärtsdrehung schnell ein Ende setzt. Bei gebeugter Hüfte sind es am ehesten die Bänder. Ab einer Hüftbeugung von 90° ist erneut Kompression möglich – dieses Mal zwischen dem posterioren Oberschenkelhals und dem anterioren Hüftpfannenrand (siehe Abb. 2.70).

Wir verstehen nun, warum bei gebeugter Hüfte eine stärkere Auswärtsdrehung möglich ist als in der anatomischen Grundstellung. Bei Auswärtsdrehung und 90°-Beugung ist das anteriore Darmbeinschenkelband *(Pars descendens)* gestrafft. Aber bei vielen Schülern entspannen sich die Fasern wieder ein wenig, wenn sie sich weiter beugen. Sie können die Beine leichter auswärtsdrehen, wenn sie sich in Lotossitz *(Padmasana)*, Kuhgesicht *(Gomukhasana)* oder Schmetterling *(Baddhakonasana)* nach vorn beugen. Die superioren Fasern des Darmbeinschenkelbands *(Pars transversa)* bleiben auch bei stärkerer Beugung straff, aber die Spannung nimmt nicht weiter zu. Die äußerste Grenze ist Kompression – nun drückt der posteriore Oberschenkelhals gegen den anterioren Hüftpfannenrand. Bei Schülern, die im Lotossitz Spannungen in den Knien bemerken, kann der Schmerz nachlassen, wenn sie das Becken stärker beugen und den Oberkörper nach vorn bringen. Dies erklärt auch, warum die Vorübung zu *Ardhabaddhapadmottanasana* das gebeugte Knie vieler Ashtanga-Yogaschüler belastet, aber die Spannung in der Vorwärtsbeuge nachlässt (siehe Abb. 2.71). Im Stehen befindet sich die Hüfte in der anatomischen Grundstellung. Kompression kann die Auswärtsdrehung begrenzen – und verhindern, dass die Schüler den Fuß zu fassen bekommen. In der Vorwärtsbeuge können wir stärker auswärtsdrehen und die gebundene Position leichter halten.

Variationen bei der Beugung

Bei der überwiegenden Mehrheit der Menschen wird die Hüftbeugung von Spannungen der rückwärtigen Oberschenkelmuskeln gebremst. Diese Muskeln verlaufen vom Sitzbeinhöcker *(Tuber ischiadicum)* über die Beinrückseite bis unters Knie. Sie sind also zweigelenkig: Sie können die Hüfte strecken und das Knie beugen (siehe Abb. 2.25). Bei gestrecktem Knie und gebeugter Hüfte sind die rückwärtigen Oberschenkelmuskeln vollständig gedehnt. Bei gebeugtem

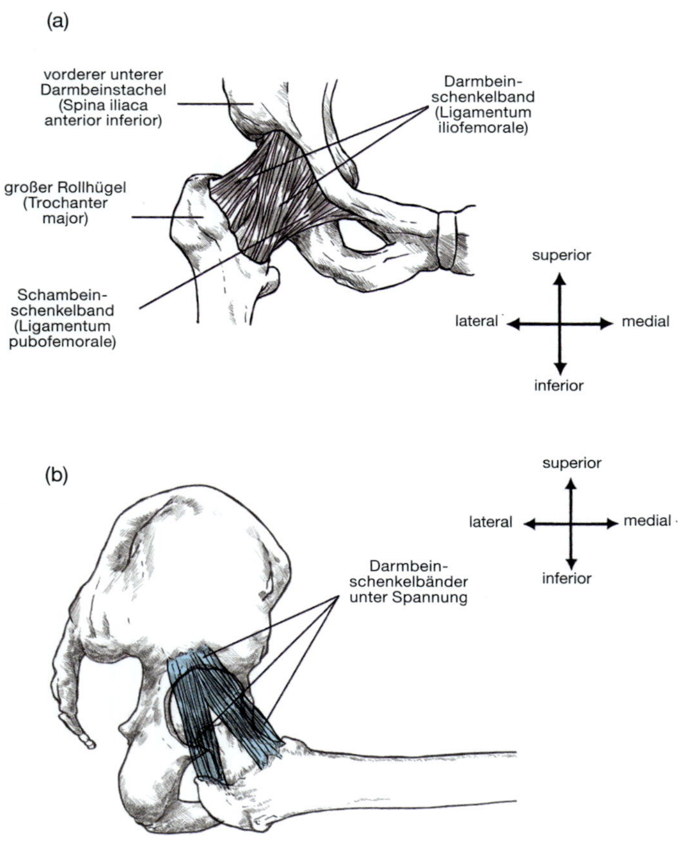

ABB. 2.69 Bei Beugung und Auswärtsdrehung bewegt sich der Oberschenkelhals aus der Kompression mit der Faserknorpellippe. Weitere Bewegungseinschränkungen können auf die nun gespannten Darmbeinschenkelbänder *(Ligamentum iliofemorale)* zurückgehen. Abbildung (a) zeigt die Bänder in der unbeanspruchten Stellung. In Abbildung (b) sind sie gedehnt.

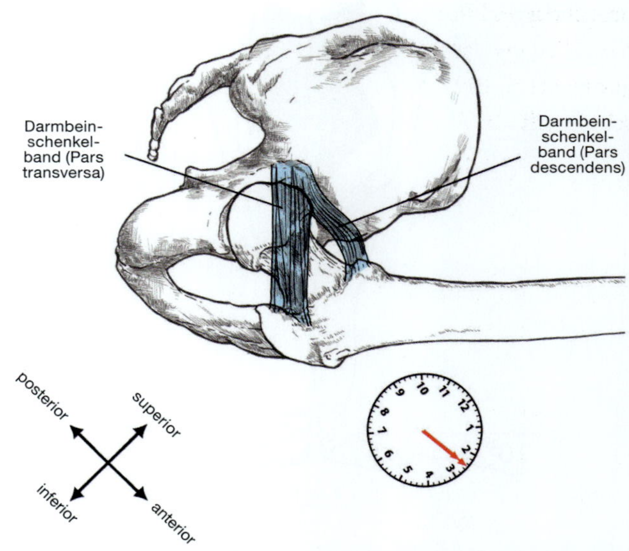

ABB. 2.70 In der tiefen Beugung erschlafft der anteriore Anteil des Darmbeinschenkelbands *(Pars descendens)* und erlaubt die stärkere Auswärtsdrehung. Der superiore Anteil *(Pars transversa)* bleibt straff, aber die weitere Drehung wird primär durch Kompression des Oberschenkelhalses und des superioren oder anterioren Hüftpfannenrands in der 3-Uhr-Position begrenzt.

Knie lässt sich die Hüfte stärker beugen. Die Länge der rückwärtigen Oberschenkelmuskeln kann natürlich variieren. Diese Variationen können aber auch durch Bewegungsgewohnheiten entstehen. Viele Sportler etwa benötigen eine straffe Muskulatur für Schnellkraft beim Springen und Sprinten. Die rückwärtigen Oberschenkelmuskeln dienen ihnen als Sprungfedern, und sie sollten sie sehr vorsichtig dehnen, um nicht an Sprungkraft zu verlieren. *Homo sapiens* ist der springende Primat – nur wir können laufen und springen, und das liegt an der Federkraft der rückwärtigen Oberschenkelmuskulatur, den Achillessehnen und der Fußgewölbe[86] (siehe Abb. 2.72). Jahrelanges Training kräftigt und verkürzt die rückwärtige Oberschenkelmuskulatur der Sportler und macht ihre Sprungfedern härter. Sie gehen damit aber auch einen Handel ein: Steife oder verspannte rückwärtige Oberschenkelmuskeln schränken ihre Beugung ein. Das ist nicht schlecht, da ihr Sport eine gewisse Steifheit verlangt und das Dehnen der rückwärtigen Oberschenkelmuskeln ihre Leistung schwächen kann. Es kann des Guten aber auch zu viel sein: Bei manchen Sportlern sind sie übermäßig verspannt und schränken sie bei funktioneller Bewegung im Alltag ein.

Bedingt durch die Ausrichtung der Kapselbänder erschlaffen bei einer Beugung im Hüftgelenk jene Bänder, die Oberschenkelknochen und Becken zusammenhalten. Deshalb ist der Bewegungsumfang des Oberschenkelknochens bei gebeugter Hüfte am größten. Der Mensch kann die Hüfte bei angewinkeltem Knie durchschnittlich 122° beugen. (Bei gestrecktem Bein verringert sich der Winkel auf durchschnittlich 80°.)[87]

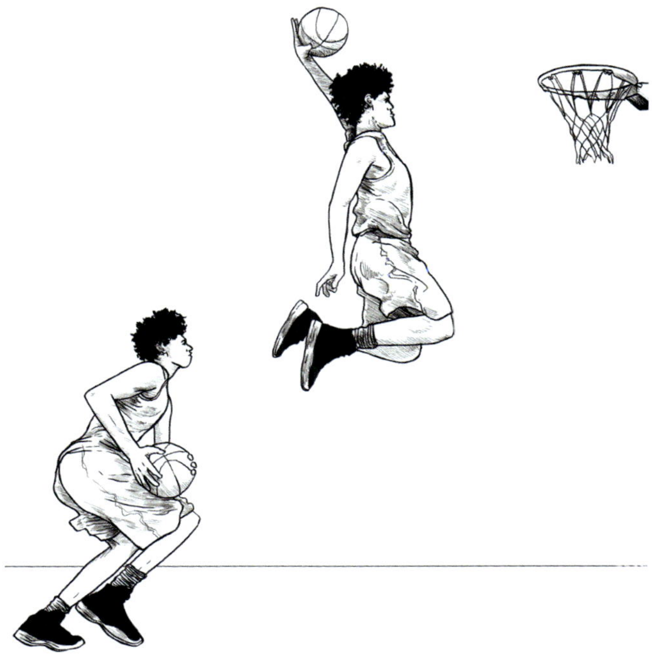

ABB. 2.72 Die rückwärtigen Oberschenkelmuskeln dienen als »Sprungfedern«: Dank steifer rückwärtiger Oberschenkelmuskeln können Sportler hoch springen und schnell laufen.

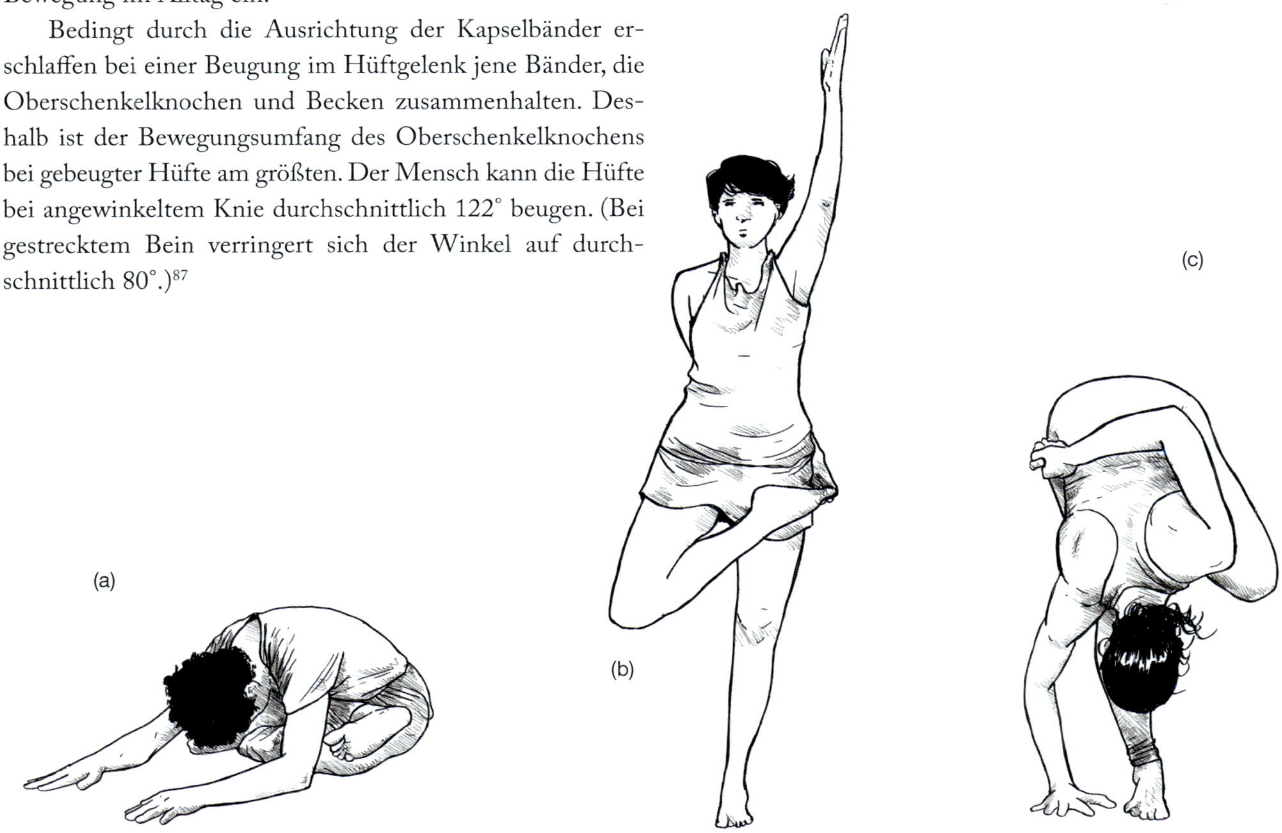

ABB. 2.71 (a) *Padmasana,* (b) *Ardhabaddhapadmottanasana* (Vorübung) und (c) Endposition. Das Beugen kann eine stärkere Auswärtsdrehung im Hüftgelenk ermöglichen und anspruchsvolle Haltungen leichter zugänglich machen.

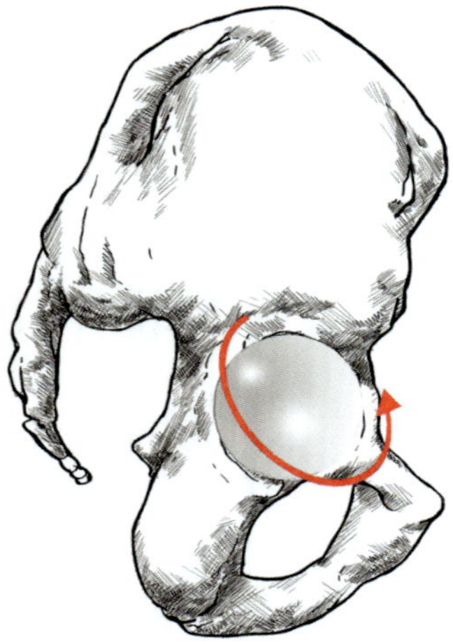

ABB. 2.73 In der Beugung dreht sich die »Kugel« des Oberschenkelknochens einfach in der Hüftpfanne.

Die maximale Hüftbeugung schwankt – meistens aufgrund von Spannungen der rückwärtigen Oberschenkelmuskulatur – zwischen 110° und 134°.[88] Bei mehr als 120° kann sich das Sitzbeinschenkelband *(Ligamentum ischiofemorale)* straffen und die weitere Beugung begrenzen (siehe Abb. 2.74). Irgendwann straffen sich schließlich alle Kapselbänder und der Hüftkopf kann nicht endlos weiterdrehen.[89] Es ist jedoch äußerst selten, dass jemand die Hüfte so stark beugen kann, dass sie von den Kapselbändern gebremst wird.

Wie immer variiert der Beugeumfang von Mensch zu Mensch. Die Hüftbeugung entsteht dadurch, dass sich der Oberschenkelkopf in der Hüftpfanne oder die Hüftpfanne über dem Oberschenkelkopf dreht. Normalerweise stößt der Oberschenkelhals dabei nicht an den Pfannenrand. (Es gibt seltene Fälle, in denen das passieren kann, siehe Anhang D: Beugungsbedingtes Hüftimpingement auf Seite 283.)

Impingement von Oberschenkelhals und Hüftpfanne ist selten, dafür kann der Kontakt zwischen Ober- und Unterkörper Kompression erzeugen (siehe Abb. 2.51). Es gibt allerdings eine noch viel rätselhaftere Kompressionsursache, die viele Menschen spüren, aber nicht verstehen: den Druck des SIAS gegen den Oberschenkel. Sie erinnern sich, dass sich der SIAS an der Vorderseite der Hüfte gut ertasten lässt (siehe Abb. 2.20). Er kann unterschiedlich weit nach vorn ragen (siehe Abb. 2.32) – von -11,5° (Retroversion des Beckens) bis 25,3° (Anteversion des Beckens).[90]

Ein weiterer Faktor ist der Abstand zwischen dem linken und dem rechten SIAS. Bei Menschen mit größerem Abstand der vorderen oberen Darmbeinstachel ist die Wahrscheinlichkeit größer, dass Kompression entsteht, als bei Menschen mit kleinerem Abstand. Letztere müssen die Beine nicht spreizen, um diesen Kompressionspunkt zu umgehen, weil sich die Oberschenkel bereits jenseits der beiden SIAS befinden. Auch die Größe der Schenkel spielt eine Rolle: Bei Menschen, die mehr Fleisch an der Oberseite der Oberschenkel haben, wird der Oberschenkel leichter gegen den SIAS drücken. Wer im Ausfallschritt oder in der Haltung des Kindes *(Balasana)* von einem unangenehmen Kneifen vor dem SIAS gebremst wird, muss die Beine spreizen, um tiefer in die Beugung zu kommen (siehe Abb. 2.75 b).

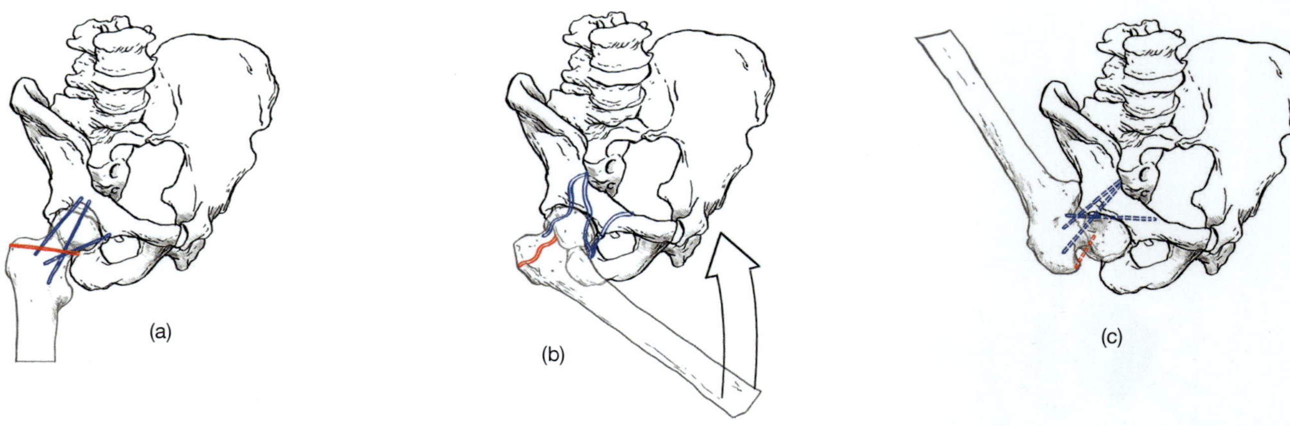

ABB. 2.74 In der Beugung bis 90° erschlaffen die Kapselbänder, ab 120° strafft sich das Sitzbeinschenkelband *(Ligamentum ischiofemorale)* wieder. (a) Ohne Beugung sind die Bänder weder straff noch schlaff; (b) bei 90°-Beugung sind alle Bänder schlaff; (c) bei 180° Beugung sind sie wieder straff. Dies gilt vor allem für Schambeinschenkelband und Sitzbeinschenkelband. Darmbeinschenkelband und Schambeinschenkelband sind blau, das Sitzbeinschenkelband ist rot eingezeichnet.

Leider bekommen viele Yogaschüler folgende Anweisungen:

- Knie in der Haltung des Kindes *(Balasana)* geschlossen halten (siehe Abb. 2.75 a)
- Knie in der Knie-zur-Brust-Haltung *(Apanasana)* geschlossen halten (siehe Abb. 2.75 c)
- Oberschenkel, Knie und Fuß sollen im tiefen Ausfallschritt *(Anjaneyasana)* und allen seinen Varianten gerade nach vorn zeigen (siehe Abb. 2.75 e)
- Knie neben den Körper bringen in der Haltung des Glücklichen Kindes *(Anandabalasana)*
- Füße und Beine in der Schlingenhaltung *(Pashasana)*, also der gedrehten Hocke aus der zweiten Serie im Ashtanga-Yoga, geschlossen halten
- Beine bei allen Vorwärtsbeugen *(Paschimottanasana/ Uttanasana)* geschlossen halten

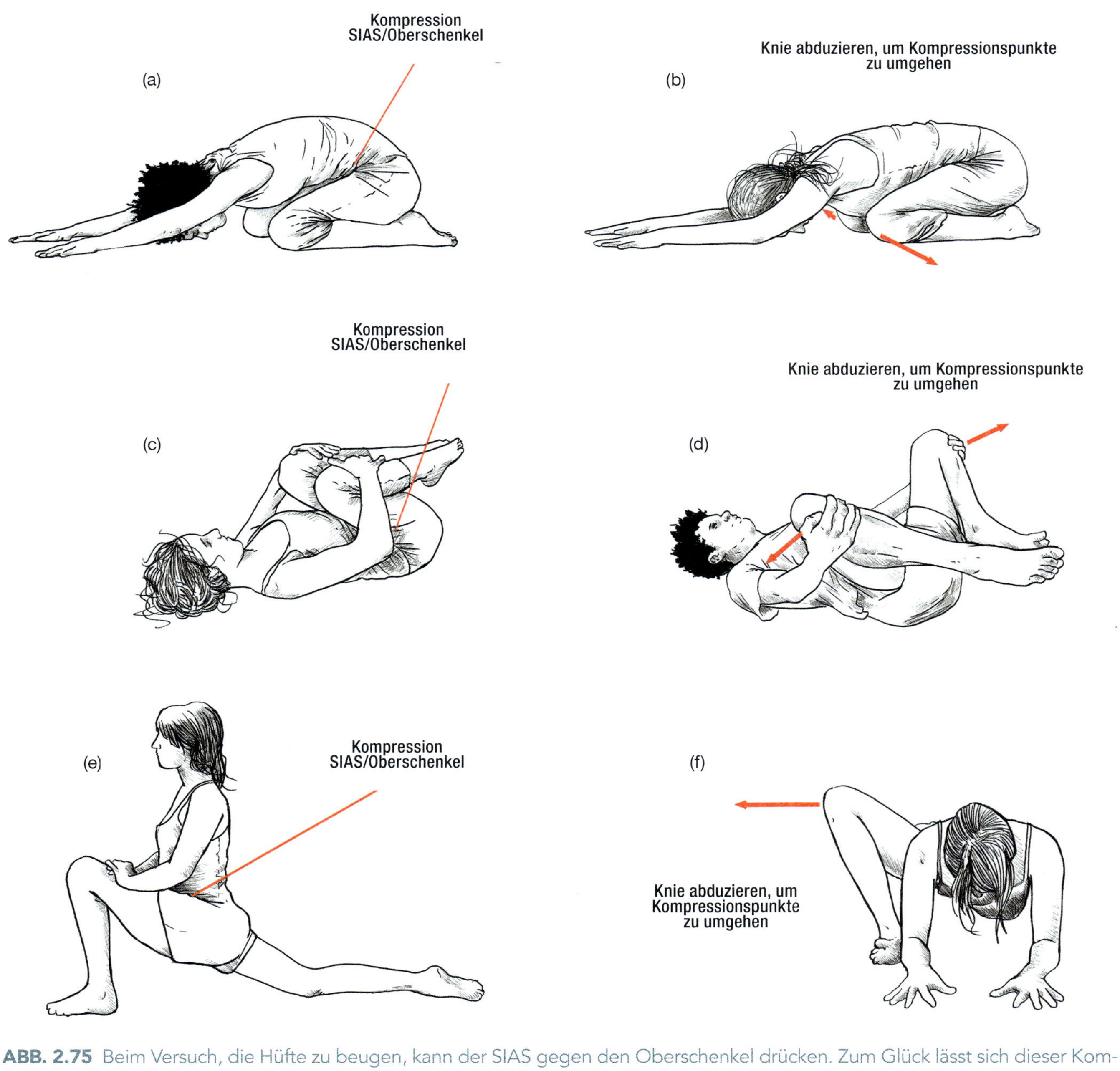

ABB. 2.75 Beim Versuch, die Hüfte zu beugen, kann der SIAS gegen den Oberschenkel drücken. Zum Glück lässt sich dieser Kompressionspunkt leicht umgehen: Abduzieren Sie die Beine.

Viele Schüler sind trotz größter Bemühungen nicht imstande, diese Anweisungen zu befolgen, weil sie ein unangenehmes oder schmerzhaftes Kneifen im oberen Beckenbereich spüren. Kompression hindert sie, diese Haltungen in all ihren Aspekten zu erfahren (siehe Abb. 2.75). Aber es gibt eine einfache Lösung: Mit leichter Abduktion des Beins/der Beine schaffen sie Abstand zwischen SIAS und Oberschenkel und können tiefer in die Haltung kommen. Es ist in Ordnung, wenn Ihre Knie in den genannten Haltungen nicht geschlossen sind oder nicht ganz gerade nach vorn zeigen!

Kompression muss nicht das Ende der Beugung sein. Oft lässt sich der Kompressionspunkt umgehen – zumindest, bis die spannungsbedingten Widerstände beseitigt sind und sich der nächste Kompressionspunkt offenbart. Es ist nicht die schlechteste Lösung, das Knie im Ausfallschritt nach außen zu kippen. In Varianten, in denen wir beide Unterarme an der Innenseite des Knies auf den Boden stützen, wird dies sogar verlangt – genau wie in der Haltung des glücklichen Kindes *(Anandabalasana)*. Manche Schüler müssen die Knie stärker nach außen kippen. Es ist nicht falsch, in einer der genannten Haltungen eine gewisse Abduktion zu erlauben. Manche Schüler brauchen dies, um eine Spannungsgrenze zu erreichen, statt ein schmerzhaftes Kneifen zu ertragen.

Beugung mit Einwärtsdrehung

Bei der Hüftbeugung dreht sich der Hüftkopf (die Kugel) in der Hüftpfanne oder die Hüftpfanne um den Hüftkopf. Sobald weitere Bewegungen hinzukommen, wird es komplizierter. Wir wissen bereits, dass die Beugung die Auswärtsdrehung erleichtern kann. Auch die Abduktion hat diesen Effekt. Der Druck des großen Rollhügels *(Trochanter major)* gegen die Gesäßmuskeln kann die reine Abduktion bremsen, aber durch die zusätzliche Beugung schwenkt der große Rollhügel Richtung Beckenrückseite und gibt damit der Abduktion mehr Raum, bevor Kompression entsteht. Die Beugung unterstützt Abduktion, Adduktion oder Auswärtsdrehung. Anders sieht es aus, wenn wir den Oberschenkel erst einwärtsdrehen und dann beugen: Wir bringen Oberschenkelhals und Hüftpfanne näher zusammen. Je nach Form, Ausrichtung und Tiefe der Hüftpfanne sowie Umfang und Ausrichtung des Oberschenkelhalses kommt es bei Einwärtsdrehung und Beugung zu Impingement im Hüftgelenk. Im Kstentext »Femoro-azetabuläres Impingement« auf Seite 167 beschäftigen wir uns näher damit. Relevanz hat, dass in den wenigsten Fällen die Beugung allein, sondern eine Kombination aus Beugung und Einwärtsdrehung ein Impingement verursacht.

Beugung mit Abduktion

Eine leichte Beugung im Hüftgelenk kann die Abduktion unterstützen, und eine leichte Abduktion wiederum kann die Beugung dadurch erleichtern, dass sie Kompression verhindert. Wenn verspannte rückwärtige Oberschenkelmuskeln die Beugung bremsen, verschiebt eine leichte Abduktion die beschriebenen Stellen eines möglichen Impingements. Zudem bewegt sie die proximalen und distalen Befestigungsstellen der rückwärtigen Oberschenkelmuskeln aufeinander zu, verkürzt so die Muskeln und erlaubt eine stärkere Beugung (siehe Abb. 2.76). Aus diesem Grund ist die Beugung im Hüftgelenk in der Vorbeuge im Sitzen *(Paschimottanasana)* – wie Abbildung 2.77 a zeigt – anspruchsvoller als in der Kopf-zum-Knie-Haltung (*Janusirsasana;* Abb. 2.77 b), in der ein Bein gebeugt wird und nach außen kippt. In der Kopf-zum-Knie-Haltung befindet sich das Becken nicht im rechten Winkel zum geraden Bein. Hier ermöglicht also die Abduktion im Hüftgelenk eine stärkere Beugung.

Eine zu starke Abduktion allerdings erschwert die Beugung wieder (siehe Abb. 2.77 c). Mit zunehmender Abduktion wird die Bewegung von anderen Muskeln gebremst. Der Bereich, in dem Spannungen auftreten können, variiert zwischen den rückwärtigen Oberschenkelmuskeln und den Adduktoren. Die rückwärtigen Oberschenkelmuskeln werden

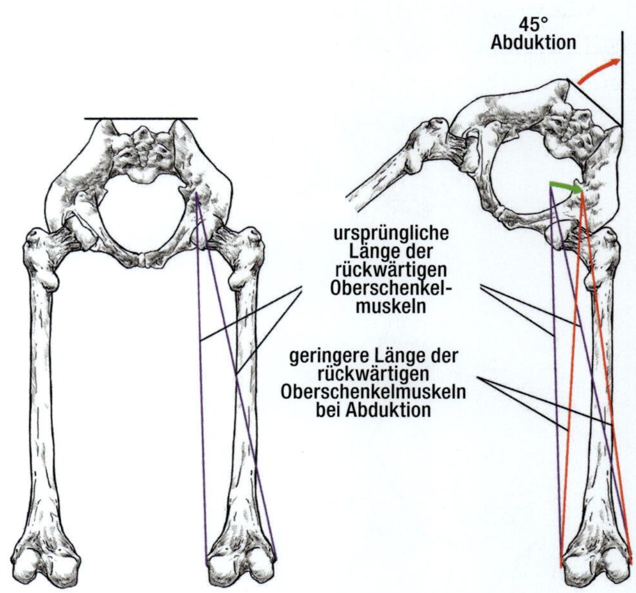

ABB. 2.76 Blick von unten auf die rückwärtige Oberschenkelmuskulatur im Sitzen bei gebeugter Hüfte. In der Abduktion müssen die rückwärtigen Oberschenkelmuskeln eine kürzere Distanz überwinden, sodass eine stärkere Beugung möglich wird. Die roten Linien zeigen ihre Länge bei Abduktion. Die längeren violetten Linien zeigen ihre Länge bei Adduktion.

bei geschlossenen Beinen stark beansprucht. Eine Abduktion von etwa 45° verlangt weniger Länge in diesen Muskeln und erleichtert so die Beugung. Aber sobald wir die 45°-Marke überschreiten, leisten die Adduktoren verstärkt Widerstand. Wenn wir immer weiter abduzieren, werden in erster Linie nicht mehr die hinteren Oberschenkelmuskeln beansprucht, sondern die Adduktoren. Da beide Muskelgruppen ihren Ursprung am Becken unterhalb der Hüftpfanne haben – der große Schenkelanzieher *(Adductor magnus)* entspringt nahe der rückwärtigen Oberschenkelmuskeln am Sitzbein, die anderen Adduktoren in der Nähe des Schambeinasts *(Ramus ossis pubis)* –,[91] haben Spannungen meist die gleiche Wirkung: Sie ziehen die Sitzbeinhöcker unter den Körper, zwingen uns, aufrechter zu sitzen, verringern die Beugung im Hüftgelenk und machen oft eine stärkere Beugung der Wirbelsäule erforderlich (siehe Abb. 2.77 c).

Variationen bei der Adduktion

Stehen Sie aufrecht, die Beine geschlossen. Adduzieren Sie die Beine jetzt noch stärker. Was bremst Sie? Die Beine, ganz klar! Adduktion ist gut verständlich, wenn wir sie uns als Zusammenrücken der Beine vorstellen. Eine genauere Definition bezieht aber auch die Bewegung des Oberschenkelknochens in der Hüftpfanne mit ein. Sobald uns das klar wird, schwindet die anfängliche Gewissheit.

Wir wissen, was Abduktion bedeutet: Der große Rollhügel *(Trochanter major)* bewegt sich nach oben hin zum Darmbein *(Os ilium)*. Adduktion ist das Gegenteil davon: Der große Rollhügel bewegt sich nach unten vom Darmbein weg (oder anders gesagt: Das Darmbein bewegt sich nach oben vom großen Rollhügel weg).

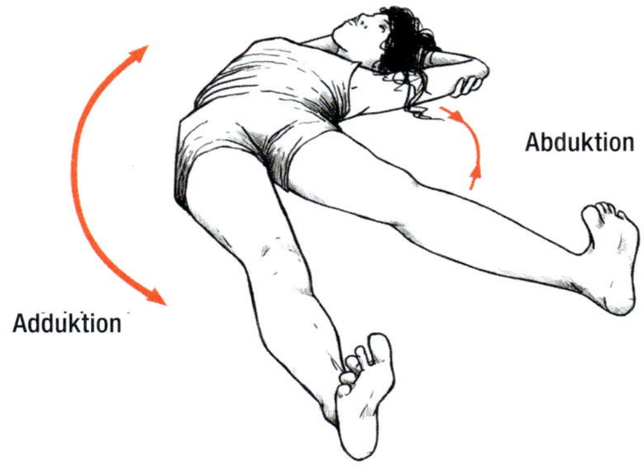

ABB. 2.78 Liegender Halbmond *(Bananasana)*: Adduktion und Abduktion in Rückenlage

Die Adduktionsbewegung wird von den Adduktoren, besonders dem großen, langen und kurzen Schenkelanzieher *(Adductor magnus; Adductor longus; Adductor brevis)*, dem schlanken Muskel *(Gracilis)* und dem Kammmuskel *(Pectineus)* erzeugt. Unterstützend wirken Schenkelbeuger *(Biceps femoris)*, großer Gesäßmuskel *(Gluteus maximus)*, viereckiger Oberschenkelmuskel *(Quadratus femoris)* und äußerer Hüftlochmuskel *(Obturator externus)*. Die klassische Spannungsursache bei Widerstand gegen Adduktion sind die Abduktoren (siehe Abb. 2.25): Der mittlere und kleine Gesäßmuskel *(Gluteus medius; Gluteus minimus)*, der Schenkelbindenspanner *(Tensor fasciae latae)* und manchmal der birnenförmige

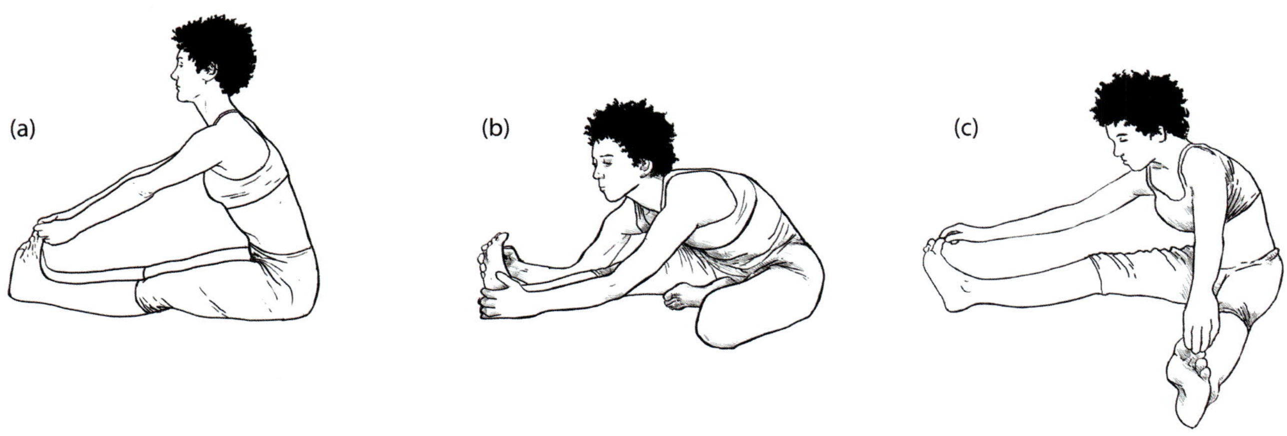

ABB. 2.77 Die Wirkung von Abduktion und Beugung: Bei reiner Beugung ist die Vorwärtsneigung oft begrenzt, wie die Vorbeuge im Sitzen *(Paschimottanasana)* in Abbildung (a) zeigt. In Abbildung (c) sehen wir, dass die Vorwärtsbeuge auch in der offenen Winkelhaltung *(Upavistakonasana)* mit starker Abduktion eingeschränkt ist. Abbildung (b) zeigt jedoch, dass ein gewisses Maß an Beugung und Abduktion wie in der Kopf-zum-Knie-Haltung *(Janusirsasana)* die stärkste Vorwärtsbeuge ermöglicht.

Muskel *(Piriformis)*. Zudem können Spannungen entlang der myofaszialen Spirallinien (SL) und Laterallinien (LL) auftreten und auf Einschränkungen bei den oberflächlichen und/oder tiefen Faszien hinweisen.

Die Adduktion wird verständlicher, wenn wir wie in Abbildung 2.78 in der Rückenlage beginnen, uns auf den Boden legen und die Beine gerade ausstrecken. Wenn wir das linke Bein so weit wie möglich abduzieren, blockiert es das rechte Bein nicht mehr, das sich nun noch stärker adduzieren lässt. Wovon werden Sie jetzt gebremst? Warum können Sie das rechte Bein nicht noch weiter adduzieren? Nun stößt zwar ein Bein nicht mehr ans andere, aber dafür können Spannungen in der rechten Körperseite vorhanden sein.

Die Sache mit der Spannung ist ganz einfach: Es handelt sich um verkürzte oder verspannte Abduktoren. Verspannungen des mittleren und kleinen Gesäßmuskels *(Gluteus medius; Gluteus minimus)*, des Schenkelbindenspanners *(Tensor fasciae latae)* und sogar des birnenförmigen Muskels *(Piriformis)* können unseren Adduktionsumfang begrenzen.

Die Kapselbänder, vor allem das Darmbeinschenkelband *(Ligamentum iliofemorale)*, können ebenfalls bremsen. (Einigen Studien zufolge schränkt auch das Hüftkopfband die Adduktion ein; in anderen Studien heißt es, diese Einschränken seien minimal.[92]) Manche Schüler spüren Spannungen im oberen Bereich des Iliotibialbands, doch dies liegt für gewöhnlich an der Spannung im Schenkelbindenspanner. Wenn Sie die einschränkenden Muskeln und Faszien gedehnt haben und auch die Bänder nicht gestrafft sind, ist vielleicht ein Kompressionspunkt erreicht. Da gibt es mehrere Möglichkeiten: Der Oberschenkelhals drückt nur selten gegen den unteren Hüftpfannenrand, also das quere Pfannenband *(Ligamentum transversum acetabuli)*. Wahrscheinlicher ist, dass der Oberschenkelschaft die Adduktoren gegen den Sitzbeinhöcker *(Tuber ischiadicum)* quetscht. Der Unterschied zwischen Spannung und Kompression ist deutlich: Die Spannung macht sich an der Außenseite der adduzierten Hüfte bemerkbar, wo die Muskeln am oder um den großen Rollhügel *(Trochanter major)* befestigt sind. Kompression zeigt sich in der inneren Leistengegend. An Spannungen kann man arbeiten, Kompression aber lässt sich weder mit Zeit noch mit Übung verändern.

Auch anatomische Faktoren und die menschliche Vielfalt haben Einfluss darauf, wann Kompression entsteht. In der Adduktion können Oberschenkelschaft und -hals Gewebe gegen die Sitzbeinhöcker drücken, und je kleiner der untere Schambeinwinkel ist, desto mehr Raum bleibt für Adduktion (siehe Abb. 2.79). Bei Menschen mit etwas größeren unteren Schambeinwinkeln ist weniger Platz zum Adduzieren.

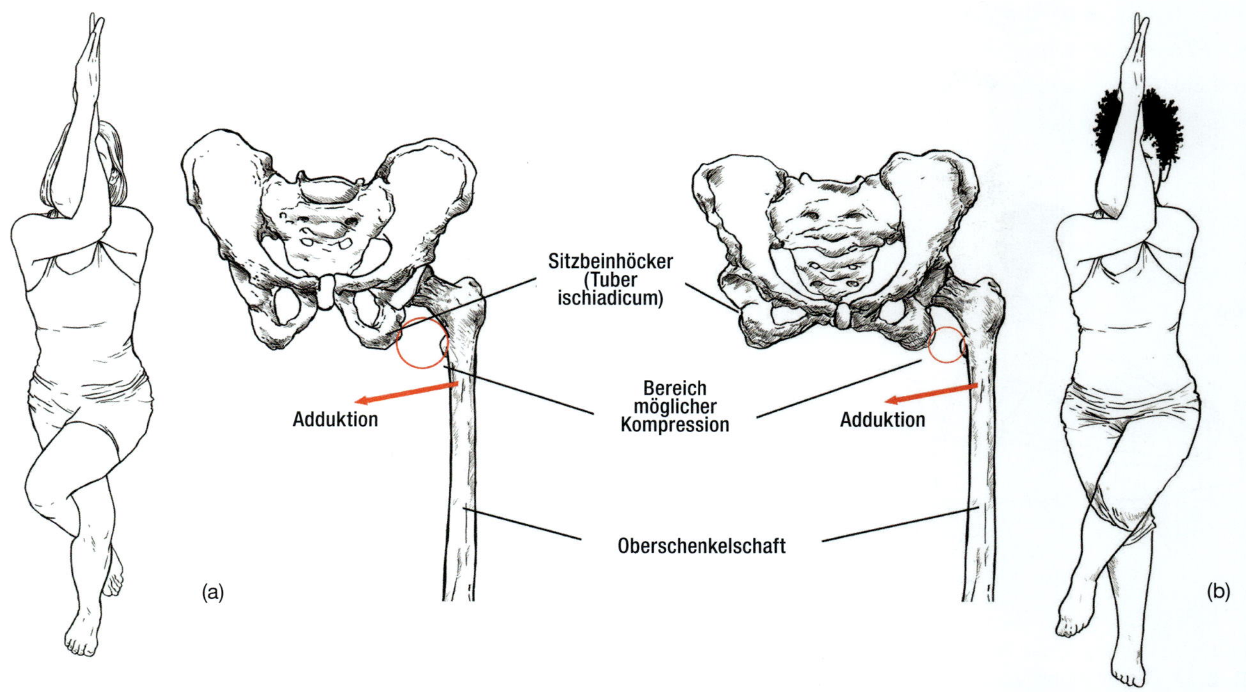

ABB. 2.79 Kompression der Gewebe zwischen Oberschenkelschaft und Sitzbeinhöcker begrenzt die Adduktion: Ein kleinerer unterer Schambeinwinkel (a) bietet mehr Raum für Adduktion. Die Schülerin kann die Beine im Adler *(Garudasana)* leicht umeinander schlingen. Bei einem größeren unteren Schambeinwinkel (b) fehlt Platz. Die Schülerin kann ihre Beine weniger leicht »verknoten«.

Es gibt Frauen mit einem Winkel von 140°. Dies reduziert den Adduktionsumfang. Es gibt Männer mit sehr kleinen Winkeln von lediglich 60°. Hier ist eine viel stärkere Adduktion möglich. Denken Sie daran: Nicht alle Frauen haben einen unteren Schambeinwinkel von 140°, bei manchen beträgt er nur 90°; und es gibt auch Männer mit einem Winkel von etwa 90° (siehe Abb. 2.27).

Beträgt der transversale Winkel der Pfanneneingangsebene über 50°, steht die Seite der Hüfte stärker senkrecht, und es kommt früher zu Kompression als bei einem Winkel von 30° oder weniger. Bei einem kleineren Winkel zeigt die Hüftpfanne eher nach unten und bietet mehr Platz für die Adduktion; bei einem größeren Winkel zeigt sie eher zur Seite, was die Adduktion einschränkt (siehe Abb. 2.28). Der Schenkelhalswinkel spielt ebenfalls eine Rolle dabei, wie schnell Kompression entsteht. Ein großer Winkel vergrößert den Abduktionsumfang, verkleinert aber den Adduktionsumfang. Ein kleinerer Winkel erleichtert unter Umständen die Adduktion, geht aber auf Kosten des Spielraums für die Abduktion (siehe Abb. 2.35). Zuletzt spielen auch Hüftpfannentiefe und Schenkelhalslänge eine Rolle, da sie ebenfalls beeinflussen, wie viel Adduktion möglich ist, bevor Kompression entsteht; flachere Hüftpfannen und längere Oberschenkelhälse erhöhen den Adduktionsumfang.

Wie gewöhnlich lässt sich die akute Kompression umgehen: Wenn man das Bein nach hinten streckt, stehen sich Oberschenkelknochen und Darmbein nicht mehr direkt gegenüber. Abbildung 2.80 zeigt eine Tänzerin, die beide Beine adduziert und eines davon nach hinten gestreckt hat (im Ballett ist dies die vierte Position). Das hintere Bein dürfte mehr Platz für die Adduktion haben als das vordere.

Adduktion mit Beugung

Eine weitere und in der Yogapraxis häufiger genutzte Möglichkeit, den Adduktionsumfang zu erhöhen, ist die Hüftbeugung. Eine leichte Beugung hilft allerdings nicht weiter, da sie dafür sorgen kann, dass der kleine Rollhügel *(Trochanter minor)* dem Sitzbein *(Tuber ischiadicum)* direkt gegenübersteht. Eine Beugung über 30° ermöglicht eine stärkere Adduktion, da die Sitzbeinhöcker schräg medial/anterior vom Oberschenkelschaft wegbewegt werden. Bei stärker gebeugten Hüften ist es leichter, in die Haltung des Adlers *(Garudasana)* zu kommen, da dies möglicherweise eine ausreichend starke Adduktion und Einwärtsdrehung erlaubt, um den Fuß von hinten ums Standbein zu schlingen (siehe Abb. 2.81). Wenn Sie die Hüfte beugen und eine Einwärtsdrehung ergänzen, kann das Sitzbeinschenkelband *(Ligamentum ischiofemorale)* zu einem begrenzenden Faktor werden.

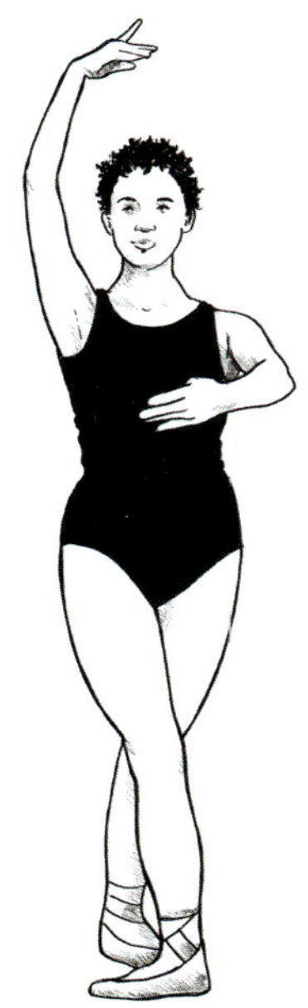

ABB. 2.80 Die gestreckte oder gebeugte Hüfte erleichtert die Adduktion. In der vierten Position (Ballett) sind beide Füße adduziert. In der abgebildeten geschlossenen vierten Position schließt die hintere Ferse mit den vorderen Zehenspitzen ab. Nicht jeder verfügt über den Bewegungsumfang für diese starke Auswärtsdrehung des vorderen Fußes.

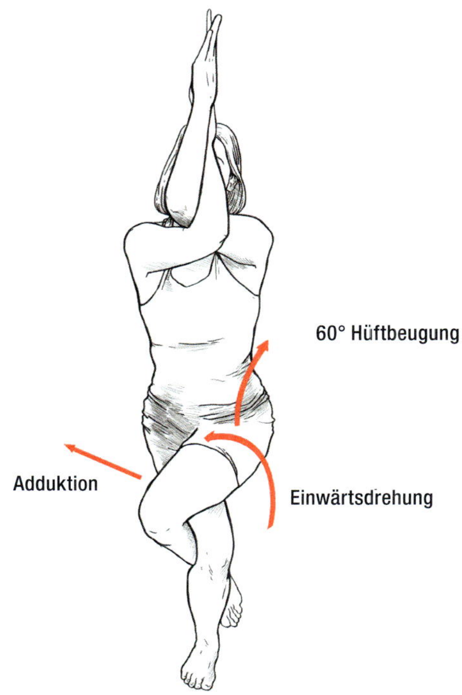

ABB. 2.81 In der Haltung des Adlers *(Garudasana)* sind Adduktion und Einwärtsdrehung vonnöten, die bei stärkerer Hüftbeugung leichter zu erreichen sind.

Nähert sich die Beugung dem 90°-Winkel, haben wir die Kompressionsmöglichkeiten minimiert und damit den möglichen Adduktionsumfang maximiert. Wir bezeichnen dies als *horizontale Adduktion* (sie ähnelt der horizontalen Abduktion, geht aber in die andere Richtung).

Manche Schüler können aufgrund der stärkeren Beugung in den Hüftgelenken ihre Oberschenkel im Kuhgesicht *(Gomukhasana)*, wie in Abbildung 2.82 zu sehen, viel leichter adduzieren als in der Haltung Adler *(Garudasana)* wie in Abb. 2.81 zu sehen. Setzt man die Beugung nun bis etwa 120° oder noch weiter fort, wird der Oberschenkelhals in der Adduktion eher gegen den superioren anterioren Pfannenrand drücken. Das liegt daran, dass die Hüftpfanne in der Frontalebene diagonal geneigt ist. Je weiter der Oberschenkelknochen angehoben wird, desto lateraler ist der Pfannenrand, sodass er eher mit dem Oberschenkelknochen in Kontakt kommt und die Adduktion begrenzt.

Dies kann bei manchen Schülern passieren, wenn sie sich im Kuhgesicht *(Gomukhasana)* nach vorn beugen und die Hüftbeugung verstärken, wodurch sich die Beine öffnen können. Je tiefer die Beugung desto geringer die mögliche Adduktion.

HINWEIS FÜR LEHRER: Von innen nach außen analysieren

Was mit den Gliedmaßen geschieht, ist leicht zu erkennen. Viel wichtiger aber ist, was im Bereich der Körpermitte vor sich geht. Lehrer können sehen, wo sich Hände und Füße befinden und was die Gliedmaßen machen, aber es braucht ein geschultes Auge, um die Vorgänge im Bereich der Körperachse zu erkennen. Abbildung 2.84 zeigt zwei Schülerinnen in der gleichen Haltung. Schülerin (a) zeigt eine schöne Einbeinige liegende Drehung *(Jatharaparivartanasana)*, aber Schülerin (b) hat große Mühe, das Knie zum Boden zu bekommen. Wenn das Ziel dieser Haltung die Drehung der Wirbelsäule ist, werden viele Lehrer automatisch der zweiten Schülerin helfen. Aber schauen Sie genauer hin. Beide Schülerinnen drehen die Wirbelsäule gleich stark, wie der Winkel zwischen Becken und Boden verrät. Wie weit das Knie zum Boden sinkt, sagt also nichts über die Stärke der Drehung, sondern etwas über die *Adduktionsfähigkeit* der Beine aus. Weil die zweite Schülerin das Bein weniger stark adduzieren kann, schwebt es über dem Boden. Wenn Sie als Lehrer der Schülerin helfen möchten, in der Haltung zu bleiben, kann die Streckung des Beins den nötigen Hebel als Gegengewicht zu den Hüften bieten, wie die Zeichnung (c) zeigt. In allen drei Fällen ist die Wirbelsäule gleich stark gedreht! Beide Schülerinnen drehen gleich gut, unterscheiden sich aber in ihrer Adduktionsfähigkeit. Passen Sie auf, worauf Sie den Fokus legen und was Sie zu korrigieren versuchen. Schauen Sie zunächst, was in der Körpermitte geschieht, und gehen Sie dann in Ihrer Analyse von der Körpermitte nach außen zu den Gliedmaßen vor.

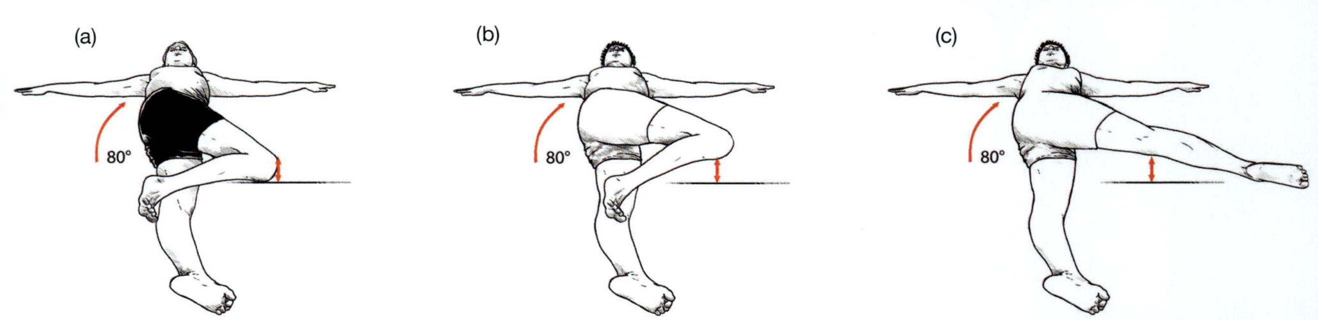

ABB. 2.84 Achten Sie auf die Körpermitte: Die Schülerinnen in Abbildung (a) und (b) befinden sich in der einbeinigen liegenden Drehung *(Jatharaparivartanasana)*. In Abbildung (a) liegt das Knie auf dem Boden, in (b) schwebt es darüber. Aber in beiden Fällen ist die Wirbelsäulendrehung gleich stark, wie der Winkel zwischen Becken und Boden zeigt. In Abbildung (c) streckt die Schülerin nun das Bein, um das Gewicht des Beckens besser ausbalancieren zu können. Die Drehung ihrer Wirbelsäule blieb unverändert.

Dies kann auch Drehungen im Sitzen betreffen, bei denen ein Bein zur Brust gezogen wird. Diese Haltung ist für viele Schüler nicht deshalb eine Herausforderung, weil ihnen der erforderliche Bewegungsumfang bei der Rumpfdrehung fehlt. Sie können vielmehr den Oberschenkel nicht ausreichend adduzieren. Abbildung 2.83 zeigt zwei sehr unterschiedliche Schülerinnen mit gleich starker Drehung. Aufgrund der unterschiedlichen Adduktionsfähigkeit der Beine kann die eine die Hände mühelos hinter dem Rücken fassen, die andere nicht. Wenn Sie sich der Einschränkung bei der Adduktion nicht bewusst wären, könnten Sie fälschlicherweise annehmen, dass eine unzureichende Drehung der Wirbelsäule die Ursache sei. Aber bei der Schülerin, die ihre Hände nicht hinter dem Rücken fassen kann, entsteht die Einschränkung durch mangelnde Adduktion, die auf Kompression des Oberschenkelhalses gegen den superioren anterioren Pfannenrand zurückzuführen ist. (Wir gehen auch hier wieder davon aus, dass alle spannungsbedingten Widerstände gegen die Adduktion ausgeräumt sind.)

Einwärtsdrehung im Hüftgelenk: Variationen

In der anatomischen Grundstellung gibt es keinen primären Einwärtsdreher. Der Schenkelbindenspanner *(Tensor fasciae latae)* bietet eine gewisse Einwärtsdrehung, spannt aber hauptsächlich das Iliotibialband und unterstützt die kleineren Gesäßmuskeln bei der Abduktion. Er trägt auch zur Hüftbeugung bei. Bei gebeugter Hüfte können viele Muskeln eine starke Einwärtsdrehung verursachen: der mittlere und der kleine Gesäßmuskel *(Gluteus medius; Gluteus minimus)*, die anterioren Fasern des großen Gesäßmuskels *(Gluteus maximus)*, der lange und der kurze Schenkelanzieher *(Adductor longus; Adductor brevis)*, der Kammmuskel *(Pectineus)* sowie der Halbsehnenmuskel *(Semitendinosus)* und der Plattsehnenmuskel *(Semimembranosus)*, wie in Abbildung 2.25 zu sehen. Erstaunlicherweise wird sogar der normalerweise auswärtsdrehende birnenförmige Muskel *(Piriformis)* bei 90° gebeugter Hüfte zum Einwärtsdreher.[93]

Zum Gehen oder Laufen wird nur eine minimale Einwärtsdrehung benötigt. Sportarten mit mehr Seitwärtsbewegungen verlangen häufiger nach Einwärtsdrehung im Becken, aber in Yogahaltungen ist die aktive Einwärtsdrehung nicht sonderlich gefragt. Der Adler *(Garudasana)* ist eine dieser Haltungen. Die Einwärtsdrehung wird auch bei einigen passiven Yogahaltungen wie dem Liegenden Helden *(Suptavirasana)* in Abbildung 2.88 benötigt. In ein paar Standhaltungen wie dem Dreieck *(Trikonasana)* wird das hintere Bein leicht einwärtsgedreht. Viele Lehrer ziehen jedoch eine Ausrichtung vor, bei der das hintere Bein im Dreieck *(Trikonasana)* und Krieger II *(Virabhadrasana II)* weder auswärts- noch einwärtsdreht. Stattdessen wird der Fuß 90° gedreht, sodass er in die gleiche Richtung zeigt wie der Bauch. Leider ist diese Anweisung wenig hilfreich, da sich aus der Fußstellung nicht korrekt schließen lässt, wohin das Bein dreht. Dass der Fuß in eine bestimmte Richtung zeigt, ist aufgrund weiterer Faktoren, wie zum Beispiel der Schienbeindrehung, keine Garantie für eine Einwärts- oder Auswärtsdrehung des Oberschenkels.

Zu Beginn der Yogapraxis wird die Fähigkeit zur Einwärtsdrehung der Beine häufig durch Spannungen in den Auswärtsdrehern begrenzt (siehe Abb. 2.25) – dem inneren

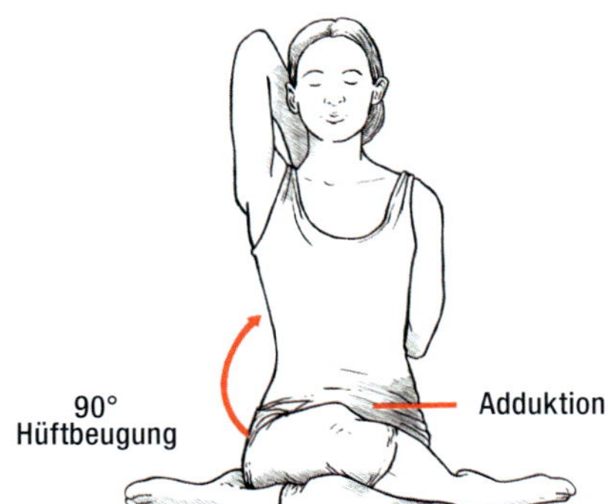

ABB. 2.82 Im Kuhgesicht *(Gomukhasana)* sind die Hüften ausreichend gebeugt, um die maximale Adduktion der Beine zu ermöglichen.

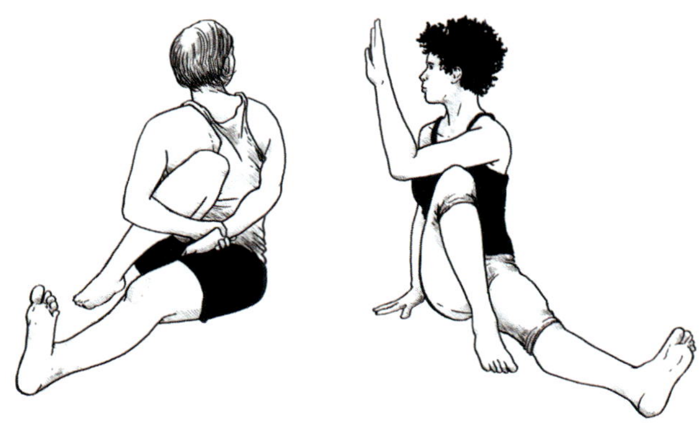

ABB. 2.83 Bei Drehungen im Sitzen verhindert unter anderem der mögliche Adduktionsumfang des Beins, dass man den Arm um den Rücken legen und die Hände fassen kann. Die eine Schülerin kann das Bein nicht so weit adduzieren, dass sie es mit dem Arm umschlingen könnte. Die andere Schülerin kann das gebeugte Bein problemlos über den Körper ziehen und umfassen. Die Wirbelsäule ist bei beiden ähnlich stark gedreht.

und äußeren Hüftlochmuskel *(Obturator internus; Obturator externus)*, dem oberen und unteren Zwillingsmuskel *(Gemellus superior; Gemellus inferior)*, dem viereckigen Schenkelmuskel *(Quadratus femoris)*, dem birnenförmigen Muskel *(Piriformis)*, dem großen Gesäßmuskel *(Gluteus maximus)* – mit etwas Widerstand vom mittleren und kleinen Gesäßmuskel *(Gluteus medius; Gluteus minimus)* –, dem Schneidermuskel *(Sartorius)* und dem Schenkelbeuger *(Biceps femoris)*. Bei einer Hüftbeugung von 90° wechseln einige dieser Muskeln die Rolle, andere bremsen weiterhin die Einwärtsdrehung, vor allem die posterioren Fasern des großen Gesäßmuskels, der äußere Hüftlochmuskel und der quadratische Schenkelmuskel.[94] Wenn sie verkürzt oder verspannt sind, begrenzen sie die Einwärtsdrehung. Sobald sie durch Übung ausreichend gedehnt wurden, sind die Kapselbänder die nächsthäufige Einschränkungsursache, besonders das Sitzbeinschenkelband *(Ligamentum ischiofemorale)* und das superiore Darmbeinschenkelband *(Ligamentum iliofemorale)*. Sind die Bänder so locker, dass sie eine weitere Drehung erlauben, kann Kompression entstehen: weil der Oberschenkelhals gegen die Hüftpfanne drückt oder Gewebe vom großen Rollhügel *(Trochanter major)*, dem Schambein *(Os pubis)* oder Darmbein *(Os ilium)* gequetscht wird. Die Reihenfolge ist hier nicht immer gleich: Manche Menschen haben einen so stark eingeschränkten Bewegungsumfang, dass es sehr schnell zu Kompression kommt und die Flexibilität der Muskeln oder Bänder niemals zum begrenzenden Faktor wird. Sie spüren beim Versuch der Einwärtsdrehung möglicherweise ein Kneifen im Hüftgelenk, aber keine Spannung im lateralen Hüftbereich.

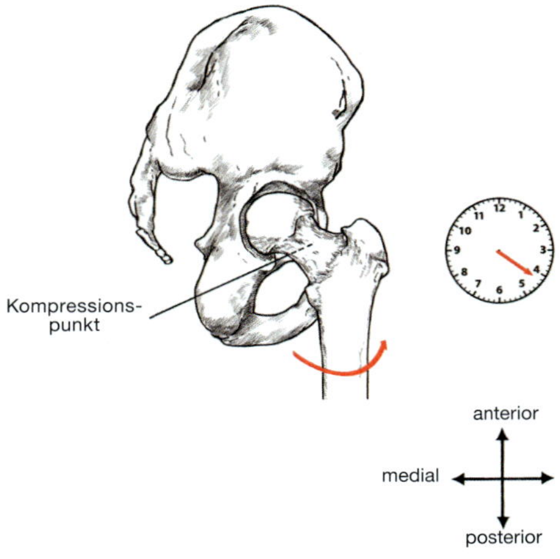

ABB. 2.85 Femoro-azetabuläres Impingement bei Einwärtsdrehung in der Seitenansicht. Die betroffene Stelle befindet sich zwischen Oberschenkelknochen und Becken durchschnittlich auf 4-Uhr-Position.

Wie Abbildung 2.62 zeigt, schiebt sich der Oberschenkelknochen in der anatomischen Grundstellung von hinten in die Hüftpfanne. In Abbildung 2.85 sehen wir, was geschieht, wenn wir so flexibel sind, dass wir den Oberschenkelknochen in der anatomischen Grundstellung vollständig einwärtsdrehen können: Der anteriore Oberschenkelhals kommt mit dem anterioren inferioren Pfannenrand in Kontakt. Wo genau, hängt vom Schenkelhalswinkel ab. Bei einem Schenkelhalswinkel von ungefähr 120° rutscht die Stelle nach oben Richtung 3.30-Uhr-Position. Nähert sich der Winkel einem Wert von 144°, verschiebt sich die Stelle nach unten in Richtung 5-Uhr-Position. Die Chancen stehen gut, dass bei mindestens einem von zwanzig Menschen einer dieser extremen Fälle vorliegt. Bei einem durchschnittlichen Oberschenkel liegt die Kontaktstelle im Bereich der 4-Uhr-Position.

Unterschiede bei der Ausrichtung und dem Winkel von Hüftpfanne und Oberschenkelknochen beeinflussen die mögliche Auswärtsdrehung. Diese Faktoren wirken sich auch auf unsere Fähigkeit zur Einwärtsdrehung der Beine aus. Da die Hüftpfanne anterior und medial geneigt ist (die sogenannte Hüftpfannenanteversion), zeigt der anteriore Pfannenrand vom Oberschenkelhals weg und bietet mehr Spielraum bei der Einwärts- als bei der Auswärtsdrehung. Leider kann die femorale Antetorsion bei manchen Menschen die Vorteile einer starken Anteversion der Hüftpfanne aufheben. Bei anderen kann die Ausrichtung von Oberschenkelknochen und Hüftpfanne entweder für einen größeren oder einen deutlich geringeren Umfang bei der Einwärtsdrehung sorgen. Bei starker Hüftpfannenanteversion und ebenso starker femoraler Antetorsion erlaubt diese Kombination eine starke, vielleicht zu starke Einwärtsdrehung – denn eine übermäßige Einwärtsdrehung kann gesundheitliche Probleme verursachen.[95] Bei geringer Hüftpfannenanteversion und geringer femoraler Antetorsion ist nur eine leichte Einwärtsdrehung möglich – ganz gleich, wie sehr der Betreffende die Außenrotatoren dehnt. Unter diesen Umständen ist die Spannung schnell beseitigt, und die Kompression von Oberschenkelhals und Hüftpfanne bildet die entscheidende Einschränkung der Bewegung.

Die Abbildungen 2.86 und 2.87 zeigen, wie viel Einwärtsdrehung unter diesen Umständen möglich ist. (Ich wiederhole: Wir gehen von einer normalen Tiefe der Hüftpfanne, normalen Oberschenkelhalsbreite und -länge aus.)

Wir sprechen hier nicht von extremen Abweichungen in Einzelfällen, sondern zeigen Voraussetzungen auf, die in Yogakursen mit über zwanzig Teilnehmern bei mindestens einem Schüler vorliegen.

Im günstigsten Fall kann eine Schülerin den Fuß 98° drehen! Das ist ein extremer Rotationsumfang, bei anderen würde die Drehung schon früher von Spannungen der Kapselbänder oder von Kompression gebremst, weil der große Rollhügel *(Trochanter major)* Gewebe gegen das Schambein *(Os pubis)* drückt. Es gibt aber auch Leute, die ihre Füße so stark einwärtsdrehen können, dass sich die Zehen berühren und die Fersen im 180°-Winkel auseinanderzeigen. Probieren Sie folgendes Experiment, das auch das Gleichgewicht fordert: Drehen Sie im Stand die Füße einwärts, bis sich die Zehen berühren. Versuchen Sie dann, die Fersen nach außen zu drehen. Vielleicht können Sie sie sogar wie in Abbildung 2.86 nach vorn rotieren. Die Frage lautet jetzt: *Was bremst mich?* Warum endet die Drehung? Spüren Sie Kompression an einer Stelle in der Hüftpfanne oder Spannung an der Hüftaußenseite?

Im ungünstigsten Fall kann eine Schülerin den Fuß 50° einwärtsdrehen, bevor es zum Impingement kommt. Bei dieser geringen Rotation wird die Bewegung wahrscheinlich nicht von Spannungen der Kapselbänder, der Muskeln oder von Kompression zwischen dem großen Rollhügel und dem Schambein begrenzt. Hier verhindert in erster Linie die Form der Knochen die Einwärtsdrehung – und da ist nichts zu machen. Sie können den vorhandenen Bewegungsumfang ebenso gut genießen, statt sich bei dem Versuch, mehr zu erreichen, die Hüften zu ruinieren. Will man weiter einwärtsdrehen, als mühelos möglich ist, kann das Probleme verursachen. Viele Studien bringen etwa eine reduzierte Fähigkeit zur Einwärtsdrehung mit einem gehäuften Auftreten von Arthrose in Verbindung. Wir können Verständnis für diesen Zusammenhang entwickeln, wenn wir bedenken, dass bei einer begrenzten Einwärtsdrehung die Impingement-Wahrscheinlichkeit wächst, wodurch sich mit der Zeit und andauernder Belastung der Faserknorpellippe der schützende Knorpel in der Hüftpfanne abnutzen kann.[96] Menschen mit größerem Bewegungsumfang bei der Einwärtsdrehung leiden seltener an Hüftgelenksarthrose.

Einwärtsdrehung mit Beugung

Kommt zur Einwärtsdrehung noch die Beugung hinzu, können Spannungen in den posterioren Fasern des großen Gesäßmuskels *(Gluteus maximus)*, dem äußeren Hüftlochmuskel *(Obturator externus)* und dem viereckigen Schenkelmuskel *(Quadratus femoris)* entstehen.[97] Einschränkungen können aber auch auf ein Impingement zurückgehen, das früher auftritt als bei Einwärtsdrehung allein. In der Beugung bewegt sich die superiore Faserknorpellippe nach vorn unten über den einwärtsdrehenden Oberschenkelhals. Der Querschnitt des Oberschenkelhalses spielt hier ebenfalls eine Rolle. Wie Abbildung 2.38 zeigt, verläuft der Oberschenkelhals nach vorn oben, das macht bei zusätzlicher Beugung den Kontakt mit dem Pfannenrand wahrscheinlicher. Es kann zum sogenannten *femoro-azetabulären Impingement* (FAI) kommen. Gelegentlich wird fälschlicherweise die Beugung für seine Entstehung verantwortlich gemacht – zum Beispiel bei der einbeinigen liegenden Drehung. Impingement ist an sich kein Problem. Passiert es jedoch zu oft und ist die Beanspruchung zu groß, kann es zu Erkrankungen kommen. Betroffen sind offenbar nur Menschen, bei denen eine bestimmte körperbauliche Veranlagung zu Grunde liegt.

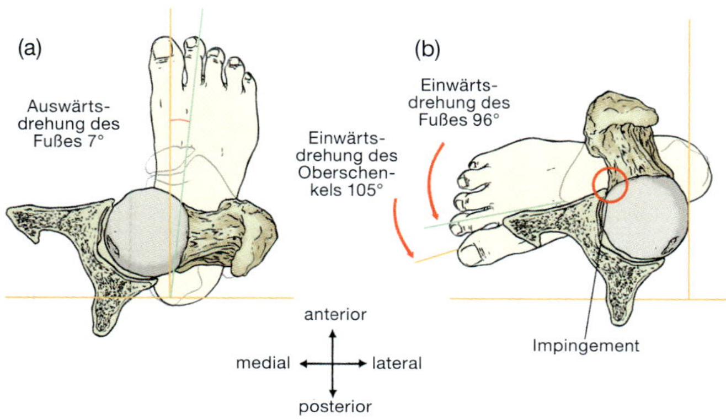

ABB. 2.86 Der günstigste Fall: Eine Person mit einer femoralen Antetorsion von 27° und einer Hüftpfannenanteversion von 33° kann 105° einwärtsdrehen! Der Fuß zeigt in der anatomischen Grundstellung (a) beinahe gerade nach vorn (Auswärtsdrehung 7°). Bei maximaler Einwärtsdrehung (b) zeigt der Fuß jedoch 96° nach innen.

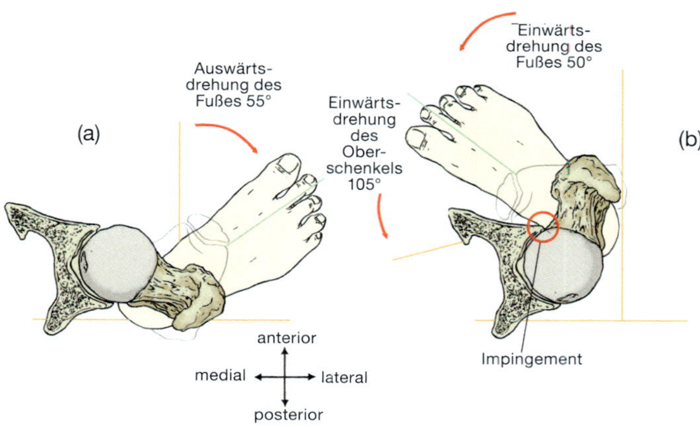

ABB. 2.87 Der ungünstigste Fall: Eine Person mit einer femoralen Antetorsion von 3° und einer Hüftpfannenanteversion von 10° kann aus der neutralen anatomischen Grundstellung (a) mit 55° Auswärtsdrehung des Fußes vielleicht lediglich eine maximale Innenrotation mit einer Einwärtsdrehung des Fußes von 50° erreichen (b).

Frauen mit stärkerer Oberschenkelkopfüberdachung und Männer mit kräftigerem Oberschenkelhals leiden häufiger an FAI als Menschen ohne diese anatomischen Anomalien. (Eine ausführlichere Auseinandersetzung mit diesem Thema sowie weitere Hinweise finden Sie auf Seite 167 im Kastentext über das »Femoro-azetabuläre Impingement«)

Eine gängige Haltung mit einer Kombination aus Einwärtsdrehung und Beugung ist der Heldensitz *(Virasana)*. Bei ausreichender Einwärtsdrehung setzt sich der Schüler zwischen die Fersen und seine Füße schieben sich nach außen (siehe Abb. 2.88). Wer bei gebeugter Hüfte die Oberschenkel nicht weit genug einwärtsdrehen kann, wird sich bestenfalls auf die Füße, nicht aber dazwischen setzen können. Oft verhindert die zusätzliche Beugung, dass diese Schüler die Füße auseinanderschieben und tiefer sinken können: Bei ihnen kann der Oberschenkelhals gegen die Faserknorpellippe drücken. Wenn sie in dieser Haltung aber die Beugung umgehen und in den Liegenden Helden *(Suptavirasana)* kommen, können sie die Beine möglicherweise stärker einwärtsdrehen und die Füße weit genug auseinanderschieben, um sich dazwischen legen zu können. Oft gelingt es Schülern nicht, in den Liegenden Helden *(Suptavirasana)* zu kommen, weil sie aus dem Sitzenden Helden in die Haltung geführt werden. Dort werden sie gebremst und kommen nicht weiter, obwohl ihnen der Liegende Held eigentlich gelänge. Wenn sie die Haltung dagegen im Liegen aufbauen, können sie den beugungsbedingten Kompressionspunkt umgehen. (Dazu kommt man in den »Scheibenwischer« in Rückenlage: Beine aufstellen, weit öffnen und zu einer Seite fallen lassen. Dann den einwärtsgedrehten Fuß nach oben zur Hüfte ziehen und das Gleiche anschließend auch mit dem anderen Bein versuchen.)

Einwärtsdrehung mit Adduktion

Die Adduktion kann vom Darmbeinschenkelband *(Ligamentum iliofemorale)* oder vom Druck des Oberschenkelschafts gegen das Sitzbein eingeschränkt werden. Die Einwärtsdrehung wird anfangs vom Sitzbeinschenkelband *(Ligamentum ischiofemorale)* gebremst. In der Kombination führt dies dazu, dass sich beide Kapselbänder stark straffen. Zudem kann bereits die Einwärtsdrehung allein dazu führen, dass der große Rollhügel *(Trochanter major)* Gewebe gegen das Schambein drückt, was durch die hinzukommende Adduktion verstärkt werden kann. Kommt zur Einwärtsdrehung also noch die Adduktion, wächst die Wahrscheinlichkeit, dass der Oberschenkelknochen gegen die inferiore anteriore Hüftpfanne (genauer gesagt das quere Pfannenband oder *Ligamentum transversum acetabuli*) drückt. Bei den meisten Menschen ist in dieser Kombination der Bewegungsumfang nicht allzu groß – es sei denn, es kommt noch eine Beugung hinzu, um die adduktionsbedingte Kompression zu minimieren. (Doch das Problem mit der Einwärtsdrehung des Oberschenkels bleibt. Die Beugung hilft lediglich, die adduktionsbedingten Einschränkungen zu minimieren.)

Machen Sie folgendes Experiment: Stellen Sie sich auf ein Bein, ohne die Hüfte zu beugen, und versuchen Sie, das Spielbein wie im Adler *(Garudasana)* um das Standbein zu schlingen. Wahrscheinlich werden Sie den Fuß nicht hinter die Wade bringen. Versuchen Sie es nun noch einmal, aber beugen Sie nun die Hüften und gehen Sie ein wenig in die Knie (siehe Abb. 2.81). Die zusätzliche Beugung im Hüftgelenk sorgt für zunehmende Entspannung der Kapselbänder: Sie sind lockerer und bremsen uns nicht mehr. Darüber hinaus ermöglicht die Beugung die stärkere Adduktion des vorderen Beins, weil sie die Sitzbeinhöcker vom Oberschenkelschaft

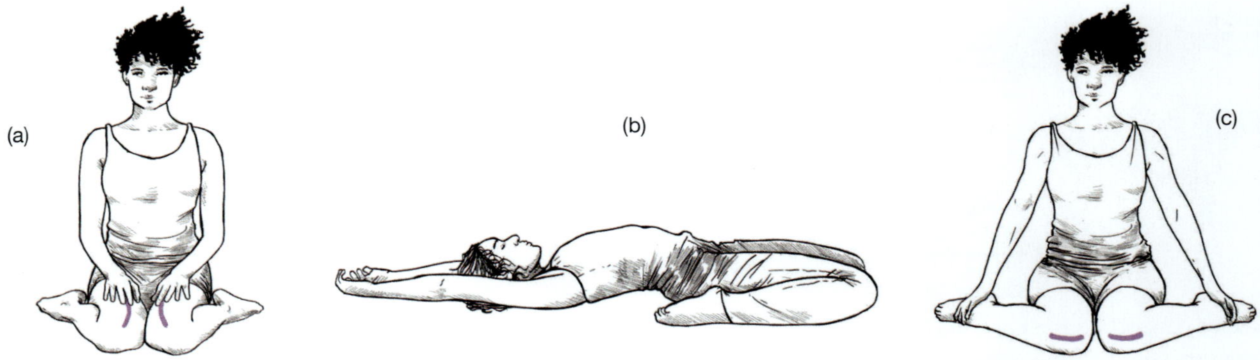

ABB. 2.88 Heldensitz *(Virasana)* und Liegender Held *(Suptavirasana)*. Weil zur Einwärtsdrehung auch die Beugung kommt, können sich viele Schüler nicht wie in Abbildung (a) zwischen die Beine setzen. Wenn sie auf die Beugung verzichten (b), stellen sie jedoch fest, dass sie sich zwischen die Füße legen können. Schülerin (c) hat mehr Spielraum bei der Einwärtsdrehung und kann die Füße weiter auseinanderschieben.

entfernt und mögliche Kompression verringert. Vielen Menschen erlaubt eine Hüftbeugung über 30° eine ausreichende Einwärtsdrehung und Adduktion, um den Fuß hinter die Wade zu bringen. Wenn ein Schüler die Hüfte stärker beugt (indem er tiefer in die Haltung geht), merkt er meist, dass er auch Adduktion und Einwärtsdrehung verstärken kann. Bis zu einem Winkel von 45° klappt das sehr gut, danach macht sich zwangsläufig Kompression bemerkbar: Sie spüren, wie die Beine aneinanderstoßen oder der inferiore Oberschenkelhals gegen die anteriore Hüftpfanne drückt und die weitere Adduktion oder Einwärtsdrehung unmöglich macht.

Es gibt einen besonderen Schlag von Menschen, die im Hüftgelenk sowohl stark adduzieren als auch stark einwärtsdrehen können und deren Beruf dies von ihnen verlangt: Eishockeytorwarte. Wenn sie sich auf die Knie fallen lassen, drehen sie die Beine stark nach innen, um die Unterschenkel auf dem Eis aufspreizen und so viel Platz wie möglich abdecken zu können. Dazu ist ein besonderer Bau des Hüftgelenks nötig – und nur sehr wenige Menschen sind zu dieser Bewegung in der Lage. Kurioserweise macht es diese Ausrichtung von Hüftpfanne und Oberschenkelhals nach innen den Torwarten schwer, gleichzeitig gute Skater zu sein. Besonders starke Skater können die Beine gut auswärtsdrehen, weil beim Eislaufen ein kräftiger seitlicher (lateraler) Abdruck nötig ist. Daher überrascht es nicht, dass Eishockeytorwarte schon in jungen Jahren ihre Position wählen – es war ihnen nie bestimmt, zu den schnellsten Skatern der Mannschaft zu gehören, aber dafür konnten sie etwas, woran die meisten Spieler scheiterten: den Butterfly. Im Yoga gibt es eine ähnliche Haltung: die X-Haltung, im Grunde der Butterfly aus dem Eishockey im Liegen (siehe Abb. 2.89b).

Einwärtsdrehung mit Abduktion

Die Kombination aus Einwärtsdrehung und Abduktion verstärkt offenbar weder die Einwärtsdrehung noch die Abduktion. Nehmen wir an, bei einem Schüler bremsen die Kapselbänder die Abduktion, speziell das Schambeinschenkelband *(Ligamentum pubofemorale)* und das Sitzbeinschenkelband *(Ligamentum ischiofemorale)*. Indem wir einwärtsdrehen, entspannen wir das Schambeinschenkelband, straffen und beanspruchen das Sitzbeinschenkelband dafür aber umso mehr. Ist es durch die Abduktion bereits gestrafft, wird es die Einwärtsdrehung behindern. Die Abduktion muss nicht von den Kapselbändern, sondern kann auch durch Kompression gebremst werden, weil sich der Rollhügel *(Trochanter major)* dem Darmbein, genauerdem vorderen unteren Darmbeinstachel *(Spina iliaca anterior inferior)* oder SIAI, nähert und Gewebe eingeklemmt wird. Eine zusätzliche Einwärtsdrehung bringt den großen Rollhügel vor den SIAI und verringert so die Kompression. Zwar wird irgendwann wieder Gewebe gegen das Schambein gedrückt werden, aber durch die Einwärtsdrehung gewinnen wir ein paar zusätzliche Grad für die Abduktion. Es gibt nicht viele Yogahaltungen, in denen Abduktion und Einwärtsdrehung kombiniert werden müssen. Ein Beispiel wäre, die Beine im Stehen so weit wie möglich zu grätschen (siehe Abb. 2.55). Wenn Sie die Beine nicht noch weiter grätschen können, versuchen Sie es mit einer Einwärtsdrehung: Drehen Sie die Zehen stärker nach innen und prüfen Sie, ob nun eine weitere Abduktion möglich ist. Im Yogaunterricht bekommen wir das unter anderem deshalb nicht gesagt, weil wir die gleiche Wirkung – besser – durch Beugung und Auswärtsdrehung in der Hüfte erzielen können.

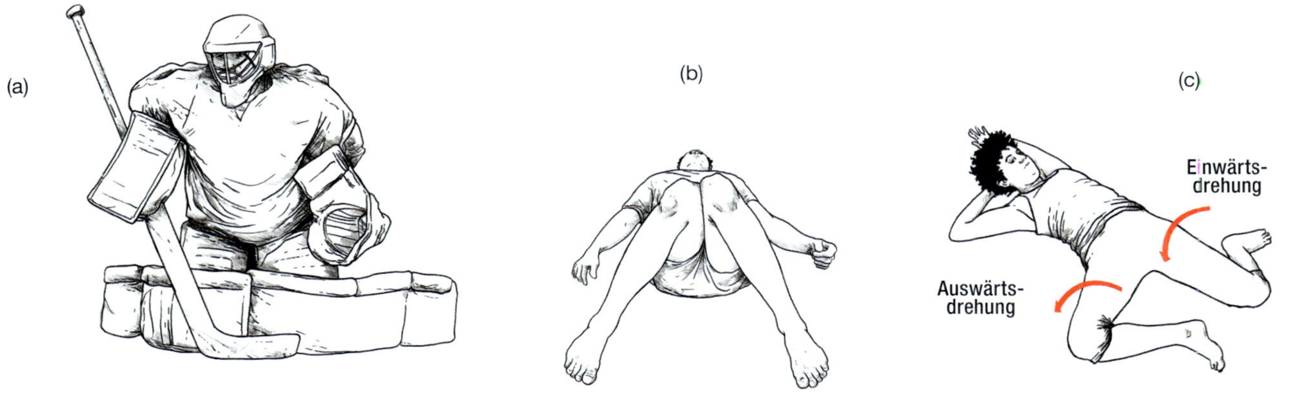

ABB. 2.89 Der Butterfly der Torwarte im modernen Eishockey (a) verlangt eine 90°-Einwärtsdrehung des Oberschenkels mit Adduktion. Die X-Haltung im Liegen (b) kommt dem recht nahe. Beim Scheibenwischer im Liegen (c) haben wir eine Einwärtsdrehung mit Adduktion beim einen sowie eine Auswärtsdrehung mit Abduktion beim anderen Oberschenkel.

Wir finden die Abduktion mit leichter Einwärtsdrehung häufig in den Kampfkünsten. Bei einem Tritt im Stil von Bruce Lee kommt zur Abduktion noch eine leichte Einwärtsdrehung hinzu (siehe Abb. 2.90). Wie wir Yogapraktizierende müssen auch Kampfkünstler die Auswirkungen ihres individuellen Körperbaus kennen. Ein orthopädischer Chirurg und Karatemeister warnt treffend: »Man muss auf seinen Körper hören. Bei manchen Menschen sind die Hüften nicht für hohe Kicks gemacht [es kann zu FAI kommen]. Da kann man noch so viel dehnen, ein knochenbedingtes Impingement bleibt.«[98]

Einwärtsdrehung mit Beugung und Abduktion

Wenn zur Einwärtsdrehung eine Beugung kommt, kann es früher zum Impingement kommen als bei der Einwärtsdrehung allein. Nehmen wir noch die Abduktion hinzu, schaffen wir mehr Raum für die Einwärtsdrehung. Betrachten Sie Abbildung 2.91. Damit man sich im Heldensitz *(Virasana)* zwischen die Fersen setzen kann, ist eine Einwärtsdrehung im Hüftgelenk nötig. Doch wegen der Hüftbeugung stößt bei vielen Schülern der anteriore Oberschenkelhals gegen die superiore Hüftpfanne. Wenn wir die Knie spreizen, ist mehr Platz für die weitere Einwärtsdrehung! Die Übungsanweisung »Knie geschlossen« verhindert bei einigen Menschen, dass sie sich in dieser Haltung zwischen die Füße setzen können. Aber schon eine leichte Abduktion macht es möglich.

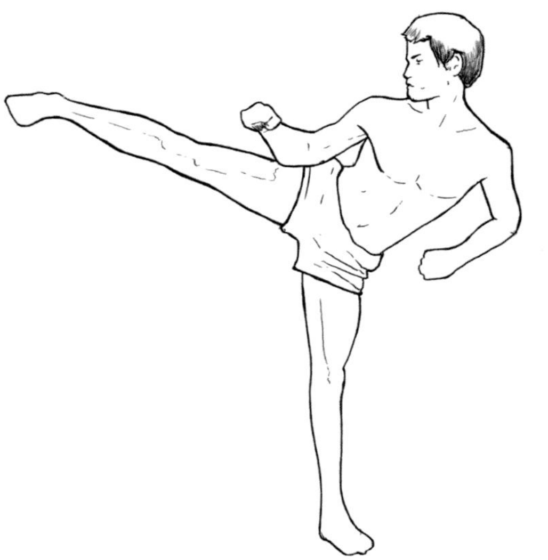

ABB. 2.90 Ein Tritt aus dem Kampfsport: Beim Spielbein wird die Abduktion mit einer leichten Einwärtsdrehung, beim Standbein mit einer Auswärtsdrehung kombiniert.

Bitte beachten Sie bei Abbildung 2.91, dass die Knie im Heldensitz *(Virasana)* nicht beansprucht werden, wenn wir den Oberschenkel einwärtsdrehen. Bei genauerer Betrachtung erkennen wir, dass hier der Oberschenkelknochen, nicht das Schienbein rotiert. Die abgebildete Schülerin verfügt allerdings über einen großen Bewegungsumfang bei der Einwärtsdrehung. Die Haltung ist für sie weder unangenehm noch schmerzhaft für ihre Knie. Für diese Schülerin ist sie harmlos – aber das gilt nicht für jeden! Ist keine Einwärtsdrehung im Hüftgelenk möglich, muss die Drehung im Kniegelenk stattfinden, wenn man sich zwischen die Füße setzen will. Wie wir im Abschnitt zum Kniegelenk sehen werden, ist das für einige Schüler in Ordnung! Sie verfügen über die für diese Drehung im Kniegelenk nötige Laxität der Kniebänder. Bei Schülern mit geringerer Bandlaxität aber wird der Versuch, sich zwischen die Füße zu setzen, verheerende Schäden anrichten, sprich: Tod und Zerstörung in den Kniegelenken.

Die Anweisung, die Knie im Sitzenden Helden nicht zu öffnen oder die Füße immer in Kontakt zu halten, ist für einige Schüler mehr, für andere weniger hilfreich und für wieder andere unnötig. Zu welcher Gruppe Sie gehören, werden Sie nur wissen, wenn Sie genau aufpassen, welche Bewegungen Ihr Körper zulässt, und nie eine Haltung erzwingen. B. K. S. Iyengar bietet Anfängern die Möglichkeit, im Liegenden Helden *(Suptavirasana)* die Knie zu öffnen.[99] Aber die Bezeichnung als »Alternative für Anfänger« missachtet den Umstand, dass auch viele erfahrene Yogis aufgrund anatomischer Gegebenheiten die Knie spreizen müssen. Für sie ist es nicht ratsam, die Knie zusammenzubringen.

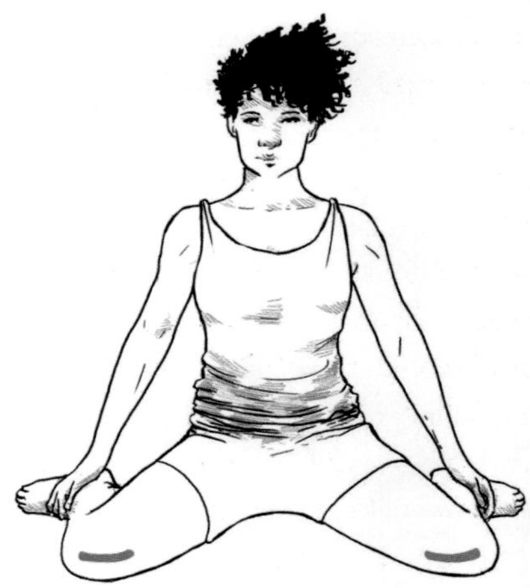

ABB. 2.91 Der Heldensitz *(Virasana)* mit abduzierten Knien bietet unter Umständen mehr Bewegungsspielraum für die Einwärtsdrehung der Hüfte, ohne die Knie zu belasten. Die (farbig markierten) Oberschenkel sind gedreht, und es findet keine Drehung in den Kniegelenken statt.

ES IST KOMPLIZIERT: Femoro-azetabuläres Impingement

Ein femoro-azetabuläres Impingement (FAI) kann entstehen, wenn der Oberschenkelhals immer wieder gegen die Faserknorpellippe der Hüftpfanne drückt. Meist ist der superiore anteriore Anteil betroffen.[100] Ein Impingement in diesem Bereich wird selten durch Beugung allein ausgelöst. Geht die Beugung allerdings mit einer Einwärtsdrehung des Oberschenkels einher, erhöht dies die Wahrscheinlichkeit eines Impingements an dieser Stelle.

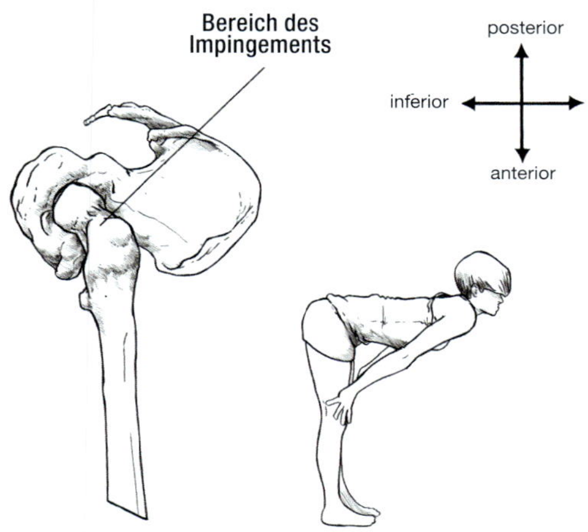

ABB. 2.92 Eine Beugung mit leichter Einwärtsdrehung kann ein Impingement der superioren anterioren Faserknorpellippe verursachen – allerdings nur bei manchen Menschen.

Das femoro-azetabuläre Impingement geht fast immer mit morphologischen Besonderheiten bei der Form der Hüftpfanne oder des Oberschenkelknochens einher, die für gewöhnlich angeboren sind oder auf Entwicklungsprobleme in der Kindheit zurückgehen.[101] Bei Menschen mit durchschnittlich beschaffenen Oberschenkelknochen oder Hüftpfannen tritt FAI selten auf. Ist die Faserknorpellippe dagegen besonders dick und breit, sodass sie den Hüftkopf stärker überdacht, wird der Oberschenkelhals bei der Bewegung eher anstoßen. Dieses Problem betrifft 27 Prozent der Frauen und 17 Prozent der Männer und wird *Pincer-* oder Beißzangen-FAI genannt. Sie können es sich so vorstellen, dass die Faserknorpellippe den Oberschenkelhals »in die Zange nimmt« und auf diese Weise die Hüftpfanne vertieft.[102] Ein besonders dicker Oberschenkelhals erhöht ebenfalls die Wahrscheinlichkeit des Impingements bei Bewegung. Er findet sich bei rund 24 Prozent der Männer, bei Frauen kommt er allerdings so gut wie gar nicht vor.[103] Dies wird als *CAM-* oder Nockenwellen-FAI bezeichnet. Hier ähnelt die Form des Oberschenkelhalses einer Nockenwelle und rückt dadurch näher an die Faserknorpellippe heran (siehe Abb. 2.93). In 90 Prozent der Fälle befindet sich diese Verdickung an der superioren anterioren Seite des Oberschenkelhalses.[104] Einer Studie zufolge sind Hüftpfannen mit CAM-Oberschenkelknochen flacher, Pincer-Hüftpfannen tiefer als normal (die Faserknorpellippe ist dabei nicht mitgerechnet).[105]

Manchmal wächst die Faserknorpellippe auf den Oberschenkelhals zu – oder umgekehrt. Nur selten trifft beides zusammen.[106] Aber so oder so bringen Bewegungen mit Einwärtsdrehung die beiden Körperteile zusammen. Beim FAI empfiehlt es sich, die Oberschenkel auswärtszudrehen, wenn Sie (im Sitzen oder Stehen) in die Vorwärtsbeuge kommen, um Abstand zwischen dem Oberschenkelhals und der anterioren superioren Knorpellippe zu schaffen.[107] Ein FAI ist auch an anderen Stellen der Knorpellippe möglich. Achten Sie aufmerksam darauf, welche Bewegungen Ihnen Unbehagen oder Schmerz verursachen, und passen Sie die Praxis achtsam an Ihren Körper an.

Die gängige Anweisung, dass sich in der Berghaltung *(Tadasana)* die großen Zehen berühren und die Fersen leicht geöffnet sein sollten, verlangt von den meisten Schülern eine leichte Einwärtsdrehung in den Hüftgelenken. Um in diesen Stand zu kommen, müssen einige von ihnen die Oberschenkel allerdings sehr stark einwärtsdrehen (oft wegen starker Tibiatorsion, aber auch aus vielen anderen Gründen). Folgt nun die Bitte, in die Vorbeuge im Stehen *(Uttanasana)* zu kommen, kommt zur Einwärtsdrehung noch die Beugung. Das ist für die meisten Schüler kein Problem, aber für manche – vor allem solche mit Veranlagung zum FAI – ist eine Einwärtsdrehung zu Beginn von *Uttanasana* nicht ratsam. Woher wissen Sie, ob diese Warnung für Sie gilt? Seien Sie aufmerksam. Was spüren Sie, wenn Sie sich nach vorn beugen? Versuchen Sie, bei Schmerzen in der Hüfte die Füße nach außen zeigen zu lassen, wenn Sie sich nach vorn beugen, und beobachten Sie, ob es einen Unterschied macht.

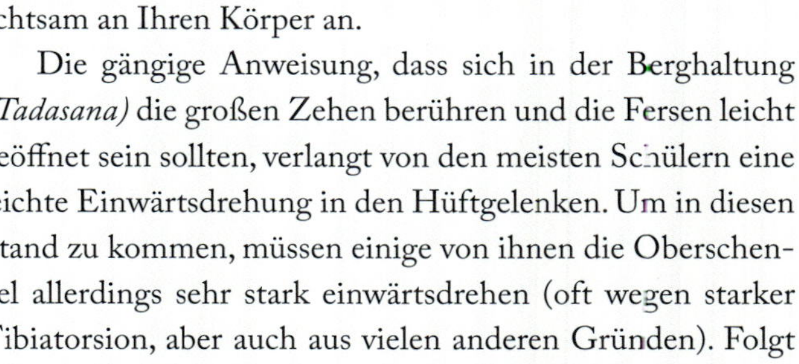

ABB. 2.93 Beißzange (Pincer) und Nockenwelle (CAM)

Variationen bei der Streckung

Die Streckung ist die einzige Bewegung im Hüftgelenk, bei der ein eindeutiger Zusammenhang zwischen Bewegungsumfang und Alter besteht. Je älter wir werden, desto geringer wird auch die Streckung.[108] Begrenzt wird sie von den Hüftflexoren (siehe Abb. 2.25): dem geraden Oberschenkelmuskel *(Rectus femoris)*, dem großen und kleinen Lendenmuskel *(Psoas major; Psoas minor)*, dem Darmbeinmuskel *(Iliacus)*, dem Schenkelbindenspanner *(Tensor fasciae latae)* und dem Schneidermuskel *(Sartorius)*. Spannungen sind auch entlang myofaszialer Meridiane wie der Oberflächlichen Frontallinie (OFL) und der Ipsilateralen Funktionellen Linie (IFL) möglich. Bei vielen Yoganeulingen verhindern diese, dass die Schüler ihr Bein noch weiter nach hinten strecken können. Bei vielen anderen sind diese Muskeln und Faszien jedoch ausreichend gedehnt und nicht mehr der begrenzende Faktor. Bei der überwiegenden Mehrheit wird die Streckung letztlich von den Bändern der Hüftkapsel gebremst. Sie straffen sich ab einem Streckwinkel von 20° bis 30°, um den Oberschenkelknochen in die Hüftpfanne zu »schrauben«. Die »Verriegelungsstellung« des Hüftgelenks entsteht durch Streckung, leichte Einwärtsdrehung und Abduktion, wodurch sich alle drei Bänder maximal straffen.[109] Einige Schüler haben aber so lange oder schlaffe Bänder, dass sie die Kompression von Oberschenkelhals und Hüftpfanne ermöglichen. Dies dürfte nur bei einem großen sagittalen und einem kleinen transversalen Winkel der Pfanneneingangsebene sowie kurzem Oberschenkelhals, großem Schenkelhalswinkel und geringer femoraler Antetorsion der Fall sein. Bei dieser seltenen Kombination kann der posteriore Oberschenkelhals in der Streckung gegen den posterioren Pfannenrand drücken.

Einschränkungen bei der Streckung zeigen sich in Haltungen wie Tänzer *(Natarajasana)*, Rad *(Urdhvadhanurasana)* und Spagat *(Hanumanasana)*. Für die meisten Schüler ist der Spagat eine echte Herausforderung, weil sie das hintere Bein nicht ausreichend strecken können. Dadurch kippt das Becken nach vorn und die rückwärtigen Oberschenkelmuskeln des vorderen Beins werden stärker beansprucht. Abbildung 2.94 zeigt drei Schülerinnen mit unterschiedlichem Spagat: Die erste (a) wird von verspannten Hüftbeugern daran gehindert, das hintere Bein zu strecken und die Hüften zum Boden zu senken. Die zweite (b) hat die muskulären Spannungen beseitigt und eine Streckung von 30° im hinteren Hüftgelenk erreicht, was bei fast allen nahe am Maximum ist. Ihr Becken bildet einen 45°-Winkel zur Lotrechten. Um den Oberkörper ganz aufzurichten, muss sie die Wirbelsäule um weitere 45° strecken. (Achtung: Auch bei weniger beweglichen Schülern kann der Oberkörper aufrecht sein – weil sie sich aus der Wirbelsäule, nicht dem Hüftgelenk heraus intensiv strecken. Da sie das hintere Bein nicht strecken können, kippt das Becken nach vorn, was eine stärkere Streckung in der Lendenwirbelsäule nötig macht, um den Oberkörper aufzurichten.) Niemand kann das hintere Bein in einem vollen 90°-Winkel nach hinten strecken. Daher müssen wir uns entscheiden: 1. Wir richten die Hüften gerade aus und lassen zu, dass sie mehr oder weniger weit über dem Boden schweben (evtl. einen Block unter die Sitzbeinhöcker legen oder uns mit den Händen abstützen), oder: 2. Wir beugen uns zum vorderen Bein und kippen das Becken, bis die vordere Hüfte auf den Boden kommt. Die hintere Hüfte hebt sich dabei noch stärker, aber die vordere hat Bodenkontakt.

Bei dieser und anderen Hüftstreckungen gilt: Je geringer die Streckung im Hüftgelenk, desto stärker muss die Wirbelsäule gestreckt werden, um den Oberkörper aufzurichten. Es ist ein Tauschgeschäft zwischen dem Absenken der Hüften und einer stärkeren Wirbelsäulenstreckung. Schülerin (a) in Abbildung 2.94 streckt die Wirbelsäule nicht, weil sie dazu die Hände vom Boden nehmen müsste. Dies wäre möglich, wenn sie einen Block unter das Becken legt.

DAS IST WICHTIG: Es gibt gute Kompression!

Bei Begriffen wie dem femoro-azetabulären Impingement (FAI) könnte man schnell den voreiligen Schluss ziehen, dies müsse schlecht sein. Der Kontakt zwischen Knochen und Knorpeln ist an sich aber nicht ungesund. Nur die zu starke oder zu häufige Beanspruchung kann ungesund sein und Arthrose verursachen. Wenn wir aus Angst auf jede Beanspruchung verzichten, bekommen wir oft die Folgen des anderen Extrems zu spüren: Fehlende Beanspruchung führt zu Osteoporose und Kontraktur, bei der die Gelenkkapsel wie in Folie verpackt ist. Knochen und Knorpel brauchen Beanspruchung, um stark zu bleiben – genau wie die Gelenke. Das heißt: Die Knochen müssen Druck aufeinander ausüben. Ein femoro-azetabuläres Impingement, weil der Oberschenkelknochen gegen die Hüftpfanne drückt, ist nicht immer ein Problem. Nicht gut ist dagegen Überlastung. Eine gewisse Beanspruchung aber ist unverzichtbar. Die Kompression von Gewebe ist nur dann problematisch, wenn sie zu oft, mit zu viel Kraft und ohne ausreichende Erholung geschieht.

Streckung mit Abduktion und Auswärtsdrehung

Um bei Hüftstreckung die Einschränkung durch die Kapselbänder zu umgehen, haben wir den Drang, die Beine zu spreizen und auswärtszudrehen. Dies geschieht in Haltungen wie der Gestützten Schulterbrücke *(Setubandhasarvangasana)* und Rad *(Urdhvadhanurasana)*. Betrachten Sie das hintere Bein der Schülerin (c) in Abbildung 2.94. Das Becken ist gekippt, das hintere Bein auswärtsgedreht. Da ihr Bewegungsumfang nicht ausreicht, um entweder den einen oder den anderen Sitzbeinhöcker zum Boden zu bringen, stützt sie sich mit den Händen ab. Die Abduktion im Becken hilft ihr, das hintere Bein stärker zu strecken.

Der Grund, weshalb Auswärtsdrehung und Abduktion die Streckung unterstützen können, sind die Kapselbänder – aber die Sache ist kompliziert: In der »Verriegelungsstellung« sitzt der Hüftkopf fest in der Hüftpfanne. Jede weitere Streckung ist unmöglich. Die Kapselbänder sind maximal gestrafft. Bei manchen Schülern entspannt eine zusätzliche Auswärtsdrehung das Sitzbeinschenkelband *(Ligamentum ischiofemorale)* und das Darmbeinschenkelband *(Ligamentum iliofemorale)*, das stärkste dieser Bänder. Leider wird dadurch das Schambeinschenkelband *(Ligamentum pubofemorale)* stärker gestrafft, das sich bei Abduktion wiederum entspannt, genau wie das Darmbeinschenkelband. Die Kombination aus Abduktion und Auswärtsdrehung schafft mehr Platz, um das Bein zu strecken, bevor sich die Kapselbänder wieder straffen.

Viele Yogalehrer schreiben die Tendenz zur Auswärtsdrehung des gestreckten Beins dem wichtigsten Streckmuskel zu: dem großen Gesäßmuskel *(Gluteus maximus)*, der gleichzeitig auch ein starker Dreher ist. Dies ist durchaus möglich. Kommt die Kraft, um das hintere Bein oder das Becken zu strecken, in erster Linie aus dem großen Gesäßmuskel, wie das im Rad *(Urdhvadhanurasana)* oder in der Gestützten Schulterbrücke *(Setubandhasarvangasana)* der Fall ist, bedingt dies eine Auswärtsdrehung und Abduktion im Hüftgelenk. Im Spagat *(Hanumanasana)* muss der große Gesäßmuskel nicht so hart arbeiten und ist deshalb nicht für die Auswärtsdrehung verantwortlich.[110]

Einige Lehrer warnen, beim Spagat könne eine Auswärtsdrehung im Hüftgelenk die Adduktoren zu stark beanspruchen und das gleichseitige Iliosakralgelenk einer übermäßigen Drehung aussetzen. Andererseits wird im Krieger I *(Virabhadrasana I)* oft genau diese Anweisung gegeben: Das hintere Bein ist gestreckt und auswärtsgedreht. Abbildung 2.95 zeigt einen Schüler, den vorderen Oberschenkel parallel zum Boden und einer 30° Beckenstreckung im Hüftgelenk des hinteren Beins. Unklar ist, warum manche Lehrer einerseits eine Auswärtsdrehung als Unterstützung der Hüftstreckung im Spagat, Rad oder der Brücke verbieten und andererseits eine Auswärtsdrehung des hinteren Beins im Krieger I verlangen. In Wirklichkeit sieht es so aus, dass viele Schüler eine gewisse Auswärtsdrehung und Abduktion im hinteren Bein zulassen müssen, um in der Hüftstreckung den maximalen Bewegungsumfang zu erreichen.

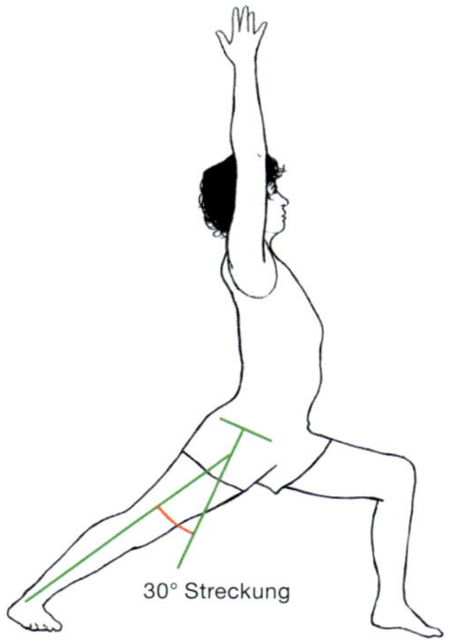

ABB. 2.95 Bei der Haltung Krieger I *(Virabhadrasana I)* wird die Streckung des hinteren Beins verlangt. Dies wird mit Auswärtsdrehung und leichter Abduktion unterrichtet. In diesem Beispiel befindet sich der vordere Oberschenkel parallel zum Boden, die hintere Hüfte ist 30° gestreckt.

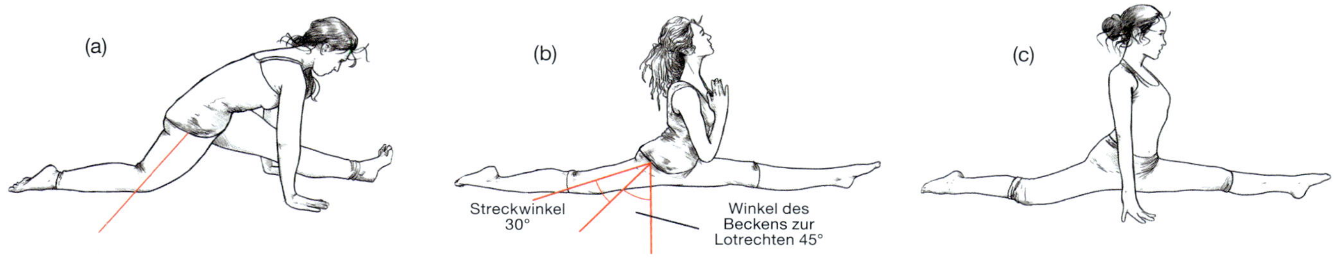

ABB. 2.94 Der Spagat *(Hanumanasana)*. Bei Anfängern (a) verhindern Spannungen in den Hüftbeugern die stärkere Streckung des hinteren Beins. Nachdem die muskulären Spannungen beseitigt sind (b), können Spannungen in den Kapselbändern weitere Fortschritte bremsen. Wenn Geübte (c) die Hüften beinahe vollständig zum Boden senken können, führen Einschränkungen bei der Streckung häufig dazu, dass das hintere Bein nach außen dreht und abduziert.

Zusammenfassung Hüftgelenk

Anhand des *WBM?*-Spektrums können wir nun zusammenfassen, was Sie möglicherweise daran hindert, den Bewegungsumfang Ihrer Hüftgelenke zu vergrößern.

Tabelle 2.7 zeigt das Spektrum für alle wichtigen Bewegungen im Hüftgelenk. Wenn wir am linken Ende dieser Skala beginnen, lassen sich verhältnismäßig leicht Fortschritte bei der Beseitigung von Spannungen erzielen. Aber je weiter wir nach rechts in Richtung Kompression kommen, desto schwieriger wird es (Bänder sind schwer zu dehnen), und am äußersten rechten Ende ist das Spiel dann beendet: Wenn Knochen auf Knochen trifft, sind in dieser Haltung und in diese Richtung keine weiteren Fortschritte möglich. Die Frage *Was bremst mich?*, hilft Ihnen herauszufinden, in welchem Bereich dieses Spektrums Sie sich befinden. So wissen Sie, ob es klug ist, noch weiter zu gehen. Weil die menschliche Vielfalt eine Tatsache ist, wird es auch Übende geben, die aufgrund der Form und der Ausrichtung ihrer Knochen rasch das rechte Ende der Skala erreichen, während andere sehr viel Spielraum haben, ehe sie ihre endgültige Grenze erreichen.

Achtung: Diese Tabelle verrät nicht, *wodurch* die Spannungen entstanden sein könnten. Wie wir aus Teil 1 wissen, gibt es abgesehen von verkürzten Muskeln viele weitere Gründe für Spannungen, wie Emotionen, Wechselwirkungen mit dem Nervensystem, die Versorgung mit Flüssigkeit oder Erkrankungen. Narbengewebe oder Entzündungsprozesse können Spannungen, eine eingerissene Faserknorpellippe Kompression verursachen. Die hier aufgeführten Einschränkungen sind lediglich Hinweise und keine Tatsachen. Die Tabelle dient eher der allgemeinen Orientierung als der konkreten Einschätzung. Die Frage: *Was bremst mich?* muss jeder für sich selbst beantworten.

TAB. 2.7 Das *WBM?-Spektrum* für das Hüftgelenk

Bewegung im Hüftgelenk	Spannung				Kompression		
	Oberflächliche Spannungen	Myofasziale Meridiane*	Muskeln & Sehnen	Bänder & Gelenkkapseln	Weich: Fleisch auf Fleisch	Mittel: Knochen auf Fleisch	Hart: Knochen auf Knochen
Beugung	Gesäß; Rücken; Rückseiten der Beine	Oberflächliche Rückenlinien (ORL)	Rückwärtige Oberschenkelmuskeln: Halbsehnenmuskel, Plattsehnenmuskel, Schenkelbeuger; großer Gesäßmuskel, schlanker Muskel	Ab 90° das Sitzbeinschenkelband; inferiore Gelenkkapsel. Ab 160° alle Kapselbänder, möglicherweise auch das Hüftkopfband	Brust trifft auf Oberschenkel	SIAS drückt in den Oberschenkel	Der superiore Pfannenrand drückt gegen den superioren anterioren Oberschenkelhals. Ab 160° drückt die superiore Hüftpfanne gegen den inferioren Oberschenkelhals
Beugung mit Einwärtsdrehung	Gesäß; Rückseiten der Beine, Außenseiten der Hüften	Oberflächliche Rückenlinien (ORL), Spirallinien (SL)	Rückwärtige Oberschenkelmuskeln: Halbsehnenmuskel, Plattsehnenmuskel, Schenkelbeuger; großer Gesäßmuskel, schlanker Muskel; einige Außenrotatoren (minimal)	Ab 160° Beugung alle Kapselbänder	Brust trifft auf Oberschenkel	SIAS drückt in den Oberschenkel	Der superiore Pfannenrand drückt gegen den superioren anterioren Oberschenkelhals

* Eine Beschreibung der myofaszialen Meridiane finden Sie in Teil 1, Anhang C auf Seite 89–92.

Bewegung im Hüftgelenk	Spannung				Kompression		
	Oberflächliche Spannungen	Myofasziale Meridiane*	Muskeln & Sehnen	Bänder & Gelenkkapseln	Weich: Fleisch auf Fleisch	Mittel: Knochen auf Fleisch	Hart: Knochen auf Knochen
Beugung mit Abduktion	Gesäß; Rücken; Rückseiten der Beine, innere Leiste	Oberflächliche Rückenlinien (ORL), Laterallinien (LL)	Ab 45° Abduktion die Adduktoren. Bei 180°-Beugung und voller Abduktion auch birnenförmiger Muskel, großer Gesäßmuskel, äußerer Hüftlochmuskel, viereckiger Schenkelmuskel, schlanker Muskel, Halbsehnenmuskel und Plattsehnenmuskel	Schambeinschenkelband		Bei 180°-Beugung drückt der große Rollhügel verschiedene Gewebe gegen das Sitzbein	Bei 90° Beugung drückt die posteriore Hüftpfanne gegen den superioren Oberschenkelhals. Ab 90° Beugung drückt der inferiore Hüftpfannenrand gegen den superioren Oberschenkelhals.
Streckung	Unterbauch, Vorderseite von Becken und Oberschenkel	Oberflächliche Frontallinie (OFL), Ipsilaterale Funktionelle Linie (IFL)	Hüftbeuger: gerader Oberschenkelmuskel, großer und kleiner Lendenmuskel, Darmbeinmuskel, Schenkelbindenspanner und Schneidermuskel	Ab 20°–30° Streckung straffen sich Darmbein-, Schambein- und Sitzbeinschenkelband	Minimale Kompression von Pobacken und Oberschenkelrückseite		Der superiore posteriore Oberschenkelhals kann gegen die superiore posteriore Hüftpfanne drücken. Dies dürfte nur bei einem großen sagittalen und einem kleinen transversalen Winkel der Pfanneneingangsebene sowie einem großen Schenkelhalswinkel und geringer femoraler Antetorsion passieren.
Auswärtsdrehung	Minimal. Wenn überhaupt im Bereich der inneren Leiste	Minimal. Wenn überhaupt von den Spirallinien (SL)	Schenkelbindenspanner (minimal)	Schambeinschenkelband, anteriores Darmbeinschenkelband, Iliotibialband, möglicherweise Hüftkopfband			Die posteriore inferiore Hüftpfanne drückt gegen den posterioren Oberschenkelhals

* Eine Beschreibung der myofaszialen Meridiane finden Sie in Teil 1, Anhang C auf Seite 89–92.

Bewegung im Hüftgelenk	Spannung				Kompression		
	Oberflächliche Spannungen	Myofasziale Meridiane*	Muskeln & Sehnen	Bänder & Gelenkkapseln	Weich: Fleisch auf Fleisch	Mittel: Knochen auf Fleisch	Hart: Knochen auf Knochen
Auswärtsdrehung mit Beugung	Minimal; wenn überhaupt im Bereich der inneren Leiste	Minimal; wenn überhaupt von den Oberflächlichen Rückenlinien (OFL)	Bei 90° Beugung mittlerer und kleiner Gesäßmuskel und die anterioren Fasern des großen Gesäßmuskels	Bei 90° Beugung straffen sich Schambein- und Darmbeinschenkelband; ab 90° erschlaffen das anteriore Darmbeinschenkelband und das Schambeinschenkelband; das superiore Darmbeinschenkelband wird länger.		Bei 90° Beugung kann der kleine Rollhügel die Adduktoren gegen das Becken drücken. Bei 180° Beugung drückt der große Rollhügel Gewebe gegen das Schambein.	Bei 90° Beugung drückt der anteriore inferiore Pfannenrand gegen den posterioren Oberschenkelhals. Bei 180° Beugung drückt der anteriore superiore Pfannenrand gegen den posterioren Oberschenkelhals.
Einwärtsdrehung	Minimal; wenn überhaupt an der Außenseite der Beine/Hüften	Minimal; wenn überhaupt von den Spirallinien (SL)	Innerer und äußerer Hüftlochmuskel, oberer und unterer Zwillingsmuskel, viereckiger Schenkelmuskel, birnenförmiger Muskel, großer Gesäßmuskel mit etwas Unterstützung vom mittleren und kleinen Gesäßmuskel, Schneidermuskel, Schenkelbeuger	Sitzbeinschenkelband, superiores Darmbeinschenkelband, posteriore Gelenkkapsel		Gewebe zwischen großem Rollhügel und Schambein oder Sitzbein	Die anteriore inferiore Hüftpfanne drückt gegen den anterioren Oberschenkelhals.
Einwärtsdrehung mit Beugung	Minimal; wenn überhaupt an den Außenseiten von Hüften und Gesäß	Minimal. Wenn überhaupt von Spirallinien (SL) und Oberflächlichen Rückenlinien (OFL)	Äußerer Hüftlochmuskel, quadratischer Schenkelmuskel, posteriore Fasern des großen Gesäßmuskels, oberer und unterer Zwillingsmuskel	Bei 90° Beugung strafft sich das Sitzbeinschenkelband.			Bei 90° Beugung drückt der anteriore superiore Pfannenrand gegen den anterioren Oberschenkelhals.
Einwärtsdrehung mit Adduktion	Minimal; wenn überhaupt an den Außenseiten der Beine/Hüften	Minimal; wenn überhaupt von Spirallinien (SL) und Laterallinien (LL)	Posteriore Fasern der großen, mittleren und kleinen Gesäßmuskeln	Darmbein- und Sitzbeinschenkelband sind gestrafft.		Gewebe zwischen großem Rollhügel und Schambein oder Sitzbein	Der anteriore Oberschenkelhals drückt gegen das quere Pfannenband.

* Eine Beschreibung der myofaszialen Meridiane finden Sie in Teil 1, Anhang C auf Seite 89–92.

Bewegung im Hüftgelenk	Spannung				Kompression		
	Oberflächliche Spannungen	**Myofasziale Meridiane***	**Muskeln & Sehnen**	**Bänder & Gelenkkapseln**	**Weich: Fleisch auf Fleisch**	**Mittel: Knochen auf Fleisch**	**Hart: Knochen auf Knochen**
Abduktion	innere Leiste	Funktionelle Frontallinien (FFL), Contra-Ipsilaterale Funktionelle Linie (IFL), Tiefe Frontallinie (TFL), Contra-Laterallinie (LL)	Adduktoren: großer, langer und kurzer Schenkelanzieher; schlanker Muskel; Kammmuskel	Schambeinschenkelband, Sitzbeinschenkelband, inferiore Gelenkkapsel		Der große Rollhügel drückt den mittleren und kleinen Gesäßmuskel gegen das Darmbein.	Die superiore Hüftpfanne drückt gegen den superioren Oberschenkelhals.
Horziontale Abduktion	innere Leiste	Funktionelle Frontallinien (FFL), Tiefe Frontallinien (TFL), Oberflächliche Rückenlinien (OFL)	Viereckiger Schenkelmuskel; Zwillingsmuskeln; äußerer Hüftlochmuskel; großer, kleiner, langer und kurzer Schenkelanzieher; schlanker Muskel; Kammmuskel. Rückwärtige Oberschenkelmuskeln: Halbsehnenmuskel, Plattsehnenmuskel, Schenkelbeuger	Das Schambeinschenkelband strafft sich stark.		Der große Rollhügel drückt die Gesäßmuskeln gegen die Rückseite des Beckens.	Der superiore Oberschenkelhals drückt gegen den posterioren Pfannenrand.
Adduktion	Außenseiten der Hüften	Spirallinien (SL), Laterallinien (LL)	Posteriore Fasern der mittleren und kleinen Gesäßmuskeln und Schenkelbindenspanner	Darmbeinschenkelband; evtl. Hüftkopfband; Iliotibialband und Hüftkopfband	Die Innenseiten der Oberschenkel treffen aufeinander.	Der mediale Oberschenkelschaft und -hals drücken gegen die Sitzbeinhöcker.	
Adduktion mit Beugung	Außenseiten der Hüften und Pobacken	Spirallinien (SL), Laterallinien (LL), Oberflächliche Rückenlinien (ORL)	Großer Gesäßmuskel, posteriore Fasern des mittleren und kleinen Gesäßmuskels, birnenförmiger Muskel, viereckiger Schenkelmuskel, innerer Hüftlochmuskel, Schenkelbindenspanner	Sitzbeinschenkelband	Die Innenseiten der Oberschenkel treffen aufeinander.	Der mediale Oberschenkelschaft und der kleine Rollhügel drücken Gewebe gegen das Schambein.	Der inferiore Oberschenkelhals kann gegen die anteriore Hüftpfanne drücken.

* Eine Beschreibung der myofaszialen Meridiane finden Sie in Teil 1, Anhang C auf Seite 89–92.

Tabelle 2.8 zeigt die Parameter bezüglich Form, Größe und Ausrichtung von Becken und Oberschenkelknochen, die bei der Ermittlung des verfügbaren Bewegungsumfangs eine wichtige Rolle spielen. Es handelt sich dabei durchweg um morphologische Variationen der Knochen. Wir zeigen, wie häufig sie im Durchschnitt auftreten, und geben die gesamten, in den bereits zitierten Studien genannten Variationsbreiten an.

Darüber hinaus nennen wir hier die in den Studien festgestellten Standardabweichungen sowie die Variationsbreite (von zwei Standardabweichungen), die 95 Prozent der Menschen einschließt. Letztere zeigt, dass uns diese Variationen in einer Gruppe von 20 Yogaschülern sehr wahrscheinlich begegnen werden. Es bedeutet weiter, dass einer von 20 Schülern außerhalb des Bereichs von zwei Standardabweichungen liegen wird.

TAB. 2.8 Variationen bei Becken und Oberschenkelknochen (negative Werte in Klammern)

Knochen	Art der Variation	Mittelwert	1 Standardabweichung (67 % der Menschen)	Bereich von 2 Standardabweichungen (95 % der Menschen)	Gesamte beobachtete Variationsbreite
Becken	transversaler Winkel der Pfanneneingangsebene	39,7°	4,3°	31,1°–48,3°	29,4°–57°
Becken	sagittaler Winkel der Pfanneneingangsebene (Hüftpfannenanteversion)	21,3°	5,8°	9,7°–32,9°	(12,9°)–40,5°
Becken	Hüftpfannentiefe	34,2 %	3,5 %	27,2 %–41,2 %	27 %–43 %
Becken	Neigung der vorderen Beckenebene	6,9°	9,2°	25,3°–(11,5°)	31,4°–(17,6°)
Becken	SIAS/SIPS-Winkel	13°	5°	3°–23°	0°–23°
Oberschenkelknochen	femorale Antetorsionswinkel	15°	6°	3°–27°	(15)°–33°
Oberschenkelknochen	Schenkelhalswinkel	132°	6,1°	120°–144°	110°–150°
Oberschenkelknochen	Schenkelhalslänge	3,41 cm	0,43 cm	2,55 cm–4,27 cm	1,84 cm–4,16 cm
Oberschenkelknochen	Höhe des großen Rollhügels	8 mm	4,7 mm	0 mm–16,7 mm	keine Angabe
Schienbein	Tibiatorsion	29,6°	7,7°	14,2°–45°	2°–82°

KAPITEL 3
Die Gelenke der unteren Körperhälfte: das Kniegelenk

Wenn wir uns von der Körpermitte aus Richtung Boden bewegen, gelangen wir zum größten echten Gelenk des Körpers: dem Knie. Wir haben noch längst nicht alle Auswirkungen untersucht, welche die Variationen von Becken und Oberschenkelknochen auf unseren Bewegungsumfang haben. Um diese Zusammenhänge zu verstehen, müssen wir die betreffenden Abschnitte in der unteren Körperhälfte betrachten, wie sie von unseren individuellen körperlichen Besonderheiten beeinflusst werden. Wir werden nun mit dem distalen Oberschenkelknochen, dem proximalen Schienbein und dem Kniegelenk beginnen.

Bei den meisten Gelenken der unteren Körperhälfte ist Stabilität wichtiger als Mobilität,[111] und das Knie ist dafür ein gutes Beispiel. Einerseits ist es ein Mechanismus, der Bewegung verhindert und Lasten von oben nach unten verteilt. Andererseits bewegt sich das Knie natürlich sehr wohl. In der Yogapraxis bilden vier Fragen die Grundlage für eine Vielzahl von Ausrichtungsanweisungen:

- Wann sollte ein Knie vollständig gestreckt sein (und müssen wir es minimal beugen, um es nicht zu überstrecken)?
- Wie sollte das Knie im Verhältnis zum Becken ausgerichtet sein, wenn es wie in Standhaltungen wie dem Krieger II *(Virabhadrasana II)* gebeugt ist?
- Wie sollte der Fuß/das Sprunggelenk im Verhältnis zum Knie ausgerichtet sein, wenn das Knie gebeugt ist – auch dies gilt wieder für Standhaltungen wie Krieger *(Virabhadrasana)* oder Dreieck *(Trikonasana)*?
- Sollten wir uns an Haltungen einnehmen, die den Knien gefährlich werden könnten, wie Lotossitz *(Padmasana)*, Taube *(Kapotasana)* und Liegender Held *(Suptavirasana)*?

Um erkennen zu können, wann diese Fragen von Belang sind, müssen wir zunächst den Bau und die Mechanik des Knies, seinen Bewegungsumfang, die Variationsbreiten in diesem Bereich des Körpers sowie mögliche typische Erkrankungen verstehen.

Form

Das Knie ist das größte Gelenk im Körper. Anders als bei anderen Gelenken wird die Bewegung nicht von Knochen gebremst: Bänder, Sehnen, Muskeln und Faszien verhindern die Hypermobilität. Es wird auch als *Scharniergelenk* bezeichnet, weil wir es vor allem beugen und strecken können – wie eine schwingende Tür.[112] Es wird auch als *Kondylengelenk* bezeichnet – nach den Gelenkknorren am distalen Ende des Oberschenkelknochens. Die Bezeichnung *Ei-* oder *Ellipsoidgelenk* bezieht sich auf die Form dieser Knorren.

Der Bau des Kniegelenks

Abbildung 2.100 zeigt, dass im Bereich des Kniegelenks vier Knochen aufeinandertreffen: Oberschenkelknochen, Kniescheibe *(Patella)*, Schienbein *(Tibia)* und Wadenbein *(Fibula)*. Sie bilden vier Gelenke, die wir dann schlicht »Knie« nennen:

- das Kniescheibengelenk *(Articulatio femoropatellaris)*
- das Schienbein-Wadenbein-Gelenk *(Articulatio tibiofibularis)*
- die Verbindung zwischen innerem Oberschenkelknorren *(Condylus medialis femoris)* und Schienbein
- die Verbindung zwischen äußerem Oberschenkelknorren *(Condylus lateralis femoris)* und Schienbein

Die Kniescheibe hat nur mit dem Oberschenkelknochen Kontakt und berührt das Schienbein nicht. Eine Bewegung zwischen Schien- und Wadenbein ist meist nicht möglich. Das Wadenbein dient dem Schienbein als Stützstrebe, dem Schenkelbeuger *(Biceps femoris)* und dem Außenband als Befestigung. Die minimale Bewegung in diesem Bereich ist für die Beweglichkeit des Sprunggelenks wichtig.

Oberschenkelknochen und Schienbein passen nicht genau aufeinander. Deshalb sorgen zwei C-förmige Faserknorpelscheiben für besseren Kontakt – die sogenannten Menisken (die Einzahl ist Meniskus, nach dem griechischen Wort

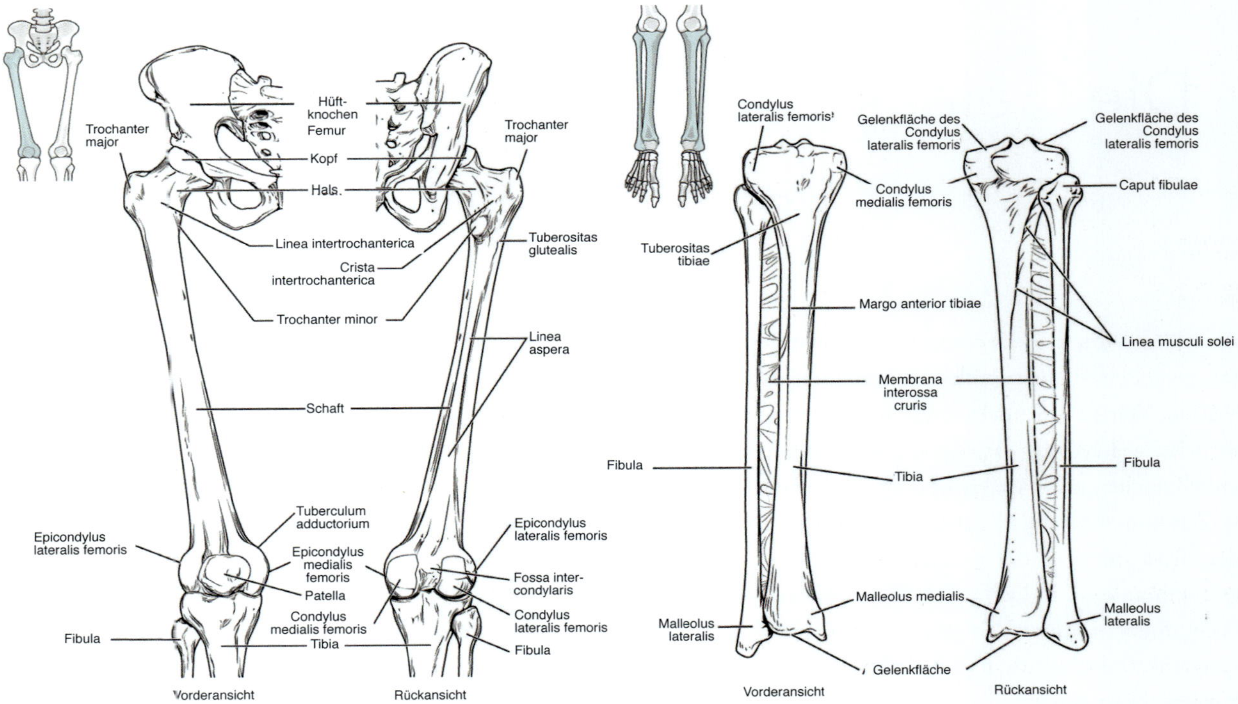

ABB. 2.100 Die vier Knochen des Kniegelenks: Oberschenkelknochen *(Femur)*, Kniescheibe *(Patella)*, Schienbein *(Tibia)* und Wadenbein *(Fibula)*

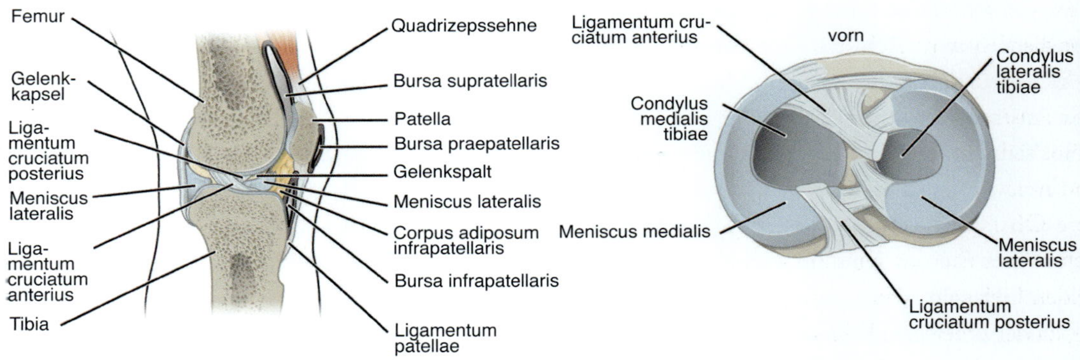

ABB. 2.101 Gelenkkapsel und Bänder des Kniegelenks

für »kleiner Mond«, also Halbmond). Wie bereits erwähnt, ist das Knie an sich instabil. Für Stabilität sorgen die Weichgewebe der Gelenkkapsel, Bänder, Sehnen, Muskeln und oberflächlichen Faszien (Abb. 2.101). Abbildung 2.102 zeigt die Muskeln, die das Gelenk überspannen und mithelfen, Bewegung zu erzeugen oder zu verhindern. Nicht abgebildet sind die 14 Schleimbeutel,[113] die im Gelenkbereich verteilt sind und die Reibung von Sehnen und Bändern reduzieren.

Das Becken ist eine Oberschenkellänge vom Knie entfernt. Trotzdem kann seine Bewegung den Bewegungsumfang des Kniegelenks beeinflussen, da einige Muskeln beide Gelenke überspannen. Der gerade Oberschenkelmuskel *(Rectus femoris)* beugt die Hüfte und streckt das Knie; die rückwärtigen Oberschenkelmuskeln strecken die Hüfte und beugen das Knie. Spannungen, die aufgrund von Hüftbewegungen in diesen Muskeln entstehen, können den Bewegungsumfang der Kniegelenke einschränken und umgekehrt. So lassen sich die Hüften bei gestreckten Knien zum Beispiel schlechter beugen. Wegen des myofaszialen Kontinuums im Körper können sich auch Muskeln auf das Knie auswirken, die normalerweise nichts damit zu tun haben und in erster Linie die Hüfte bewegen. Der große Gesäßmuskel *(Gluteus maximus)* kann beispielsweise durch Zug aufs Iliotibialband *(Tractus iliotibialis)* die Kniestreckung unterstützen.

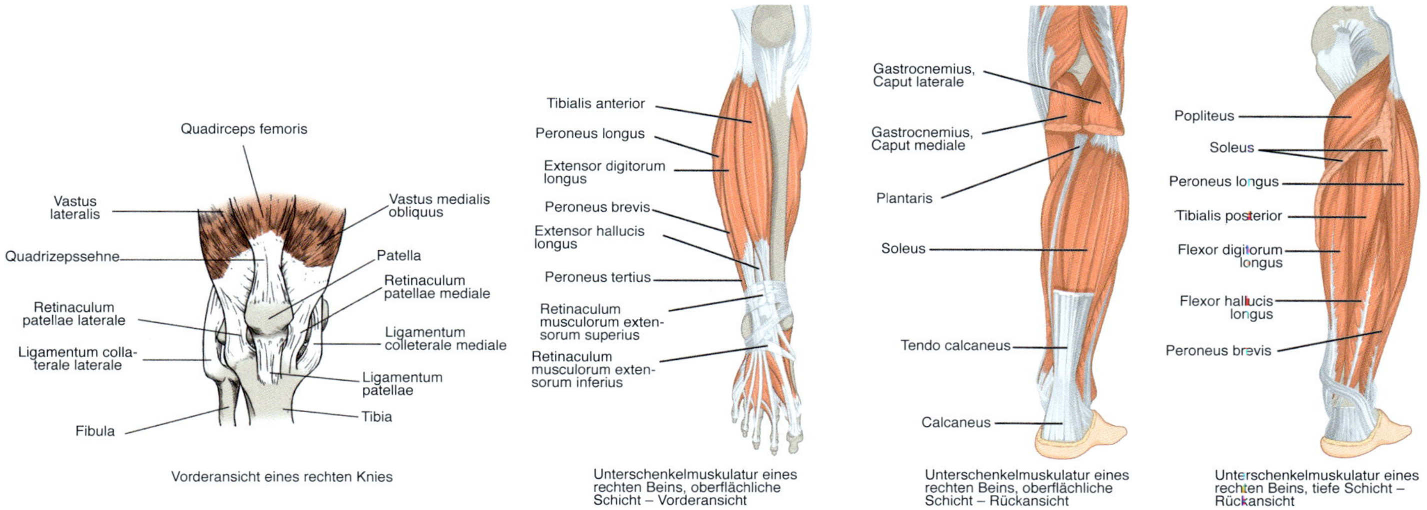

ABB. 2.102 Die Oberschenkelmuskeln, die das Kniegelenk überspannen, und die Muskeln des Unterschenkels

Die Knochen des Kniegelenks

Um etwas über Form und Funktion des Kniegelenks in Erfahrung zu bringen, schauen wir uns Oberschenkelknochen, Schienbein und Kniescheibe an. Das Wadenbein kann warten, bis wir zum Sprunggelenk kommen.

Der Oberschenkelknochen

Das distale (untere) Ende des Oberschenkelknochens (*Femur*, siehe Abb. 2.103) verbreitert sich zu Gelenkknorren *(Condyli)*. Der äußere Oberschenkelknorren *(Condylus lateralis femoris)* wölbt sich eher nach vorn, bietet der Kniescheibe mehr Halt und hindert sie daran, bei Bewegung zu verrutschen. Der innere Oberschenkelknorren *(Condylus medialis femoris)* wölbt sich stärker nach unten und trägt dazu bei, die Unterseite der beiden Gelenkknorren waagerechter zu machen. Dies ist nötig, da der Oberschenkelknochen – anders als das Schienbein – in einem leichten Winkel zur Lotrechten steht (siehe Ausführungen zum Q-Winkel, S. 187f.). Zwischen den Gelenkknorren liegen zwei Vertiefungen, die Zwischenknorrengrube *(Fossa intercondylaris)* und die Gleitrinne der Kniescheibe *(Trochlea)*. Die Kniescheibe bildet eine gelenkige Verbindung mit dem Oberschenkelknochen und gleitet in der Gleitrinne auf und ab. Die Zwischenknorrengrube beherbergt die Kreuzbänder. Die distalen Enden des Oberschenkelknochens sind relativ flach und bilden eine breite Basis, um im Stehen das Gewicht des Oberkörpers auf dem Schienbeinplateau zu verteilen. Die anterioren und posterioren Gelenkknorren sind geschwungen, um das Beugen und Strecken des Knies zu erleichtern.

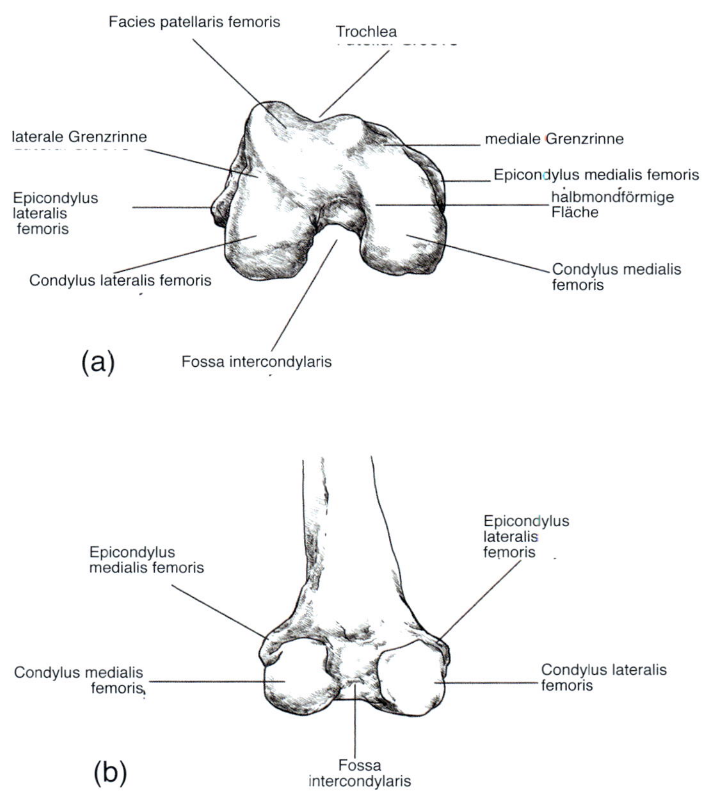

ABB. 2.103 Das distale Ende eines rechten Oberschenkelknochens: (a) distale Ansicht, (b) Rückansicht

Das Schienbein

Das Schienbein *(Tibia)* ist nach dem Oberschenkel der längste Knochen im Körper. Am oberen (proximalen) Ende verbreitert sich der schmale dreieckige Schaft zu einem weiten Plateau, das dem Oberschenkelknochen als breite, stützende Basis dient. Die beiden Oberschenkelknorren sind konvex. Das Schienbeinplateau besteht aus einer leicht konkaven medialen Fläche für den inneren Oberschenkelknorren, die laterale Fläche dagegen ist flach oder leicht konvex.[114] Oberschenkel- und Schienbeinknorren passen also nicht genau aufeinander. Zum Glück sorgen die Menisken zwischen den beiden Knochen für bessere Kongruenz zwischen Oberschenkelknochen und Schienbein. Der innere Schienbeinknorren *(Condylus medialis tibiae)* ist größer als der äußere Schienbeinknorren *(Condylus lateralis tibiae)*, weil er den größeren inneren Oberschenkelknorren *(Condylus medialis femoris)* tragen muss. Dies bedeutet aber auch, dass diese Seite des Schienbeins häufiger von Arthrose betroffen ist. Während zwischen den Oberschenkelknorren eine Einkerbung liegt, befindet sich zwischen den Schienbeinknorren die sogenannte Zwischenknorrenerhebung *(Eminentia intercondylaris)*, siehe Abbildung 2.104. Der Schienbeinhöcker *(Tuberositas tibiae)* an der Vorderseite des proximalen Schienbeins bietet eine große Befestigungsfläche für das Kniescheibenband (ugs. »Patellasehne«), bei dem es sich um den distalen Anteil der Quadrizepssehne handelt.

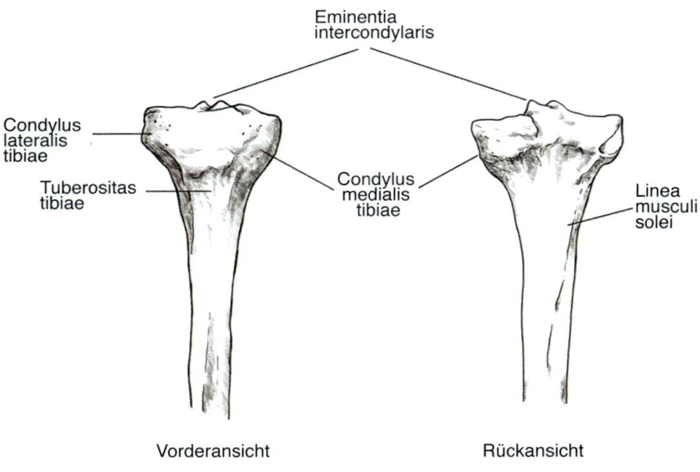

ABB. 2.104 Vorder- und Rückansicht des Schienbeins

Die Kniescheibe

Ist eine Sehne häufiger Reibung ausgesetzt, kann sich Kalzium einlagern, um sie zu versteifen. So entsteht unter Umständen ein Sesambein.[115] Dieses kann helfen, den Hebel des Muskels zu verbessern, und/oder – wie im Fall der Kniescheibe – wie eine Umlenkrolle die Kraftrichtung ändern. Die *Patella* (lat. für »kleiner Teller«) ist das größte Sesambein im Körper. Sie ist in die Quadrizepssehne eingebettet und gleitet am distalen Oberschenkelknochen auf und ab (siehe Abb. 2.105). Ihre Rückseite ist mit einer dicken Schicht Gelenkknorpel überzogen, um die Druckverteilung zu verbessern, wenn die Kniescheibe gegen den Oberschenkelknochen gepresst wird.

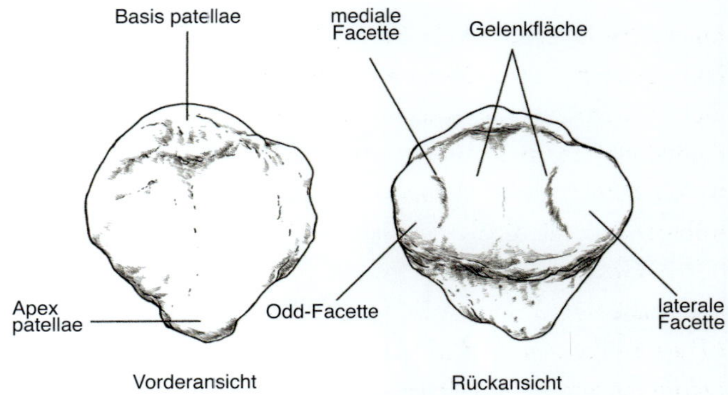

ABB. 2.105 Vorder- und Rückansicht der Kniescheibe

Kapsel und Bänder des Kniegelenks

Bewegungen im Kniegelenk werden nicht von Knochen, sondern letztlich vom umgebenden Weichgewebe gebremst. Bänder und Gelenkkapsel leisten den größten, aber keineswegs einzigen Beitrag zur Kniestabilität. Die Aufgaben der verschiedenen Bänder lassen sich zwar vereinfacht darstellen, aber die Wirklichkeit ist komplexer als eine einfache Aufzählung, welches Band in welcher Richtung für Stabilität sorgt. Der Körper bewegt sich selten in nur einer der drei möglichen Bewegungsebenen. Damit Stabilität und Kontrolle gewahrt bleiben, müssen im Kniegelenk zahlreiche Bänder und andere Weichgewebe sowie die Kokontraktion der Muskeln und ihrer Gegenspieler zusammenwirken. Die in diesem Abschnitt dargestellten Aufgaben der Bänder dürfen nicht isoliert betrachtet werden: Viele Gewebe wirken zusammen, um Mobilität oder Stabilität zu erzeugen.

Die Oberschenkelfaszie

In der Anatomie werden Gewebe in Schichten und Strukturen eingeteilt. Doch sieht es in Wirklichkeit im Körper ganz anders aus. Schichten sind miteinander verbunden, Strukturen gehen ineinander über. Das ist im Bereich des Knies sehr schön zu sehen. Ein Ganzkörperanzug aus Fasziengewebe umhüllt die untere Körperhälfte wie eine Hose. Er ist dreidimensional und reicht von der Oberfläche bis tief ins Bein hinein. Im Oberschenkel wird er Oberschenkelfaszie *(Fascia lata)* genannt. Die Oberschenkelfaszie ist unterschiedlich dick: An Innen- und Rückseite ist sie eher dünn, aber zur Außenseite des Beins wird sie erheblich dicker – etwa dort, wo die Seitennaht der Jeans säße. Diese Verdickung entsteht infolge der ständigen Belastung dieses Faszienabschnitts durch Gesäßmuskeln und Schenkelbindenspanner *(Tensor fasciae latae)* und ist das berüchtigte Iliotibial- oder IT-Band *(Tractus iliotibialis)*. Auf Abbildungen zieht es oft vom Darmbeinkamm *(Crista iliaca)* zum äußeren Schienbeinknorren *(Condylus lateralis tibiae)*, aber eigentlich existiert es nicht als separate Struktur. Um diesen festen, bandartigen Gewebeabschnitt darzustellen, formen Anatomen ein IT-Band aus der Oberschenkelfaszie. In Wirklichkeit geht es in die Oberschenkelfaszie und diese wiederum in Quadrizepssehne und Halteband *(Retinaculum)* über, das wiederum in die Patellasehne weiterführt. Über ein Septum, das den Quadrizeps von den rückwärtigen Oberschenkelmuskeln trennt, taucht die Oberschenkelfaszie tief ins Innere, um mit dem Oberschenkelknochen zu verschmelzen. Weiter unten wird der Ganzkörperanzug als Unterschenkelfaszie *(Fascia cruris)* bezeichnet. Sie bildet eine durchgehende Einheit mit der Kniescheibe und den Sehnen der rückwärtigen Oberschenkelmuskeln, des Schneidermuskels *(Sartorius)*, des schlanken Muskels *(Gracilis)* und des Kniekehlenmuskels *(Popliteus)* und umschließt die Wadenmuskeln. Über Septen verschmilzt sie auch mit Schien- und Wadenbein.

Die das Bein umhüllende Oberschenkelfaszie ist mit den Sehnen der Quadrizepsmuskeln verbunden, die wiederum ins Halteband des Knies übergehen (siehe Abb. 2.106). Ein *Retinaculum* oder Halteband (lat. für ein Band oder Seil, das »zurückhält«) existiert ebenso wenig wie das IT-Band als eigenständige Struktur. Es ist eine Verdickung der Faszienhülle, unter der die Sehnen mehrerer Muskeln mit minimalem Widerstand hindurchgleiten können.[116] Wir haben Haltebänder an Hand-, Fuß- und Kniegelenken. Die Sehnen der großen Oberschenkelmuskeln, des äußeren breiten Muskels *(Vastus lateralis)* und des zur Mitte gelegenen breiten Muskels *(Vastus medialis)* entsenden Fasern, die ins seitliche und innere Kniescheibenhalteband übergehen, die dann ihrerseits zum Kniescheibenband *(Ligamentum patellae)* werden. Auf vielen Zeichnungen ist die Kniescheibe in die Quadrizepssehne eingebettet. Aber nicht immer sind auch die lateralen und medialen Verbindungen über die Haltebänder zur Faszienhülle des Beins und zu den breiten Muskeln zu sehen, die allesamt dazu beitragen, die Kniescheibe zu halten und zu stabilisieren.

Diese oberflächliche Faszienschicht ist die erste von drei begrifflich festgehaltenen Schichten, die das Kniegelenk umhüllen. Die nächste Ebene besteht aus Bändern und Sehnen, die tiefste aus der Gelenkkapsel. Das Knie ist so konstruiert, dass es einiges an Beugung und Streckung zulässt. Seitwärtsbewegungen (Valgus- und Varusbewegungen) werden (außer bei gebeugtem Knie) hauptsächlich von den Innen- und Außenbändern sowie den Kreuzbändern gebremst. Sie unterbinden auch das Verdrehen des Knies bei gestrecktem Bein. Vorderes und hinteres Kreuzband (*Ligamentum cruciatum anterius* und *posterius*) verhindern, dass sich das Schienbein im Verhältnis zum Oberschenkelknochen nach anterior oder posterior verschiebt. Sie werden dabei aber auch von Außen- und Innenband (*Ligamentum collaterale laterale* und *mediale)* unterstützt.

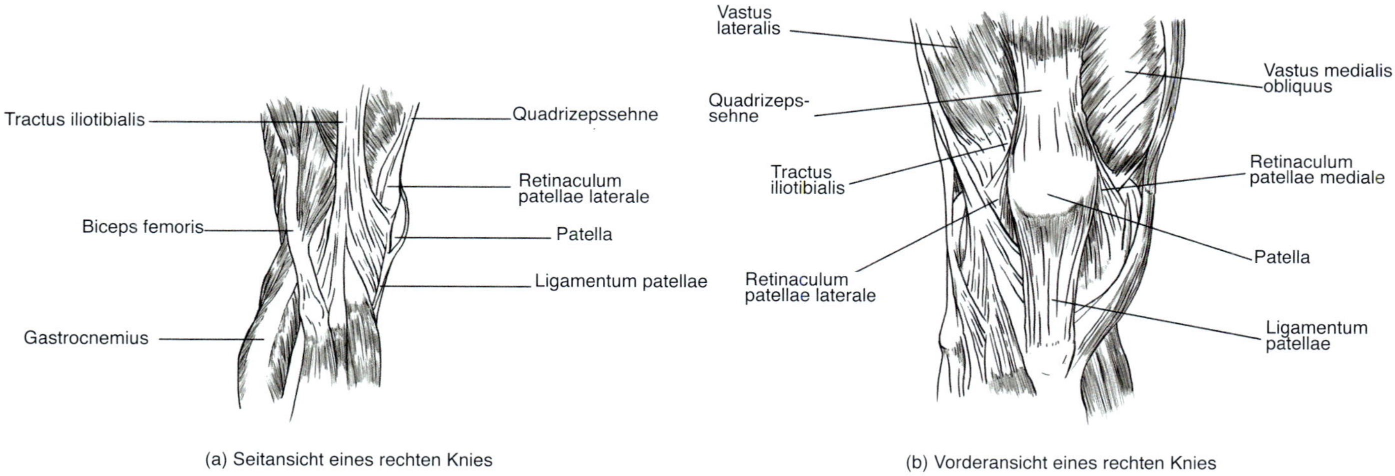

(a) Seitansicht eines rechten Knies

(b) Vorderansicht eines rechten Knies

ABB. 2.106 Die Faszie des Knies bildet eine fortlaufende Einheit mit Bändern und Sehnen.

Die Kreuzbänder

Die beiden Kreuzbänder *(Ligamenta cruciata)* sind in der Zwischenknorrengrube *(Fossa intercondylaris)* verborgen und ziehen vom Schienbeinplateau zur inneren Zwischenknorrengrube. (*Cruciatum* kommt vom lateinischen Wort für »kreuzförmig«.) Ihre Bezeichnungen verraten ihre Lage auf dem Schienbeinplateau: Das vordere Kreuzband (*Ligamentum cruciatum anterius*/LCA) verläuft vom anterioren Schienbein unmittelbar lateral des medialen Meniskus zur medialen Seite der lateralen Zwischenknorrengrube (siehe Abb. 2.101 und 2.107). Das hintere Kreuzband (*Ligamentum cruciatum posterius*/LCP) ist das kräftigere von beiden[117] und läuft vom posterioren Schienbein zur lateralen Seite der medialen Zwischenknorrengrube.

Das vordere Kreuzband gehört zu den Bändern, die am häufigsten Schaden nehmen. Die meisten Verletzungen entstehen durch blitzschnelle Beanspruchungen des Knies bei fixiertem Fuß. Durch extremen Druck nach innen (Valgusstress) oder Überstrecken des Knies, verbunden mit dem Versuch des Oberschenkelknochens, über dem Schienbein auswärtszudrehen, entsteht eine starke Zugbeanspruchung des vorderen Kreuzbands, das dann reißen kann. Auch das Springen und Landen mit gebeugten und leicht einwärtsgedrehten Knien kann vor allem bei Frauen mit übergroßem Valguswinkel LCA-Probleme verursachen.[118] Frauen haben ein zwei- bis achtmal höheres Risiko für LCA-Verletzungen als Männer.[119] Hinsichtlich der genauen Ursachen dieser Verletzungsanfälligkeit herrscht Uneinigkeit. Anatomische, hormonelle und neuromuskuläre Variablen spielen eine Rolle.[120] Ferner besteht ein Zusammenhang zwischen einer eher kleinen Zwischenknorrengrube und einem schwächeren vorderen Kreuzband. Frauen haben im Durchschnitt kleinere Zwischenknorrengruben als Männer.[121] Man vermutet auch, dass zu viel Östrogen das vordere Kreuzband schwächt und die Verletzungswahrscheinlichkeit erhöht.[122] Landet man nach einem Sprung nicht mit plantarflektierten Füßen (sondern auf den Fersen oder mit flacher Sohle) oder mit zu stark gebeugter Hüfte, kann dies die Beanspruchung erhöhen und zu den LCA-Problemen einiger Sportler beitragen.[123] Ein Riss des vorderen Kreuzbands geht häufig mit Rissen des Innenmeniskus und des Innenbands einher – die »unglückliche Triade«.

Beim hinteren Kreuzband ist die Variationsbreite groß.[124] Bei 69 Prozent der Menschen ist es über ein separates Band mit den Menisken verbunden, was dem Knie etwas mehr Stabilität verleiht.[125] Verletzungen des hinteren Kreuzbands gehen oft mit Verletzungen des vorderen Kreuzbands einher. Meist werden sie durch plötzliches extremes Überstrecken (etwa weil man über ein bereits überstrecktes Knie stürzt) oder Überbeugen des Knies oder einen Schlag aufs vordere Schienbein herbeigeführt (etwa wenn bei einem Autounfall das Armaturenbrett des Wagens das Schienbein unter dem Oberschenkelknochen gewaltsam nach hinten schiebt).[126]

Die Seitenbänder

Zu beiden Seiten der Gelenkkapsel verlaufen lange Bänder, die sie stützen und die Außen- und Innenseiten des Knies stabilisieren. Wie die Abbildungen 2.101 und 2.107 zeigen, verläuft das Innenband *(Ligamentum collaterale mediale)* flach vom Aufsatz des inneren Oberschenkelknorrens *(Epicondylus medialis femoris)* nach unten und leicht nach vorn zum posterioren medialen Schienbein. Es wird oft als separate Struktur dargestellt. In Wirklichkeit ist es mit dem inneren Knie-

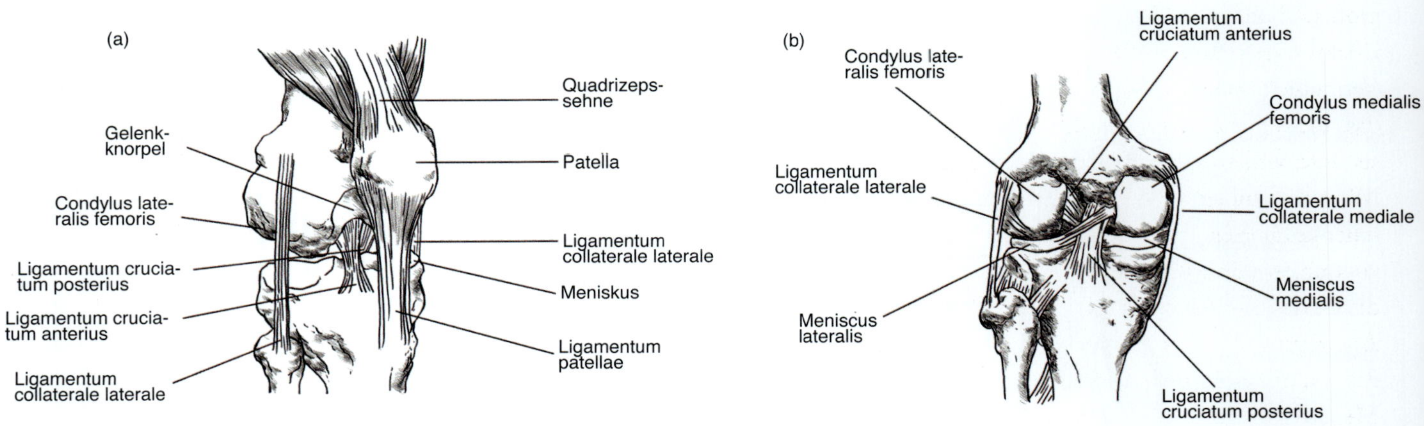

ABB. 2.107 Die Bänder des Kniegelenks: (a) Vorderansicht/schräge Seitenansicht eines rechten Knies; (b) Rückansicht eines linken Knies

scheibenhalteband *(Retinaculum patellae mediale)* verbunden. Seine posterioren distalen Fasern sind auch eine Fortsetzung der posterioren medialen Gelenkkapsel, des Innenmeniskus und der Sehne des Plattsehnenmuskels *(Semimembranosus)*. Das starke Außenband *(Ligamentum collaterale laterale)* zieht vom Aufsatz des äußeren Oberschenkelknorrens *(Epicondylus lateralis femoris)* beinahe senkrecht nach unten zum proximalen Wadenbeinkopf, wo es in die Sehne des Schenkelbeugers *(Biceps femoris)* übergeht. Es ist nicht mit einem Meniskus verbunden.

Die Gelenkkapsel

Die Kniegelenkkapsel ist die größte und komplizierteste Gelenkkapsel im menschlichen Körper.[127] Sie umgibt das untere Ende des Oberschenkelknochens und das obere Ende des Schienbeinknochens, legt sich um Kreuzbänder und Menisken (die aber außerhalb davon bleiben)[128], läuft superior am vorderen Oberschenkelknochen entlang und bildet eine Art Beutel unterhalb von Kniescheibe und Quadrizeps *(Quadriceps femoris)*. Wenn sich das Knie beugt und streckt, verändert dieser Schleimbeutel *(Bursa suprapatellaris)* Form und Größe. Er polstert die Kniescheibe und sorgt dafür, dass sie sich geschmeidig in der Gleitrinne bewegt. Zu starker Druck oder Reizungen der Schleimbeutel können Entzündungen und Schwellungen unter der Kniescheibe verursachen. Diese Beschwerden werden auch »Nonnenknie« genannt, weil sie oft bei Menschen auftreten, die viel knien.[129]

Die Menisken

Der Oberschenkelknochen weist distal zwei stark gerundete Gelenkknorren auf, aber das proximale Schienbein ist relativ flach. Die Kongruenz zwischen diesen Flächen ist nicht sehr groß, und ohne die Menisken wäre die gelenkige Verbindung riskant (siehe Abb. 2.101). Ihre genaue Funktion ist unklar. Vermutlich dienen sie als Stoßdämpfer und tragen dazu bei, dass die wenig kongruenten Enden der beiden Knochen besser aufeinanderpassen.[130] Sie sind am Rand dicker als in der Mitte und bilden eine Art Schale für die gewölbten Oberschenkelknorren. Wie Stoßdämpfer werden die Menisken zusammengedrückt, wenn von oben eine Last darauf wirkt, die sie dann strahlenförmig verteilen. Zusammensetzung und Anordnung der Kollagenfasern unterstützen die Verteilung der multidirektionalen Kräfte, die auf das Knie wirken. Die Menisken verhindern, dass sich der Oberschenkelknochen gegenüber dem Schienbein zu stark verschiebt. Sie helfen, das Gelenk zu schmieren, das Gewicht auf eine größere Fläche zu verteilen und die Randbereiche der Knorpel zu schützen.

Beim Gehen sind die Knie Druckkräften bis zum Dreifachen des Körpergewichts ausgesetzt. Beim Laufen können sie sich auf das Vier- bis Achtfache erhöhen. Die Menisken tragen 40 bis 70 Prozent davon.[131] Wie viel ein Meniskus aushält, hängt von seiner Größe, Form und Dicke ab, die sehr unterschiedlich ausfallen und sich mit dem Alter verändern können. Sport kann ihn dicker, Überbeanspruchung dünner machen.

Mit dem Alter nimmt die Durchblutung im Inneren der Menisken ab.[132] Aufgrund der mangelnden Gefäßversorgung im Inneren des Kniegelenks und weil sich die Menisken außerhalb der Gelenkkapsel befinden, heilen Schäden nur schlecht. Zum äußeren Rand hin werden sie mit Blut versorgt, aber bis wir erwachsen sind, sind die inneren zwei Drittel ohne jede Gefäßversorgung.[133] Wenn der Knorpel innen gerissen ist, hilft manchmal nur eine Operation, um den beschädigten Teil zu entfernen. Die meisten Ärzte operieren nicht sofort. Oft werden eine Verbesserung des Bewegungsumfangs und leichte Beanspruchung empfohlen (etwa Radfahren), aber mit der vollen Gewichtsbelastung gewartet, bis die Verletzung geheilt ist. Anschließend lässt sich eine gewisse Rehabilitation erreichen, indem man die Knie durch längeres Sitzen auf den Fersen (im Yoga Fersensitz, *Vajrasana*) passiv belastet oder man dabei einen runden Holzstab bzw. zusammengerollte Waschlappen hinter die Knie klemmt.[134] Wie immer sollten verletzte Schüler medizinisches Fachpersonal, nicht ihren Yogalehrer um Rat bitten (außer er verfügt über eine entsprechende Qualifikation). Die jüngsten Fortschritte bei der Züchtung von Knorpelgewebe mithilfe von Stammzellen machen Hoffnung, dass es eines Tages möglich sein wird, Ersatzmenisken zu züchten.[135]

Beide Menisken sind über die *Ligamenta meniscotibiale* mit dem Schienbein, über das quere Knieband *(Ligamentum transversum genus)*[136] miteinander und über das *Ligamentum patellomeniscale* mit der Kniescheibe verbunden.[137] Der Innenmeniskus ist mit dem Innenband *(Ligamentum collaterale mediale)*, dem vorderen und hinteren Kreuzband (*Ligamentum cruciatum anterius* und *posterius*) sowie dem Plattsehnenmuskel *(Semimembranosus)* verbunden. Der größere Außenmeniskus ist nicht mit einem Seitenband verwachsen und deshalb beweglicher. Er ist über das Wrisberg-Band *(Ligamentum meniscofemorale posterius)* mit dem inneren Oberschenkelknorren verknüpft und außerdem mit der Sehne des Kniekehlenmuskels *(Popliteus)* verbunden.

Wird das Knie gebeugt, gleiten die Menisken nach hinten – die Oberschenkelknorren schieben, die daran befestigten Sehnen und Bänder ziehen.[138] Beim Strecken gleiten sie nach vorn. Bei Drehung bewegen sie sich in entgegengesetzte

Richtungen: Bei der Auswärtsdrehung des Schienbeins gleitet der Außenmeniskus nach vorn. Bei der Einwärtsdrehung gleitet der Innenmeniskus nach vorn. Der Außenmeniskus kann starken Scherkräften besser ausweichen als der Innenmeniskus, der stärker fixiert ist und deshalb häufiger reißt. Dies ist einer der Gründe, weshalb sich Yogaschüler, die den Lotossitz *(Padmasana)* erzwingen, einen Innenmeniskusriss zuziehen können. Der Innenmeniskus kann nicht ausweichen und wird zwischen innerem Oberschenkelknorren und innerem Schienbeinknorren zerquetscht. Bei Haltungen mit Auswärtsdrehung in der Hüfte ist jeder noch so leichte Schmerz eine Warnung davor, weiterzumachen – oder einen Innenmeniskusriss zu riskieren. Da die Menisken die Schienbeinfläche praktisch verdreifachen, um das Gewicht des Oberschenkels besser zu verteilen, kann sich die Beanspruchung des Schienbeins um über 200 Prozent erhöhen, wenn sie beschädigt sind oder operativ entfernt wurden.[139] Infolge können Knorpelverschleiß und Arthrose entstehen.

Die Muskeln des Kniegelenks

Viele Muskeln überspannen das Kniegelenk (siehe Abb. 2.25 und 2.102). Manche ziehen sich auch über andere Gelenke, das macht ihre Bewegung kompliziert. Quadrizeps *(Quadriceps femoris)* und Schneidermuskel *(Sartorius)* unterstützen die Beugung des Knies, aber auch der Hüfte. Die rückwärtigen Oberschenkelmuskeln können bei gebeugtem Knie auch das Schienbein drehen. Der zweibäuchige Wadenmuskel *(Gastrocnemius)* unterstützt das Beugen des Knies und die Plantarflexion des Fußes. Kontrahiert ein verspannter Quadrizeps, um das Knie zu strecken, kann er gleichzeitig die Hüftbeugung einleiten. Kontrahieren verspannte rückwärtige Oberschenkelmuskeln, um das Knie zu beugen, können sie gleichzeitig die Hüftstreckung einleiten. Beugen Menschen mit verspannten rückwärtigen Oberschenkelmuskeln umgekehrt die Hüfte, beugen sie meist auch die Knie.

Der Quadrizeps

Die vier Hauptmuskeln des Quadrizeps sind der gerade Oberschenkelmuskel *(Rectus femoris)*, der äußere breite Muskel *(Vastus lateralis)*, der zur Mitte gelegene breite Muskel *(Vastus medialis)* an der Innenseite und der mittlere breite Muskel *(Vastus intermedius)* unter dem geraden Oberschenkelmuskel. Sie vereinigen sich in der *Quadrizepssehne*, die die Kniescheibe umschließt und dann zum Kniescheibenband (*Ligamentum patellae*, ugs. »Patellasehne«) wird, das wiederum mit dem Schienbeinhöcker *(Tuberositas tibiae)* verschmilzt. Alle vier strecken bei konzentrischer Aktivierung das gebeugte Bein, halten bei isometrischer Aktivierung einer weiteren Beugung stand, verlangsamen bei exzentrischer Aktivierung die Beugegeschwindigkeit. Bezüglich der Beanspruchung ist eine Variation des Quadrizeps von Bedeutung: der *Vastus medialis obliquus*, die distalen Fasern des zur Mitte gelegenen breiten Muskels. Sie verlaufen fast horizontal zur Kniescheibe und sorgen mit dafür, dass sie in der Gleitrinne läuft.

Die rückwärtigen Oberschenkelmuskeln

Das Knie hat zwei gut tastbare Seiten, die den Verlauf der hinteren Oberschenkelmuskeln zeigen. An der Außenseite spüren Sie die Sehne des Schenkelbeugers *(Biceps femoris)*, die sich mit dem oberen Wadenbein verbindet. Vielleicht spüren Sie auch zwei Sehnen, von denen eine weiter vorn (anterior) liegt. Sie dürfte zum äußeren breiten Muskel *(Vastus lateralis)* gehören. Sie befindet sich mehr seitlich von der Kniescheibe, während der eher posterior gelegene Schenkelbeuger weiter zum Wadenbeinkopf zieht. Sie könnten auch das Iliotibialband ertasten, das einen ähnlichen Weg nimmt wie der äußere breite Muskel, aber stärker distal der Kniescheibe verläuft und in einer Kurve zum Schienbeinhöcker zieht.

An der Innenseite des Knies sind mehrere Sehnen zu spüren: Die Sehnen von Plattsehnenmuskel *(Semimembranosus)*, Halbsehnenmuskel *(Semitendinosus)*, Schneidermuskel *(Sartorius)* und schlankem Muskel *(Gracilis)*. Die Sehne des Plattsehnenmuskels ist schwer zu tasten. Sie liegt tiefer und verschmilzt mit dem inneren Schienbeinknorren *(Condylus medialis tibiae)*. Halbsehnenmuskel, Schneidermuskel und schlanker Muskel bilden gemeinsam eine Sehne, die am sogenannten *Pes anserinus* (lat. für »Gänsefuß«) zusammenläuft, der sich wiederum unmittelbar distal der Sehne des Plattsehnenmuskels mit dem medialen Schienbein verbindet.

Kniekehlenmuskel und zweibäuchiger Wadenmuskel

Der Kniekehlenmuskel *(Popliteus)*, »der Schlüssel, der das Knie aufschließt«[140], stützt die Knierückseite. Er verläuft diagonal zwischen medialem Schienbein unterhalb des inneren Schienbeinknorrens *(Condylus medialis tibiae)* und äußerem Oberschenkelknorren *(Condylus lateralis femoris)*. Er leitet unter anderem die Kniebeugung ein und unterstützt die Einwärtsdrehung des Schienbeins, indem er es aus der Verriegelung bei voller Streckung löst.

Der zweibäuchige Wadenmuskel (*Gastrocnemius*, griech. für »Bauch des Beins«) hat zwei Muskelköpfe, die an beiden

Seiten der Knierückseite festgemacht sind. Sie verschmelzen mit dem Oberschenkel oberhalb des Gelenks (Abb. 2.216). Die rückwärtigen Oberschenkelmuskeln verbinden sich unterhalb des Gelenks mit dem Bein. Am distalen Ende geht der zweibäuchige Wadenmuskel in die Achillessehne *(Tendo calcaneus)* über, was ihm die Plantarflexion des Fußes ermöglicht.

Art und Umfang der Variationen

Variationen des Oberschenkelknochens

Auch am distalen Ende des Oberschenkelknochens ergeben sich Unterschiede. Sie beeinflussen, wie gut und wie leicht wir das Knie beugen und strecken können. Abbildung 2.103 zeigt die Gleitrinne der Kniescheibe *(Trochlea)* und die Zwischenknorrengrube *(Fossa intercondylaris)*. Ihre Tiefe ist höchst variabel, genau wie die Größe der Oberschenkelknorren und ihr Abstand. Eine Studie ergab einen durchschnittlichen Abstand von 5,0 Zentimetern mit einer Standardabweichung von 1,3 Zentimetern. So beträgt der Abstand bei zwei Dritteln der Bevölkerung 3,7 bis 6,3 Zentimeter.[141] Es wurde spekuliert, dass diese Variationsbreite ein Grund sein könnte, weshalb manche Menschen nie Knieprobleme bekommen.[142] Personen mit schmälerer Zwischenknorrengrube können anfällig für Kreuzbandprobleme sein.[143] Auch der Winkel der Wände der Kniescheiben-Gleitrinne variiert. Deshalb ist es möglich, dass die Kniescheibe nicht richtig geführt wird (siehe Abb. 2.110).

Variationen des Schienbeins

Größe und Form des Schienbeins variieren gewaltig, und das kann sich auf seine Funktionalität auswirken.[144] Der zweifellos interessanteste Aspekt im Hinblick auf die Ausrichtung in der Yogapraxis aber ist seine Drehung, die *Tibiatorsion*. Der Knochen weist eine Längsverdrillung auf, sodass der relativ flache Schienbeinkopf anders ausgerichtet ist als das untere Ende. Die durchschnittliche Tibiatorsion hängt stark von der zitierten Studie ab und reicht von 23 bis 38°.[145] Wir werden mit einem Mittelwert von 30° und einer Standardabweichung von 8° arbeiten. Damit gehen wir von einer Tibiatorsion zwischen 14 und 46° bei 95 Prozent der Menschen aus. Ungefähr jeder Zwanzigste befindet sich außerhalb dieses Bereichs: Die gesamte Variationsbreite ist recht dramatisch – von leichten 2° bis hin zu kräftigen 80°![146] Beim dominanten Bein ist sie normalerweise etwa 2° stärker als beim anderen, aber das muss nicht immer so sein. Meist sind keine Geschlechterunterschiede erkennbar, aber auch das gilt nicht immer. Es ergeben sich allerdings große Unterschiede aufgrund ethnischer Zugehörigkeit: Inder und Japaner haben eine deutlich geringere Tibiatorsion als Menschen mit europäischen Wurzeln. Man mutmaßt, dass dies vor allem auf die Sitzgewohnheiten zurückgeht. Säuglinge haben eine geringe Tibiatorsion, aber im Alter von acht Jahren entsprechen die Werte bereits denen von Erwachsenen.[147] Diese minimale Tibiatorsion ist der Grund für den ausgeprägten Einwärtsgang bei vielen Kleinkindern, der sich schließlich verwächst.

Abbildung 2.108 zeigt zwei Schienbeine. Beachten Sie die erheblichen Unterschiede bei der Ausrichtung des distalen Endes, wo der Fuß ansetzt. Rechts beträgt die Tibiatorsion 14°, links 46°. Bei 19 von 20 Schülern eines Yogakurses wird sie sich zwischen diesen beiden Extremen bewegen, aber bei einem von 20 kann der Wert jenseits davon liegen. Dies entscheidet in hohem Maße darüber, wohin der Fuß in vielen Yogahaltungen zeigt. Wenn wir darauf beharren, dass der Fuß in Standhaltungen oder Ausfallschritten gerade nach vorn zu zeigen hat, werden Schüler mit starker Tibiatorsion diese Anweisung umsetzen müssen, indem sie den Fuß pronieren oder das Bein in der Hüfte oder im Kniegelenk einwärtsdrehen – oder alle drei Bewegungen machen. Da die durchschnittliche Tibiatorsion 30° beträgt, muss fast jeder den Ober- oder den Unterschenkel ein wenig einwärtsdrehen, um die Füße parallel auszurichten – was vielleicht nicht immer die beste Ausrichtung für Knie oder Hüften ist.

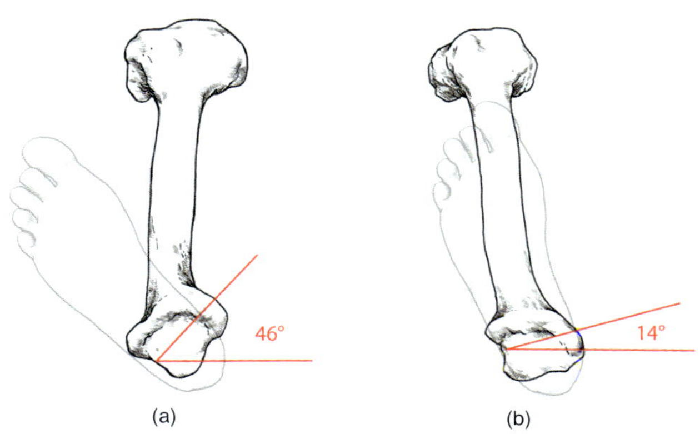

ABB. 2.108 Tibiatorsion im Bereich von zwei Standardabweichungen. Ein rechtes Schienbein mit (a) 46° und (b) 14° Torsion. 95 Prozent der Bevölkerung fallen in diesen Bereich.

Ein weiterer potenziell interessanter Unterschied beim Schienbein ist die Neigung des Schienbeinkopfs. Im Allgemeinen ist das Schienbeinplateau in der Seitebene nach hinten unten geneigt. Der Winkel beträgt durchschnittlich 11° von vorn nach hinten, aber er variiert zwischen 1° und 19°.[148] Es herrscht Uneinigkeit, ob diese Neigung die Verletzungsanfälligkeit größer oder kleiner macht.[149]

Variationen der Kniescheibe

Die Form der Kniescheibe *(Patella)* kann sehr unterschiedlich ausfallen und dazu führen, dass sie nicht richtig gleitet und geräuschvoll in die Gleitrinne zurückspringt. (Das Knacken, das manche beim Beugen und Strecken hören, kann darauf zurückzuführen sein.) Bei ungefähr zwei Prozent der Menschen besteht die Kniescheibe aus mehr als einem Knochen. Sie haben eine sogenannte zweigeteilte Kniescheibe *(Patella bipartita)*, siehe Abbildung 2.109. Das kann daran liegen, dass zwei oder drei Knochen nicht miteinander verschmolzen sind, was aber nur selten Probleme verursacht.[150]

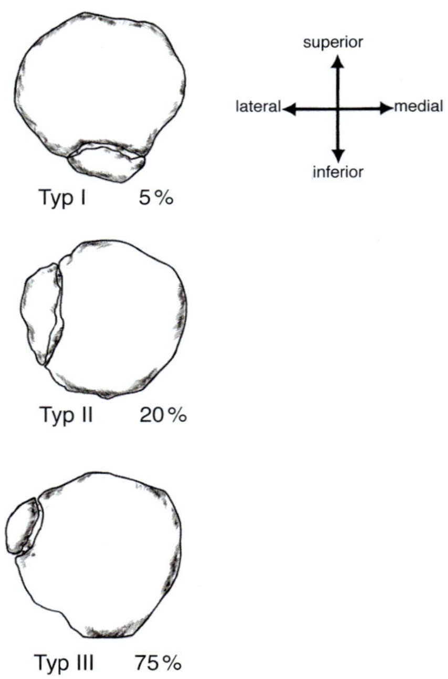

ABB. 2.109 Die drei Hauptvarianten der zweigeteilten Kniescheibe mit der Häufigkeit ihres Auftretens[151]

Die Kniescheibe kann 2 bis 3 Zentimeter dick sein. Der Gelenkknorpel, der zu den dicksten im Körper zählt, ist dabei noch nicht mitgerechnet. Die unterschiedliche Dicke entscheidet über die Form ihrer Oberfläche.[152] Wie Abbildung 2.110 zeigt, kann sie auch im Querschnitt sehr unterschiedlich aussehen. Hier sehen wir, dass nicht nur die Form der Kniescheibe, sondern auch die Form der Gleitrinne *(Trochlea)* am Oberschenkelknochen variiert, in der sie sich bewegt. Normalerweise hält ein hoher lateraler Rand die Kniescheibe in der Rinne. Aber in manchen Fällen ermöglicht die Form der beiden Knochen keine gute Führung in der Gleitrinne, sodass es zu Instabilität im Knie, Luxation der Kniescheibe und vorderem Knieschmerz kommen kann.

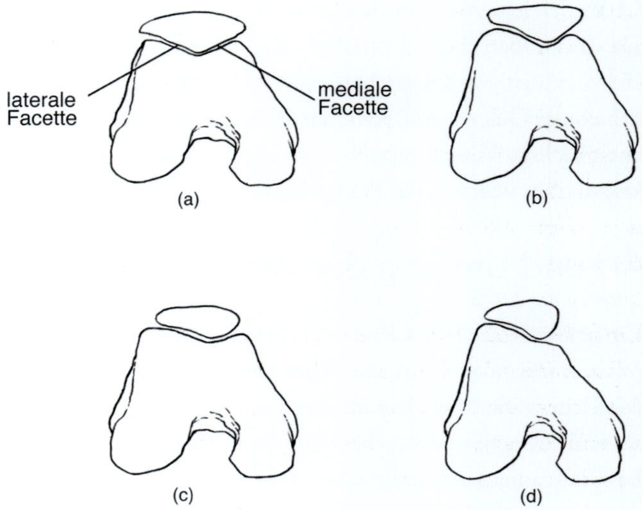

ABB. 2.110 Variationen des Querschnitts von Kniescheibe und Gleitrinne *(Trochlea)*

Weitere Variationen des Knies

Einzigartige Knochen

Wir haben uns die Knochen angesehen, aus denen das Kniegelenk normalerweise besteht und die man in einem Anatomiebuch finden würde: Oberschenkelknochen, Schienbein und Kniescheibe. Bedenken Sie, dass diese Bücher Durchschnittsknochen darstellen und die Realität längst nicht so eindeutig ist. Bei manchen Menschen sind weitere Knochenteile ins Fasziengewebe eingebettet. Diese zusätzlichen oder überzähligen Knochen haben manchmal keine Aufgabe und bereiten auch keine Probleme, sie können funktionell oder auch krankhaft sein.[153] Ein interessantes Beispiel, das 20 Prozent der Bevölkerung betrifft, ist eine zweite Kniescheibe, *Fabella* (lat. für »kleine Bohne«) oder *Vesalisches Sesambein* genannt.[154] Jeder Fünfte hat sie – vielleicht auch Sie! Sie sitzt hinter dem Knie in der lateralen Sehne des zweibäuchigen Wadenmuskels *(Gastrocnemius)*. Wie bei der Kniescheibe handelt es sich um ein Sesambein, es ist jedoch viel kleiner – etwa 0,4 bis 2,2 Zentimeter.[155] Es kann eine Ursache für Unterschenkel- und Knieschmerz, einen eingeschränkten Umfang bei der Beugebewegung oder am Ende der Streckbewegung sowie für die eingeschränkte Fähigkeit von Schülern sein, mit gekreuzten Beinen dazusitzen.[156] Bei den meisten Menschen ist dieses Sesambein jedoch unauffällig und verursacht keine Probleme. Sie wissen nicht einmal etwas davon.

Q-Winkel, O-Bein und X-Bein

Da das Becken breiter ist als der Abstand zwischen den Knien, muss der Oberschenkelknochen auf einer Linie liegen, die vom Becken nach innen zu den Knien geht. Dadurch entsteht ein Winkel zwischen den Achsen des Oberschenkelknochens und des Schienbeins, der sogenannte *Quadrizeps-* oder *Q-Winkel* (siehe Abb. 2.111).[157] Er wird zwischen der Linie vom vorderen oberen Darmbeinstachel *(Spina iliaca anterior superior)* zur Mitte der Kniescheibe sowie der Linie gemessen, die von der Mitte des Schienbeinhöckers *(Tuberositas tibiae)* und der Mitte der Kniescheibe aufsteigt. Menschen mit breiterem Becken und/oder kürzeren Oberschenkeln haben meist größere Q-Winkel. Die gängige Behauptung, Frauen hätten größere Q-Winkel, beruht darauf, dass Frauen im Durchschnitt kleiner sind. Bei gleicher Körpergröße haben Männer und Frauen ähnliche Q-Winkel.[158]

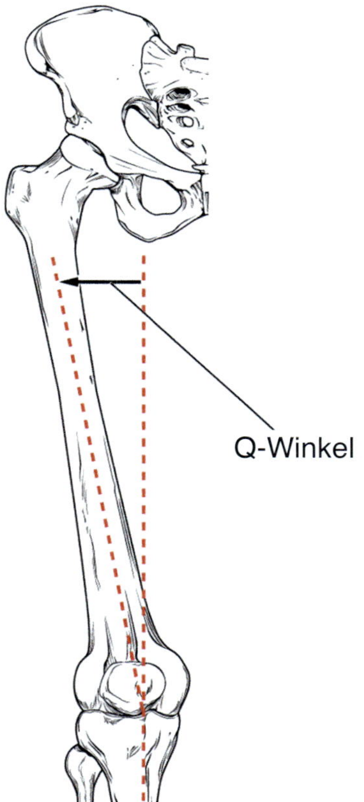

ABB. 2.111 Der Q-Winkel entspricht in etwa dem Winkel zwischen der vom Oberschenkel gebildeten Linie und einer vertikal durch die Kniescheibe gezogenen Linie.

Eine Studie[159] mit 150 Männern und Frauen ergab durchschnittliche Q-Winkel von 14° für Männer und 17° für Frauen mit einer Standardabweichung von 3°. Ich wiederhole, dass die Wissenschaftler keine Anpassung ihrer Ergebnisse vorgenommen haben, um die Größenunterschiede zwischen den Geschlechtern zu kompensieren. Die Standardabweichung besagt, dass es Frauen mit einem Q-Winkel von nur 11° und Männer mit einem Winkel von 20° gab. Manche Männer haben also tatsächlich größere Q-Winkel als Frauen.

Der Q-Winkel entscheidet über die relative Position der Knie. Bei einem großen Q-Winkel knicken sie meist zueinander (siehe Abb. 2.132). Beträgt er über 15°, wird dies als *Genu valgum* oder X-Bein bezeichnet[160] (*genu* ist das lateinische Wort für »Knie«). Die Betreffenden können im Stehen die Füße nicht unmittelbar nebeneinanderstellen (siehe Abb. 2.132), da zuvor schon ihre Knie zusammenstoßen. Wegen der Form ihrer Knochen werden manche Yogaschüler also niemals mit geschlossenen Füßen stehen können. Bei einem Q-Winkel von 0° oder weniger neigen sich die Knie voneinander weg.[161] Dies wird als *Genu varum* oder O-Bein bezeichnet.

Der Q-Winkel wird von verschiedenen Faktoren, wie dem Schenkelhalswinkel, dem transversalen Winkel der Pfanneneingangsebene, der femoralen Antetorsion, der Lage des Schienbeinhöckers und der Tibiatorsion beeinflusst.[162] Aber diese Knochenmerkmale lassen sich durch die Yogapraxis nicht verändern. Auch das Alter wirkt sich auf den Q-Winkel aus: Säuglinge haben starke O-Beine, was sich im Alter von etwa 18 Monaten ausgleicht. Aber Kinder verändern sich weiter, um mit vier Jahren ziemlich starke X-Beine zu bekommen. Zum Glück beginnt dann erneut ein Korrekturprozess, bis mit ungefähr elf Jahren die normale, leichte Valgusstellung erreicht ist.[163] Leider können sich Erkrankungen wie Arthrose auf den Q-Winkel auswirken, sodass er sich auch bei Erwachsenen noch verändern kann.

Lang war man der Ansicht, bei einem zu großen oder zu kleinen Q-Winkel könnten bestimmte Krankheiten die Folge sein. Der Grund dafür ist, dass die Innenseite der Knie bei extremen X-Beinen einer starken Beanspruchung ausgesetzt sein kann. Man glaubte, dies könne die Innenbänder schwächen, zu viel Druck auf die äußeren Gelenkknorren bringen und Arthrose verursachen. Extreme O-Beine könnten umgekehrt die Außenbänder überlasten und den Druck auf die inneren Gelenkknorren erhöhen, was ebenfalls zu Gelenkschwäche und Arthrose führe. Man nahm an, diese Fehlstellungen des Knies könnten zusammen mit Arthrose eine Abnutzung der Menisken, der Knochen unter den Knorpeln und der Bänder bewirken. Sie münden jedoch nicht *automatisch* in Probleme! Bei einer Studie wiesen 25 Prozent der

Das Kniegelenk

untersuchten gesunden Knie eine leichte Varusstellung, 36 Prozent eine Valgusstellung auf.[164] Viele Menschen mit diesen Beinstellungen haben keinerlei Probleme. Darüber hinaus war man der Überzeugung, eine extreme Valgusstellung verursache patellofemorale Schwierigkeiten, da ein großer Q-Winkel die Kniescheibe aus der Führung ziehen könnte. Diese Bedenken sind jedoch weniger geworden, da zwischen dem Q-Winkel und patellofemoralen Problemen kein Zusammenhang besteht, weshalb viele Ärzte den Q-Winkel ignorieren.[165]

Abgesehen von einer Operation, ist kein Verfahren zur Heilung von O- oder X-Beinen bekannt. Gelegentlich bekommen Kinder eine Schiene, um die Wachstumsrichtung zu beeinflussen, aber die Erfolge sind unterschiedlich.[166] Es gibt zwar keine Heilung, wohl aber Übungen, die Menschen bei der Bewältigung der Folgen ihrer X-Beine unterstützen. Wir werden uns später einige Beispiele ansehen, wenn wir die Varus- und Valgusbewegungen des Knies untersuchen.

Sollten sich Yogalehrer oder -schüler um den Q-Winkel sorgen? Wie immer hängt die Antwort vom Einzelnen ab. Wenn der Q-Winkel eines Schülers erheblich von der Norm abweicht *und* er unter Knieschmerzen leidet, ist es sinnvoll, eine Kräftigung der Stützmuskulatur des Knies in Betracht zu ziehen und in verschiedenen Haltungen mit unterschiedlichen Ausrichtungen des Knies zu experimentieren, um sicherzugehen, dass die Fehlstellung nicht schlimmer wird. Bedenken Sie aber, dass Anomalien nicht zwangsläufig Krankheitswert haben. Vielen Menschen werden ihre relativ starken X- oder O-Beine keine Schwierigkeiten bereiten.

Funktion: die Anwendung auf Yogahaltungen

Bau und Form des Kniegelenks ermöglichen Beuge- und Streckbewegungen. Betrachten wir nun den möglichen Bewegungsumfang des Durchschnittsmenschen und all jener Yogaschüler, die nicht dem Durchschnitt entsprechen. Wir werden feststellen, dass im Kniegelenk auch andere Bewegungen möglich sind – einschließlich einer gewissen Drehung. Wir werden Spannungs- und Kompressionsursachen betrachten, um die *WBM?*-Frage zu beantworten.

Die Bewegungen des Kniegelenks

Im Kniegelenk finden hauptsächlich Beugung und Streckung statt. Deshalb wird es oft als Scharniergelenk bezeichnet. Da bei gebeugtem Knie aber auch andere Bewegungsrichtungen möglich sind, erhält es oft komplexere Bezeichnungen wie Kondylen- oder Ellipsoidgelenk. Es gibt mehrere Muskeln, die eine Einwärts- und Auswärtsdrehung des Schienbeins veranlassen, aber es gibt keine Muskeln, um die Knie aktiv aufeinander zu (valgus) oder voneinander weg (varus) zu ziehen. Valgus- (Abduktion) und Varusbewegungen (Adduktion) werden zwar nicht von Muskeln verursacht, können aber infolge anderer Bewegungen oder Beanspruchungen entstehen, zum Beispiel von Abduktion oder Adduktion im Hüftgelenk bei am Boden fixierten Füßen.[167]

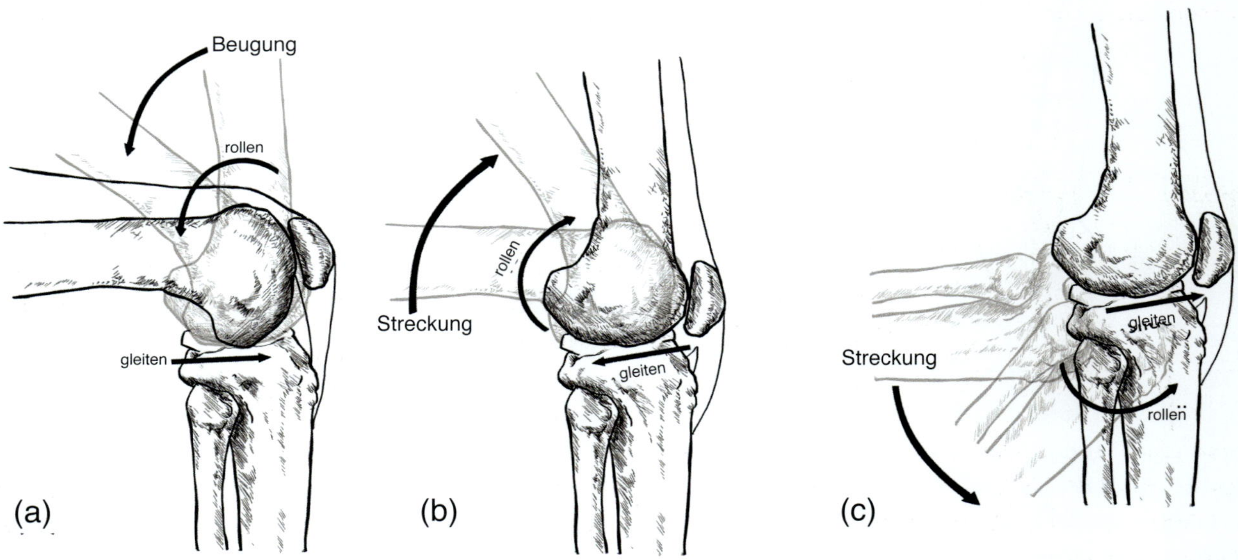

ABB. 2.112 Bei Beugung und Streckung im Kniegelenk finden sowohl Gleit- als auch Rollbewegungen statt. Dabei kann sich entweder der Oberschenkelknochen über das fixierte Schienbein bewegen (a und b) oder das Schienbein unter dem fixierten Oberschenkel (c).

Die Illustrationen in Abbildung 2.112 waren bereits in Teil 1, Anhang F zu sehen. Wenn sich das Knie beugt, rotiert der Oberschenkelknochen nach unten und gleitet nach vorn übers Schienbeinplateau (siehe Abb. 2.112a). Beim Strecken ist es umgekehrt (Abb.2.112b): Der Oberschenkel rotiert nach oben und gleitet nach hinten übers Schienbeinplateau. Möglich wäre auch, dass sich das Schienbein unter dem fixierten Oberschenkel bewegt (Abb.2.112c) und in dieselbe Richtung gleitet und rollt. Die gewölbten Oberschenkelknorren unterstützen die Roll-, das flache Schienbeinplateau die Gleitbewegung.

Unter bestimmten Voraussetzungen kann das Kniegelenk eine gewisse Rotation zwischen Schienbein und Oberschenkelknochen erlauben. Dies ist bei gebeugtem Knie zulässig, wenn sich die Bänder entspannen, die bei voller Streckung Drehbewegungen bremsen. Wie viel Rotation möglich ist, ohne Schaden anzurichten, hängt von Länge und Laxität der Bänder ab.

Der normale Bewegungsumfang

Wie sieht der normale Bewegungsumfang des Knies beim Erwachsenen aus? Wie immer: Kommt ganz darauf an!

Beugung

Eine Studie aus dem Jahr 1965 ergab einen durchschnittlichen Beugeumfang von ungefähr 135°, eine Studie von 1984 ließ jedoch auf einen deutlich höheren Wert von 150° schließen.[168] Tabelle 2.9 zeigt die Ergebnisse einer weiteren Studie, wonach wir im Alter ein wenig verlieren, aber eine ziemlich große Variationsbreite von 125° bis 160° erhalten bleibt.[169]

TAB. 2.9 Der durchschnittliche Beugeumfang im Kniegelenk mit einer Standardabweichung sowie der Bewegungsumfang verschiedener Altersgruppen

Altersgruppe	Maximale Beugung des Knies	Bereich der maximalen Beugung
25–39	134° +/– 9°	130°–160°
40–59	132° +/– 11°	125°–155°
60–74	131° +/– 11°	125°–150°

Um auf den Fersen sitzen zu können, benötigen Sie eine Beugung von 160° bis 170°, um zwischen den Füßen sitzen zu können, eine Beugung von 170° bis 180°.[170] Angesichts dieser Daten überrascht es kaum, dass der Durchschnittsmensch nicht auf den Fersen (Fersensitz, *Vajrasana*), geschweige denn zwischen den Füßen (Heldensitz, *Virasana*) sitzen kann, wenn er sich nicht um einen größeren Beugeumfang im Kniegelenk bemüht. Für manche bleiben diese Haltungen aufgrund der Kompression des Gewebes an der Rückseite der Knie, Waden und Oberschenkel auf ewig unerreichbar. Zum Glück wird im Alltag ein Beugeumfang bis zu 170° nicht benötigt: Um auf flachem Untergrund zu gehen, brauchen wir ungefähr 70° Beugung, um Treppen zu steigen und von einem Stuhl aufzustehen, ungefähr 106°, um in die Badewanne und wieder herauszusteigen, ungefähr 152° und um in die Hocke zu kommen, ungefähr 164° – unabhängig davon, ob auch die Fersen den Boden berühren.[171]

Streckung

Die Bewegung des Knies in die andere Richtung wird Streckung genannt. Wenn das Bein ganz gerade ist, gilt das Knie als vollständig gestreckt. Es ist aber auch eine Bewegung jenseits dieser geraden Streckung möglich. Sie wird als Hyperextension oder Überstreckung bezeichnet, ist ganz normal und natürlich. *Normal* heißt, dass über 95 Prozent der Menschen die Knie überstrecken können und es auch tun. Mit *natürlich* meinen wir, dass diese Bewegung im Kniegelenk nötig ist und hilft, die ständige Kontraktion und Kontraktur des Quadrizeps zu reduzieren. Die Durchschnittsperson kann die Knie 5 bis 6° überstrecken.[172] Das ist eine gute Sache, denn beim Gehen müssen wir das hintere Bein etwa 2° bis 7° überstrecken. Wenn wir eine Treppe hinuntergehen, benötigen wir sogar 3° bis 15°.[173] Eine leichte Überstreckung ist also nichts Schlimmes.

Drehung

Bei gebeugtem Knie entspannen sich die Seitenbänder ein wenig (siehe Abb. 2.115). Ausrichtungsbedingt erschlaffen sie bei der Auswärtsdrehung und straffen sich bei der Einwärtsdrehung des Schienbeins. Es wird gern ein Rotationsumfang zitiert, wonach im Knie normalerweise lediglich 10° Einwärtsdrehung (wenn der Fuß nach innen zeigt), aber 30° bis 40° Auswärtsdrehung (wenn der Fuß nach außen dreht) möglich sind.[174] Denken Sie daran, dass es aufgrund der menschlichen Vielfalt in Wirklichkeit eine ziemlich große Variationsbreite gibt.

Spannungsursachen

Die Antwort auf die *WBM?*-Frage bei Bewegungen im Kniegelenk lautet in erster Linie: Spannung. Kompression kommt meist nur am Ende der Beugung vor, wenn die Rückseiten der Waden gegen die Rückseiten der Oberschenkel oder wenn die Fersen gegen die Pobacken drücken.

Spannungsbedingte Widerstände können den Umfang aller Bewegungen im Kniegelenk beeinflussen und sowohl von den Faszien herrühren, die den gesamten Bereich umhüllen, als auch auf fasziale Einschränkungen weit davon entfernt zurückgehen (die sogenannten anatomischen Zuglinien); von den Muskeln, die das Gelenk bewegen und stützen; von den Bändern in und um das Gelenk sowie der Gelenkkapsel. Grundsätzlich lassen sich die Spannungsursachen wie folgt zusammenfassen:

- Widerstand gegen Beugung/Streckung: Faszien und Muskeln
- Widerstand gegen Drehung: Kreuz- und Seitenbänder
- Widerstand gegen Valgus-/Varusbewegung: Seitenbänder und Gelenkkapsel

Spannungsursache Fasziengewebe

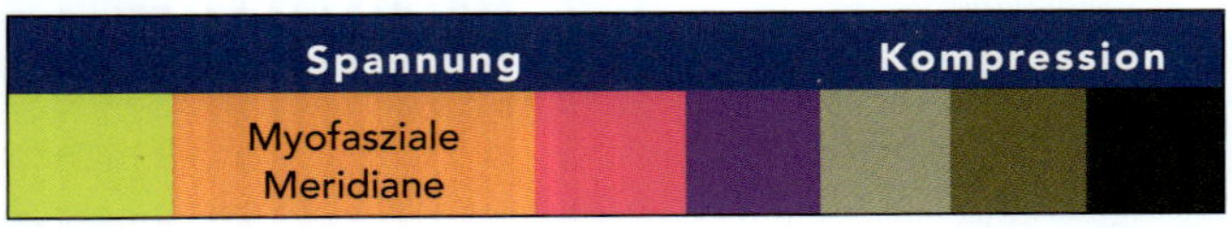

Myofasziale Meridiane sind durchgehende Faszienverbindungen, die Muskeln und Gelenkkapseln umhüllen und Gewebezüge im ganzen Körper bilden. Zu den Meridianen, die Bewegungen im Kniegelenk behindern können, zählen die Oberflächliche Frontallinie (kann die Beugung einschränken),[175] die Oberflächliche Rückenlinie (kann die Streckung einschränken),[176] die Tiefe Frontallinie (kann die Streckung einschränken, stabilisiert aber in erster Linie das Gelenk)[177] sowie die Spirallinie (trägt dazu bei, dass die Kniescheibe korrekt gleitet).[178] Die Laterallinien können mit oder gegen die Tiefe Frontallinie arbeiten, um das Knie seitlich zu stabilisieren oder Valgum- (X-Beine)/Varumprobleme (O-Beine) zu verursachen.[179] Ausführlichere Informationen zu den myofaszialen Meridianen finden Sie in Teil 1, Anhang C.

Spannungsursache Muskeln

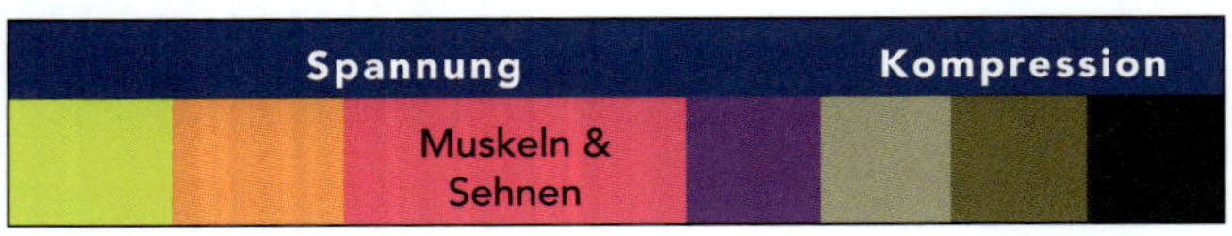

Die Muskeln im Bereich des Knies unterstützen seine Mobilisierung und Stabilisierung. Es gibt keine Muskeln am Knie, die Seitwärtsbewegungen (Valgus- oder Varusbewegungen) verursachen.

Eine kleine Variation des Quadrizeps ist für die Betrachtung der stabilisierenden Spannungen am Knie von Bedeutung: der *Vastus medialis obliquus* (VMO). Es handelt sich dabei um die distalen Fasern des zur Mitte gelegenen breiten Muskels *(Vastus medialis)*, die fast horizontal zur Kniescheibe verlaufen und helfen, sie in der Gleitrinne *(Trochlea)* zu halten. Der VMO zieht die Kniescheibe nicht nach oben, sondern nach medial und sorgt damit lateral für Stabilität. Die Kräftigung des VMO empfiehlt sich oft, wenn es Yogaschülern schwerfällt, die Knie in den Standhaltungen auszurichten – etwa weil der äußere breite Muskel *(Vastus lateralis)* zu stark ist und das Knie zur Seite zieht.

Obwohl es keine Muskeln gibt, die Varus- oder Valgusbewegungen des Knies *verursachen*, können die breiten Muskeln dazu beitragen, sie zu *verhindern*. Ihre seitlichen Fasern sorgen für Stabilität und richtiges Gleiten der Kniescheibe. Die seitlichen Fasern der rückwärtigen Oberschenkelmuskeln können dagegen bei gebeugtem Knie das Schienbein drehen oder es stabilisieren und eine zu starke Drehung unterbinden. Der Schenkelbeuger *(Biceps femoris)* kann das Schienbein auswärtsdrehen. Er kann es auch stabilisieren, eine Einwärtsdrehung verhindern und damit eine Valgusbewegung unterbinden. Halbsehnenmuskel *(Semitendinosus)*, Plattsehnenmuskel *(Semimembranosus)* und Schneidermuskel *(Sartorius)* können das Schienbein einwärtsdrehen. Sie können es auch stabilisieren, eine Auswärtsdrehung verhindern und damit eine Varusbewegung unterbinden.

Der Kniekehlenmuskel *(Popliteus)* stützt die Knierückseite und verhindert ein zu starkes Überstrecken. Der zweibäuchige Wadenmuskel *(Gastrocnemius)* zieht über die Knierückseite und kann die Beugung unterstützten, soll aber hauptsächlich stützen und die Streckung begrenzen. Ein Verlust dieser Funktion kann zu Überstrecken führen.[180]

Spannungsursache Bänder

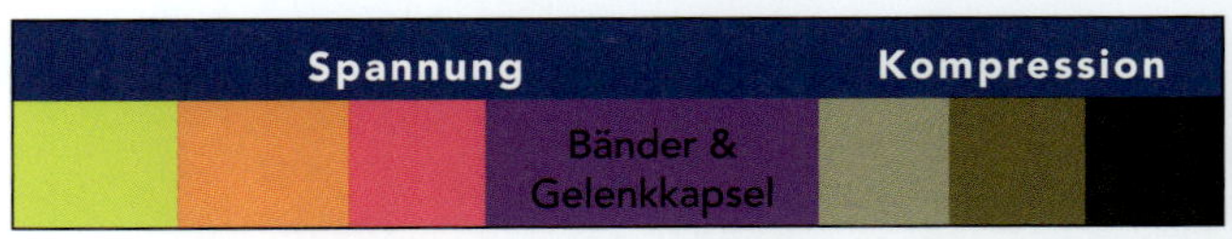

Die Kreuzbänder

Die beiden Kreuzbänder sind bei allen Bewegungen und im gesamten Bewegungsbereich des Knies eher straff. Das vordere Kreuzband *(Ligamentum cruciatum anterius)* strafft sich besonders zur vollen Streckung hin, da der Quadrizeps *(Quadriceps femoris)* das Schienbein nach vorn zieht. Wenn Sie gleichzeitig die rückwärtigen Oberschenkelmuskeln anspannen, können Sie dadurch das vordere Kreuzband entlasten. (Unser Verständnis von Kokontraktion erklären wir auf Seite 194: »Das ist wichtig: Kokontraktion«.) Das

TAB. 2.10 Muskeln, die Bewegung im Kniegelenk verursachen oder verhindern

Kniebewegung	Agonisten	Synergisten	Antagonisten
Beugung	rückwärtige Oberschenkelmuskeln	Schneidermuskel *(Sartorius)* schlanker Muskel *(Gracilis)* Kniekehlenmuskel *(Popliteus)* zweibäuchiger Wadenmuskel *(Gastrocnemius)*	Quadrizeps *(Quadriceps femoris)*
Streckung	Quadrizeps *(Quadriceps femoris)*	Schenkelbindenspanner *(Tensor fasciae latae)* großer Gesäßmuskel *(Gluteus maximus)*	rückwärtige Oberschenkelmuskeln zweibäuchiger Wadenmuskel *(Gastrocnemius)* Kniekehlenmuskel *(Popliteus)*
Valgusbewegung	keine	keine	Plattsehnenmuskel *(Semimembranosus)* Halbsehnenmuskel *(Semitendinosus)* Schneidermuskel *(Sartorius)* schlanker Muskel *(Gracilis)* Kniekehlenmuskel *(Popliteus)* medialer zweibäuchiger Wadenmuskel *(Gastrocnemius)*
Varusbewegung	keine	keine	Schenkelbeuger *(Biceps femoris)* Kniekehlenmuskel *(Popliteus)* lateraler zweibäuchiger Wadenmuskel *(Gastrocnemius)*
Auswärtsdrehung des Schienbeins	Schenkelbeuger *(Biceps femoris)*	Schenkelbindenspanner *(Tensor fasciae latae)* großer Gesäßmuskel *(Gluteus maximus)*	Plattsehnenmuskel *(Semimembranosus)*[181] Halbsehnenmuskel *(Semitendinosus)*[182] Kniekehlenmuskel *(Popliteus)* bei voller Streckung alle Muskeln, die über die Knierückseite ziehen[183]
Einwärtsdrehung des Schienbeins	Plattsehnenmuskel *(Semimembranosus)* Halbsehnenmuskel *(Semitendinosus)* Schneidermuskel *(Sartorius)* schlanker Muskel *(Gracilis)* Kniekehlenmuskel *(Popliteus)*		Schenkelbeuger *(Biceps femoris)*[184] bei voller Streckung alle Muskeln, die über die Knierückseite ziehen[185]

vordere Kreuzband verhindert mit der posterioren Gelenkkapsel, den Seitenbändern und den rückwärtigen Oberschenkelmuskeln auch das extreme Überstrecken des Knies. Die Fasern des hinteren Kreuzbands *(Ligamentum cruciatum posterius)* sind in allen Kniepositionen und bei allen Kniebewegungen ebenfalls eher straff – besonders in der voller Beugung, wenn die rückwärtigen Oberschenkelmuskeln versuchen, das Schienbein nach hinten zu ziehen. Die Kokontraktion des Quadrizeps entlastet das hintere Kreuzband.

Die Kreuzbänder helfen auch, zu verhindern, dass der Oberschenkelknochen vom fixierten Schienbein rutscht. Das vordere Kreuzband bremst ein zu starkes Vorwärtsgleiten, das hintere Kreuzband ein zu starkes Rückwärtsgleiten. Alternativ kann auch der Oberschenkel fixiert und das Schienbein beweglich sein. In diesem Szenario verhindert das vordere Kreuzband zu starke anteriore Bewegungen, das hintere Kreuzband zu starke posteriore Bewegungen des Schienbeins unter dem Oberschenkelknochen. In der tiefen Hocke – Stuhl *(Utkatasana)* oder Hocke *(Malasana)* – oder beim Springen und Landen mit gebeugten Knien entsteht

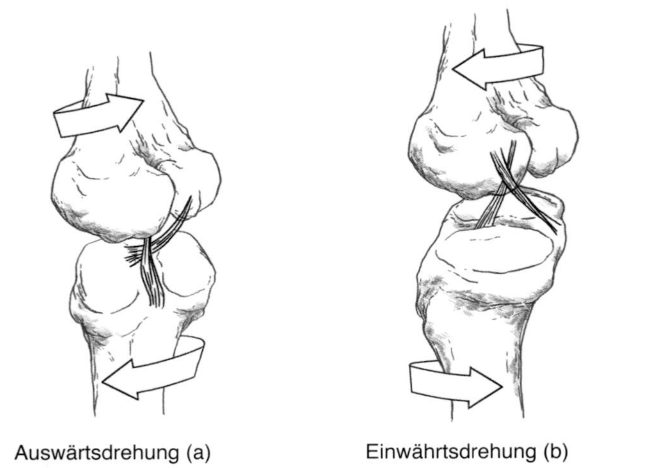

ABB. 2.113 Die Kreuzbänder erlauben eine gewisse Auswärtsdrehung des Unterschenkels (a), bremsen aber meist eine zu starke Einwärtsdrehung (b). Dargestellt ist ein rechtes Knie.

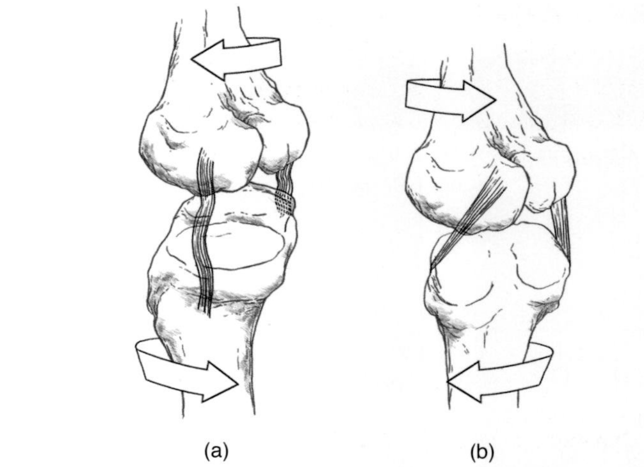

ABB. 2.114 Die Seitenbänder sind bei Einwärtsdrehung des Beins entspannt (a), bei Auswärtsdrehung dagegen straffer (b). Die Darstellung zeigt ein rechtes Knie.

eine große Scherspannung im Knie, da der Oberschenkelknochen nach vorn schiebt. Das hintere Kreuzband bremst diese Bewegung, unterstützt von der Gelenkkapsel und den Muskeln, besonders dem Kniekehlenmuskel *(Popliteus)*, der parallel dazu verläuft.[186]

Die beiden Kreuzbänder stabilisieren das Knie bei Drehbeanspruchung. Da sie leicht schräg verlaufen und sich kreuzen, werden sie bei Einwärtsdrehung des Unterschenkels aneinandergedrückt und straffen sich; bei Auswärtsdrehung des Unterschenkels erschlaffen sie etwas (siehe Abb. 2.113).

Die Seitenbänder

Die Seitenbänder sollen zu starke Seitwärtsbewegungen des Beins unterhalb des Knies unterbinden. Das Innenband *(Ligamentum collaterale mediale)* verhindert eine zu starke Valgusbewegung (der Fuß geht nach außen, das Knie nach innen), das Außenband *(Ligamentum collaterale laterale)* eine zu starke Varusbewegung (der Fuß geht nach innen, das Knie nach außen). Die Seitenbänder erfüllen diese Aufgabe nicht allein; viele Weichgewebe des Gelenks sowie der Muskeltonus unterstützen die Seitstabilität. Es überrascht vielleicht, dass die Seitbänder sogar ein Überstrecken des Knies verhindern können, aber auch hier helfen weitere Gewebe mit: die posteriore Gelenkkapsel, die rückwärtigen Oberschenkelmuskeln und vor allem das vordere Kreuzband. Da Oberschenkelknochen und Schienbein zur Verriegelung des Knies bei vollständiger Streckung in unterschiedliche Richtungen rotieren, wird das Innenband dabei ungefähr 20 Prozent länger als bei vollständiger Beugung.[187] Diese zusätzliche Straffung macht das Innenband besonders anfällig für Verletzungen, wenn das durchgestreckte Knie nach innen knickt – wie es passieren kann, wenn Footballspieler einen Schlag von der Seite abbekommen.

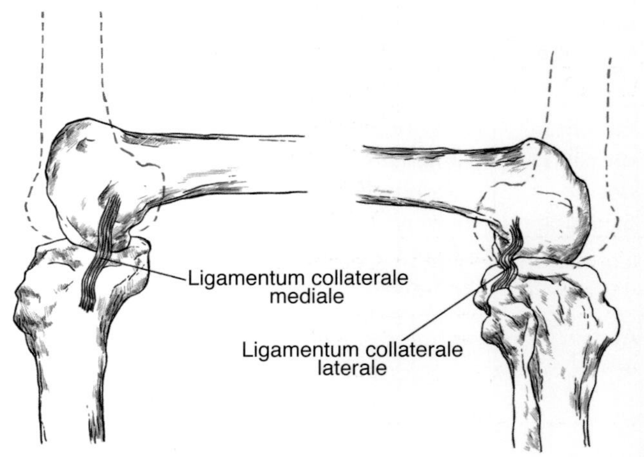

ABB. 2.115 Die Seitenbänder sind auch bei gebeugtem Knie entspannt: (a) Innenband, (b) Außenband.

Wir haben gesehen, dass die Kreuzbänder eine zu starke Rotation im Kniegelenk verhindern. Auch die Seitenbänder bieten hier eine gewisse Stabilität. Aber anders als die Kreuzbänder, die eine stärkere Auswärts- als Einwärtsdrehung des Schienbeins unter dem Oberschenkelknochen gestatten, straffen sich die Seitenbänder, wenn das Schienbein auswärtsdreht, und erschlaffen bei Einwärtsdrehung (siehe Abb. 2.114). Einigen Menschen gelingt besonders bei gebeugtem

Bein eine erhebliche Drehung (siehe Abb. 2.115). Wegen ihrer lockeren Seitenbänder kann dies auch völlig ungefährlich für sie sein.[188] Andere können wegen straffer Kreuz- und Seitenbänder bei gestrecktem wie gebeugtem Knie nur minimal drehen.

Die Gelenkkapsel

Die posterioren Fasern der Gelenkkapsel dienen der Verstärkung von Bändern und Faszien des Kniegelenks und helfen, ein Überstrecken zu vermeiden. Der anteriore Teil kann die Beugung bremsen. Der mediale und laterale Teil der Kapsel können dazu beitragen, Seitbewegungen (Valgus- oder Varusbewegungen) zu bremsen.

TAB. 2.11 Einschränkungen der Kniebewegung, die von Bändern verursacht werden

Bewegungsrichtung	Bänder, welche die Bewegung einschränken	Fasern der Gelenkkapsel, welche die Bewegung einschränken
Beugung	Kniescheibenband *(Ligamentum patellae)* Kniescheibenhalteband *(Retinaculum patellae)* hinteres Kreuzband *(Ligamentum cruciatum posterius)*	anterior
Streckung	vorderes Kreuzband *(Ligamentum cruciatum anterius)* schräges Kniekehlenband *(Ligamentum popliteum obliquum)* bogenförmiges Kniekehlenband *(Ligamentum popliteum arcuatum)*	posterior
Valgus	hauptsächlich Innenband *(Ligamentum collaterale mediale)*[189] Kreuzbänder bei voller Streckung: inneres Kniescheibenhalteband *(Retinaculum patellae mediale)*[190]	medial
Varus	hauptsächlich Außenband *(Ligamentum collaterale laterale)*[191] Kreuzbänder seitliches Kniescheibenhalteband *(Retinaculum patellae aterale)*[192] Iliotibialband *(Tractus iliotibialis)*	lateral
Einwärtsdrehung des Schienbeins	Kreuzbänder	
Auswärtsdrehung des Schienbeins	bogenförmiges Kniekehlenband *(Ligamentum popliteum arcuatum)* Außenband *(Ligamentum collaterale laterale)*	posterolateral

Das Kniegelenk

DAS IST WICHTIG: Kokontraktion

Es ist recht nützlich, zu wissen, welche Muskeln bei Kontraktion welche Glieder bewegen. Dennoch ist das eine sehr starke Vereinfachung der tatsächlichen Vorgänge. Selten ist nur ein Muskel an einer Bewegung beteiligt. Damit wir ein Gelenk stabilisieren und präzise Bewegungen machen können, kontrahieren wir mehrere Muskeln gleichzeitig. Wenn wir müde oder betrunken sind, leidet unsere Koordination, und wir werden schwerfällig. Das geschieht unter anderem deshalb, weil die kokontrahierenden Muskeln unsere Bewegungen nicht mehr mit der gleichen Genauigkeit steuern können wie im ausgeruhten oder nüchternen Zustand.[193] Die Kokontraktion von Agonisten (die Spieler, denen die Yogalehrer in Anatomieschulungen am häufigsten eine Bewegung zuschreiben) und Antagonisten (die Gegenspieler, welche die gelenkige Verbindung stabilisieren und stützen), gewährleistet eine geschmeidige, kontrollierte Bewegung.

> ***Um die Gesundheit eines Gelenks unter Last zu bewahren oder wiederherzustellen, versteift man es durch Kokontraktion aller umgebenden Muskeln. Um die Beweglichkeit zu verbessern, bewegt man ein Gelenk ohne Last durch seinen vollen Bewegungsumfang.***

Wenn man ein Gelenk in der Bewegung stabilisiert, verhindert man damit, dass plötzliche Beanspruchungen seine Toleranz übersteigen. Man macht es steif, sodass es den Kräften besser standhalten kann. Zudem schafft man einen starren Rahmen für die Arbeit der Muskulatur. Beim Gewichtheben wird dies auch als »verriegeln« bezeichnet. Man könnte auch »versteifen« sagen. Sprinter versteifen und verriegeln den Oberkörper, um beim Laufen die Federwirkung durch die Hüften zu maximieren. Um es mit Stuart McGill zu sagen: »Es ist eine Grundregel der menschlichen Bewegung [...]: ›Proximale Stabilität verbessert die distale Beweglichkeit und die sportlichen Fähigkeiten‹«.[194] Man könnte auch sagen: Erst den Rumpf stabilisieren, dann die Gliedmaßen mobilisieren. Im Anusara-Yoga wird die »Umarmung der Knochen durch die Muskeln« als »muskuläre Energie« bezeichnet.[195]

Während wir vom Nach unten schauenden *(Adhomukhasvanasana)* in den Nach oben schauenden Hund *(Urdhvamukhasvanasana)* wechseln, machen wir Finger, Handflächen und Unterarme steif, um die Handgelenke zu schützen. Im Seitstütz *(Vasisthasana)* schützen wir auf die gleiche Weise die Schulter: Wir verriegeln und spannen die Muskeln an, um das Gelenk steif zu machen, damit es der Beanspruchung durch die Haltung besser standhalten kann. Diese »muskuläre Energie« ist eine weitere Möglichkeit, die Kokontraktion der Muskeln um ein Gelenk zu beschreiben. Wir können auch das Kniegelenk in Standhaltungen wie Dreieck *(Trikonasana)* und Krieger *(Virabhadrasana)* schützen, indem wir zum Quadrizeps noch die rückwärtigen Oberschenkel kontrahieren. Das macht das Knie steif und entlastet die Bänder.

Aber die Kokontraktion hat ihren Preis, den so mancher Yogaschüler vielleicht nur ungern zahlt: Sie verringert den Bewegungsumfang des Gelenks. Es ist der bekannte Tausch von Mobilität gegen Stabilität. Will man mit der Yogapraxis den Bewegungsumfang unbedingt erhöhen, ist man versucht, ein belastetes Gelenk zu stark zu entspannen. Leider gefährdet diese Entscheidung das Gelenk. Will man mit der Yogapraxis die Gesundheit stärken, ist es besser, ein Gelenk erst zu stabilisieren und dann an seiner Mobilisierung zu arbeiten. Dies gilt vor allem für die wichtigen Gelenke der Wirbelsäule, des Beckens, der Schultern und der Knie, aber insgesamt profitieren alle Gelenke von der Kokontraktion der umgebenden Muskeln.

So gleichen Sie eine zu starke Kokontraktion aus

Sind die Muskeln um ein Gelenk dauerhaft oder chronisch kontrahiert, können Faszien, Bänder und Gelenkkapsel dem verringerten Bewegungsumfang entsprechend umgebaut und verkürzt werden. Es ist zwar wichtig, ein belastetes Gelenk durch Kokontraktion der Muskeln zu schützen, aber zu viel Schutz bewirkt das Gegenteil und kann es schwächen. Gelenke müssen beansprucht werden, damit sie gesund bleiben und ihr Bewegungsumfang sich optimiert. Es ist in Ordnung, ein unbelastetes Gelenk zu fordern und bis ans Ende seines Bewegungsumfangs (bis an die »Grenze«) zu gehen. Dies ist die Grundlage des Yin-Yoga: die passive Beanspruchung des Bindegewebes um und in einem Gelenk.[196] Um die volle Gesundheit eines Gelenks zu erhalten oder wiederherzustellen, sollten Sie es sowohl durch Kokontraktion unter Last stärken als auch seinen Bewegungsumfang erweitern, wenn es keine Last trägt.

Kompressionsursachen

Die Knie tragen das volle Gewicht des Oberkörpers. Dadurch entsteht ein gewaltiger Druck des Oberschenkelknochens auf das Schienbein sowie der Kniescheibe auf das distale Ende des Oberschenkelknochens. Durch die Beanspruchung an diesen Kompressionspunkten können im Laufe von Jahren, in denen man zu viel oder zu wenig tut, Erkrankungen entstehen. Das Gelenk muss beansprucht werden, um gesund und stark zu bleiben, aber durch eine zu starke Beanspruchung wiederum kann der Knorpel abgenutzt, können Bänder und Gelenkkapsel geschwächt werden. Im Allgemeinen aber schränken diese Kompressionsbereiche den Bewegungsumfang nicht ein.

Bitte beachten Sie, dass Tabelle 2.11 keine bewegungseinschränkenden Kompressionsursachen enthält, weil es diese – außer bei Erkrankungen – im Allgemeinen nicht gibt. Mit einer großen Ausnahme: Der Druck der Waden gegen die Oberschenkelrückseiten kann die Beugung drastisch einschränken. Personen mit kräftigen Oberschenkeln und Waden wird es schwerfallen, im Heldensitz (*Virasana* oder *Vajrasana*, siehe Abb. 2.116) auf den Fersen zu sitzen. Kompression an dieser Stelle kann auch den Bewegungsumfang in anderen Haltungen wie der Hocke *(Malasana)* oder in tiefen Ausfallschritten verringern. Bei Erkrankungen kann eine Entzündung im Kniegelenk Kompression im Gewebe erzeugen, aber dies betrifft ebenfalls eher die Beugung als die Streckung und ist an der Knierückseite spürbar. Eine *Fabella* (die zweite Kniescheibe, die viele Menschen an der Rückseite des Knies haben) kann den Beugeumfang und damit die Fähigkeit eines Schülers, mit überschlagenen Beinen dazusitzen, ebenfalls begrenzen.[197]

Variationen des Bewegungsumfangs

Es gibt sechs mögliche Bewegungen im Kniegelenk: Beugung, Streckung, Auswärtsdrehung, Einwärtsdrehung sowie Valgus- und Varusbewegung. Sie alle sind in verschiedenen Yogahaltungen zu sehen – sogar die Seitwärtsbewegungen und Drehungen! Ob man sie erlauben oder korrigieren *sollte*, hängt stark vom betreffenden Schüler, seiner einzigartigen Anatomie und seiner Vorgeschichte bezüglich der Beanspruchung seiner Knie ab. Bei einigen können das Überstrecken des Knies oder ein großer Q-Winkel harmlos sein und müssen nicht über Ausrichtungsanweisungen »korrigiert« werden. Durch derartige Korrekturen könnten die Knie zu wenig beansprucht und weiter geschwächt werden. Bei anderen können diese Dinge problematisch sein, und man sollte sehr darauf achten, die Knie zu stabilisieren, um zu starke unerwünschte Bewegungen zu verhindern. Mit diesem Verständnis können wir uns nun ansehen, wann diese sechs Bewegungen in der Asana-Praxis auftreten und was wir tun – oder lassen – sollten, um Knieverletzungen zu vermeiden.

Kniebeugung

Am einfachsten lässt sich die Beugung beurteilen. Abbildung 2.116 zeigt die volle Beugung der Knie, wenn wir im Heldensitz *(Virasana)* zwischen den Fersen sitzen. Aber vielen Schülern ist diese Haltung unmöglich, weil sie die Füße weder weit genug öffnen können, um sich dazwischenzusetzen, noch die Knie ausreichend beugen können. Die fehlende Beugung kann auf Spannungen im Quadrizeps (vor allem bei gestreckten Hüften) oder Kompression an den Beinrückseiten zurückzuführen sein. Dies fühlt sich ganz unterschiedlich an: Spannung macht sich als Gefühl von Verspannung oder Dehnung an der Vorder- oder Oberseite der Knie bemerkbar. Kompression ist weicher, schwammiger und an der Knierückseite, zwischen Waden und Oberschenkeln oder Fersen und Gesäß spürbar. Denken Sie daran, dass man Spannungen abbauen kann, aber Kompression die Bewegung in diese Richtung endgültig begrenzt. Vom Quadrizeps verursachte Spannungen lassen sich mit der Zeit verringern, indem man die Muskeln dehnt oder den Muskeltonus reduziert. Wenn Einschränkungen oder Verklebungen des Fasziengewebes dahinterstecken, lässt sich mit Zeit und Übung unter Umständen ebenfalls etwas erreichen.

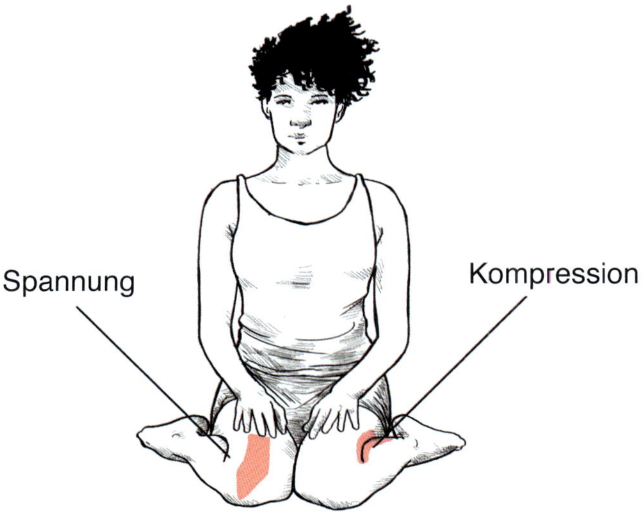

ABB. 2.116 Wenn man im Heldensitz *(Virasana)* zwischen den Füßen sitzt, bringt man die Knie ans Ende ihres Bewegungsspektrums.

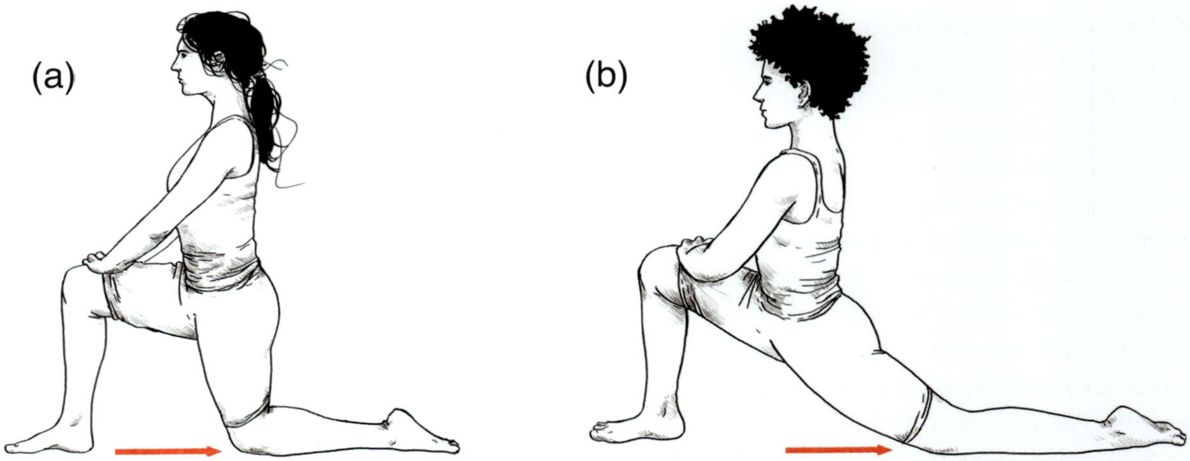

ABB. 2.117 Ein tiefer Ausfallschritt *(Anjaneyasana),* bei dem man das hintere Bein weiter nach hinten schiebt (b), kann das Knie weniger stark beanspruchen als eine Haltung, in der es sich weiter vorn befindet (a).

Der normale Beugeumfang des Durchschnittsmenschen liegt bei ungefähr 0° bis 150°.[198] Wie groß ist der »normale« Beugeumfang bei Yogaschülern? Vielleicht hegen sie den Wunsch, die magischen 180° zu erreichen, um sich im Liegenden Helden (*Suptavirasana*, siehe Abb. 2.242c) zwischen die Füße setzen zu können. Dabei ist diese Haltung keine Zauberei. Sie ist nicht für alle machbar, aber die meisten können sich ihr annähern, indem sie ein Kissen oder einen Yogablock zwischen die Füße legen. So können sie in einer Variation der Haltung ihren maximalen Beugeumfang erreichen.

Wenn Sie auf den Fersen sitzen können, hat das unter anderem den Vorteil, dass die Knie *entlastet* werden. Der Fersensitz beansprucht die Knie weniger als der Kniestand. Im Fersensitz wird das Körpergewicht von den Oberschenkeln und den Gesäßmuskeln auf die Waden und die Fersen verteilt. Beim Knien auf einem Bein wird das Knie am stärksten beansprucht – noch stärker als in der tiefen Kniebeuge! Schüler mit Knieproblemen wie Arthrose an der Schienbeininnenseite sollten auf die tiefe Kniebeuge sowie auf langes Knien auf einem Bein verzichten.[199] Anfänger oder weniger bewegliche Schüler, die das Bein im Ausfallschritt nicht weit genug nach vorn schieben können, sollten diese Zusammenhänge kennen. Ihr Gewicht ruht häufig auf dem hinteren Knie, statt auf dem hinteren Fuß oder Schienbein. Für sie wäre es besser, den vorderen Fuß weiter nach vorn zu schieben, damit das hintere Knie keinen 90°-Winkel mehr bildet (siehe Abb. 2.117). Ist das nicht möglich, sollten Sie etwas unters hintere Schienbein legen und es aktiv in den Boden drücken, um das hintere Knie besser zu entlasten.

Anweisung für die Ausrichtung des Knies in den Kriegerhaltungen *(Virabhadrasana)*

Von größerer Bedeutung im Yoga ist die ungefährlichste Ausrichtung des vorderen Knies bei einem Beugewinkel von annähernd 90°. Diese Ausrichtungsfrage stellt sich am häufigsten in Standhaltungen wie den Kriegern *(Virabhadrasana)* und im tiefen Ausfallschritt *(Anjaneyasana)*.

Abbildung 2.118 illustriert die gängigste Anweisung zur Ausrichtung des Knies im Verhältnis zum Fuß in den Kriegerhaltungen *(Virabhadrasana)*: Achten Sie darauf, dass sich das gebeugte Knie nicht über das Fußgelenk hinaus nach vorn schiebt.[200] Passiert das doch – wie in Abbildung 2.119, die den Yogi in der gestreckten seitlichen Winkelhaltung (*Parsvakonasana*, auch *Utthitaparsvakonasana*) zeigt –, wird der Lehrer den Schüler daran erinnern, das Knie nach hinten oder den

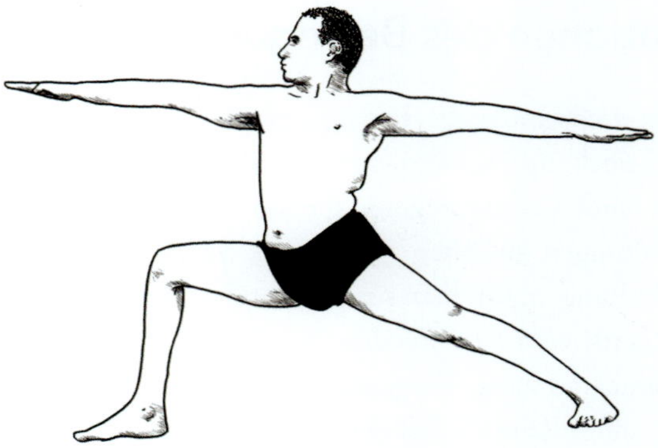

ABB. 2.118 Die Standardausrichtung im Krieger II *(Virabhadrasana II).* Bitte beachten Sie die Ausrichtung des Knies über dem Sprunggelenk und den Winkel des hinteren Fußes.

Fuß nach vorn zu schieben. Interessanterweise ist auf Abbildung 2.119 Tirumalai Krishnamacharya zu sehen.[201] Mark Singleton zufolge ist er der »Mann hinter einigen der einflussreichsten Formen des internationalen Haltungsyogas der heutigen Zeit«.[202] Abbildung 2.118 zeigt seinen Schüler und Schwager B.K.S. Iyengar, der häufig als Urheber der modernen Ausrichtungsbetonung in Yogahaltungen gilt.

Warum sollte das Knie in Kriegerhaltungen, Ausfallschritten oder anderen Standhaltungen wie der gestreckten seitlichen Winkelhaltung über dem Fußgelenk stehen? Die Antwort lautet häufig, dass das Knie zu stark beansprucht würde, wenn es über das Sprunggelenk hinaus nach vorn ragt – besonders die Kniescheibe, möglicherweise aber auch das vordere Kreuzband *(Ligamentum cruciatum anterius)*. Diese Begründung ignoriert die Beobachtung aus Teil 1, dass alle Gewebe beansprucht werden müssen, um gesund zu sein. Wenn wir den Körper nicht beanspruchen, wird er schwach. Eine Studie zeigt: Wird das Knie nicht weit genug gebeugt und die Kniescheibe deshalb nicht angemessen beansprucht, kann die mangelnde Nährstoffversorgung desdarunterliegenden Knorpels zur Degeneration führen.[203]

Natürlich kann bei einigen Menschen die Kniescheibe übermäßig beansprucht werden, wenn sich das Knie in diesen Haltungen vor dem Fuß befindet. Aber sollte man deshalb die Beanspruchung der Kniescheiben minimieren? Wenn dies tatsächlich die Absicht dieser Ausrichtungsanweisung wäre, warum riskierte Krishnamacharya dann eine Knieverletzung? Ja, ist diese Haltung für ihn überhaupt gefährlich? Aufnahmen, die von ihm gemacht wurden, als er 78 Jahre alt war, zeigten in ihn dieser Position – und er wurde 100.

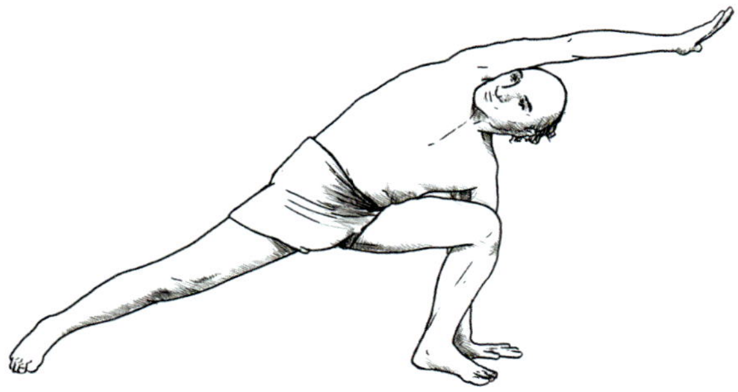

ABB. 2.119 Tirumalai Krishnamacharya in der gestreckten seitlichen Winkelhaltung *(Parsvakonasana)*. Beachten Sie, dass sich das Knie vor dem Fußgelenk befindet, aber betrachten Sie auch die Ausrichtung beider Füße.

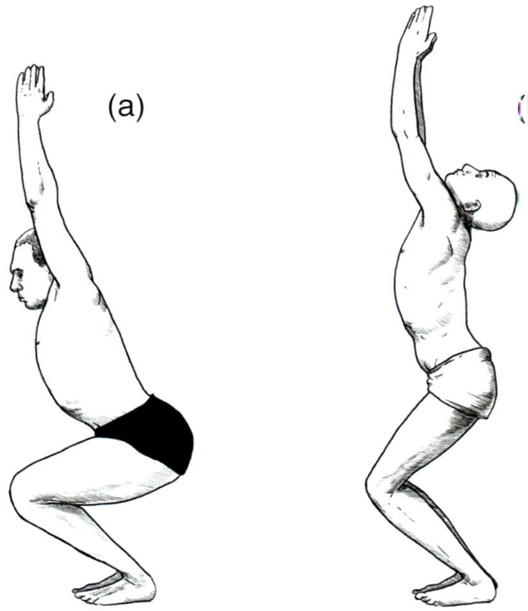

ABB. 2.120 Stuhl *(Utkatasana)*. Bitte beachten Sie, dass sich die Knie über die Fußgelenke nach vorn schieben müssen, um die Rückwärtsbewegung des Körpers auszugleichen. Abbildung (a) zeigt die im Iyengar-Yoga bevorzugte Version. Hier lautet die Anweisung, dass die Oberschenkel parallel zum Boden sein sollen. Abbildung (b) zeigt die im Ashtanga-Yoga bevorzugte Version mit der Empfehlung, Hände, Schultern, Hüften und Fersen übereinander auszurichten. Schüler die beim Beugen Rückenprobleme bekommen, dürften sich mit der zweiten (b), Schüler mit Knieproblemen mit der ersten Möglichkeit (a) besser fühlen.

Offensichtlich fügte er seinem Knie keinen Schaden zu, als er zuließ, dass es sich über das Sprunggelenk nach vorn schob. Natürlich war er einzigartig – genau wie Sie.

Wenn Sie gelernt haben und glauben, dass die Knie nicht über die Fußgelenke hinausragen dürfen, sollten Sie sich Abbildung 2.120 und die Position der Knie in der Stuhlhaltung *(Utkatasana)* ansehen. Die Darstellungen zeigen die von B.K.S. Iyengar und Pattabhi Jois unterrichteten Yogastile. Beachten Sie, dass sie die Knie verhältnismäßig weit über die Fußgelenke hinaus nach vorn schieben – weiter als Krishnamacharya in Abbildung 2.119. Warum dürfen diese berühmten Yogis die Knie in dieser Haltung, nicht aber im Krieger nach vorn schieben?

Oft geschieht dies aus ästhetischen Gründen. Wenn sich das Knie in Standhaltungen über dem Fußgelenk befindet, entsteht laut Iyengar »ein rechter Winkel zwischen dem rechten Oberschenkel und der rechten Wade [...] das rechte Schienbein steht dabei senkrecht zum Boden«.[204] Es sieht einfach richtig aus. Aber ist es das auch?

Im Alltag schieben wir die Knie ständig über die Fußgelenke hinaus nach vorn. Das muss so sein. Abbildung 2.121 zeigt, was beim Treppensteigen geschieht: Das Knie schiebt sich weit vor das Fußgelenk, und während wir nach oben steigen, lastet das ganze Körpergewicht auf einem Bein. Auch in anderen Bereichen (z.B. Gewichtheben oder Fechten) ragt das Knie nach vorn. Abbildung 2.122 zeigt Aldo Nadi, einen der größten modernen Fechter. Betrachten Sie bei diesem Ausfall, bei dieser Kriegerhaltung, die Position seines hinteren Fußes und seiner hinteren Hand sowie den nach vorn geneigten Oberkörper. In einem modernen Yogastudio würde Aldo Nadi wegen dieser Haltung korrigiert, aber es wäre ihm keine Hilfe, und er wäre davon auch nicht begeistert.

Warum dürfen Aldo Nadi, Tirumalai Krishnamacharya und Gewichtheber die Knie über die Fußgelenke hinaus nach vorn schieben, moderne Yogaschüler dagegen nicht? Die Antwort lautet: aus ästhetischen Gründen. Es ist leicht, die Ausrichtung von Knie und Fußgelenk zu erkennen und die Haltung der Schüler so zu verändern, dass sie der von Iyengar beschriebenen rechtwinkligen Ausrichtung entspricht. Bei einem funktionellen Ansatz kann es dagegen Situationen geben, in denen ein Schüler das Knie weiter nach vorn schieben darf, ja dies sogar sollte. Genauso wie Situationen, in denen dies zu vermeiden ist. Wenn wir uns für eine funktionelle Herangehensweise an die Yogapraxis entscheiden, werden wir unsere Ausrichtung danach entscheiden, dass wir das Gewebe einer *angemessenen* Beanspruchung aussetzen – nicht danach, wie die Haltung aussieht.

Wenn das Knie über das Fußgelenk ragt, erhöht dies zweifellos die Zugkraft des Quadrizeps. Eine Studie widmete sich der Frage, wie das Ausmaß der Beugung den Druck der Kniescheibe auf den Oberschenkelknochen verändert. Die Forscher untersuchten Gewichtheber bei tiefen Kniebeugen mit schweren Gewichten.[205] Um ihre Ergebnisse verstehen zu können, müssen wir uns zunächst den Unterschied zwischen *Kraft* und *Druck* vergegenwärtigen. Druck (P) ist die Kraft (F) *geteilt* durch die Fläche (A), auf die sie wirkt: P = F/A. Bei der Kniebeuge erzeugen wir eine Kraft in den Quadrizepsmuskeln. Das hat zur Folge, dass die Sehne, in der die Kniescheibe eingebettet ist, die Kniescheibe in die Gleitrinne *(Trochlea)* am Oberschenkelknochen presst.

Abbildung 2.123 zeigt, dass sich die Kontaktfläche zwischen Kniescheibe und Oberschenkelknochen mit dem Beugewinkel verändert. Bei gestrecktem Bein sitzt die Kniescheibe weit oben am Oberschenkelknochen (siehe Abb. 2.141). Aufgrund ihrer speziellen Form kommt nur eine kleine Fläche mit dem Oberschenkelknochen in Kontakt, und der Druck ist gering. Bei vollständiger Streckung ist er gleich null.[206] Wird das Knie gebeugt, gleitet die Kniescheibe in der Gleitrinne nach unten und kann dabei eine Strecke von 5 bis 7 Zentimetern überwinden.[207] Währenddessen kommt formbedingt ein größerer Teil der superioren posterioren (oberen hinteren) Kniescheibe mit dem Oberschenkelknochen in Kontakt. Bei einem Beugewinkel von 80° bis 90° ist der Druck am größten. Aber dies entspricht nicht der größtmöglichen Quadrizepskraft! Die von den Quadrizepsen ausgeübte Kraft steigt mit der weiteren Beugung auch weiter an, aber da sich die Kontaktfläche zwischen Kniescheibe und Oberschenkelknochen ebenfalls erhöht, lässt der Druck nach, sobald wir das Knie über die 90° hinaus beugen.[208]

Dies ist ein äußerst wichtiger Punkt! Wenn der Druck bei der Kniebeuge ab einem Beugewinkel von 90° abnimmt, wird das auch bei Ausfallschritten im Yoga der Fall sein. Je stärker wir das Knie beugen, desto mehr vergrößert sich die

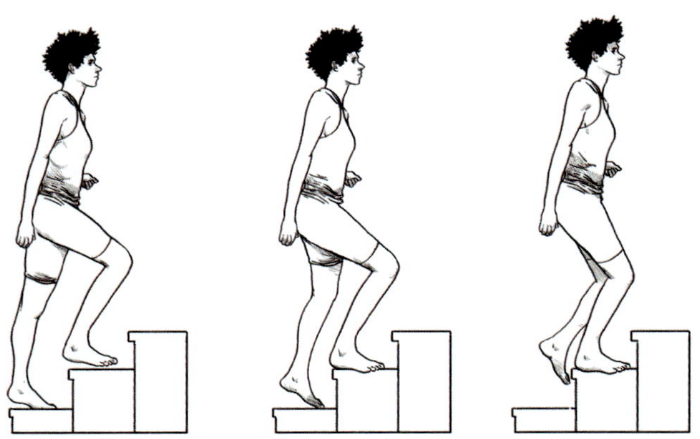

ABB. 2.121 Treppensteigen. Hier muss sich das Knie über das Fußgelenk hinaus nach vorn schieben.

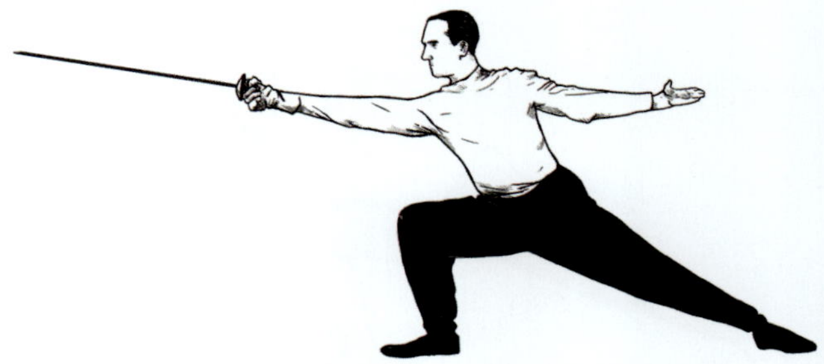

ABB. 2.122 Der Fechter Aldo Nadi beim Ausfall. Sein Knie befindet sich vor seinem Fußgelenk. Interessant sind auch die Position der Hände, der nach vorn gebeugte Oberkörper und der auswärtsgedrehte hintere Fuß. Bitte beachten Sie die Ähnlichkeit zu Abbildung 2.124b.

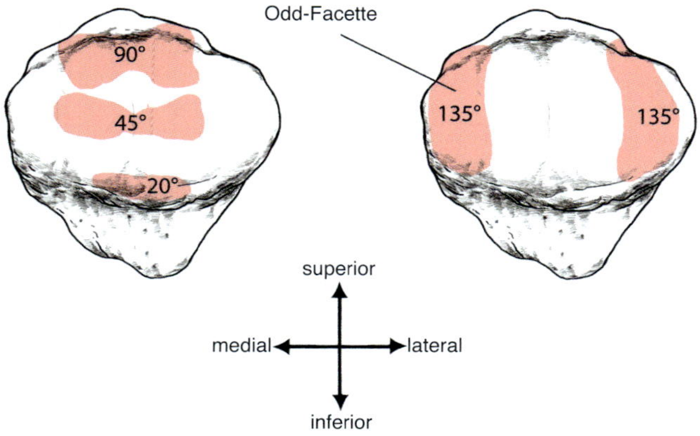

ABB. 2.123 Der Kontakt zwischen Kniescheibenrückseite und Oberschenkelknochen verändert sich mit dem Beugewinkel des Knies. Bei einem Winkel von 20° ist die Kontaktfläche klein, bei einem Winkel von 135° dagegen groß. Das trägt dazu bei, den Druck der Kniescheibe auf den Oberschenkelknochen zu verringern.

Kontaktfläche zwischen Kniescheibe und Oberschenkelknochen und desto mehr verringert sich der Druck. Man könnte auch sagen, dass es für die meisten Menschen in Ordnung ist, das Knie im Ausfallschritt über das Fußgelenk hinaus nach vorn zu schieben, wie Krishnamacharya und Nadi zeigen. Freilich ist es schwieriger, diese Position zu halten! Man braucht dazu sehr starke Quadrizepsmuskeln. Aber wenn sie stärker gefordert werden, ist das nicht zwangsläufig schlecht. Es bedeutet lediglich, dass es für Schüler mit schwächeren Muskeln eine Herausforderung ist, die Stellung zu halten. Sie müssen unter Umständen aus Kraftmangel, nicht wegen zu starker Beanspruchung aus der Stellung kommen.

Die meisten Schüler bekommen keine Probleme, wenn sie das Knie in Kriegerhaltungen oder Ausfallschritten über das Fußgelenk hinaus nach vorn schieben. Dies kann den Quadrizeps kräftigen und die Muskeln der Beinrückseite stärker dehnen, ohne den Druck aufs Knie zu erhöhen. Aber wird dabei nicht das vordere Kreuzband *(Ligamentum cruciatum anterius)* zu stark beansprucht? Studien zufolge ist die Beanspruchung bei einem Beugewinkel von 30° am stärksten und nimmt dann wieder ab, sodass es unproblematisch ist, wenn sich das Knie vor dem Fuß befindet.[209] Auf alle Fälle ist bei den meisten Menschen die Beanspruchung des vorderen Kreuzbands im Ausfallschritt unbedeutend – verglichen mit dem, was es aushält. Auch Schüler, die von einer Kreuzbandverletzung genesen, sollten Ausfallschritte und Kniebeugen schaffen – im Gegenteil: Sie können sogar hilfreich sein.[210]

Natürlich kann die Überbeanspruchung der Kniescheibe bei manchen Menschen Degeneration, Arthrose oder Entzündungsprozesse verursachen.[211] Kniebeugen mit Beugewinkeln über 50° können dann problematisch sein. Menschen mit gesunden Knien müssen sich dagegen keine Sorgen machen.[212] Wir sehen, dass eine Anweisung nicht für alle gilt. Daher ist es sinnvoll, den Schülern mehrere Möglichkeiten anzubieten und eventuell sogar drei verschiedene Wege zu erarbeiten. (Siehe S. 199 »Hinweis für Lehrer: Maßgeschneiderter Unterricht«) Schülern mit Degenerationserscheinungen der Knie (Weg 1) kann man empfehlen, dass der Oberschenkel in Kriegerhaltungen einen 45°-Winkel zur Horizontalen bildet (siehe Abb. 2.124a). Dies garantiert, dass sie ihren Zustand nicht verschlechtern, indem sie die 50° überschreiten. Bei Weg 2 und 3 sollten die Schüler intensivere Variationen erforschen dürfen. (Beachtenswert ist Abbildung 2.124b, eine Darstellung von Pattabhi Jois' Enkel Sharat in *Virabhadrasana II* im aktuellen Ashtanga-Yoga.[213] Sehen Sie die Ähnlichkeit zu Aldo Nadi bei der Stellung des vorderen Knies und des hinteren Fußes.)

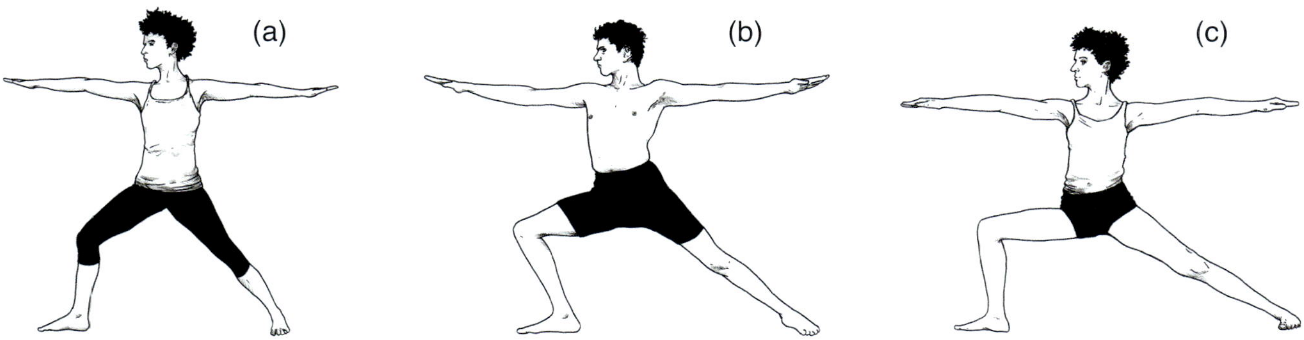

ABB. 2.124 Drei Kniehaltungen im Krieger II *(Virabhadrasana II)*. Bei Schülern des ersten Wegs (a) sollte der Schritt gerade so groß sein, dass der Oberschenkel maximal einen 45°-Winkel zur Horizontalen bildet. Bei Schülern des dritten Wegs (b) darf sich das Knie über das Fußgelenk hinaus nach vorn schieben. Allerdings muss man dann unter Umständen den hinteren Fuß auswärtsdrehen und den Oberkörper nach vorn neigen. Das ist anstrengender, aber sicher. Schüler des zweiten Wegs (c) können das Knie über dem Fußgelenk ausrichten, wie im Standardunterricht oft empfohlen wird.

Die Ausrichtung von Knie und Fuß: Zusammenfassung

Anders als Fitnessmythen und Ausbildungspläne für Yoga-Lehrer behaupten, ist es für die meisten Menschen ungefährlich, das Knie in Ausfallschritten oder Standhaltungen über das Fußgelenk hinaus nach vorn zu schieben. Dabei muss der Quadrizeps zwar mehr arbeiten, aber die Beanspruchung des Knies ist zulässig und vielleicht sogar nötig, um es gesund zu erhalten. Jedenfalls ist sie nicht größer als in der Stuhlhaltung *(Utkatasana)* oder beim Treppensteigen. Für Schüler mit Knieproblemen mag es angeraten sein, den Winkel zwischen dem Oberschenkel und der Horizontalen auf 45° zu beschränken, indem sie den Schritt verkleinern.

Beugung und Beanspruchung bei Stuhl *(Utkatasana)* und Hocke *(Malasana)*

Studien mit Gewichthebern zeigen: Wird die Vorwärtsbewegung der Knie in der Kniebeuge bewusst begrenzt, neigt sich der Oberkörper zum Ausgleich stärker nach vorn, Rückenwirbel und Bänder werden zusätzlich beansprucht. Es wird empfohlen, die Vorwärtsbewegung der Knie nicht einzuschränken.[214] Dies ist aufschlussreich für Yogaschüler, die in die Stuhlhaltung *(Utkatasana)* kommen. Sie hören manchmal, sie sollen die Knie nur so weit nach vorn schieben, dass sie die Zehen noch sehen können. Dann wiederum sollen sie die Knie beugen, bis »die Oberschenkel parallel zum Boden liegen«.[215] Um in eine derart tiefe Kniebeuge zu kommen, müssen sie die Hüften sehr stark beugen und nach hinten schieben. Damit sie im Gleichgewicht bleiben, neigt sich der Oberkörper nach vorn, was Hüftbeugung und Beugebeanspruchung der Wirbelsäule verstärkt. Andere Traditionen geben die Anweisung, die Hüften nicht so weit abzusenken, sondern die Hände über den Schultern, die Schultern über den Hüften und die Hüften über den Füßen auszurichten. Abbildung 2.120 stellt beide Möglichkeiten dar. Die erste Zeichnung (a) zeigt die Version von B.K.S. Iyengar,[216] die zweite (b) die von Pattabhi Jois.[217] Welche ist die richtige? Das kommt auf Ihre Absicht an. Eine stärkere Hüftbeugung wird Hüften und Wirbelsäule mehr beanspruchen. Das kann eine gute Sache sein, sofern diese Bereiche weder verletzt noch geschwächt sind. Eine geringere Hüftbeugung und damit eine geradere Haltung belastet die Knie mehr. [218] Auch das ist nicht zwangsläufig gut oder schlecht, sondern kommt auf den Schüler an. Die richtige Haltung hängt von Ihrer Biologie, Ihrer Biografie und Ihrer Absicht ab.

Der Druck auf die Kniescheibe ist bei ungefähr 80° bis 90° Beugung am stärksten. Wegen der Kompression der Oberschenkel- und Wadenrückseiten kommt in der Hocke *(Malasana)* weniger Druck auf die Knie als im Stuhl *(Utkatasana)*.[219] Das Verharren in der tiefen Hocke beansprucht die Knie nicht annähernd so stark wie Stuhl- oder Kriegerhaltungen. Im folgenden Kapitel zu Sprunggelenk und Fuß werden wir uns ausführlicher mit der Hocke beschäftigen – auch damit, wie weit die Füße geöffnet sein dürfen, ob sie gerade nach vorn oder nach außen zeigen sollten.

Kniestreckung

Alle Gewebe brauchen Beanspruchung, um gesund zu bleiben oder zu werden. Obwohl wir das wissen, tun wir aus Angst, zu viel zu tun, häufig eher zu wenig. Ein typisches Beispiel ist das Überstrecken der Knie. In der Welt des Yoga geben Lehrer ihren Schülern oft die Empfehlung oder fordern sie auf, die Knie vor allem in Standhaltungen nicht zu überstrecken. Diese Anweisungen sind gut gemeint. Bei manchen Menschen kann ein überstrecktes Knie tatsächlich Schaden nehmen. Doch in der Absicht, keinen Schaden anzurichten, können Lehrer unter Umständen Voraussetzungen schaffen, bei denen gesunde und bei Überstrecken nicht gefährdete Knie nicht ausreichend beansprucht werden, um gesund zu bleiben. Aus Angst, zu viel zu tun, tun manche Lehrer zu wenig. Wir riskieren, dass wir die Knie schwächen.

Wie weiter oben erwähnt, ist das Überstrecken der Knie normal und natürlich. Die Durchschnittsperson kann die Knie 5° bis 6° überstrecken (siehe Abb. 2.125). Wer sich mehr für den technischen Aspekt interessiert, kann ab Seite 206 »Es ist kompliziert: Überstrecken des Kniegelenks« lesen. Technisch weniger interessierte Leserinnen und Leser sollten einen Blick auf Abbildung 2.129 werfen.

HINWEIS FÜR LEHRER: Maßgeschneiderter Unterricht

Textilhersteller wissen schon lang, dass jeder Körper anders ist, und haben deshalb Standardgrößen entwickelt. Vom Schuh bis zum BH, vom Hut bis zur Hose ist alles in verschiedenen Größen erhältlich. Diese Vielfalt hat ihren Preis: Man braucht einen großen Warenbestand, um sicherzustellen, dass für jeden etwas dabei ist – und trotzdem finden manche Menschen scheinbar nie die richtige Größe für ihren individuellen Körper. Um Warenbestand und Kosten zu sparen, bieten einige Hersteller schlicht drei Größen an: *small* (klein), *medium* (mittel) und *large* (groß).

Ein funktioneller Ansatz spornt uns an, nach einer angemessenen Herausforderung und Beanspruchung zu streben, statt uns um unseren ästhetischen Ausdruck in den Haltungen zu sorgen. So können wir – genau wie die Textilhersteller – Wahlmöglichkeiten für Haltungen entwickeln, die den Fähigkeiten der Schüler entsprechen. Ein funktioneller Ansatz im Yogaunterricht setzt voraus, dass wir eine bestimmte Absicht haben, um Schüler in die Haltungen zu bringen. Wir können diesbezüglich mehrere Möglichkeiten in Betracht ziehen: um die Muskeln zu kräftigen; um das Gewebe zu dehnen; um Ruhe inmitten von Anstrengung zu entwickeln; um auf anspruchsvollere Haltungen vorzubereiten – oder eine von vielen anderen. Ein grundsätzliches Ziel könnte es sein, Gesundheit, Kraft und Belastungsfähigkeit aufzubauen. Natürlich haben wir auch die Absicht, keinen Schaden anzurichten. Weil jeder Mensch anders ist, sollten manche Schüler mit bestimmten Haltungen vorsichtig sein. Für andere ist Yoga neu, und sie kennen die Haltungen noch nicht. Und wieder andere sind von Natur aus stark und beweglich und brauchen in der ein oder anderen Haltung eine größere Herausforderung, um davon zu profitieren.

Es wäre schön, wenn wir den Unterricht auf jeden Schüler individuell zuschneiden könnten. Leider ist dies – von Einzelstunden oder sehr kleinen Kursen abgesehen – selten zweckmäßig. Aber wie die Textilhersteller können wir die Schüler in eine von drei großen Gruppen einordnen, ihnen verschiedene Möglichkeiten zur Auswahl anbieten und ihnen erlauben, den für sie am besten geeigneten Weg zu wählen. Zum Beispiel:

- **Weg 1**: Dieses Angebot richtet sich an Schüler, die sich gerade erst auf die Yogareise begeben haben und die Haltungen noch nicht kennen; die aufgrund von Krankheiten oder angeborenen Einschränkungen nur begrenzt in der Lage sind, Haltungen aufzubauen und darin zu verharren; oder die sich an diesem Tag einfach etwas weniger fordern möchten. Der Lehrer bietet Alternativen, um potenziell anspruchsvolle oder gefährliche Haltungen zugänglicher und sicherer zu machen.
- **Weg 2**: Dieses Angebot richtet sich an Schüler, die schon lang genug praktizieren, um die vorgeschlagenen Haltungen sowie die eigenen Fähigkeiten zu kennen. Es ist anspruchsvoller als der erste Weg, aber nicht so fortgeschritten wie der dritte Weg. Lehrer können Alternativen anbieten, welche die Teilnehmer tiefer in die Haltungen bringen – aber nicht so tief, dass Verletzungsgefahr besteht.
- **Weg 3**: Dieses Angebot richtet sich an erfahrene, gesunde, starke und bewegliche Schüler, die ihre Grenzen kennen und gefahrlos in die anspruchsvolleren Varianten der Haltungen kommen können. Lehrer können nun die fortgeschritteneren Übungsvarianten anbieten, sollten die Schüler aber nach wie vor anweisen, auf die Signale ihres Körpers zu achten, um nicht zu übertreiben.

Die drei Wege sollen nicht dogmatisch eingesetzt werden. Manche Anfänger sind von Natur aus stark und beweglich und können gefahrlos die Varianten der anderen beiden Wege wählen. Und manche Schüler schaffen auch nach zehn Jahren engagierter Praxis die Alternativen des dritten Wegs nicht. Am Ende muss jeder selbst entscheiden, welcher Weg für ihn der richtige ist. Aber der Lehrer kann bei der Entscheidung unterstützen, indem er an die Absicht erinnert. Warum praktiziert der Schüler Yoga? Um eine Darbietung einzustudieren oder um größtmögliche Gesundheit zu erlangen? Viele Schüler wären gern auf dem dritten Weg, sollten sich aber an die Empfehlungen des ersten Wegs halten. Sie können ihnen helfen, die richtige Wahl zu treffen, indem Sie ihnen ins Gedächtnis rufen: »Erlaubt eurem Ego nicht, Schecks auszustellen, die euer Körper nicht einlösen kann!«

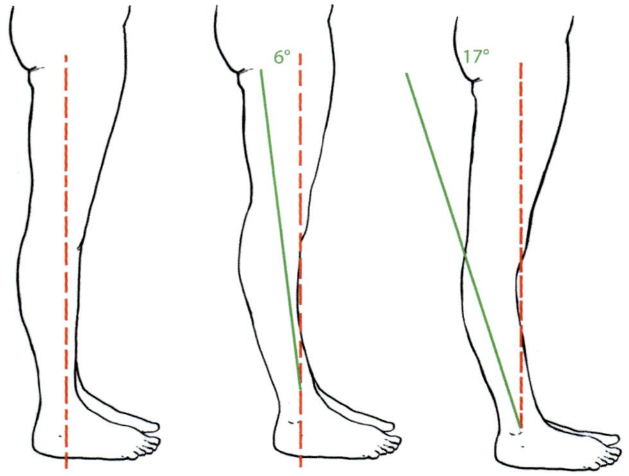

ABB. 2.125 Ideal und Realität der Überstreckung. Anatomiebücher zeigen die ideale Ausrichtung der Knie (a), aber im Durchschnitt überstrecken wir sie um ungefähr 6° (b). Einige Menschen können sie sogar 17° oder mehr überstrecken (c).

Forscher sind sich uneinig, ob Überstrecken zu Problemen führt.[220] Die meisten Menschen überstrecken die Knie, aber nur die wenigsten haben Probleme. Bei den Fallstudien, bei denen ein Überstrecken zu Knieschäden führte, war die Ursache immer ein dynamischer Schlag aufs Knie in einem Kontaktsport, ein plötzliches Stehenbleiben, Stehenbleiben und Drehen (im Sportjargon »cut and run« genannt) oder eine harte Landung nach einem Sprung. Nie war *statisches* Überstrecken Ursache für Knieschäden.

Im Yoga setzen wir das Knie nur selten starken, vorübergehenden dynamischen Belastungen aus. Die meisten Yogastile sind langsam, außer Kundalini-Yoga und gelegentlich Ashtanga-Yoga, wo man zuweilen mit einem Sprung in die Haltungen kommt. Ein überstrecktes Knie kann in den Haltungen statischen Belastungen ausgesetzt sein, aber das Belastungsniveau liegt weiter unter der Toleranzgrenze gesunder Kniegelenke. Die größte Bedeutung kommt hier dem vorderen Kreuzband *(Ligamentum cruciatum anterius)* zu, das 85 Prozent des Widerstands gegen die weitere Streckung erzeugt.[221] (Die posteriore Gelenkkapsel und die Seitenbänder bieten zusätzlich eine minimale Unterstützung.) Die jungen und gesunden vorderen Kreuzbänder von Personen im Alter zwischen 22 und 35 Jahren können Kräften über 2100 Newton widerstehen. (Was ist ein Newton? Im nebenstehenden Kasten »Es ist kompliziert« erfahren Sie mehr darüber.) Auch die Kreuzbänder von älteren Schülern über 60 Jahren halten noch 650 Newton stand.[222] Die Beanspruchung durch eine passiv gehaltene Überstreckung des Knies von 5° liegt bei ungefähr 120 Newton[223] und bleibt damit eindeutig innerhalb der Toleranzgrenzen auch älterer Knie.

Wie stark wir das vordere Kreuzband bei überstrecktem Knie beanspruchen können, hängt von der Ausrichtung des Beins zu Körper und Boden, dem Grad der Überstreckung und dem Ausmaß der Koaktivierung der Muskeln im Kniebereich ab. Menschen, deren vorderes Kreuzband beschädigt ist, die von einer Operation genesen oder bei denen es sehr locker und das Knie deshalb stark überstreckt ist, riskieren möglicherweise tatsächlich weitere Schäden, wenn sie nichts gegen statische Überstreckung tun. Für sie kann es ratsam sein, etwas nachzugeben und das überstreckte Bein gerade auszurichten. Der gleiche Rat kann Menschen mit gesunden Knien im Laufe der Zeit anfällig für eine Schwächung des vorderen Kreuzbands machen, verhindert er doch die erforderliche Beanspruchung des Gelenks. Für Lehrer besteht die Herausforderung darin, Gruppen mit beiden Schülertypen zu unterrichten – solchen, die ihre Knie überstecken können und sollten, und solchen, die besser davon absehen.

ES IST KOMPLIZIERT: Was ist ein Newton?

Ein Newton ist eine Krafteinheit. Das zweite von Sir Isaac Newton formulierte Gesetz besagt: Die Kraft (F) ist gleich der Masse (M) eines Körpers mal dessen Beschleunigung (A): F = MA. Ein Newton (N) wird als die Kraft definiert, die ein Körper mit einer Masse von 1 Kilogramm und einer Beschleunigung von 1 Meter pro Sekunde im Quadrat (m/s^2) erfährt. Auch die Kraft eines auf der Erde stehenden Menschen lässt sich in Newton ausdrücken. So beträgt etwa die Beschleunigung (A) durch die Schwerkraft 9,8 m/s^2. Ein Mann mit einer Masse (M) von 75 Kilogramm wirkt also mit einer Kraft (F) von 735 Newton auf den Boden. (1 N entspricht 0,225 Pound-force; 1 Pound-force entspricht 4,45 N.) Bei demselben 75-Kilogramm-Mann kann bei passiv überstreckten Knien eine Kraft von 120 N am vorderen Kreuzband angreifen, was ungefähr einem Sechstel seines Körpergewichts entspricht. Grundsätzlich liegt die Belastungstoleranz des vorderen Kreuzbands (sofern es sich um einen jungen Mann handelt) bei ungefähr 2100 N oder beinahe dem Dreifachen seines Gewichts.

Erinnern Sie sich an die Philosophie zum Aufbau von Gesundheit: Um Muskelkraft aufzubauen, ohne die Gelenke zu gefährden, belastet man Gewebe bei geringem Bewegungsumfang (eine yang-artige Bewegung). Um Beweglichkeit aufzubauen und das Bindegewebe zu stärken, beansprucht man unbelastete Gelenke am Ende ihres Bewegungsumfangs (eine yin-artige Bewegung). Wir können das Kniegelenk und die dazugehörigen Bindegewebsstrukturen nach der Yin-Methode stärken. Yin-Yoga-Haltungen wie der Sattel *(Suptavirasana)* beanspruchen das vordere Kreuzband und die anderen Kniebänder – allerdings auf sehr passive Art, ohne Gewichtsbelastung.[224] Wenn wir unsere Praxis um Yin-Beanspruchungen erweitern, müssen wir das Knie nicht auch noch in den Standhaltungen fordern. Es steht uns frei, das Knie in der Yang-Praxis vor Überstreckung zu schützen – ob es nötig ist oder nicht. Wir können Yin- und Yang-Elemente kombinieren, um die Beanspruchung zu maximieren und gleichzeitig das Risiko zu minimieren.

Manchen Schüler kompensieren das Überstrecken der Knie, indem sie das Becken nach vorn kippen. Dadurch verstärkt sich die normale Krümmung der Lendenwirbelsäule (Hyperlordose), was entlang der Wirbelsäule und weiter oben im Körper negative Auswirkungen haben kann. Aber: Jeder Mensch ist anders, und während das Überstrecken für die Knie akzeptabel sein kann, kann es im unteren Rücken oder anderswo Probleme verursachen.

Fassen wir zusammen: Die meisten Menschen dürfen die Knie in statischen Yogahaltungen überstrecken, für andere kann es gefährlich sein. Um gefährdete Knie zu schützen, können wir die Überstreckung reduzieren (siehe unten), aber damit berauben wir sie auch der gesunden Beanspruchung. Beide Ziele lassen sich unter anderem dadurch vereinbaren, dass wir die Gelenke in der Yin-Yoga-Praxis gefahrlos passiv beanspruchen und die Muskulatur in der Yang-Praxis fordern, dabei aber von einer Überstreckung absehen.

Überstreckung reduzieren

Die durch Überstrecken verursachte Beanspruchung des vorderen Kreuzbands lässt sich am besten durch Kokontraktion der Quadrizepsmuskeln und der rückwärtigen Oberschenkelmuskeln reduzieren. (Siehe S. 192 »Das ist wichtig: Kokontraktion«) Kommen Sie dazu in den Stocksitz *(Dandasana)* und strecken Sie die Beine nach vorn aus (Abb. 2.126). Spüren Sie die muskulären Spannungen rund um die Knie: an der Vorderseite der Oberschenkel oberhalb der Knie und an der Oberschenkelrückseite. Um die Knie wie in Abbildung 2.126a bewusst zu überstrecken, spannen Sie die Quadrizepse an. Möglicherweise gelingt es, indem Sie die Kniescheibe nach oben ziehen, die Oberschenkel in den Boden drücken und die Zehen zum Körper ziehen. Wenn Sie zum Überstrecken neigen, heben sich die Fersen vom Boden. Spüren Sie die Anspannung der Quadrizepse. (Bei manchen Menschen funktionieren diese Anweisungen nicht; sie müssen ausprobieren, was nötig ist, um in diese Haltung zu kommen.) Überstreckte Knie können von überaktiven Quadrizepsen oder – weniger stark – den Wadenmuskeln, besonders dem zweibäuchigen Wadenmuskel *(Gastrocnemius)*, verursacht werden. Die beliebte Anweisung, in Standhaltungen die Kniescheibe nach oben zu ziehen, um die Quadrizepse zu aktivieren, kann das Überstrecken verstärken. Die Quadrizepse ziehen das Schienbein nach vorn (siehe Abb. 2.127) und erhöhen dadurch die Beanspruchung des vorderen

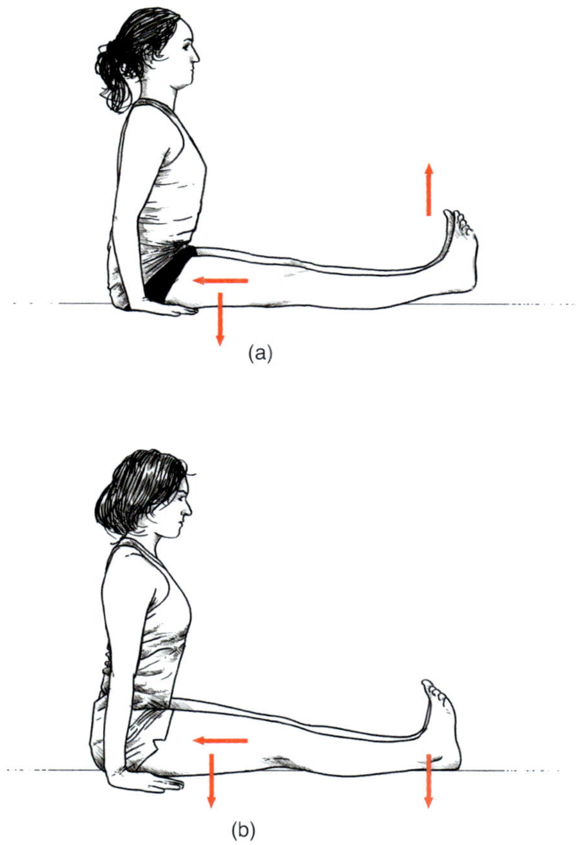

ABB. 2.126 Überstrecken der Knie im Stocksitz *(Dandasana)*. (a) Kommen Sie in den Langsitz und spannen Sie die Oberschenkel an. Wenn sich die Fersen heben, zeigt dies ein Überstrecken der Knie an. (b) Drücken Sie die Oberschenkel weiter in den Boden und pressen Sie nun auch die Fersen nach unten. Diese Kokontraktion aktiviert die rückwärtigen Oberschenkelmuskeln und reduziert die Überstreckung.

Kreuzbands. (Der zweibäuchige Wadenmuskel zieht den Oberschenkelknochen nach hinten, was die Spannung im vorderen Kreuzband ebenfalls erhöht.)

Um das vordere Kreuzband zu entlasten, ziehen wir das Schienbein nach posterior. Dazu werden die rückwärtigen Oberschenkelmuskeln aktiviert. Oft kommt es unbewusst zu dieser Kokontraktion, wenn man die Kniescheiben nach oben zieht. Für die bewusste Kokontraktion drücken Sie Oberschenkel und Fersen in den Boden, während Sie mit gestreckten Beinen dasitzen, wie in Abbildung 2.126b. Ertasten Sie, was rund ums Knie geschieht, und spüren Sie die Spannung in den Muskeln. Diese Bewegung kokontrahiert Quadrizeps- und rückwärtige Oberschenkelmuskeln, stabilisiert das Kniegelenk, reduziert die Überstreckung und entlastet das vordere Kreuzband.

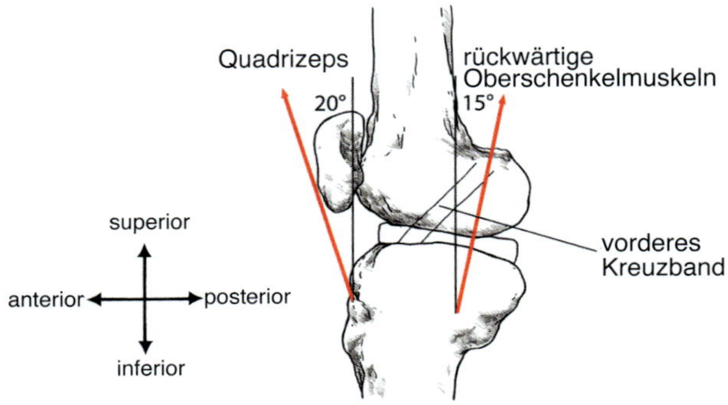

ABB. 2.127 Kokontraktion. Die Kontraktion des Quadrizeps zieht das Schienbein nach anterior und beansprucht das vordere Kreuzband; die Kontraktion der rückwärtigen Oberschenkelmuskeln zieht das Schienbein nach posterior und entlastet das vordere Kreuzband. Die Kokontraktion beider Muskeln hilft, die Streckung zu bewahren und dabei das vordere Kreuzband zu entlasten.[225]

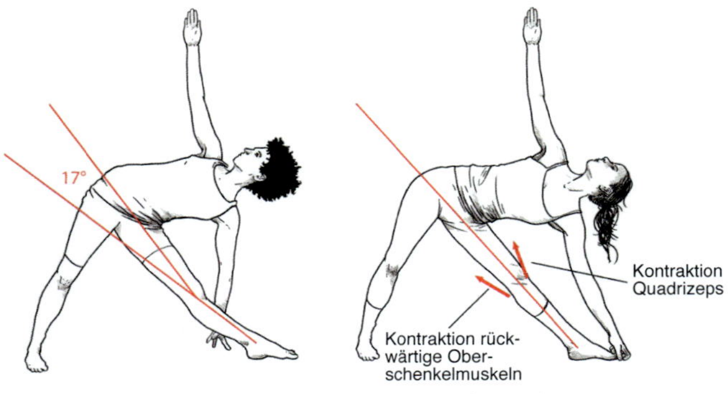

ABB. 2.128 Kokontraktion im Dreieck *(Trikonasana)*. Den Quadrizeps aktivieren wir, indem wir versuchen, die Matte unter unseren Füßen auseinanderzuziehen; die rückwärtigen Oberschenkelmuskeln, indem wir die Oberschenkel zueinanderziehen oder so tun, als wollten wir die Füße zueinanderschieben. Mit diesen beiden Bewegungen können wir ein Überstrecken des Knies reduzieren oder beseitigen.

Da wir nun wissen, wie sich Kokontraktion anfühlt, können wir mit dieser Technik ein Überstrecken in Standhaltungen reduzieren, zum Beispiel im Dreieck *(Trikonasana)*. Wenn wir in die Haltung kommen, strecken wir das vordere Bein, ohne es zu überstrecken. Wir aktivieren den Quadrizeps, indem wir die Kniescheibe nach oben ziehen oder versuchen, die Matte mit den Füßen auseinanderzuziehen. Dann spannen wir die rückwärtigen Oberschenkelmuskeln an, indem wir die Oberschenkelrückseiten zueinanderziehen oder so tun, als wollten wir die Füße zueinanderschieben. Mit den Händen können Sie die Spannung an den Ober- und Rückseiten der Oberschenkel spüren. Das Bein sollte stabil und vollständig gestreckt (aber nicht überstreckt) sein.

Seitwärtsbewegungen des Knies: Valgus- und Varusbewegungen

Wann ist das vordere Knie in den Kriegerhaltungen *(Virabhadrasana)* korrekt ausgerichtet? Auf den Abbildungen 2.130 und 2.131 sehen wir Knie, die nach innen oder außen zeigen. Das ist in verschiedenen Haltungen wie den Kriegern, der Vorbeuge im Grätschstand *(Prasaritapadottanasana)*, Stuhl *(Utkatasana)* oder Hocke *(Malasana)* sowie der anspruchsvolleren einbeinigen Kniebeuge möglich. Die Knie können nach innen (Valgusbewegung oder Abduktion) oder außen knicken (Varusbewegung oder Adduktion). Sind diese Bewegungen bedenklich? Das kommt wie immer darauf an!

Das Innenband *(Ligamentum collaterale mediale)* erzeugt 57 Prozent des Widerstands gegen Valgusbewegungen bei ge-

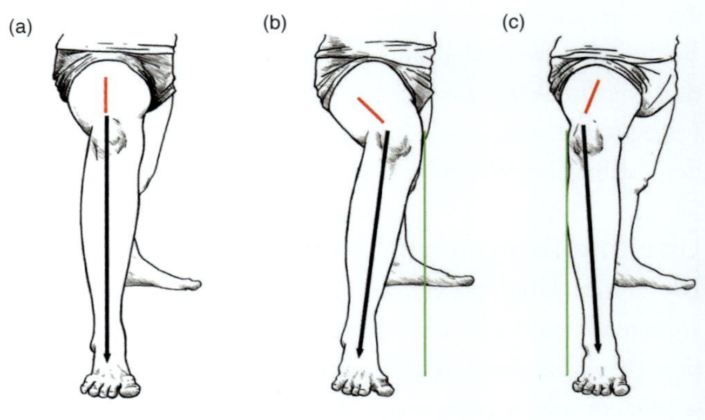

ABB. 2.130 Die Ausrichtungsmöglichkeiten des Knies in Kriegerhaltungen *(Virabhadrasana)*. In Zeichnung (a) ist es mit Vorderfuß und Hüftpfanne ausgerichtet. Zeichnung (b) zeigt eine Valgusbewegung, bei der das Knie nach medial knickt. Zeichnung (c) zeigt eine Varusbewegung, bei der es sich lateral vom Fuß befindet.

strecktem Knie und 78 Prozent bei 25° gebeugtem Knie.[250] Im Yoga empfehlen die meisten Lehrer, das Knie so auszurichten, dass es wie in Abbildung 2.130a über dem Fuß gerade nach vorn zeigt. Begründet wird dies mit einer Entlastung der Innenseite des Knies. Hinsichtlich der Kriegerhaltungen ist diese Argumentation nicht immer stichhaltig. Bei 90° gebeugtem Knie sind die Seitenbänder am kürzesten und damit am schlaffsten[251] (siehe Abb. 2.115) und gestatten sowohl die Drehung des Knies als auch eine gewisse Seitwärtsbewegung. In dieser Haltung werden die Innenbänder wenig beansprucht und sind kaum verletzungsgefährdet. Und selbst wenn eine gewisse Beanspruchung vorhanden wäre: Bänder müssen beansprucht werden, um dick und stark zu bleiben.

Bei den weiteren Beispielen für eine Valgusstellung mit reduzierter Kniebeugung (siehe Abb. 2.131a), weil das Bein stärker oder vollständig gestreckt ist, wird das Innenband stärker beansprucht. Das ist für manche Menschen durchaus gesund. Wenn man die Beanspruchung des Innenbands vermeidet, könnte man es dadurch schwächen. Allerdings gibt es triftige Gründe, weshalb sich *einige* Schüler lieber an die Ausrichtungsanweisung »Die Knie zeigen gerade nach vorn« halten sollten. Es gibt aber auch Gründe, weshalb andere darauf verzichten sollten. Die »korrekte« Knieposition ist von der individuellen Anatomie des Schülers, dem Zustand seiner Bänder und Gelenkkapseln sowie seinem Muskeltonus abhängig.

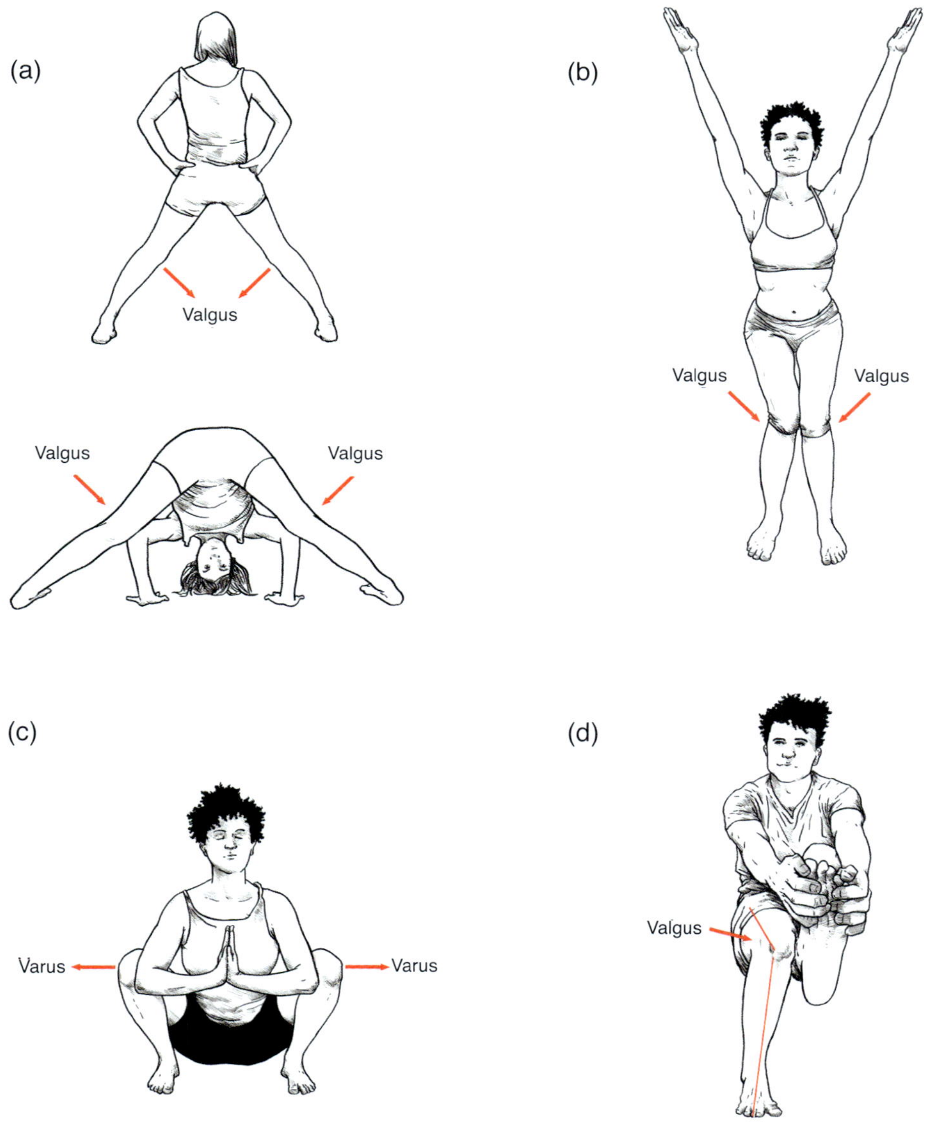

ABB. 2.131 In vielen Haltungen ist eine Valgus- oder Varusstellung der Knie möglich: (a) Vorbeuge im Grätschstand *(Prasaritapadottanasana)*, (b) Stuhl *(Utkatasana)*, (c) Hocke *(Malasana)*, (d) einbeinige Kniebeuge (Pistol Squat).

Das Kniegelenk

ES IST KOMPLIZIERT: Überstrecken des Kniegelenks

Wenn man das Knie streckt, wird das Bein gerade. Wenn es eine Linie mit dem Oberschenkel bildet, gilt das Bein als gestreckt. Abbildung 2.125a zeigt diese »perfekte« 180°-Ausrichtung: Das Hüftgelenk steht über Knie- und Fußgelenk. Aber fast jeder kann diese magische 180°-Grenze überschreiten, was als Überstrecken (Hyperextension) bezeichnet wird. Wie sehr die Menschen überstrecken, kann stark variieren. In einer Studie überstreckten 99 Prozent der Frauen um durchschnittlich 6,7° (mit einer Standardabweichung von 2,7° und einer Variationsbreite von 0° bis 17°) und 95 Prozent der Männer um durchschnittlich 5,5° (mit einer Standardabweichung von 2,5° und einer Variationsbreite von 0° bis 17,5°).[226] Mehr als 5° Überstreckung werden auch Hohlknie (*Genu recurvatum,*[227] lateinisch für »zurückgebeugtes Knie«[228]) genannt. Demnach haben die meisten Menschen Hohlknie.

Die Forscher sind recht geteilter Meinung, ob das Überstrecken des Knies die Verletzungsanfälligkeit erhöht.[229] Obwohl die Literatur und die Yogawelt zu der Schlussfolgerung gelangt sind, eine 180°-Streckung des Knies sei ideal, müssen menschliche Zweifüßer ein leichtes Überstrecken der Knie zulassen. Wenn wir im Stehen »die Knie durchdrücken« und »in den Bändern hängen«, reduzieren wir den Aufwand an muskulärer Energie. Die Haltung wird eher von den Bändern als vom Quadrizeps gestützt. Das ist evolutionsbedingt. Schimpansen brauchen zum Gehen mehr Energie als der Mensch, weil ihre Knie ständig gebeugt bleiben müssen. Der Mensch kann das Knie vollständig strecken, und das spart Kalorien.[230] Beim Gehen überstrecken wir um ungefähr 5°, was – wenig überraschend – den meisten Menschen gelingt.[231] Wenn wir die Knie beim Stehen oder Gehen nicht leicht überstrecken würden, müsste der Quadrizeps ständig arbeiten, um unsere Haltung zu stabilisieren. Das wäre ermüdend und könnte den Muskel chronisch verkürzen.

Aber man kann alles übertreiben. Wer den ganzen Tag sitzt und damit die Beinmuskulatur schwächt, überstreckt die Knie beim Stehen vielleicht zu sehr. Es kann tatsächlich besser sein, wenn diese Menschen die Knie in den Yogahaltungen leicht anbeugen und die Beinmuskulatur kräftigen.

All dies soll zeigen, dass ein gewisses Maß an Überstreckung normal und nützlich ist. Wenn wir das Knie nach einer Verletzung nicht mehr wie gewohnt überstrecken können, wird es sich eingeschränkt und steif anfühlen. Vielleicht entwickeln wir auch ungesunde Bewegungsmuster, um den geringeren Bewegungsumfang zu kompensieren.[232] Die Wiederherstellung des vollen Bewegungsumfangs einschließlich der Überstreckung verhindert Arthrofibrose (ungewöhnlich dickes Narbengewebe) und Knieschmerzen nach einer Operation.[233] Eine Überstreckung von 5° bis 7° ist für eine volle Funktionalität wichtig.

Abbildung 2.125 zeigt drei Varianten von Kniestreckung: Die erste Zeichnung (a) entspricht der üblichen Darstellung vieler Anatomietexte und veranschaulicht die angeblich ideale 180°-Ausrichtung. Die zweite Zeichnung (b) zeigt die durchschnittliche Realität, eine normale und gesunde Überstreckung von 6°. Auf der dritten Zeichnung (c) beträgt die Überstreckung beträchtliche 17°.

Es gibt zwei Arten von Überstreckung im Kniegelenk: die akute und die chronische Überstreckung. Beim akuten Überstrecken wird das Knie durch eine plötzliche Gewalteinwirkung oder Bewegung nach hinten gedrückt. Infolge von Knieverletzungen kommt am häufigsten das vordere Kreuzband *(Ligamentum cruciatum anterius)* zu Schaden, und oft ist eine plötzliche Beanspruchung des überstreckten Knies die Ursache, zum Beispiel durch eine Kontaktverletzung im Sport. Am häufigsten aber verletzen wir uns, wenn wir beim Laufen plötzlich stoppen – und dabei auch noch die Richtung wechseln – oder wenn wir beim Springen mit gestreckten Beinen landen.[234] Das Landen nach einem Sprung sowie Richtungswechsel beim Laufen sind die häufigsten Verletzungsursachen.[235] Leider ist bei Frauen die Wahrscheinlichkeit einer Verletzung des vorderen Kreuzbands zwei- bis achtmal so hoch wie bei Männern, und am häufigsten passiert es bei der Landung nach einem Sprung.[236] Frauen spannen meist zuerst den Quadrizeps an, wenn sie aufkommen, Männer dagegen die hinteren Oberschenkelmuskeln.[237] Das ist eine Frage der Geometrie. (Kleinere Menschen haben kürzere Oberschenkel und deshalb größere Q-Winkel und kleinere Schienbeinplateaus, auf die sich die Last verteilt.) Das übermäßige Überstrecken des Knies unter Last erhöht das Verletzungsrisiko für das vordere Kreuzband; eine zusätzliche Drehung lässt es weiter ansteigen.[238] Es mag überraschen, dass Kreuzbandverletzungen beim Turnen viel seltener vorkommen als bei Skilauf, Handball, Fußball, Basketball und Kontaktsportarten.[239]

Zum Glück setzen wir das Knie in der Asanapraxis keiner plötzlichen Überstreckungsbeanspruchung aus, indem wir die Bewegungsrichtung ändern. Die Sorge gilt eher der zweiten Form des Überstreckens: dem chronisch überstreckten Knie. In einigen Standhaltungen wie Dreieck *(Trikona-*

sana), Tänzer *(Natarajasana)*, Baum *(Vrksasana)* oder Halbmond *(Ardhachandrasana)* ist ein Bein vollständig gestreckt und trägt beinahe das gesamte Körpergewicht. Abbildung 2.129 zeigt Tänzer und Halbmond. Auf Fotografien wies B.K.S. Iyengar eine durchschnittliche Überstreckung von 5° bis 7° im Standbeinknie auf. Da so gut wie jeder im Stehen das Knie überstrecken kann, ist dies bei den meisten Yogapraktizierenden auch in den Asanas zu erwarten. Die Frage lautet: Sollte das so sein?

Statisches Überstrecken des Knies kann die Spannung im vorderen Kreuzband und den stützenden Strukturen an der Knierückseite erhöhen.[241] Anders als beim Ellbogen wird die weitere Bewegung nach posterior nicht von Knochen an der Knierückseite gebremst. Das müssen Bänder, Gelenkkapsel und Sehnen übernehmen. Das vordere Kreuzband absorbiert ungefähr 85 Prozent der Beanspruchung.[242] Zur Erinnerung: Das vordere Kreuzband verhindert, dass sich der Oberschenkelknochen über dem Schienbein nach hinten schiebt; das hintere Kreuzband *(Ligamentum cruciatum posterius)* verhindert, dass sich das Schienbein unter dem Oberschenkelknochen nach hinten schiebt (siehe Abb. 2.107). Je stärker die Überstreckung, desto größer die Spannung in den Kreuzbändern. Ein gesundes vorderes Kreuzband hält einer Kraft von 2000 N (450 Pound-force) stand,[243] das hintere Kreuzband hält doppelt so viel aus.[244] Beim Überstrecken ist die Spannung im vorderen Kreuzband höher, deshalb gilt ihm die Hauptsorge. Bei einer passiven Überstreckung von 5° wirken durchschnittlich 118 N (26,5 Pound-force) auf das vordere Kreuzband – ein Wert, der deutlich innerhalb der Toleranzgrenzen liegt.[245]

Für den meisten Menschen ist ein solches Maß an Überstreckung nicht bedenklich, aber für manche möglicherweise doch. Übermäßiges Überstrecken kann viele Ursachen haben: neurologische Unterschiede, Muskelschwäche, Bandlaxität oder eine Verletzung. Eine starke Quadrizepsaktivierung kann das Knie überstrecken. Aber auch Quadrizepsmuskeln, die zu schwach sind, um es zu stabilisieren, können eine Kompensation durch Überstrecken bewirken, damit die Bänder an ihrer Stelle für Stabilität sorgen.[246] Aus diesem Grund verlassen sich Menschen mit einer angeborenen Muskelschwäche, etwa infolge einer Zerebralparese, oder Muskelschwund oder aber nach einem Schlaganfall häufig auf das Überstrecken, um das Knie zu stabilisieren. Allerdings kann das Gelenk dadurch im Lauf der Zeit hypermobil werden.

Schülern mit beschädigten oder geschwächten Bändern, Menschen mit einer über das normale Maß (also >10°)[247] hinausgehenden Überstreckung, älteren Menschen mit naturgemäß schwächeren vorderen Kreuzbändern[248] oder allen, die von einer Knieoperation genesen, kann man durchaus empfehlen, die beim Überstrecken auftretende Beanspruchung der vorderen Kreuzbänder zu reduzieren. Überforderung kann schädlich sein, aber auch die Unterforderung ist gefährlich. »Wie sich gezeigt hat, wirkt sich die fehlende Beanspruchung der Bänder, sogar der unverletzten, schädlich aus.«[249] Das vordere Kreuzband braucht eine gewisse Beanspruchung. Das Stehen mit überstreckten Knien bietet eine recht gemäßigte Form der Beanspruchung, wenn man es mit Treppensteigen oder Laufen vergleicht. Für die meisten Yogis dürfte das Überstrecken des Knies unproblematisch, bei manchen kann es jedoch kritisch sein. Dennoch ist es vielleicht keine gute Idee, überstreckte Knie grundsätzlich zu korrigieren, denn – wie erwähnt – wir müssen das vordere Kreuzband beanspruchen, um es gesund zu erhalten.

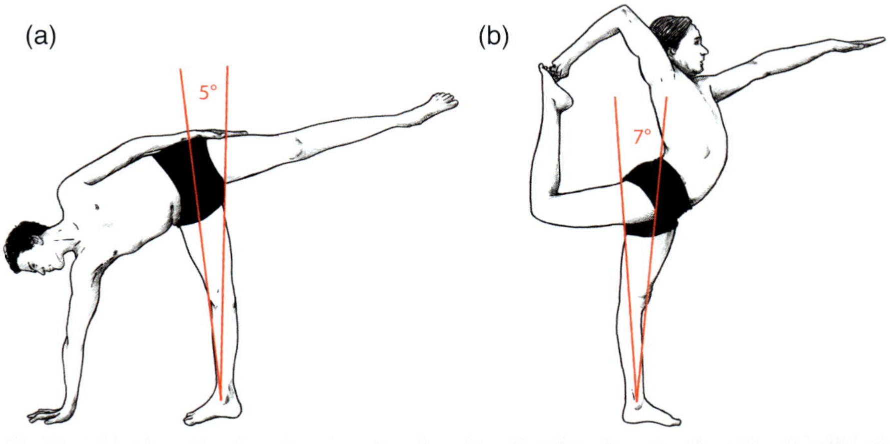

ABB. 2.129 Ein Überstrecken des Knies zwischen 5° und 7° ist normal. B.K.S. Iyengar überstreckte die Knie im (a) Halbmond *(Ardhachandrasana)* und (b) im Tänzer *(Natarajasana)*.[240]

Das Kniegelenk

Bei einer Valgusbewegung (siehe Abb. 2.132c) knickt das Knie nach innen. Biomechanisch gesehen, passieren dabei zwei Dinge im gestreckten Knie: (1) Es kommt Zug auf Innenband *(Ligamentum collaterale mediale)* und vorderes Kreuzband *(Ligamentum cruciatum anterius)*.[252] (2) Der Druck auf den äußeren Schienbeinknorren *(Condylus lateralis tibiae)* verstärkt sich.[253] Bei einer Varusbewegung (siehe Abb. 2.132b), wenn das Knie nach außen knickt, geschieht das Gegenteil: (1) Es kommt Zug auf Außenband *(Ligamentum collaterale laterale)* und vorderes Kreuzband. (2) Der Druck auf den inneren Schienbeinknorren *(Condylus medialis tibiae)* verstärkt sich.[254] Ärzte bezeichnen es als Valgusstellung, wenn der mediale Winkel am Knie über 182° beträgt. Sie bezeichnen es als Varusstellung, wenn der mediale Winkel am Knie unter 178° beträgt.[255] Einige Wissenschaftler halten einen Valguswinkel von 5° bis 7° für normal. Die meisten Menschen haben also leichte X-Beine.[256] Aber manch einer weicht ganz erheblich ab, was für ihn normal sein oder Krankheitswert haben kann. Eine Studie ergab bei 25 Prozent der Probanden eine Varusstellung, bei 36 Prozent eine Valgusstellung. Nur 39 Prozent waren neutral ausgerichtet.[257] Eine andere Studie ergab umgekehrt bei 41 Prozent der Teilnehmer eine Varusstellung, bei 19 Prozent eine Valgusstellung. Aber auch hier waren nur 40 Prozent neutral ausgerichtet.[258] Lesen Sie den Kastentext »Das ist wichtig: Valgus- oder Varusstellung?« und finden Sie heraus, zu welcher Gruppe Sie gehören.

Wir wollen auch hier wieder nicht herausbekommen, welche Zahl die »richtige« ist, sondern die menschliche Vielfalt zeigen. Wir wissen weder, wie groß der Winkel am Knie typischerweise ist, noch, wie groß er sein sollte. Aber wir wissen, dass jeder Mensch anders ist, und wollen deshalb die beste Ausrichtung für Sie finden.

DAS IST WICHTIG: Valgus- oder Varusstellung?

Wir verwenden die Begriffe *valgus* und *varus* adjektivisch, um Seitwärtsbewegungen des Knies zu beschreiben (die Substantive sind *Genu valgum* und *varum*, also X- und O-Bein). Bei einer Valgusstellung weicht das Knie nach innen, bei einer Varusstellung weicht es nach außen ab. (Damit Sie es leichter im Kopf behalten, hilft folgender Merksatz: »O, (v)warum habe ich nur O-Beine?«)

Abbildung 2.136 zeigt Beispiele für Valgus- und Varusstellung. Wenn Schüler versuchen, im Stehen Füße und Knie zusammenzubringen, wird dies nicht allen gelingen. Sind die Knie geschlossen, aber über 3 cm Abstand zwischen den Fußgelenken, handelt es sich um *Genu valgum.* Sind die Fußgelenke geschlossen, aber über 3 cm Abstand zwischen den Knien, handelt es sich um *Genu varum.* Ärzte bedienen sich einer anderen Technik, um den Umfang der Fehlstellung zu messen (siehe Abb. 2.132).

Wie sieht es bei Ihnen aus? Stehen Sie aufrecht und bringen Sie Füße und Knie zusammen. Falls Sie gern überstrecken, beugen Sie die Knie, sodass sie 180° gestreckt und die Beine gerade sind. (Überstrecken kann einer Varus- oder Valgusstellung ähneln.)[263] Bitten Sie einen Freund, die Lücke zwischen Fußgelenken oder Knien zu messen. Haben Sie eine Valgus-, Varus- oder Neutralstellung? Behalten Sie das Ergebnis bei der weiteren Lektüre dieses Abschnitts im Hinterkopf.

Die Ursache von X- oder O-Beinen

Leider geben die Studien zur Häufigkeit von O-Beinen *(Genu varum)* und X-Beinen *(Genu valgum)* keine ursächlichen Zusammenhänge an. Dabei ist es wichtig, die Ursache zu kennen. Bei manchen Menschen ist die Fehlstellung zu stark und kann Krankheiten verursachen. Bei anderen ist sie harmlos, dafür kann der Versuch, sie zu korrigieren, Schaden anrichten. (Siehe Anhang E: Vor- und Nachteile einer Valgus- oder Varusstellung der Knie.)

Es gibt zahlreiche anatomische und verhaltensbedingte Ursachen für eine Varus- oder Valgusstellung: Becken-

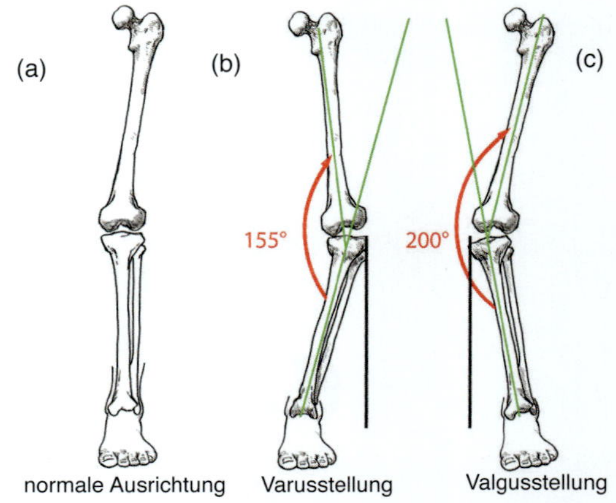

ABB. 2.132 Varus- und Valgusstellung eines linken Knies. Das Knie in Abbildung (a) ist normal ausgerichtet. Das Knie in Abbildung (b) knickt nach außen und zeigt eine Varusstellung. Das Knie in Abbildung (c) knickt nach innen und zeigt eine Valgusstellung.

breite, Hüftpfannenausrichtung, Femurtorsion, Tibiatorsion, Struktur des Sprunggelenks und des Fußes, Bandlaxität, Quadrizepsschwäche, propriozeptive Schwächen, Pronation oder Supination der Füße sowie andere gewohnte Bewegungsmuster. (Bei der Pronation werden die Fußsohlen nach unten und außen, bei der Supination nach innen und oben gedreht.) Die erstgenannten Faktoren entziehen sich der Kontrolle des Schülers. Abbildung 2.133 zeigt eine Reihe unterschiedlich geformter Schienbeine und Oberschenkelknochen, die eine Varus- oder Valgusstellung verursachen können. Daran lässt sich nichts ändern. Glücklicherweise stellen Forscher fest, dass nicht die Form der Gelenke über Verletzungen aufgrund einer Varus- oder Valgusstellung der Knie entscheidet. Der Schlüssel zur Verletzungsprävention ist vielmehr, wie wir den Körper bewegen.[259] Wir können unter anderem folgende Faktoren beeinflussen: Schwäche der Hüftabduktoren und Auswärtsdreher (besonders der drei Gesäßmuskeln) und/oder Überaktivität der Adduktoren; Pronation des Fußes, möglicherweise aufgrund eingeschränkter Dorsalflexion; Schwäche des Quadrizeps (besonders des *Vastus medialis obliquus*); Schwäche des Platt- *(Semimembranosus)* und Halbsehnenmuskels *(Semitendinosus)*. All das lässt sich beheben, doch wenn die entsprechenden Bewegungen einmal zur Gewohnheit geworden sind, sind Änderungen schwierig. Man braucht viel Aufmerksamkeit und einen festen Vorsatz. Interessanterweise ergab eine Untersuchung gesunder Tennisspieler keinen Zusammenhang zwischen Valgus- und Varusstellung des Knies im Ausfallschritt und muskulären Schwächen oder Ungleichgewichten.[260]

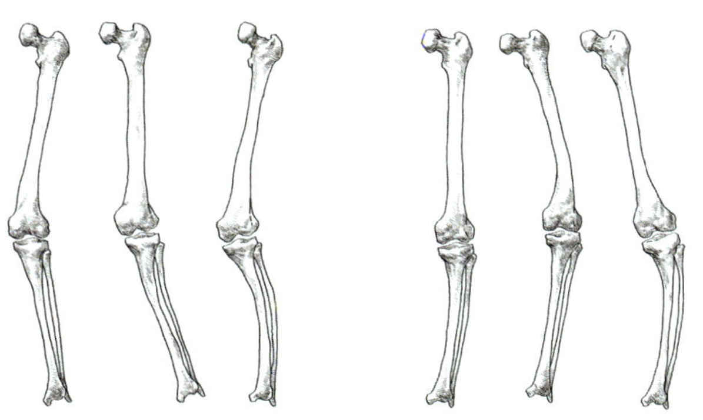

ABB. 2.133 Die Form der Schienbein- und Oberschenkelknochen kann eine Varus- oder Valgusstellung verursachen. Links sehen wir drei Beispiele für eine knochenbedingte Valgusstellung, rechts drei Beispiele für eine Varusstellung. Yoga wird an der Form dieser Knochen nichts ändern.

Nur weil etwas problematisch werden *könnte*, muss es noch lang nicht zu einem Problem *werden*.

Wann sollten wir etwas gegen eine Varus- oder Valgusstellung tun?

Lassen Sie uns zunächst wiederholen, was wir bereits wissen: Nicht jeder muss eine Valgus- oder Varusstellung im Yoga korrigieren. Bei vielen Menschen hängt es von den Knochen ab, dass sich das Knie in den Kriegerhaltungen medial oder lateral des Fußes befindet. Hier kann es hilfreich sein, zu prüfen, ob sich sowohl die Innenseiten der Knie als auch der Füße in der Berghaltung *(Tadasana)* berühren. Haben nur die Knie *(Genu valgum)* oder nur die Füße *(Genu varum)* Kontakt, wird das Knie in den Kriegerhaltungen wohl nicht gerade ausgerichtet sein. Um festzustellen, ob dies für den Schüler eine natürliche Haltung ist, kann man seinen vorderen Fuß betrachten. Wenn das Knie nach innen knickt *und* der Fuß proniert, wird sich die Valgusstellung wahrscheinlich korrigieren lassen. Wenn das Knie jedoch nach innen knickt, der Fuß aber nicht proniert, könnte durch die Korrektur der Valgusstellung eine unnötige Supination des Fußes entstehen. Bitte beachten Sie: Wenn lediglich eine leichte Pronation oder Supination von 10° bis 20° vorliegt, kann dies nur schwer zu erkennen sein. Bei neutraler Fußstellung kann es – unabhängig von der Stellung des Knies – weder nötig noch sinnvoll sein, eine Varus- oder Valgusstellung zu korrigieren. Abbildung 2.134 veranschaulicht diese Sachverhalte.

HINWEIS FÜR LEHRER: Korrigieren Sie nie, ohne die Ursache zu kennen!

Wenn Sie nicht wissen, wodurch die Ausrichtung eines Schülers verursacht wird, kann eine Korrektur gefährlich sein. Ein guter Arzt verschreibt niemals ein Medikament, ohne die Ursache des Problems zu kennen. Raten oder vermuten Sie nicht – finden Sie es heraus. Erkundigen Sie sich nach den Empfindungen des Schülers. Betrachten Sie seinen individuellen Körperbau. Im Zweifel nicht korrigieren. Verbessern Sie den Schüler nicht, sondern bitten Sie ihn, darauf zu achten, was er spürt.

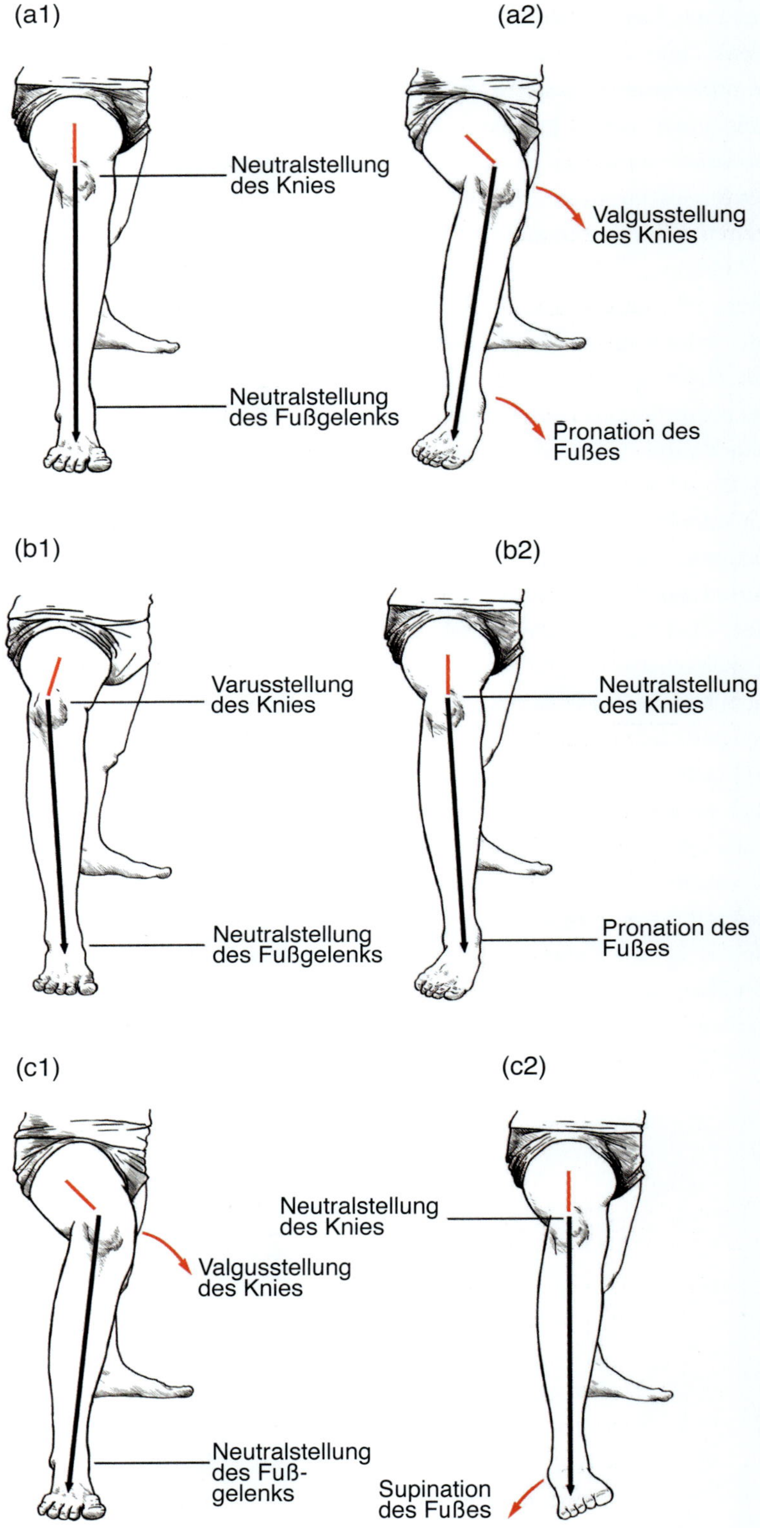

ABB. 2.134 Die Korrektur einer natürlichen Varus- oder Valgusstellung des Knies kann Pronation oder Supination des Fußes verursachen. Abbildung (a1) zeigt die neutrale Ausrichtung von Knie und Fuß. Abbildung (a2) illustriert, wie die Pronation des Fußes die Valgusbewegung eines neutralen Knies verursacht. Das ist korrigierbar. Auf Abbildung (b1) sehen wir ein natürliches *Genu varum* bei neutralem Fuß. Eine »Korrektur« des Knies führt zu einer Pronation des Fußes (b2). Abbildung (c1) zeigt ein natürliches *Genu valgum* bei neutralem Fuß. Eine »Korrektur« des Knies führt zu einer Supination des Fußes (c2).

Abbildung (a1) zeigt eine neutrale Ausrichtung von Knie und Fuß. Abbildung (a2) illustriert, wie die Pronation des Fußes die Valgusbewegung eines neutralen Knies verursacht. Diese Situation ist korrigierbar. Wie wir weiter unten erklären werden, gibt es viele Möglichkeiten, Knie und Fuß dieses Schülers auszurichten. Auf Abbildung (b1) sehen wir ein *Genu varum* mit neutralem Fuß. Wir sehen ferner, dass die Korrektur des Knies eine Pronation des Fußes verursacht (b2). Proniert man den Fuß, um das Knie auszurichten, schafft man damit unter Umständen mehr Probleme, als man löst. Es wäre besser für diesen Schüler, zuzulassen, dass sich sein Knie in dieser Haltung etwas lateral vom Fuß befindet. Abbildung (c1) zeigt ein *Genu valgum* mit neutralem Fuß. Die Korrektur des Knies führt zu einer Supination des Fußes (c2), was möglicherweise ebenfalls nicht wünschenswert ist. Yogalehrer können problemlos sehen, wohin das Knie eines Schülers zeigt, und ein ästhetisches Urteil fällen. Aber wenn ein Knie nach innen oder außen knickt, heißt das nicht zwangsläufig, dass wir daran etwas ändern sollten. Wir müssen genauer hinsehen und auch das Fußgelenk betrachten.

So reduzieren Sie Valgus- oder Varusstellungen mit korrigierbarer Ursache

Manchmal ist die Korrektur ganz einfach: Beseitigen Sie Pronation oder Supination der Füße. Möglicherweise ist auch Kraftmangel weiter oben eine der Ursachen. Wenn man die Hüftmuskeln stärkt, verbessert man natürlich die Kontrolle über die Beine und ihre Stellung in statischen und dynamischen Haltungen. Krafttraining und das Erlernen neuer Bewegungsmuster für die Muskeln im Knie- und Hüftbereich können die Bewegung des Knies verbessern, wenn sie aufgrund muskulärer Ungleichgewichte oder gestörter Bewegungskontrolle nicht korrekt abläuft. Damit die erwünschten Bewegungen zur Gewohnheit werden, sind sowohl Kraft als auch Technik erforderlich. Die meisten Yogalehrer wissen, wie man die Bein- und Hüftmuskeln kräftigt. X-Beine lassen sich besonders wirksam mit Haltungen zur Stärkung der Abduktoren, Auswärtsdreher der Hüfte und lateralen rückwärtigen Oberschenkelmuskeln korrigieren. Gewichtheber und Eishockeytorwarte lernen unter anderem die einbeinige Kniebeuge (aber in der in Abb. 2.135a und b gezeigten Version mit nach hinten oder zur Seite, nicht mit nach vorn gestrecktem Spielbein).[261] Kräftigen Sie Adduktoren und mediale rückwärtige Oberschenkelmuskeln, um O-Beine auszurichten. Eine sehr gute Haltung bei Varus- und Valgusstellung ist der Seitstütz *(Vasisthasana)* in allen Variationen (siehe Abb. 2.135c und d). Er kräftigt sowohl Adduktoren als auch Abduktoren.

Eine Valgus- oder Varusstellung tritt nicht nur im Ausfallschritt, sondern auch in anderen Standhaltungen mit gespreizten Beinen auf. Abbildung 2.131 zeigt die Vorbeuge im Grätschstand *(Prasaritapadottanasana)* und den Stuhl *(Utkatasana)* mit Valgusstellung der Knie. Ob dies schädlich, normal oder unerheblich ist, hängt von der Anatomie des Schülers, der Gesundheit und Kraft der einzelnen Gewebe sowie ihren propriozeptiven Fähigkeiten ab. Wenn Sie wissen, dass der Schüler knochenbedingt eine natürliche Valgusstellung hat (er bringt die Füße in der Berghaltung – *Tadasana* – nicht zusammen), ist es vielleicht unnötig, zu versuchen, seine Knie neutral auszurichten; es kann sogar zu übermäßiger Supination der Füße führen. Falls Sie jedoch ein *Genu valgum* und eine Pronation der Füße sehen, ist unter Umständen die Anweisung berechtigt, die Knie auseinanderzuschieben.

Die Stuhlhaltung kann statisch oder fließend sein. Wenn wir in die Kniebeuge kommen und uns wieder aufrichten, durchlaufen wir diese stuhlähnliche Position. Dabei kann vorübergehend eine Valgusbewegung entstehen. Bei der tiefen Kniebeuge im Kraftsport kommt das recht häufig vor. Gewichtheber – auch Olympioniken – zeigen aus der tiefen Kniebeuge kommend oft kurz eine leichte Valgusbewegung.

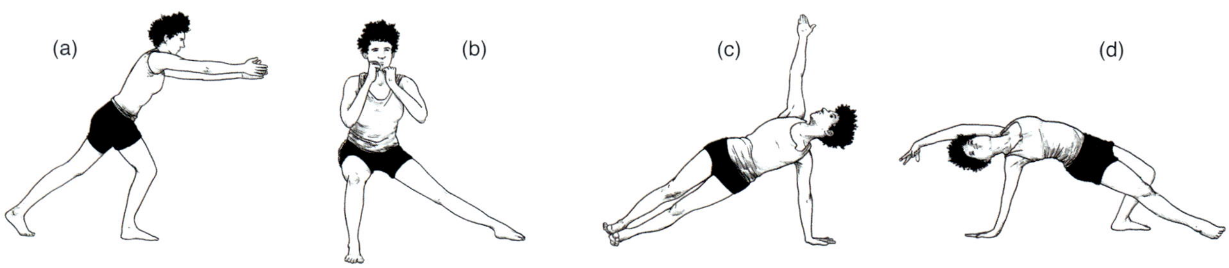

ABB. 2.135 Die einbeinige Kniebeuge und der Seitstütz *(Vasisthasana)* stärken Abduktoren und Adduktoren besonders effektiv, was Valgus- und Varusbewegungen der Knie reduzieren kann. Abbildung (a) zeigt eine einfachere Version der einbeinigen Kniebeuge, (b) eine Variante mit seitlich ausgestrecktem Bein, (c) den traditionellen Seitstütz und (d) eine leichtere Variation.

In der Literatur wird heftig diskutiert, ob diese Valgusbewegung ein »Energiemangel« oder eine notwendige Rekrutierung weiterer Muskeln wie des Schenkelbeugers *(Biceps femoris)* und der Adduktoren ist, um diesen schwierigen Punkt zu überwinden.[262] Die gleiche Valgusbewegung sehen wir bei Schülern in der einbeinigen Kniebeuge: Beim Aufrichten knickt das Standbein oft kurz nach innen. Diese Bewegung kann ganz natürlich und harmlos sein. Sollte sie sich über den gesamten Bewegungsablauf hinweg fortsetzen oder mehr als ein paar Grad ausmachen, ist man unter Gewichthebern allerdings einhellig der Meinung, dass eine bessere Biomechanik vonnöten ist.

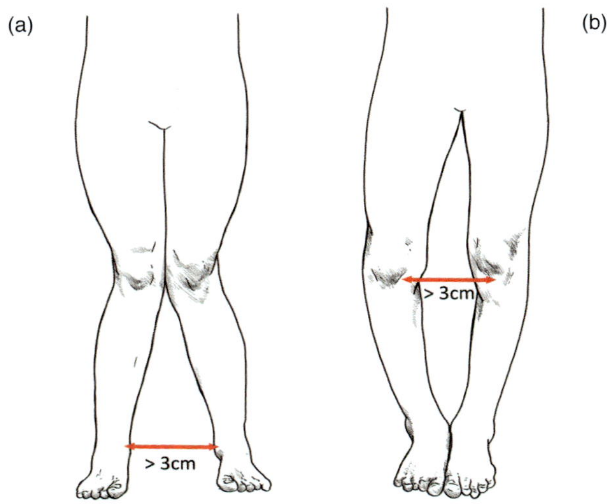

ABB. 2.136 Eine Valgus- und Varusstellung lässt sich bestimmen, indem man versucht, Knie und Füße zusammenzubringen. Ein Schüler mit Valgusstellung (a) bringt die Knie, aber nicht die Fußgelenke zusammen. Ein Schüler mit Varusstellung (b) bringt die Fußgelenke, aber nicht die Knie zusammen.

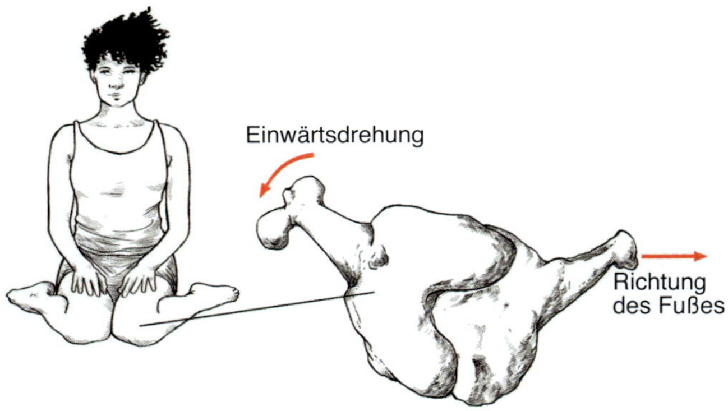

ABB. 2.137 Einwärtsdrehung im Heldensitz *(Virasana)*. Dank der starken Einwärtsdrehung im Hüftgelenk zeigen die Füße der Schülerin nach außen. Hier findet keine Drehung im Kniegelenk statt, das deshalb auch nicht gefährdet ist.

Rotation im Kniegelenk

Betrachten Sie die Frau im Heldensitz *(Virasana)* in Abbildung 2.137. Ist die Position ihrer Füße ungefährlich für ihre Knie, oder riskiert sie Tod und Zerstörung der Innenbänder *(Ligamentum collaterale mediale)*, der vorderen Kreuzbänder *(Ligamentum cruciatum anterius)* und der Menisken? Die Antwort lautet wie immer: Das kommt darauf an!

Bei vollständiger Beinstreckung helfen die Seitenbänder, Dreh- und Seitwärtsbewegungen des Schienbeins unter dem Oberschenkelknochen zu verhindern. Das vordere Kreuzband zieht zur lateralen Seite des hinteren Kreuzbands *(Ligamentum cruciatum posterius)*, sodass sie sich bei einer Einwärtsdrehung des Schienbeins unter dem Oberschenkelknochen umeinander schlingen (siehe Abb. 2.113). Dreht das Schienbein unter dem Oberschenkelknochen auswärts, entfernen sie sich voneinander, der Bewegungsumfang vergrößert sich. Eine gern zitierte Statistik legt nah, dass im Knie nur eine Einwärtsdrehung von 10°, aber eine Auswärtsdrehung von 30° bis 40° möglich ist.[264] Doch gilt das auch für Sie?

Es ist hilfreich, die individuellen Möglichkeiten bei der Einwärts- und Auswärtsdrehung des Schienbeins zu kennen. Ärzte arbeiten mit einer strengeren Methode, aber mit dem einfachen Test von Abbildung 2.138 können auch wir unseren Bewegungsumfang einschätzen. Setzen Sie sich mit gestreckten Beinen auf den Boden. Fixieren Sie einen Oberschenkel unmittelbar oberhalb des Knies mit den Händen, um jede Drehung in der Hüfte zu unterbinden. Drehen Sie Fuß und Fußgelenk so weit wie möglich einwärts (die Sohle bleibt »flach« zur Wand gerichtet). Vergewissern Sie sich erneut, dass die Drehung nicht aus der Hüfte kommt; achten Sie darauf, dass die Kniescheibe immer in dieselbe Richtung zeigt. Betrachten Sie, wie weit Sie Fuß und Fußgelenk einwärtsdrehen können. Wiederholen Sie den Vorgang mit gebeugtem Knie (b). Beugen Sie das Knie ungefähr 90°, fixieren Sie den Oberschenkel erneut oberhalb des Knies und drehen Sie Fuß und Fußgelenk so weit wie möglich einwärts. Die Fußsohle bewegt sich wieder in einer Ebene (der Fuß wird nicht verdreht). Diese Drehung dürfte stärker ausfallen. Der Unterschied zur vorherigen Drehung (a) zeigt den Umfang der Einwärtsdrehung Ihres Schienbeins. Er liegt im Durchschnitt bei nur 10°, aber wie sieht es bei Ihnen aus? Passiv lässt sich das Knie weiter drehen, als uns dies aktiv möglich ist. Ein Arzt würde die Messung auf andere Weise vornehmen und Druck auf den Fuß ausüben, um das Schienbein zu drehen, während Sie die Muskeln entspannen. Dadurch ergäbe sich eine etwas stärkere Drehung. Sie haben also gerade nicht die äußerste Grenze erreicht, aber einen Einblick bekommen, was natürlich möglich ist.

Testen Sie nun die Auswärtsdrehung. Wiederholen Sie die Schritte, aber drehen Sie den Fuß auswärts. Beachten Sie, dass Sie das Schienbein bei gebeugtem Knie stärker auswärtsdrehen können. Der Mittelwert beträgt 30° bis 40°, und wie ist es bei Ihnen?

Achten Sie zu guter Letzt bei diesem Experiment auf alle Empfindungen im Knie bei der Schienbeindrehung. Da die Seitenbänder bei gebeugtem Knie leicht erschlaffen, sollten sich die Seiten der Knie weder schmerzhaft noch beansprucht anfühlen – außer vielleicht in den äußersten Bereichen der Drehung. Die weitere Drehung kann von den Kreuzbändern gebremst werden. Spüren Sie tief im Innern des Knies ein Brennen oder einen Schmerz? Wenn nicht, ist eine gesunde Drehung erreicht. Wenn doch, nehmen Sie dies zur Kenntnis und geben Sie etwas nach, bis der Schmerz verschwindet. Dies ist die gesunde Grenze, aber vielleicht nicht die maximale Drehung. Wo diese gesunde Grenze liegt, wissen nur Sie selbst.

Wie bereits gesagt, testen wir mit diesem Experiment nicht den maximalen Bewegungsumfang, weil das Schienbein aktiv gedreht wird. Der passive Bewegungsumfang ist etwas größer, was wir in Yogahaltungen wie Heldensitz *(Virasana)* und Lotossitz *(Padmasana)* sehen. Abbildung 2.137 zeigt die bereits bekannte Version des Heldensitzes, bei der die Füße gerade zur Seite zeigen. Die meisten Yogalehrer lassen dies aus Angst vor Überbeanspruchung der Knie nicht zu. Aber es gibt drei Möglichkeiten, in diese Haltung zu kommen: (1) Sie drehen den Oberschenkelknochen 90° einwärts, (2) Sie bauen darauf, dass die Knie die Auswärtsdrehung des Schienbeins erlauben, oder (3) Sie verbinden beides miteinander. Der einfachste und sicherste Weg, damit die Füße im Heldensitz zur Seite zeigen, ist eine starke 90°-Einwärtsdrehung des Oberschenkelknochens im Hüftgelenk. Bei diesem Bewegungsumfang der Hüften findet keine Drehung im Kniegelenk statt. Beachten Sie das Verhältnis von Schienbein zu Oberschenkelknochen in Abbildung 2.137: Der Oberschenkelknochen ist volle 90° einwärtsgedreht. Da das Schienbein nicht auswärtsdreht, ist das Knie der Person in dieser Haltung nicht gefährdet.

Die meisten Menschen sind allerdings nicht annähernd zu einer 90°-Einwärtsdrehung im Hüftgelenk in der Lage. Der Mittelwert liegt bei 33° (mit einer Standardabweichung von 7°). Wenn wir die durchschnittliche Auswärtsdrehung des Schienbeins von 35° addieren, kommen wir auf eine Drehung von 68° – noch immer nicht die benötigten 90°. Aber da ist noch die durchschnittliche Tibiatorsion, die das proximale Schienbeinende weitere 30° auswärtsdreht. Alles in allem kann sogar eine in allen drei Bereichen durchschnittliche Person den Fuß 98° zur Seite drehen – und das sollte genügen, um das Knie kaum oder gar nicht zu beanspruchen. Es ist also für die meisten Menschen weder problematisch noch gefährlich, wenn die Füße im Heldensitz zur Seite zeigen.

Aber Sie sind nicht der Durchschnitt! Wenn die Einwärtsdrehung in der Hüfte eingeschränkt ist, wenn die Auswärtsdrehung des Schienbeins weit unter 35° beträgt, wenn Sie eine geringere Tibiatorsion oder besonders kurze Kreuzbänder oder ein künstliches Kniegelenk haben oder irgendeine der vielen anderen Variablen die Haltung schmerzhaft macht, dann lassen Sie die Füße nicht zur Seitezeigen.Falls Ihnen diese Haltung verschlossen bleibt,

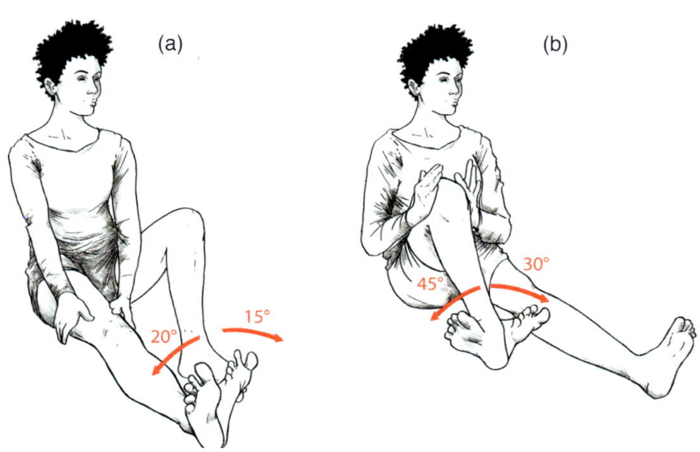

ABB. 2.138 Bestimmen der Schienbeindrehung. (a) Strecken Sie ein Bein, fixieren Sie es oberhalb des Knies und drehen Sie Fuß und Fußgelenk so weit wie möglich ein- und auswärts. Vergleichen Sie dazu den Bewegungsumfang, wenn Sie nun (b) bei gebeugtem Bein Fuß und Fußgelenk so weit wie möglich drehen.

bestehen Sie aber bitte nicht darauf, dass auch alle anderen davon absehen sollten.

Wie die anderen Gelenke muss auch das Knie gefordert werden, um gesund zu bleiben. Drehungen bei gebeugtem Knie können Kreuzbänder, Knorpel und Knochen auf gesunde Weise beanspruchen. Wenn wir ihnen diese Beanspruchung vorenthalten, schwächen wir sie. Aber auch Überbeanspruchung kann sie destabilisieren. Finden Sie den für Sie angemessenen Bewegungsumfang, der das Knie weder über- noch unterfordert.

Drehung und Varusbewegung (Adduktion) des Knies im Lotossitz *(Padmasana)*

Über den Lotossitz *(Padmasana)* heißt es in der Hatha Yoga Pradipika, er vernichte alle Krankheiten.[265] Uralte Versprechungen sind oft überbewertet. Oft vernichtet der Lotossitz eher die Knie als die Krankheiten. Zuerst sollte der rechte, dann der linke Fuß herangeholt und die Fußsohlen nach oben gedreht (supiniert) werden.[266] Übenden, die über eine starke Auswärtsdrehung im Hüftgelenk verfügen, fällt die Haltung ganz leicht. Vermutlich konnten sie schon lang vor Beginn ihrer Yogapraxis auf diese Weise sitzen. Den meisten wird der Lotossitz aber auf ewig verschlossen bleiben, und jeder Versuch wird ihre Knie schädigen.

Für den Lotossitz sind eine Auswärtsdrehung des Oberschenkelknochens im Hüftgelenk von ungefähr 100 bis 110° oder eine Kombination von Bewegungen in Hüft-, Knie- und Fußgelenk vonnöten. Um in die Haltung zu kommen, beugen wir zunächst das rechte Knie so stark wie möglich, drehen dann den Oberschenkelknochen in der Hüfte so weit wie möglich auswärts, ziehen den rechten Fuß auf den linken Oberschenkel und drehen das Schienbein, bis die Fußsohle zum Himmel zeigt. Anschließend wiederholen wir alles mit dem linken Bein. Da der rechte Fuß bereits in Position ist, lässt sich das linke Bein nicht so stark beugen (es wird ein wenig vom rechten blockiert) und muss noch stärker gedreht werden, damit es auf dem rechten Oberschenkel zum Liegen kommt; es hat einen weiteren Weg. Die meisten Menschen können ohne Training das Knie maximal 150°,[267] mit Training etwa 160° bis 170° beugen. Untrainiert können sie den Oberschenkelknochen 35° bis 40° auswärtsdrehen.[268] Das reicht nicht, um den Fuß auf den gegenüberliegenden Oberschenkel zu legen; die fehlenden 70° Auswärtsdrehung kommen vom Knie. Bei gebeugtem und gedrehtem Knie sind die Seitenbänder schlaff und erlauben eine gewisse Seitwärtsbewegung des Schienbeins (Varusbewegung oder Adduktion) – aber keine 70°. Sogenannte »hüftöffnende Übungen« können muskuläre Einschränkungen bei der Auswärtsdrehung des Oberschenkelknochens in der Hüftpfanne beseitigen, aber letzten Endes werden die meisten Menschen ein ganzes Stück von der magischen Grenze entfernt von Kompression (Knochen auf Knochen) im Hüftgelenk gebremst.

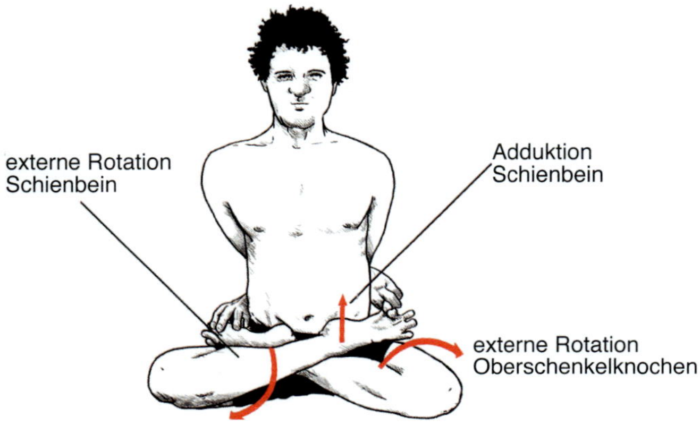

ABB. 2.139 Die Auswärtsdrehungen im Lotossitz *(Padmasana)*. Oberschenkelknochen und Schienbein drehen auswärts, das Sprunggelenk wird nach oben gedrückt, was eine Adduktion des Schienbeins (Varusbewegung) im Kniegelenk erzeugt.

Der Versuch, das Schienbein 70° zu adduzieren und zu drehen, verstärkt den Druck des inneren Oberschenkelknorrens *(Condylus medialis femoris)* auf den inneren Schienbeinknorren *(Condylus medialis tibiae)*. Der Innenmeniskus *(Meniscus medialis)* wird dazwischen eingeklemmt. Versucht ein Schüler auf Kosten seiner Knie weiterhin, in den Lotossitz zu kommen, wird sich der Innenmeniskus erst beschweren und dann reißen. Aber bevor der Meniskus reißt, gibt es eine Warnung: Schmerzen an der Innenseite des Knies. In diesem Fall sollte der Schüler den Kampf sofort einstellen. Andere spüren möglicherweise einen warnenden Schmerz an der Außenseite des Knies. Damit signalisiert das Außenband *(Ligamentum collaterale laterale)*, dass die versuchte Adduktion es an die Grenze seiner Belastbarkeit bringt. Auch dieser Versuch sollte abgebrochen werden. Bemüht man sich schließlich noch, die Fußsohle himmelwärts zu drehen, kann die zusätzlich benötigte Auswärtsdrehung des Schienbeins nicht zur Verfügung stehen, und es können Schmerzen in den Kreuzbändern auftreten. Schmerzen beim Versuch, in den Lotossitz zu kommen, deuten immer darauf hin, dass das Knie noch nicht dazu bereit ist oder wegen mangelnder Auswärtsdrehung im Hüftgelenk und des Schienbeins am Knie niemals dazu bereit sein wird.

Jeder muss selbst entscheiden, ob der vermeintliche Nutzen dieser Haltung das Risiko wert ist. Bei Schülern, die aufgrund ihres Knochenbaus den Oberschenkelknochen mühelos in der Hüftpfanne auswärtsdrehen können, sind die Menisken vermutlich kaum oder gar nicht gefährdet. Einer Studie zufolge litten Menschen, die mühelos in die Hocke kamen oder ständig im Lotossitz saßen, nicht häufiger unter Meniskusrissen als andere.[269] Laut einer anderen Studie erhöht lebenslanges Sitzen in der Hocke oder dem Lotossitz allerdings das Arthroserisiko.[270] Ich wiederhole: Jeder muss selbst entscheiden, ob diese Haltung der Mühe wert ist.

Die oben stehenden Warnungen vor dem Lotossitz lassen sich auf alle Haltungen mit starker Auswärtsdrehung des Oberschenkelknochens in der Hüftpfanne übertragen wie die Taube *(Kapotasana)* oder die Beide-Füße-hinter-den-Kopf-Haltung *(Dwipadasirsasana)*. Versuchen Sie nicht, eine mangelnde Drehung des Oberschenkelknochens dadurch zu kompensieren, dass Sie das Kniegelenk überfordern. Finden Sie eine gemäßigtere, schmerzfreie Haltung. Es ist in Ordnung, das Knie zu beanspruchen – aber nicht so sehr, dass Sie in der Haltung oder im Anschluss daran Schmerzen haben.

Verriegelung bei maximaler Kniestreckung (Schlussrotation)

Wenn sich das Knie seiner maximalen Streckung nähert, kommt es automatisch zu einer Drehung im Gelenk. Auf den letzten 30° der Streckung dreht das Schienbein unter dem Oberschenkelknochen ungefähr 10° auswärts, wodurch sich die Kreuz- und Seitenbänder straffen.[271] Wenn der Fuß auf dem Boden fixiert ist, dreht der Oberschenkelknochen bei der Kniestreckung über dem Schienbein einwärts. Der Grund für diese Drehung sind die unterschiedlich großen Gelenkknorren: Der kleinere äußere Gelenkknorren muss weiter rollen, um die gleiche Strecke zurückzulegen wie der größere innere Gelenkknorren, sodass das Schienbein auswärtsdreht. Die sich straffenden Bänder vermitteln das Gefühl, das Knie werde in die endgültige Streckposition geschraubt. Diese sogenannte Verriegelungsstellung ist wichtig, damit wir möglichst wenig Kraft und Energie aufwenden müssen, um die Knie gestreckt zu halten. Sie wird oft anhand der Ausrichtung von Kniescheibe *(Patella)* und Schienbeinhöcker *(Tuberositas tibiae)* ersichtlich. Beide stehen vor dem Verriegeln der Knie beinahe senkrecht übereinander, aber danach befindet sich die Kniescheibe leicht medial vom Schienbeinhöcker. Um die Verriegelung zu lösen und die Beugung einzuleiten, zieht der Kniekehlenmuskel *(Popliteus)* den Oberschenkelknochen in die leichte Auswärtsdrehung und/oder das Schienbein in die leichte Einwärtsdrehung, sodass die Beugung fortgesetzt werden kann.

Die Ausrichtung von Knie, Becken und Fuß

Bisher haben wir uns mit Tibiatorsion, Q-Winkel des Oberschenkelknochens sowie damit beschäftigt, dass ein gebeugtes Knie eine gewisse Drehung des Schienbeins unter dem Oberschenkelknochen erlaubt. Nun beantworten wir die Frage: »Wie sollte das Knie im Verhältnis zum Becken ausgerichtet sein, wenn es wie in Standhaltungen wie dem Krieger II *(Virabhadrasana II)* gebeugt ist?« Wir werden sehen, dass die gängige Anweisung, den Oberschenkel so auszurichten, dass er gerade nach vorn zeigt, nicht bei jedem funktioniert.

Abbildung 2.140 zeigt mögliche Variationen bei der Ausrichtung des Oberschenkelknochens zu Knie und Fuß in Standhaltungen und Ausfallschritten. Auf Abbildung (a) sehen wir die üblicherweise angestrebte Ausrichtung: Knie über dem Fußgelenk, Fuß gerade nach vorn, Oberschenkel auf einer Linie mit dem Fuß. Einige Lehrer empfehlen,

HINWEIS FÜR LEHRER: Keine Angst vor durchgedrückten Knien

Viele Yoga-Lehrer empfehlen ihren Schülern, die Knie in Standhaltungen nicht durchzudrücken. Sie nennen dies abfällig »im Gelenk hängen«. Der Grund, warum sie dies als schlecht erachten, bedarf der genaueren Prüfung. Die Verriegelungsstellung des Knies ist eine natürliche Position. Sie spart Energie und baut darauf, dass die Bänder die Beine stabilisieren, wozu sie auch gemacht sind. Wenn wir diese Bänder nicht fordern, verkümmern sie, werden schwächer und verursachen möglicherweise eine Instabilität des Kniegelenks. Wenn wir sie überfordern, können sie ebenfalls degenerieren. Es ist nicht grundsätzlich schlecht, die Knie durchzudrücken – und für die meisten Menschen ganz natürlich. Wenn ein Schüler allerdings bereits Knieprobleme hat und ihm von Ärzten und/oder Therapeuten geraten wurde, die Knie nicht vollständig zu strecken und zu verriegeln, kann es vernünftig sein, die Knie nicht durchzudrücken. Vielleicht will der Lehrer auch, dass er den Quadrizeps kräftigt, und rät ihm deshalb, die Knie in Standhaltungen minimal zu beugen. Diese Bitte kann durchaus legitim sein. Aber warum richtet er sie dann nicht an alle Schüler – auch an diejenigen, die ihre Knie nicht überstrecken? Warum sollen nicht alle Schüler den Quadrizeps stärken, wenn dies das Ziel ist?

mittels eines Zollstocks Hüftgelenk, Knie und Fuß auszurichten. Als Argument für diese Ausrichtung wird angeführt, sie würde die Verdrillung der Kreuzbänder minimieren und auf diese Weise die Beanspruchung des Kniegelenks reduzieren. Bei gebeugtem Knie ist eine gewisse Drehung im Knie in Ordnung. Allerdings sollte es nicht mehr gedreht sein, wenn wir es strecken – etwa im Übergang vom Krieger *(Virabhadrasana)* zum Dreieck *(Trikonasana)*. Leider verdrillen sich in der in Abbildung (a) gezeigten Ausrichtung bei einigen Menschen die Kreuzbänder, sodass sie der Übergang in eine Haltung mit gestreckten Beinen überfordern kann.

Wenn der Oberschenkel wie in Abbildung 2.140b zur Innenseite des Fußes zeigt, werden die meisten Lehrer darum bitten, das Knie über den Fuß zu bringen, oder vielleicht noch genauer anweisen: »Das Knie zeigt zum zweiten Zeh.« Einige Lehrer verlangen, dass das Knie zum kleinen Zeh zeigt. Auf jeden Fall werden sie nicht dulden, dass es nach innen knickt. Bei gleichzeitiger Pronation des Fußes kann es

Abbildung 2.140c zeigt einen anderen Fall. Hier steht das Knie über dem Fußgelenk, aber die Oberschenkellinie verläuft zur Innenseite des Fußes. Oberschenkel und Fuß zeigen nicht in dieselbe Richtung. Sollte das so sein? Der Q-Winkel (siehe Abb. 2.111) bildet den Winkel zwischen der Zuglinie des Quadrizeps (und zeigt im Grunde die Oberschenkellinie) und einer durchs Schienbein verlaufenden Lotrechten. Ärzte kümmern sich nicht mehr um den Q-Winkel, weil er kaum Einfluss auf Knieprobleme oder Knieerkrankungen hat, aber er spiegelt die anatomische Struktur. Es gibt Menschen mit größeren oder kleineren Q-Winkeln. Im Durchschnitt beträgt er zwischen 14° und 17°. Bei Personen mit größerem Q-Winkel zeigt der Oberschenkelknochen im Ausfallschritt automatisch zur Innenseite des Fußes. Das ist kein Problem, aber wenn ein wohlmeinender Lehrer die Oberschenkellinie zu korrigieren versucht, verursacht er am Ende vielleicht genau die Drehung im Knie, die er eigentlich vermeiden wollte.

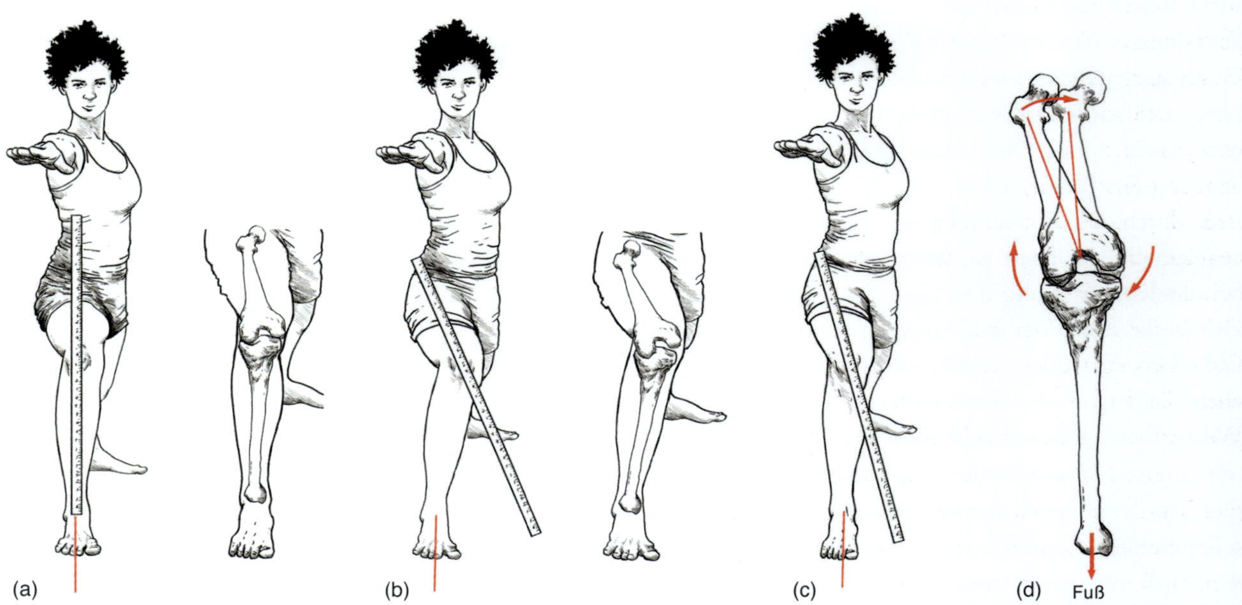

ABB. 2.140 Mögliche Ausrichtungen von Oberschenkel und Fuß: (a) die geforderte Standardausrichtung – Oberschenkel, Knie, Fußgelenk und Fuß befinden sich auf einer Linie; (b) der Oberschenkel ist nicht mit dem Fuß ausgerichtet, das Knie befindet sich innerhalb des Fußes; (c) das Knie ist nicht mit der Hüfte ausgerichtet, befindet sich aber über dem Fußgelenk; (d) veranschaulicht die Drehung im Kniegelenk, wenn man eine Ausrichtung der Hüfte von Abbildung (c) mit dem Knie wie in Abbildung (a) erzwingt.

tatsächlich klug sein, das Knie mit dem Fuß auszurichten. Aber wie wir wissen, kann bei einem festen und neutralen Fuß eine Kniekorrektur zur Supination des Fußes führen – und das ist nicht immer eine gute Ausrichtung. Bei einigen Schülern muss das Knie tatsächlich innerhalb der Fußlinie bleiben.

Selbstverständlich nehmen manche Schüler – vor allem Anfänger – diese Haltung aufgrund verspannter Myofaszien an den Beininnenseiten ein. Möglicherweise sind ihre Adduktoren für die in Abbildung 2.140a dargestellte Abduktion im Hüftgelenk zu verspannt. Hier kann es hilfreich sein, wenn man versucht, die Innenseiten der Oberschenkel zu öffnen, indem man das Knie nach außen schiebt. Wird die Bewegung nicht von Spannung, sondern von Kompression im Hüftgelenk gebremst und hat sich der Schüler so weit wie möglich gedehnt, ist es vielleicht nicht in seinem Interesse zu versuchen, in die ästhetisch »richtige« Ausrichtung zu kommen. Abbildung 2.140d verrät, was passieren kann: Bringt man den Oberschenkel auf eine Linie mit Knie und Fuß, muss der Oberschenkelknochen über dem Schienbein auswärtsdrehen. Dies entspricht einer Einwärtsdrehung des Schienbeins. Dabei können die Kreuzbänder in Kontakt kommen. Denken Sie daran, dass die meisten Menschen das Schienbein nur 10° einwärtsdrehen können, ehe sich die Kreuzbänder kreuzen – das natürliche Ende jeder weiteren Einwärtsdrehung.

Denken Sie auch an die Tibiatorsion. Sie beträgt bei den meisten Menschen ungefähr 30°, sodass der Fuß in neutraler Stellung nach außen zeigt. Daher verlangt die Anweisung, dass der Fuß gerade nach vorn zeigen sollte, eine Einwärtsdrehung des Oberschenkelknochens im Hüftgelenk oder des Schienbeins im Kniegelenk. In Ausfallschritten oder Kriegerhaltungen mit gebeugtem Knie findet sie hauptsächlich im Kniegelenk statt. Bei gerader Ausrichtung des Fußes im Ausfallschritt ist das Schienbein der meisten Menschen bereits einwärtsgedreht und der gesamte Spielraum der Kreuzbänder aufgebraucht. Eine zusätzliche Drehung im Kniegelenk durch die Ausrichtung von Becken, Knie und Fuß beansprucht sie noch weiter. Wenn eine Lehrerin ihrem Schüler sagt, dass Hüfte und Knie auf einer Linie mit dem Fuß bleiben und der Fuß gerade nach vorn zeigen sollte, kann sie ungewollt eine Drehung im Kniegelenk verursachen, die dann auch bestehen bleibt, wenn er das Bein beim Wechsel vom Krieger ins Dreieck streckt.

Es ist unschwer zu erkennen, wenn Knie und Fuß nicht gleich ausgerichtet sind, aber diese ästhetische Beobachtung sollte nicht als Grundlage für die »Korrektur« eines Schülers dienen. Bevor wir versuchen, seine Ausrichtung zu ändern, bedarf es einer eingehenderen Untersuchung. Hat der Schüler Schmerzen? Ist der Fuß proniert? Hat er eine Vorgeschichte mit Arthritis oder anderen Erkrankungen des Knies? Hat er einen ausgeprägten, im Stehen sichtbaren Q-Winkel? Hat er O- oder X-Beine? Wenn ja, sind muskuläre Schwäche oder die Anatomie die Ursache? Eine Korrektur ohne Kenntnis der Gründe für eine besondere Ausrichtung kann die aktuellen Probleme des Schülers noch vergrößern – sofern er überhaupt welche hat. Oft ist es in Ordnung, wenn das Knie im Krieger II zur Innenseite des Fußes zeigt.

Die Gleitbewegung der Kniescheibe

Die Kniescheibe *(Patella)* kommt nicht mit dem Schienbein in Berührung, sondern bewegt sich ausschließlich am distalen Ende des Oberschenkelknochens auf und ab. Sie läuft in einer Gleitrinne *(Trochlea)*. Wie weit sie sich bewegt, ist unterschiedlich und hängt von der Größe der Rinne, der Länge des Oberschenkelknochens und der Spannung des Kniescheibenbands *(Ligamentum patellae)* ab. Im Durchschnitt kann sie von der vollen Beugung bis zur vollen Streckung eine Entfernung von fünf Zentimetern überwinden. Aber jeder Mensch ist anders: In manchen Fällen können es bis zu 14 Zentimeter sein.[272]

Abbildung 2.141 zeigt die Position der Kniescheibe in verschiedenen Stadien der Beugung und Streckung des Knies. Bei Überstreckung (a) befindet sie sich weit oben am Oberschenkelknochen. (Die beliebte Anweisung, die Kniescheiben nach oben zu ziehen, um ein Überstrecken der Knie zu vermeiden, verstärkt die Streckung in Wirklichkeit noch mehr – wenn der Quadrizeps die Kniescheibe nach oben zieht, zieht er durch die Anspannung auch das Schienbein nach vorn.) Bei vollständiger Streckung (b) ist das Kniescheibenband locker, und die Kniescheibe sitzt etwas unterhalb des höchsten Punkts. Sobald wir das Knie beugen, spannt sich der Quadrizeps erneut, um eine zu schnelle und zu starke Beugung zu verhindern, sodass die Kniescheibe erneut leicht nach oben wandert. Bei ungefähr 20° Beugung (c) rutscht die Kniescheibe in die Gleitrinne und kommt zum ersten Mal mit den Innenseiten der Oberschenkelknorren in Kontakt. An diesem Punkt ihres Weges verhindert die Form der Oberschenkelknorren kaum, dass sich die Kniescheibe nach lateral verschiebt, wohin der Quadrizeps sie mit seiner lateralen superioren Ausrichtung ziehen würde. Hier wird sie hauptsächlich durch das stabilisierende *Ligamentum patellofemorale mediale* daran gehindert, nach lateral auszuweichen.[273] Bei stärkerer Beugung gleitet sie allmählich in der Gleitrinne nach unten. Bei 90° Beugung (d) hat der superiore Anteil Kontakt mit der Rinne. Von jetzt an rutscht sie tief in die Rinne hinein. Bei 135° Beugung (e) ist sie fest darin eingebettet, und ihre Odd-Facette berührt die Innenseite des inneren Oberschenkelknorrens *(Condylus medialis femoris)*.

Wird die Kniescheibe daran gehindert, im vollen natürlichen Umfang am Oberschenkel nach oben (superior) zu gleiten, kann die Streckung eingeschränkt sein; kann sie nicht nach unten gleiten (inferior), kann die Beugung eingeschränkt sein.[274] Ein häufiges Problem ist, dass die Kniescheibe aus der von den Oberschenkelknorren gebildeten Rinne springt (Kniescheibenluxation). Abbildung 2.110 zeigt die Form der

Kniescheibe und ihrer Gleitrinne. Sind der laterale Rand der Rinne oder die Kniescheibe selbst zu flach, erhöht sich die Wahrscheinlichkeit, dass der Quadrizeps die Kniescheibe nach außen (lateral) aus der Rinne zieht. Sie kann auch nach innen (medial) aus der Rinne springen, aber das ist eher selten. Beim Strecken erhöht sich der Q-Winkel, welcher der Zuglinie des Quadrizeps entspricht.[275] Weil die Kniescheibe in der Beugung weiter vom Becken entfernt ist, verringern sich der Q-Winkel und der seitliche Zug des Quadrizeps. Es ist daher sehr unwahrscheinlich, dass sie bei vollständig gebeugtem Bein herausspringt. Es geschieht eher, wenn sich das Knie der vollständigen Streckung nähert. Dies würde bedeuten, dass wir bei gestrecktem oder sich streckendem Knie besser aufpassen müssen, um eine Kniescheibenluxation zu vermeiden, als bei 90° oder stärker gebeugtem Knie.

Wie erwähnt, herrscht Uneinigkeit hinsichtlich der Frage, ob der Q-Winkel Kniescheibenprobleme beeinflusst. Wir wissen nicht, ob er tatsächlich eine Rolle spielt. Diese Verwirrung mag der menschlichen Vielfalt geschuldet sein. Menschen mit weniger ausgeprägtem äußerem Oberschenkelknorren oder flacherer Kniescheibe können eher Knieprobleme bekommen, wenn sie dazu einen großen Q-Winkel haben. Menschen mit höherem äußerem Oberschenkelknorren oder stärker dreieckiger Kniescheibe werden dagegen unter Umständen auch bei größeren Q-Winkeln keinerlei Probleme haben. Was ist in Ermangelung eindeutiger Forschungsergebnisse zu tun? Offenbar verursacht es keine weiteren Probleme, wenn der laterale Zug des Quadrizeps mit einem entsprechenden Zug der medialen Quadrizepsmuskeln ausgeglichen wird – des zur Mitte gelegenen breiten Muskels *(Vastus medialis)*, oder genauer seines untersten Anteils, des sogenannten *Vastus medialis obliquus*. Aber wie können wir ihn gezielt kräftigen? Viele Wissenschaftler halten die Isolation dieser Muskelfasern für unmöglich.[276] Wir stärken meist die gesamte Quadrizepsgruppe und damit auch den äußeren breiten Muskel *(Vastus lateralis)*, der das Problem möglicherweise verursacht. In der Tat behaupten einige Forscher, ein zu starker Quadrizeps könne Kniegelenksarthrose verursachen oder verschlimmern.[277] Die vielleicht sicherste Methode ist die Kokontraktion aller Oberschenkelmuskeln, besonders der rückwärtigen Oberschenkelmuskeln und des Quadrizeps, um die Kniescheibe zu stabilisieren und ihr problemloses Gleiten zu gewährleisten.

Wenn die Kniescheibe bei Ihnen oder Ihren Schülern nicht richtig gleitet, empfiehlt sich die Kokontraktion des Quadrizeps und der rückwärtigen Oberschenkelmuskeln. Selbst wenn Sie keine Probleme haben, ist es nicht schlecht, die Knie vor allem in Standhaltungen mit weniger als 90° Beugung über Kokontraktion zu stabilisieren. Denken Sie daran: Steifheit wirkt stabilisierend.

Zusammenfassung Kniegelenk

Anhand des *WBM?*-Spektrums können wir zusammenfassen, auf welche Gewebe wir zählen oder welche Gewebe wir nutzen können, um das Knie in allen seinen Bewegungsrichtungen zu stabilisieren. Tabelle 2.12 beantwortet die *WBM?*-Frage für das Kniegelenk.

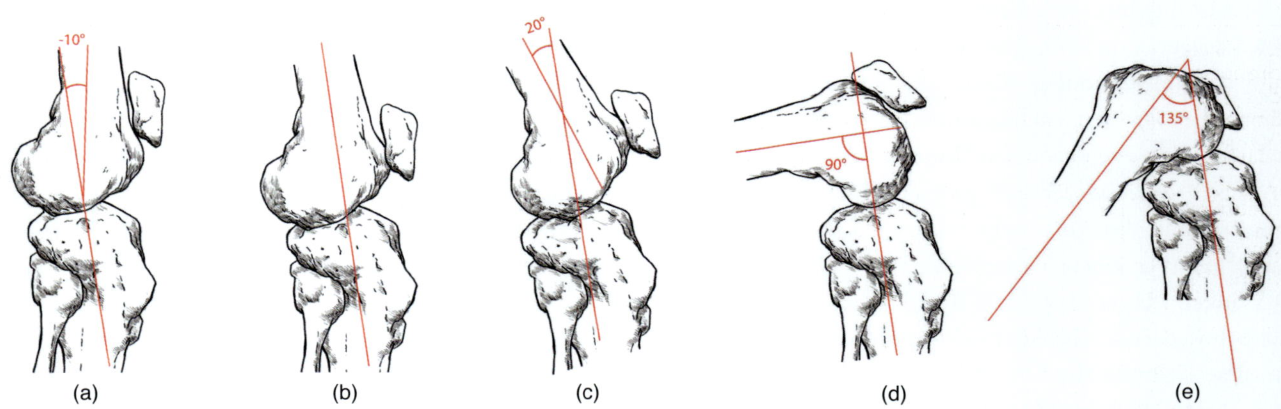

ABB. 2.141 Die Gleitbewegung der Kniescheibe. Bei –10° Überstreckung (a) wird die Kniescheibe weit am Oberschenkel entlang nach oben gezogen. Bei vollständiger Streckung (b) sitzt sie etwas oberhalb der Oberschenkelknorren, aber nicht so hoch wie bei überstrecktem Knie. Bei 20° Beugung (c) berührt sie die Oberschenkelknorren. Bei 90° Beugung (d) hat die superiore Kniescheibe mit der Gleitrinne Kontakt. Bei 135° Beugung (e) sitzt sie fest in der Gleitrinne.

Achtung: Diese Tabelle verrät nicht, *wodurch* die Spannungen entstanden sein könnten. Wie wir aus Teil 1 wissen, gibt es da, abgesehen von verkürzten Muskeln, noch viele weitere Möglichkeiten wie Emotionen, Wechselwirkungen mit dem Nervensystem, die Versorgung mit Flüssigkeit oder Erkrankungen. Narbengewebe, Arthritis oder Entzündungsprozesse können Spannungen verursachen oder verstärken. Die hier aufgeführten Einschränkungen sind lediglich Hinweise, keine feststehenden Tatsachen. Die Tabelle dient eher der allgemeinen Orientierung als der konkreten Einschätzung. Die Frage »*Was bremst mich?*« muss jeder für sich selbst beantworten.

TAB. 2.12 Das *WBM?*-Spektrum für das Kniegelenk

Bewegung des Knies	Spannung				Kompression
	Myofasziale Meridiane*	Muskeln & Sehnen	Bänder	Gelenkkapsel	Ursache
Beugung	• Oberflächliche Frontallinie (OFL)	• Quadrizeps *(Quadriceps femoris)*	• Kniescheibenband *(Ligamentum patellae)* • Kniescheibenhalteband *(Retinaculum patellae)* • hinteres Kreuzband *(Ligamentum cruciatum posterius)*	• anteriore	• Rückseiten der Oberschenkel und Waden • Gesäß und Fersen
Streckung	• Oberflächliche Rückenlinie (ORL) • Tiefe Frontallinie (TFL)	• rückwärtige Oberschenkelmuskeln • zweibäuchiger Wadenmuskel *(Gastrocnemius)* • Kniekehlenmuskel *(Popliteus)*	• vorderes Kreuzband *(Ligamentum cruciatum anterius)* • schräges Kniekehlenband *(Ligamentum popliteum obliquum)* • bogenförmiges Kniekehlenband *(Ligamentum popliteum arcuatum)*	• posteriore	
Valgusbewegung**	• Tiefe Frontallinie (TFL) • Laterallinien (LL)	• Plattsehnenmuskel *(Semimembranosus)* • Halbsehnenmuskel *(Semitendinosus)* • Schneidermuskel *(Sartorius)* • schlanker Muskel *(Gracilis)* • zweibäuchiger Wadenmuskel, innerer Muskelkopf *(Gastrocnemius, Caput mediale)*	• hauptsächlich Innenband *(Ligamentum collaterale mediale)* • Kreuzbänder • bei voller Streckung inneres Kniescheibenhalteband *(Retinaculum patellae mediale)*[278]	• mediale	
Varusbewegung**	• Tiefe Frontallinie (TFL) • Laterallinien (LL)	• Schenkelbeuger *(Biceps femoris)* • Kniekehlenmuskel *(Popliteus)* • zweibäuchiger Wadenmuskel, äußerer Muskelkopf *(Gastrocnemius, Caput laterale)*	• hauptsächlich Außenband *(Ligamentum collaterale laterale)* • Kreuzbänder • bei vollständiger Streckung seitliches Kniescheibenhalteband *(Retinaculum patellae laterale)* • Iliotibialband *(Tractus iliotibialis)*	• laterale	
Einwärtsdrehung des Schienbeins		• Schenkelbeuger *(Biceps femoris)*[279] • bei vollständiger Streckung alle Muskeln, die über die Kniekehle ziehen[280]	• Kreuzbänder		
Auswärtsdrehung des Schienbeins***		• Plattsehnenmuskel *(Semimembranosus)*[281] • Halbsehnenmuskel *(Semitendinosus)*[282] • Kniekehlenmuskel *(Popliteus)* • bei vollständiger Streckung alle Muskeln, die über die Kniekehle ziehen[283]	• bogenförmiges Kniekehlenband *(Ligamentum popliteum arcuatum)* • Außenband *(Ligamentum collaterale laterale)*		

* Eine Beschreibung der myofaszialen Meridiane finden Sie in Teil 1, S. 61-64

** Beugung, Valgus- und Varusbewegungen werden zum Teil auch vom Druck der Oberschenkelknorren gegen das Schienbeinplateau gebremst.[284]

*** Die Zwischenknorrenerhebung *(Eminentia intercondylaris)* am Schienbein kann die Drehung ebenfalls ein wenig einschränken.[285]

KAPITEL 4
Die Gelenke der unteren Körperhälfte: Sprunggelenk und Fuß

Wir haben uns vom Becken übers Knie nach unten vorgearbeitet und kommen nun zu dem am weitesten distal gelegenen Abschnitt, zu Sprunggelenk und Fuß. Wir wissen bereits vom Kniegelenk: Je weiter wir nach unten kommen, desto wichtiger wird die Stabilität. Die beiden kleinen Pylone unserer Sprunggelenke tragen das gesamte Körpergewicht, und die Stabilität der Füße ist entscheidend für unsere Fähigkeit zu gehen. Das heißt nicht, dass es auf Beweglichkeit nicht ankäme: Unsere Sprunggelenke und Füße sind so konstruiert, dass sie beim Gehen Energie absorbieren und umlenken, was es zu einem kraftsparenden Vorgang macht. Wir können auf zwei Beinen gehen, weil unser Fuß mit entsprechenden Bewegungen auf die unterschiedlichen Belastungen des Stehens, Balancierens, Gehens oder Laufens in wechselndem Gelände reagieren kann. Diese Kombination aus Beweglichkeit und Stabilität ist auch für die Yogapraxis wichtig.

Die Terminologie, die üblicherweise zur Beschreibung der Füße und des Sprunggelenks verwendet wird, ist seltsam und oft verwirrend. Leider machen Anatomiewissenschaftler die Situation nicht gerade einfacher, da sie bei bestimmten Begriffen häufig geteilter Meinung sind und die gleichen Bezeichnungen unterschiedlich verwenden. Wir werden uns um einen konsequenten Gebrauch bemühen und – wo es sinnvoll ist – die einfacheren Begriffe wählen.

Unsere erste Vereinfachung betrifft die Bewegungen des Sprunggelenks und des Fußes. Das Sprunggelenk hat wie ein Scharnier zwei Bewegungsmöglichkeiten: Dorsalflexion (die Oberseite des Fußes bewegt sich zum Schienbein) und Plantarflexion (die Unterseite des Fußes bewegt sich vom Schienbein weg). Mit dem Fuß verhält es sich komplizierter, aber wir werden uns bei unserer Analyse auf zwei Hauptbewegungen beschränken: Supination und Pronation. Bei der Supination bewegt sich die Sohle zum Innenknöchel, bei der Pronation bewegt sie sich vom Innenknöchel weg Richtung Außenknöchel. Trotz dieser Vereinfachungen ist es nicht immer leicht zu verstehen, was wir mit Fußbewegungen bewirken, denn wir können den Fuß bewegen, wenn kein Gewicht darauf lastet (was als »offene Kette« bezeichnet wird), oder ihn auf den Boden stellen und das Bein bewegen, während Gewicht darauf lastet (was als »geschlossene Kette« bezeichnet wird). Wir können mit anderen Worten entweder den Fuß oder das Bein bewegen, und was im einen Fall eine Supination zu sein scheint, kann im anderen Fall einen ganz anderen Eindruck machen. Aber mit etwas Übung wird alles klar.

Gelegentlich wird der Fuß in einzelne Abschnitte aufgeteilt: Der Rückfuß besteht aus Sprungbein *(Talus)* und Fersenbein *(Calcaneus)*. Mit dem Vorfuß ist der vordere Teil des Fußes gemeint, der aus Mittelfußknochen *(Ossa metatarsalia)* und Zehengliedern *(Phalangen)* besteht. Übrig bleibt der Mittelfuß – das sind die übrigen Fußwurzelknochen *(Ossa tarsi)*, die sich vor Sprung- und Fersenbein befinden.

Form

In Fuß und Sprunggelenk gibt es 31 bis 33 Gelenke (je nach Individuum und je nachdem, was Sie unter einem Gelenk verstehen).[286] Dies erlaubt eine Vielzahl unterschiedlicher Bewegungen. Der Fuß ist zwar hoch kompliziert, aber für unsere Zwecke genügt es, wenn wir vier Bewegungen verstehen: Dorsal- und Plantarflexion im Sprunggelenk (siehe Abb. 2.200) sowie Supination und Pronation des Fußes (siehe Abb. 2.201 und 2.202). Als Yogis müssen wir diese vier Bewegungen verstehen, um die *WBM?*-Frage im Hinblick auf den Fuß beantworten zu können.

Der Bau von Sprunggelenk und Fuß

Wir betrachten Sprunggelenk und Fuß als Segment, weil sie aus vielen Gelenken bestehen. Der Mensch hat im Durchschnitt 28 Fußknochen, die komplizierte gelenkige Verbindungen bilden. Ein paar davon berühren sich nicht einmal, nämlich die unter den Fußballen eingebetteten Sesambeine, die das dortige Fasziengewebe versteifen. An einem der Knochen (Sprungbein – *Talus*) sind weder Muskeln noch

ABB. 2.200 section:

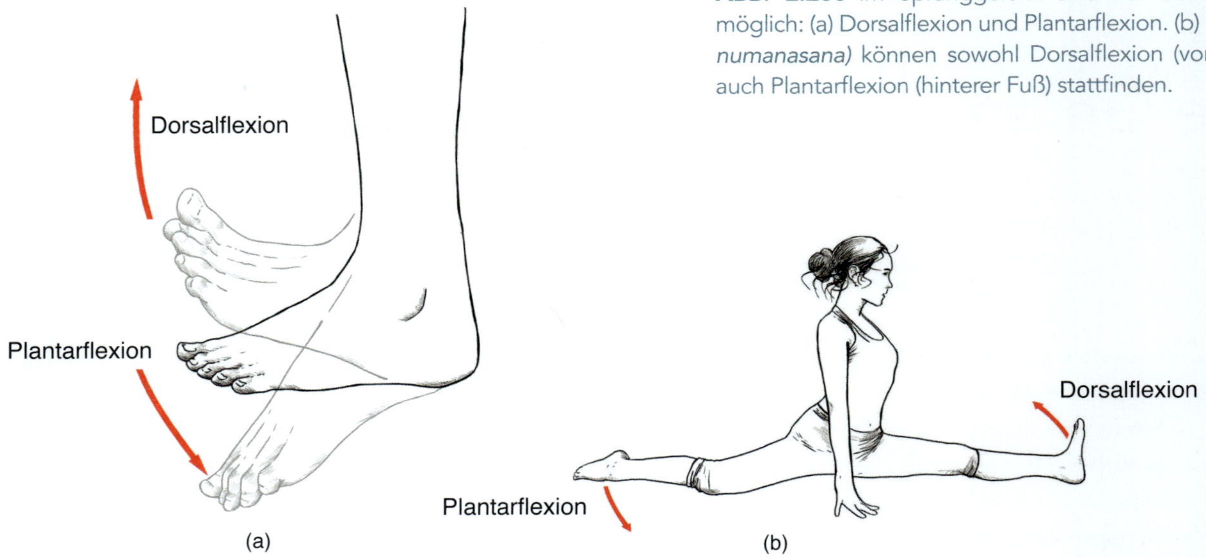

ABB. 2.200 Im Sprunggelenk sind nur zwei Bewegungen möglich: (a) Dorsalflexion und Plantarflexion. (b) Im Spagat *(Hanumanasana)* können sowohl Dorsalflexion (vorderer Fuß) als auch Plantarflexion (hinterer Fuß) stattfinden.

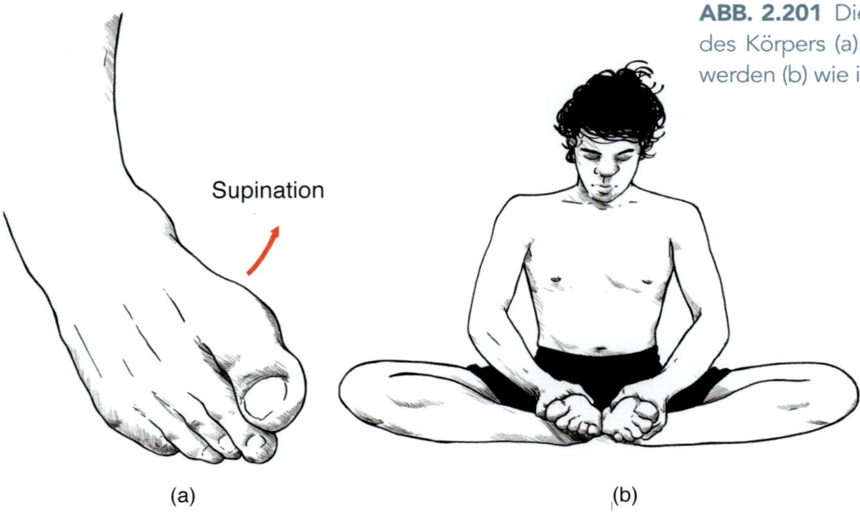

ABB. 2.201 Die Supination öffnet die Fußsohle zur Mittellinie des Körpers (a). Dabei können die Füße auch passiv bewegt werden (b) wie im Schmetterling *(Baddhakonasana)*.

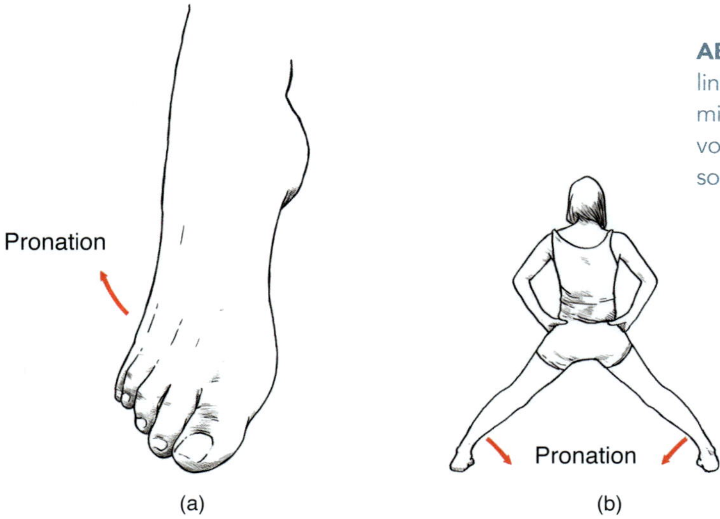

ABB. 2.202 Die Pronation öffnet die Fußsohle von der Mittellinie des Körpers weg (a). Dies kommt häufig in Standhaltungen mit weit gegrätschten Beinen (b) wie *Prasaritapadottanasana* vor. In diesem Fall bewegt sich nicht der Fuß, sondern das Bein, sodass eine Pronation im Sprunggelenk entsteht.

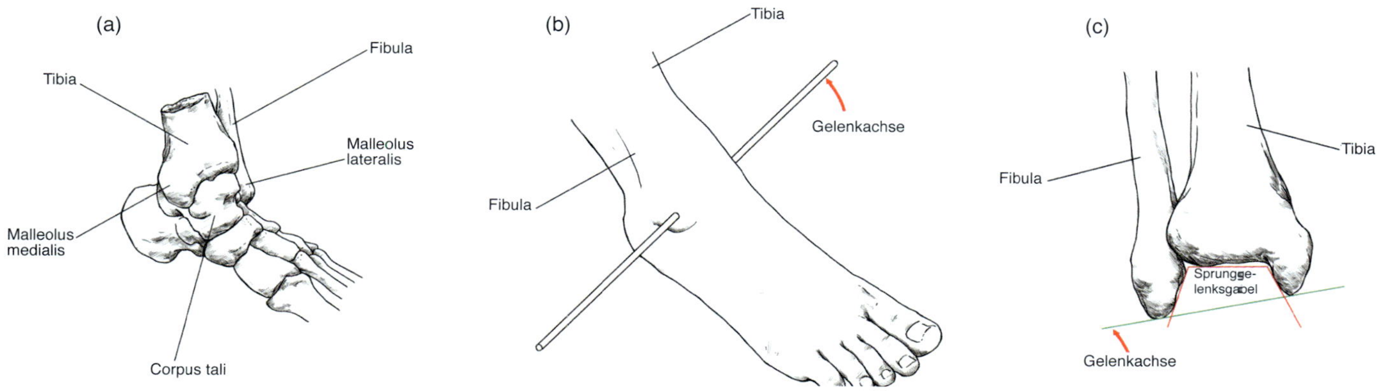

ABB. 2.203 (a) Das Sprunggelenk ist die Verbindung aus Wadenbein, Schienbein und Sprungbein. (b) Die Gelenkachse verläuft vom distalen Wadenbein (Außenknöchel, *Malleolus lateralis*) zum distalen Schienbein (Innenknöchel, *Malleolus medialis*). (c) Das Ende und die Innenseite des distalen Schienbeins bilden mit der Innenseite des distalen Wadenbeins die Sprunggelenksgabel.

Sehnen befestigt. Er wird ausschließlich durch den Druck der Nachbarknochen bewegt. Um ein klares Bild von dem zu bekommen, was passiert, wenn wir die Füße bewegen, und um die Grenzen der Bewegung zu verstehen, müssen wir die Struktur von Knochen und Bändern sowie die Wirkung der befestigten Muskeln und Sehnen betrachten. Wie immer werden wir uns mit der menschlichen Vielfalt hinsichtlich der Größe und der Form der Knochen sowie den Folgen für den Bewegungsumfang mancher Menschen auseinandersetzen.

Orientierungspunkte

Das Sprunggelenk

Das obere Sprunggelenk *(Articulatio talocruralis)* ist die Verbindung dreier Knochen: Wadenbein *(Fibula)*, Schienbein *(Tibia)* und Sprungbein *(Talus)*. Wie Abbildung 2.203 zeigt, bilden Schien- und Wadenbein ein n-förmiges »Zapfenloch«, in das das Sprungbein wie ein Zapfen passt – die Sprunggelenksgabel. Holzarbeiter arbeiten seit Abertausenden von Jahren mit Zapfenverbindungen, um Holzstücke ganz einfach und sehr stabil miteinander zu verbinden.

Abbildung 2.204 zeigt eine Zapfenverbindung. Sie können die große Ähnlichkeit zu unserem Sprunggelenk erkennen. Aber anders als eine Holzverzapfung erlaubt die Anordnung von Schienbein, Wadenbein und Sprungbein eine Bewegung des Sprungbeins. Wie bei einem Scharnier sind Beugung und Streckung möglich (Dorsal- und Plantarflexion) – aber das ist auch schon alles. Das Schienbein bildet den inneren (medialen) und oberen (proximalen) Teil, das Wadenbein den äußeren (lateralen) Teil des »Zapfenlochs« (also der Sprunggelenksgabel). Die Seiten verhindern Abduktion, Adduktion oder Drehung des Sprungbeins. Bitte beachten Sie, dass die Sprunggelenksgabel auf der einen Seite ein wenig länger ist: Das Wadenbein reicht etwas weiter hinunter als das Schienbein und leistet damit mehr Widerstand gegen Seitwärtsbewegungen des Fußes. Da das Sprunggelenk nicht aus Holz und Leim gemacht ist, verfügt es über einen gewissen Spielraum, aber nicht allzu viel. (Wenn wir sagen, dass lediglich Plantar- und Dorsalflexion möglich seien, ist das eine zweckmäßige Annäherung an die Realität; es gibt einen gewissen Spielraum, der bei einem geschädigten Sprunggelenk leider auch größer sein kann.) Zur Stabilität des Gelenks trägt auch eine Reihe von Bändern bei, welche die Knochen ebenfalls zusammenhalten.

Am distalen Schienbeinende befindet sich die Erhebung des Innenknöchels (*Malleolus medialis*, nach dem lateinischen Wort für »Hammer«). Der Außenknöchel *(Malleolus lateralis)* bildet das distale Ende des Wadenbeins. Abbildung 2.203 zeigt, dass der Außenknöchel etwas weiter unten und etwas weiter hinten sitzt als der Innenknöchel. Die Achse

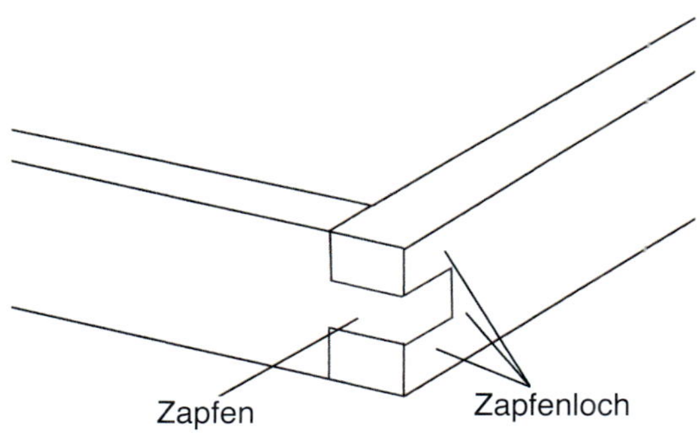

ABB. 2.204 Schreiner arbeiten seit Jahrtausenden mit Zapfenlöchern und Zapfen, um stabile Gelenke herzustellen.

zwischen Schien- und Wadenbein ist durchschnittlich 20° bis 30° nach hinten gedreht und 10° nach unten geneigt.[287] (Siehe auch Abb. 2.307 und 2.223) Das hat zur Folge, dass diese vom Außen- zum Innenknöchel durchs Sprunggelenk gezogene Linie in nicht nur einer der drei Hauptebenen des Körpers liegt. Was wiederum bedeutet, dass Dorsal- und Plantarflexion im Sprunggelenk keine einfachen Bewegungen in der Seit- oder Sagittalebene sind. Ein weiterer Grund dafür ist die bereits in Kapitel 3 besprochene Tibiatorsion.

Der Vollständigkeit halber müssen wir auch die Verbindung zwischen Schien- und Wadenbein unabhängig von ihrer Beziehung zum Sprungbein betrachten. Schien- und Wadenbein sind an den proximalen Enden unterhalb des Knies sowie an den distalen Enden oberhalb des Sprungbeins miteinander verbunden. Die untere Verbindung ist eine *Syndesmose*, das heißt, die beiden Knochen werden von Bindegewebe zusammengehalten. Eine Gelenkkapsel gibt es hier nicht, das Gelenk wird ausschließlich von den Syndesmosebändern gehalten. Verletzungen in diesem Bereich werden »Syndesmoseverletzungen« genannt, da sich der Schaden oberhalb der Verbindung von Sprungbein und Sprunggelenksgabel befindet. Syndesmoseverletzungen sind eher selten und machen ungefähr 15 Prozent der Sprunggelenksverletzungen aus.[288] Sie treten für gewöhnlich ausschließlich bei Sportunfällen auf, wenn plötzlich eine auswärtsdrehende Kraft auf den dorsalflektierten Fuß wirkt – was in Yogastunden höchst unwahrscheinlich ist.

Die proximalen Enden von Schien- und Wadenbein sind unterhalb des Kniegelenks in einem echten Gelenk verbunden. Hier ist eine geringfügige Bewegung möglich. Bei Dorsalflexion oder Pronation des Fußes verschiebt sich das Wadenbein nach vorn (anterior) und oben (superior) zum Schienbein. Bei Plantarflexion oder Supination des Fußes passiert das Gegenteil: Das Wadenbein gleitet nach hinten (posterior) und unten (inferior).[289] Gelegentlich kann sich das proximale Wadenbein mit dem Schienbein oder dem äußeren Schienbeinknorren *(Condylus lateralis tibiae)* verkeilen, wenn der Schenkelbeuger *(Biceps femoris)* zu stark nach oben zieht oder die Pronation des Fußes sowie die Dorsalflexion im Sprunggelenk zu stark sind.[290]

Schien- und Wadenbein sind vertikal über die Zwischenknochenmembran des Unterschenkels (*Membrana interossea cruris*, siehe Abb. 2.100) verbunden, welche die beiden Knochen stabilisiert und die Muskeln an der Vorderseite von den Muskeln an der Rückseite des Beins trennt.

Der Fuß

Abbildung 2.205 zeigt die 26 Knochen des Fußes mit Ausnahme der Sesambeine. Das Sprungbein *(Talus)* wird als Teil des Sprunggelenks und des Fußes betrachtet, was seine große Bedeutung widerspiegelt. (*Talus* lat. für »Fußknöchel« oder »Hang«) Die Sprungbeine tragen das volle Körpergewicht. Unmittelbar unterhalb des Sprungbeins befindet sich das Fersenbein (*Calcaneus*, lat. für »Ferse«). Es ist der größte Knochen im Fuß. Sprung- und Fersenbein sind zwei von sieben Fußwurzelknochen *(Ossa tarsi)*. Davor liegen Kahnbein (*Os naviculare*, weil manch einer Ähnlichkeit zu einem Schiffsrumpf erkennt), Würfelbein (*Os cuboideum*, das für andere wie ein Würfel aussieht) und drei Keilbeine *(Ossa cuneiformia)*. An die Fußwurzelknochen schließen die fünf Mittelfußknochen *(Ossa metatarsalia)* an. *Meta* bedeutet »nach«, das heißt, sie kommen nach den Fußwurzelknochen. Distal davon befinden sich die Reihen der Zehenglieder (*Phalangen*, nach dem griechischen Wort für »Baumstamm«), angefangen mit den Zehengrundgliedern, gefolgt von Zehenmittel- und Zehenendgliedern. Bitte beachten Sie, dass die mit

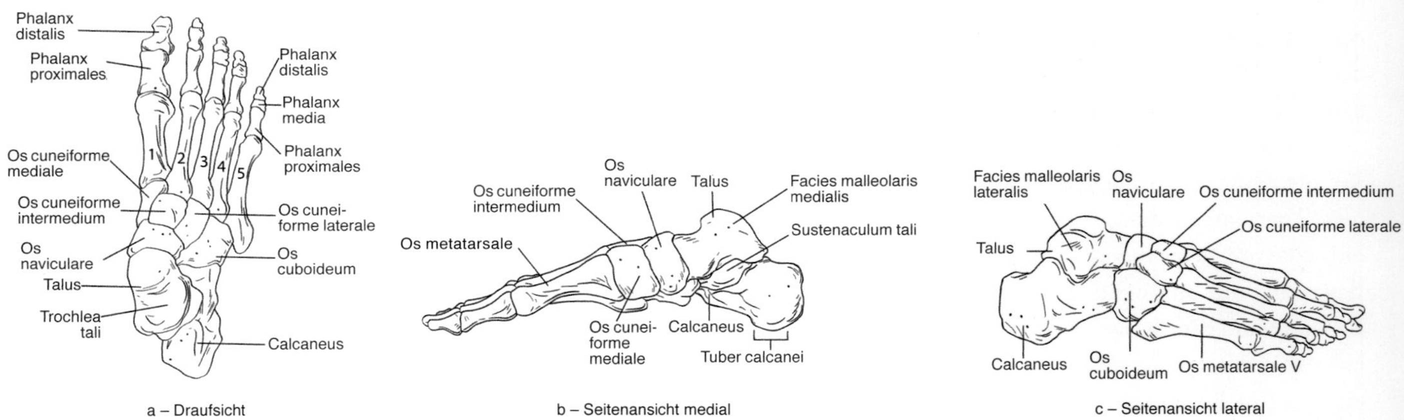

ABB. 2.205 Die Knochen des Fußes. Draufsicht (a), Seitenansicht medial (b) und Seitenansicht lateral (c)

dem Großzehengrundglied *(Phalanx proximalis hallucis)* beginnende große Zehe kein Mittelglied besitzt. Sie besteht aus zwei, alle anderen Zehen aus drei Knochen. Mittelfußknochen und Zehenglieder bilden von den Fußwurzelknochen ausgehende nummerierte *Strahlen*. Die Großzehe gehört zum ersten Strahl, der fünfte führt zur kleinen Zehe.

26 Knochen scheinen eine ganze Menge zu sein, sind in Wirklichkeit aber leicht zu lernen. Man muss sich lediglich sieben Knochen und zwei zusätzliche Bezeichnungen merken – alles Weitere ist ein Zahlenspiel. Sprung- *(Talus)* und Fersenbein *(Calcaneus)* bleiben gut im Gedächtnis. Die restlichen fünf sind das Kahnbein *(Os naviculare)* an der Großzehenseite, das Würfelbein *(Os cuboideum)* an der Kleinzehenseite sowie die drei Keilbeine *(Ossa cuneiformia)*: das äußere, mittlere und innere. »Nach den Fußwurzelknochen kommen die Mittelfußknochen *(Ossa metatarsalia)*: der erste auf der Großzehenseite, der fünfte auf der Kleinzehenseite. Den Abschluss bilden drei Reihen Zehenglieder *(Phalangen)*: Zehengrund-, Zehenmittel- und Zehenendglieder. Der Trick dabei ist nur, dass die Großzehe kein Mittelglied besitzt und die Strahlen von 1 bis 5 nummeriert sind.

Die drei Fußgewölbe

Unsere Füße sind Federn! Diese Eigenschaft hilft uns beim Laufen und Springen. Wir brauchen sie sogar zum Gehen. Federn senken den Energieverbrauch. Eine Feder ist eine einfache Sache, genau wie ein Gewölbe, aber unsere Füße sind alles andere als einfach. Es ist ein komplexer Vorgang, wenn die Gewölbe bei Belastung die kinetische Energie des Gehens in potenzielle Energie umwandeln und diese gespeicherte Energie wieder in Form von Bewegung freisetzen. Die Fußknochen bilden drei Hauptgewölbe (siehe Abb. 2.206): zwei Längsgewölbe (das höhere mediale und das flachere laterale) und ein Quergewölbe, das von der Außenseite zur Innenseite des Fußes verläuft.

Das mediale Längsgewölbe besteht aus Fersenbein, Sprungbein, Kahnbein und innerem Keilbein sowie dem ersten Mittelfußknochen und ist sehr wichtig für den Antrieb. Das laterale Längsgewölbe wird von Fersen- und Würfelbein sowie dem fünften Mittelfußknochen gebildet und ist sehr wichtig für die Belastung mit Gewicht. Es ist unter den Muskeln der Fußsohle verborgen und deshalb ein wenig mysteriös. Anders als das mediale Längsgewölbe hat es Bodenkontakt. Das Quergewölbe besteht aus den drei Keilbeinen und dem Würfelbein, setzt sich aber in den Mittelfußknochen und in geringerem Umfang auch den Zehengliedern fort.

Gemeinsam bilden diese drei Gewölbe ein geschwungenes Dreieck (siehe Abb. 2.206d): Eine Spitze befindet sich an der Ferse, die zweite am distalen medialen Mittelfußknochen (Nr. 1) und die dritte am distalen lateralen Mittelfußknochen (Nr. 5). Im Yoga fordert der Lehrer die Schüler häufig dazu auf, drei Kontaktpunkte zwischen Fuß und Boden zu spüren und sich darüber zu erden. Dabei nimmt er auf die Spitzen des genannten Dreiecks Bezug. Im Stehen verteilt sich unser Gewicht auf diese drei Punkte. Da die Ferse den größten Teil davon trägt, ist sie dicker und stärker gepolstert als die anderen.

Die Knochen bilden die Gewölbe, aber sie ähneln dem Holz eines Bogens: Erst die Sehne verleiht ihm seine Elastizität, und die Bänder halten die Gewölbe elastisch. Wenn sie erschlaffen oder die korrekte Ausrichtung der Knochen verloren geht, stürzt das Gewölbe ein. Dies wird als Senkfuß oder im Extremfall als *Pes planus* (lat. für »Plattfuß«) bezeichnet. Es gibt ihn in zwei Ausprägungen: eine bewegliche

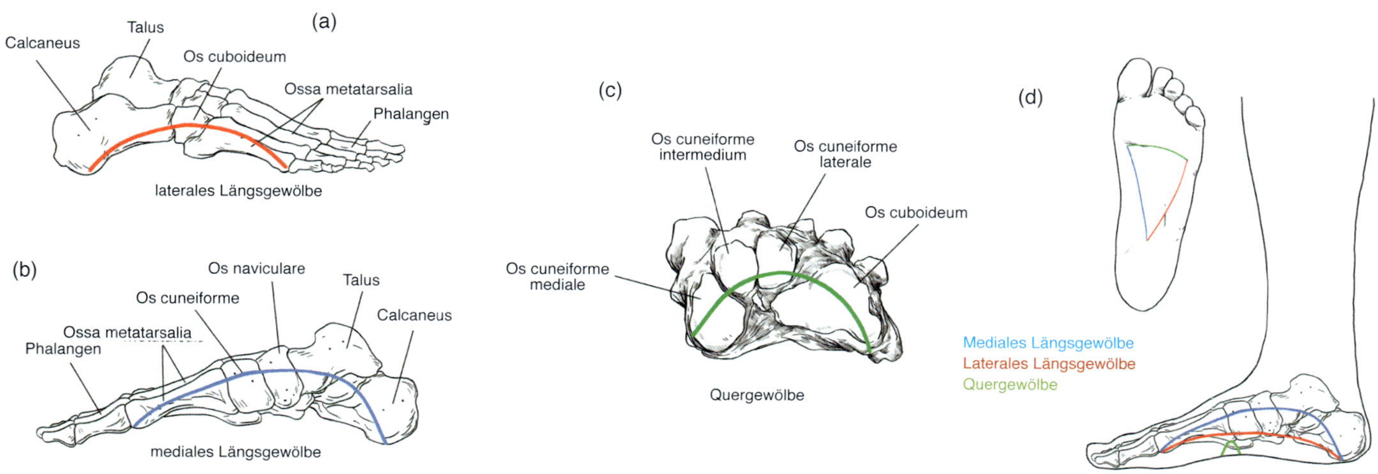

ABB. 2.206 Die Fußgewölbe: (a) laterales Längsgewölbe, (b) mediales Längsgewölbe, (c) Quergewölbe (Rückansicht vom Sprunggelenk Richtung Fußspitze) und (d) alle drei

Form, bei der der Fuß trotz des eingesunkenen Gewölbes flexibel bleibt; und eine unbewegliche Form, bei der die Knochen des Rückfußes miteinander verwachsen sind oder später miteinander verwachsen. Ein beweglicher Plattfuß kann voll funktionsfähig sein und keiner Behandlung bedürfen. Bei einem unbeweglichen Plattfuß kann ein operativer Eingriff nötig sein, um die volle Funktion wiederherzustellen. Allgemeinen Schätzungen zufolge haben 20 Prozent der Bevölkerung einen Senkfuß![291] Kinder haben oft flache Füße, aber das verwächst sich mit der Zeit.

Umgekehrt haben manche Menschen sehr hohe Fußgewölbe, was als *Pes cavus* (lat. für »Hohlfuß«) bezeichnet wird. Eine Studie geht davon aus, dass 10 Prozent der Menschen einen Hohlfuß haben,[292] eine andere behauptet, dies träfe auf 20 bis 25 Prozent der Erwachsenen zu.[293] Die Ursache ist in den meisten Fällen neuromuskulär. Morbus Charcot-Marie-Tooth etwa verursacht Muskelschwäche und dadurch eine ausgeprägte Flexion im ersten Strahl (Mittelfußknochen und Zehenglieder), sodass sich das Fußgewölbe dauerhaft wölbt.[294]

Die Funktion der Gewölbe wird von vielen Faktoren beeinflusst: der Form der einzelnen Knochen und des gesamten Fußes, der Stabilität der Bänder, Muskelermüdung, ethnischer Zugehörigkeit, Geschlecht, Alter und Schuhwerk.[295] Wer ist also normal? Wenn 20 Prozent der Bevölkerung Senkfüße und 20 bis 25 Prozent Hohlfüße haben, bleiben nicht viele im vermeintlich »richtigen« Segment übrig. Darüber hinaus besteht kaum ein Zusammenhang zwischen dem linken und dem rechten Fuß; manche Menschen haben nur einen Senk- oder nur einen Hohlfuß. Klar ist: Ob Sie nun eingesunkene oder sehr hohe Fußgewölbe haben, der Bewegungsumfang Ihrer Sprunggelenke und Füße wird sich stark von dem anderer Menschen unterscheiden.

HINWEIS FÜR LEHRER: Gut geerdet

In Standhaltungen wird uns oft empfohlen, die Basis unserer Füße zu verbreitern und uns zu erden. Es gibt eine Technik, die uns dabei helfen kann. Wenn wir den Fuß unter Last pronieren, lockern sich die Vorfußknochen ein wenig, sodass wir die Zehen spreizen und damit die stützende Basis vergrößern können. Eine breite Basis ist eine tolle Sache, kann aber auch ein wenig zu beweglich sein – denn sie ist weder steif noch fest. Wenn wir den Fuß anschließend supinieren, rücken die Vorfußknochen enger zusammen und verkeilen sich zu einer sehr steifen Struktur. Jetzt stehen wir fest. (Warum das so ist, siehe Anhang F, S. 285: Die Bewegungen des Fußes und des Sprunggelenks.) Wir können den Fuß zunächst pronieren und die Zehen spreizen, um ihn anschließend zu supinieren und den Vorfuß zu versteifen. So entsteht eine breite, geerdete Basis. Sie können zuerst selbst mit dieser Technik experimentieren und sie dann an Ihre Schüler weitergeben. Kommen Sie in den aufrechten Stand mit etwas Abstand zwischen den Füßen. Rollen Sie ein Sprunggelenk ein wenig nach innen und zum Boden, sodass Sie die Außenkante des Fußes heben können (Pronation). Spüren Sie, wie leicht Sie die Zehen spreizen können, und tun Sie es. Stellen Sie die Außenkante des Fußes wieder fest auf den Boden und bewegen Sie den Innenknöchel vom Boden weg (Supination). Spüren Sie, wie sich der Fuß versteift. Sie stehen fest und geerdet, aber mit einer schönen, breiten Basis. Wiederholen Sie den Vorgang mit dem anderen Fuß. Sie können diese Technik in allen Standhaltungen üben.

Dies ist ein natürlicher Vorgang, der auch beim Gehen stattfindet. Wenn der Fuß den Boden berührt, kommt es zu einer Plantarflexion im Sprunggelenk, und der Fuß proniert. Die Knochen im Mittelfuß entfernen sich leicht voneinander, der Vorfuß wird beweglich. Die Pronation macht die Struktur flexibel und unsere Basis durch das Spreizen der Zehen so breit wie möglich. Dank Pronation können wir uns auch an verschiedene Untergründe anpassen. Und je größer die Kontaktfläche, desto besser können wir uns abdrücken. Dabei entsteht erneut Plantarflexion im Sprunggelenk, anschließend supinieren wir den Fuß, um die Struktur zu versteifen. Die Mittelfußknochen werden zusammengedrückt, sodass uns eine stärkere Spannkraft vorwärtstreibt.[296] Dies ist ein höchst effizienter Prozess, bei dem wir erneut die Basis durch Pronation verbreitern und durch Supination stabilisieren – und dem wir in den Standhaltungen im Yoga nachzueifern versuchen.

Die Knochen von Sprunggelenk und Fuß

Wer hat normale Füße? Sie natürlich! Ihre Füße sehen aus, wie Füße auszusehen haben. Aber alle anderen haben seltsame Füße – sie schauen einfach nicht richtig aus, stimmt's? Wahrscheinlich haben sie eine andere Schuhgröße, zu lange oder zu stummelige Zehen, zu hohe oder flache Fußgewölbe und Fersen, die irgendwie verkehrt sind. Aus irgendeinem Grund wird die bekannte Vielfalt der Füße im Yogaunterricht gern ignoriert. Die Form bestimmt die Funktion, und wenn jeder anders ist, wird auch jeder etwas anderes können oder nicht können. Die Form der Füße ergibt sich aus der Form und der Größe der 26 Fußknochen und ihrer Bänder. Es überrascht nicht, dass sie von Mensch zu Mensch sehr verschieden ausfallen.

Das Sprungbein

Das Sprungbein *(Talus)* verbindet Bein und Fuß. Oben passt es in die von Schienbein und Wadenbein gebildete Sprunggelenksgabel, unten ruht es auf dem Fersenbein *(Calcaneus)*. Nach vorn bildet es eine gelenkige Verbindung mit dem Kahnbein *(Os naviculare)*. Das Sprungbein verfügt also über viele Gelenkflächen und Knorpel, und tatsächlich besitzt es von allen Knochen den größten Knorpelanteil im Verhältnis zur Gesamtgröße. Bei all dem Kontakt mit anderen Knochen bleibt kein Platz für die Befestigung von Muskeln oder Sehnen. Das Sprungbein wird also ausschließlich durch den Druck und die Bewegung der angrenzenden Knochen und ihrer Bänder bewegt. Die fehlende Befestigung von Muskeln wirkt sich auf die Blutversorgung aus, die bestenfalls dürftig ist.[297]

Abbildung 2.207 zeigt verschiedene Ansichten des Sprungbeins. Wie eine kleine gelbe Gummiente besteht es aus drei Teilen: Körper *(Corpus tali)*, Kopf *(Caput tali)* und Hals *(Collum tali)*, der Körper und Kopf verbindet. Der Körper ist der superiore Teil, der mit der von Schienbein und Wadenbein gebildeten Sprunggelenksgabel verbunden ist. Der Kopf ist der anteriore Teil, der das Sprungbein mit dem Kahnbein verbindet. Der Hals ist verhältnismäßig dünn.

Die Oberseite des Sprungbeins wird als Sprungbeinrolle *(Trochlea tali)* bezeichnet und bildet die gelenkige Verbindung mit Schien- und Wadenbein.[298] Sie ist in mehrere Richtungen abgerundet, um die Bewegung zu erleichtern, und ihre besondere Form trägt viel zur Stabilität des Sprunggelenks bei.[299] Die Sprungbeinrolle ist von vorn nach hinten konvex, aber von der einen Seite zur anderen leicht konkav. An ihren Seiten befinden sich glatte Flächen für den Kontakt mit den distalen Enden von Schien- und Wadenbein.

Das Fersenbein

Das inferiore Sprungbein (die Sprungbeinunterseite) bildet eine gelenkige Verbindung mit dem Fersenbein *(Calcaneus)*. Im hinteren unteren Sprunggelenk *(Articulatio talocalcanea)* treffen Sprungbein und Fersenbein aufeinander. Es wird auch als *Articulatio subtalaris* bezeichnet, da es »unter« dem Sprungbein liegt. Das Fersenbein ist der größte Knochen im Fuß. Es verläuft vom Sprunggelenk nach posterior (hinten) und inferior (unten) und dient den verschiedenen Sehnen als Hebel, die um das Fersenbein herumlaufen oder daran ansetzen wie die Achillessehne (*Tendo calcaneus*, siehe Abb. 2.208). An der Unterseite des Fersenbeins sind viele

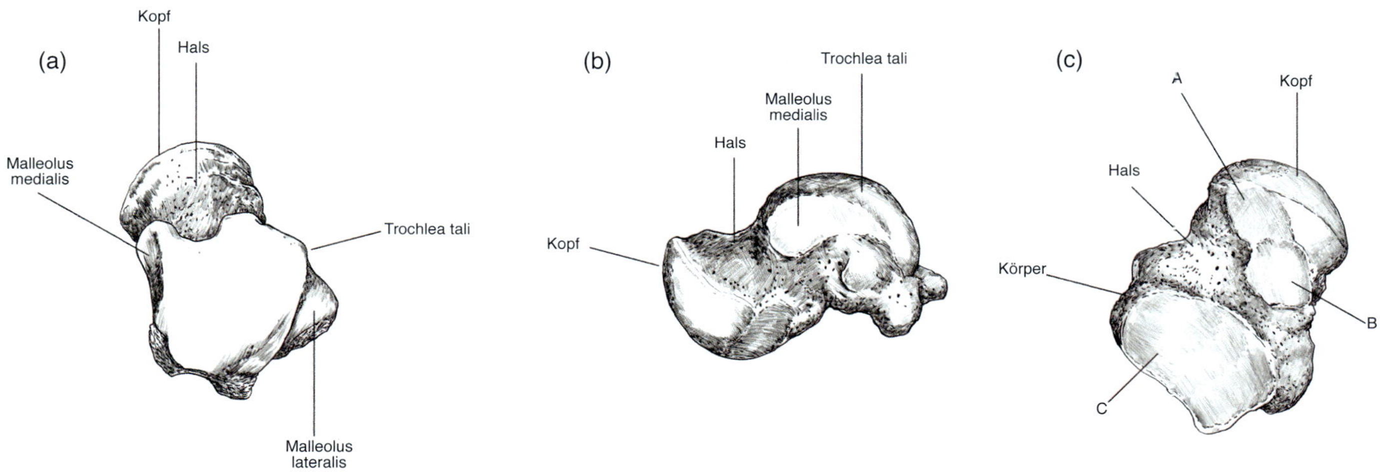

ABB. 2.207 Ein rechtes Sprungbein (a) von oben, (b) von medial und (c) von unten mit den drei Flächen (A, B, C) für die gelenkige Verbindung mit dem Fersenbein *(Calcaneus)*

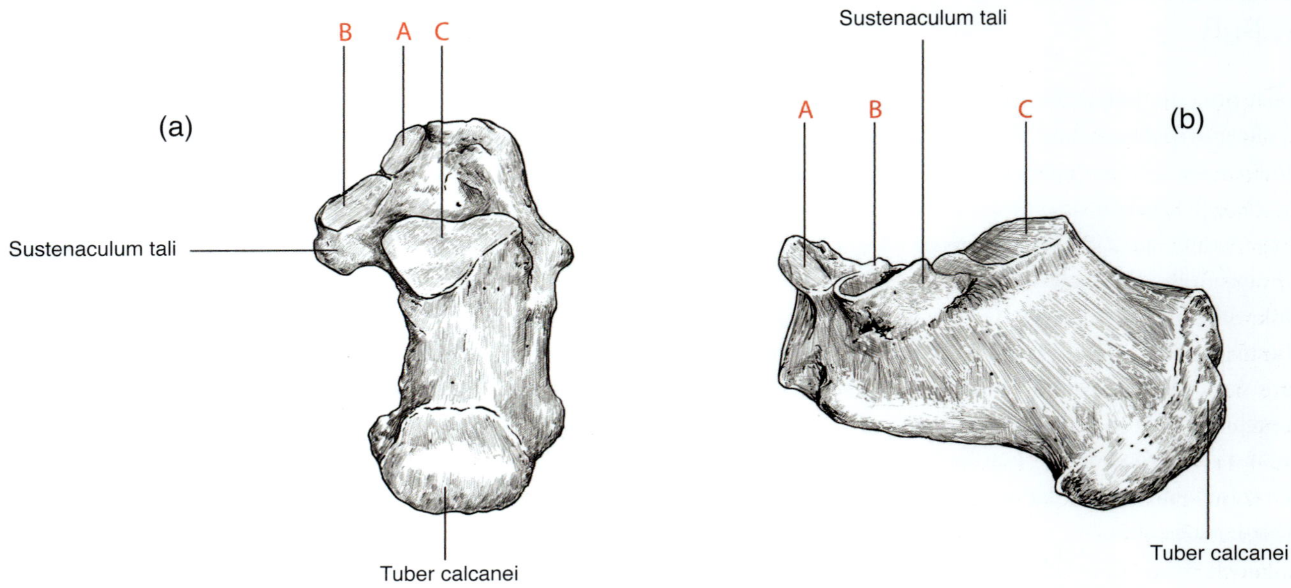

ABB. 2.208 Das Fersenbein: ein rechtes Fersenbein (a) von oben und (b) von medial

Binnenmuskeln des Fußes sowie die Plantarfaszie *(Aponeurosis plantaris)* befestigt. Am äußersten posterioren inferioren Fersenbein sitzt ein Höcker *(Tuber calcanei)*, der den Boden berührt. Er wird von reichlich weicherem Material gepolstert, dessen Fasern in die Plantarfaszie übergehen, die sich weiter nach vorn zieht und sich in fünf Faszienstreifen aufteilt, welche an den Zehen ansetzen. Am distalen (vorderen) Ende des Fersenbeins befindet sich eine glatte Flächefür die gelenkige Verbindung mit dem Würfelbein *(Os cuboideum)*.

Kahnbein, Würfelbein und Keilbeine

Vor Sprungbein und Fersenbein liegen die fünf Fußwurzelknochen *(Ossa tarsi)* der distalen Reihe. Das wie ein Schiffsrumpf geformte Kahnbein *(Os naviculare)* bildet mit dem Sprungbein das Talonavikulargelenk *(Articulatio talonavicularis)*. Das Würfelbein *(Os cuboideum)* verbindet sich mit dem Fersenbein zum Calcaneocuboidgelenk *(Articulatio calcaneocuboidea)*. Wenn der Fuß in geschlossener Kette fest auf dem Boden steht und das Sprungbein zu pronieren versucht, senkt es sich nach unten und innen, während das Kahnbein nach oben und außen wandert. Das Fußgewölbe wird flacher. Dadurch wird der Fuß beweglicher und biegsamer und kann sich besser an verschiedene Untergründe anpassen. Bei proniertem Sprungbein lassen sich die Zehen leichter spreizen. Beim Versuch der Supination des Sprungbeins passiert das Gegenteil: Das Kahnbein wandert nach unten und innen und verstärkt das Fußgewölbe.[300] Die Supination des Sprungbeins versteift den Vorfuß und macht ihn stabiler, sodass er beim Gehen besser vom Boden abfedern kann. Bei supiniertem Fuß ist es sehr schwierig, die Zehen zu spreizen.

Das Würfelbein hat (wie ein Würfel) sechs Flächen und mehrere Schnittstellen: Es grenzt proximal ans Fersenbein und hilft, das laterale Längsgewölbe des Fußes zu bilden. Es grenzt distal an den vierten und fünften Mittelfußknochen (das letztgenannte Gelenk lässt sich an der Außenseite des Fußes als deutliche Erhebung etwa auf halbem Weg zwischen Ferse und Kleinzehenballen ertasten). Es bildet medial eine gelenkige Verbindung zum Kahnbein und zum äußeren Keilbein *(Os cuneiforme laterale)*.

Die drei Keilbeine *(Ossa cuneiformia)* bilden proximal gelenkige Verbindungen mit dem Kahnbein, distal mit den ersten drei Mittelfußknochen. Die Keilbeine und das Würfelbein bilden das Quergewölbe des Fußes (siehe Abb. 2.206c). Dabei handelt es sich durchweg um ebene Gelenke ohne größeren Bewegungsumfang. Die Bewegung wird hauptsächlich durch die Nähe zueinander und durch stabilisierende Bänder eingeschränkt.

Im Fuß findet die meiste Bewegung im Bereich der genannten Fußwurzelknochen statt. Für gewöhnlich bewegen sie sich wie eine Struktur um das Sprungbein herum. Das untere Sprunggelenk besteht aus zwei Funktionsteilen: dem Talonavikulargelenk und dem Calcaneocuboidgelenk.[301] In den weiter distalen Bereichen des Fußes ist die Bewegung eingeschränkt, aber vorhanden.[302]

Die anderen Knochen: Mittelfußknochen und Zehenglieder

An Keilbeine und Würfelbein schließen die fünf Mittelfußknochen *(Ossa metatarsalia)* an. Diese Langknochen in Miniaturausführung (sie ähneln Schienbein und Oberschenkelknochen) haben einen dreieckigen Querschnitt und verjüngen sich nach distal. Sie haben proximal eine würfelförmige Basis, distal kugelförmige Enden. Der erste Mittelfußknochen führt zur großen Zehe und ist der kürzeste und kräftigste der fünf. Der zweite ist für gewöhnlich der längste und hat die steifste Verbindung zu den Fußwurzelknochen.

Die ersten beiden Mittelfußknochen sind besonders stark, da auf die Fußinnenseite die größten Kräfte wirken, wenn wir uns beim Gehen oder Laufen abdrücken. Alle Mittelfußknochen besitzen fußsohlenseitig eine leichte Längskurve, was den Fuß beim Tragen von Lasten unterstützt. Die Mittelfußknochen bilden nicht nur mit den distalen Enden der Fußwurzelknochen und den proximalen Enden der Zehenglieder gelenkige Verbindungen, sie artikulieren auch ein wenig miteinander. Manche Menschen haben jedoch am ersten Mittelfußknochen keine Fläche, die eine gewisse gelenkige Verbindung mit dem zweiten zuließe.[303]

Distal der Mittelfußknochen befinden sich 14 kleine »Baumstämme« – die Zehenglieder *(Phalangen)*. Auch sie sind von medial nach lateral von 1 bis 5 durchnummeriert und in drei Reihen angeordnet. Die Ausnahme bildet die große Zehe *(Hallux)* mit nur zwei – großen – Zehengliedern. Die Großzehe ist weniger beweglich als der Daumen und auch nicht opponierbar. Anders als die Finger sind die Zehen für starke Streckung (Dorsalflexion), aber minimale Beugung (Plantarflexion) gemacht. Dies ist für Zweifüßler eine wichtige körperbauliche Voraussetzung.

Wenn wir den gesamten Fuß betrachten, bilden an der Außenseite das Fersenbein und das Würfelbein, die vierten und fünften Mittelfußknochen sowie die vierten und fünften Zehenglieder das laterale Längsgewölbe. An der Innenseite bilden Fersenbein, Sprungbein, Kahnbein und Keilbein sowie die ersten drei Mittelfußknochen und Zehenglieder das mediale Längsgewölbe (siehe Abb. 2.206).

ES IST KOMPLIZIERT: Die Sprungbeinrolle

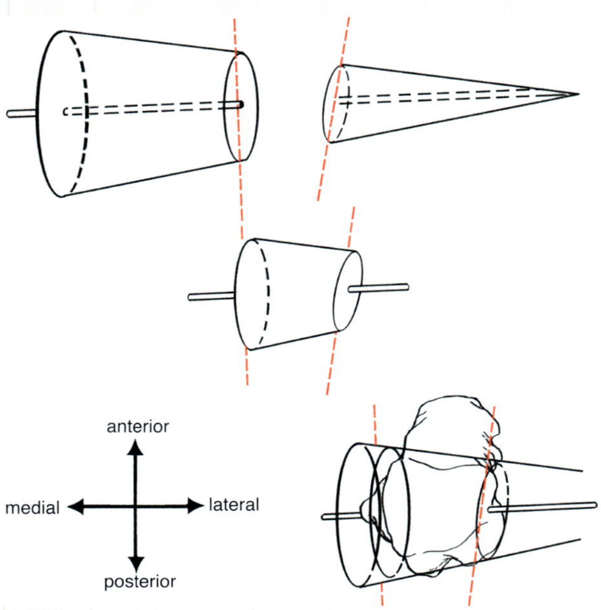

ABB. 2.209 Die Sprungbeinrolle hat eine kegelförmige Oberfläche. Ihr lateraler Rand ist kleiner als ihr medialer Rand, sodass die laterale Seite des Kegels kleiner und aufgrund der schrägen lateralen Facette auch ovaler ist.

Man könnte sagen, dass die Sprungbeinrolle *(Trochlea tali)* rund ist wie die Oberfläche eines Zylinders. Da ihr medialer Rand größer ist als ihr lateraler Rand, ähnelt sie allerdings eher einem Kegel, wie Abbildung 2.209 zeigt.[304] Wenn das Sprungbein unter dem Bein rotiert, bewegt sich der größere mediale Rand der kegelförmigen Sprungbeinrolle deshalb schneller und weiter als der äußere laterale Rand. Dieser Unterschied kann bei der Beugung des Sprunggelenks eine leichte mediale oder laterale Bewegung des Fußes oder bei fixiertem Fuß eine leichte Einwärts- oder Auswärtsdrehung des Beins erzeugen.

Die Bänder

Bei den meisten Gelenken im Fuß handelt es sich um ebene Gelenke, die gleichwohl von Gelenkkapseln umgeben sind. Aber diese faserigen Gelenkkapseln sind dünn und werden von Bändern verstärkt. Oft geht die Kapsel des einen Gelenks in die des benachbarten Gelenks über. Das obere Sprunggelenk *(Articulatio talocruralis)* hat sowohl Innen- als auch Außenbänder, die es stabilisieren und allzu starke Bewegungen verhindern. Das Innen- oder auch Deltaband (*Ligamentum collaterale mediale* oder *Ligamentum deltoideum*) ähnelt einem Dreieck. Seine Fasern ziehen fächerförmig vom Innenknöchel *(Malleolus medialis)* nach vorn zu Kahnbein und Sprungbein, nach unten zum Fersenbein und nach hinten zur Rückseite des Sprungbeins. Diese in Abbildung 2.210 gezeigten Anteile des Deltabands werden als vorderer Schienbein-Sprungbein-Teil *(Pars tibiotalaris anterior)*, Schienbein-Kahnbein-Teil *(Pars tibionavicularis)*, Schienbein-Fersenbein-Teil *(Pars tibiocalcanea)* sowie hinterer Schienbein-Sprungbein-Teil *(Pars tibiotalaris posterior)* bezeichnet. Sie alle stabilisieren die Innenseite des Sprunggelenks. Eine chronische Instabilität des Deltabands ist selten.[305] Aufgrund der Länge des Wadenbeins an der Außenseite des Sprunggelenks kommt bei sehr starker Pronation des Fußes das untere Ende des Wadenbeins in Kontakt mit dem lateralen Sprungbein, und das sorgt an der Innenseite für Stabilität.

An der Außenseite des Sprunggelenks strahlen drei Bänder vom Außenknöchel *(Malleolus lateralis)* aus. Das in Abbildung 2.211 dargestellte Fersenbein-Wadenbein-Band *(Ligamentum calcaneofibulare)* zieht beinahe senkrecht vom Wadenbeinende nach unten zum lateralen Fersenbein. Das hintere Sprungbein-Wadenbein-Band *(Ligamentum talofibulare posterius)* verläuft vom hinteren unteren Wadenbein zur Rückseite des Sprungbeins und das vordere Sprungbein-Wadenbein-Band *(Ligamentum talofibulare anterius)* vom vorderen unteren Wadenbein zum Sprungbein. Zwei weitere Bänder halten die Sprunggelenksgabel zusammen: Das hintere Schienbein-Wadenbein-Band *(Ligamentum tibiofibulare posterius)* verstärkt die Rückseite, das vordere Schienbein-Wadenbein-Band *(Ligamentum tibiofibulare anterius)* die Vorderseite der Sprunggelenksgabel. Die Außenbänder verhindern die übermäßige Supination oder Inversion des Fußes und werden am ehesten überdehnt, wenn wir »umknicken«. Dabei bleibt das hintere Sprungbein-Wadenbein-Band für gewöhnlich verschont.[306] Die Außenbänder sind verletzungsanfälliger, da das untere Schienbeinende die Supination nicht ebenso stark unterbindet wie das längere untere Wadenbeinende die übermäßige Pronation.

Sprungbein und Fersenbein werden ebenfalls fest von Bändern gehalten (siehe Abb. 2.210), besonders dem inneren und dem hinteren Sprungbein-Fersenbein-Band (*Ligamentum talocalcaneum mediale* und *posterius*, siehe Abb. 2.210) sowie dem äußeren Sprungbein-Fersenbein-Band *(Ligamentum talocalcaneum laterale)* und dem Zwischenknochen-Sprungbein-Fersenbein-Band *(Ligamentum talocalcaneum interosseum)*. Abbildung 2.212 zeigt viele dieser Bänder von

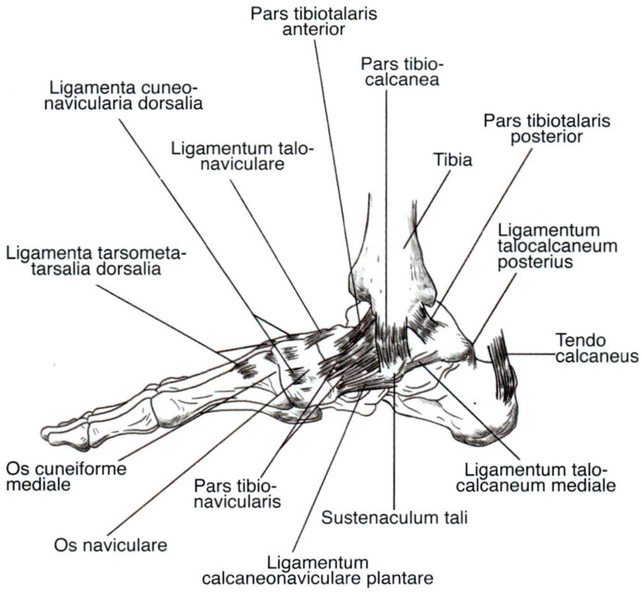

ABB. 2.210 Die Innenbänder von Sprunggelenk und Rückfuß

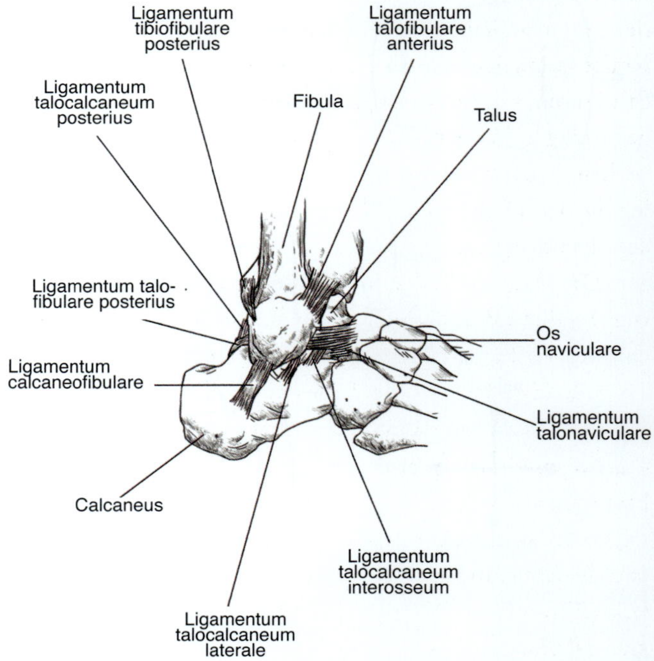

ABB. 2.211 Die Außenbänder des Sprunggelenks

hinten. Auf Abbildung 2.213 sehen wir von unten die Bänder, die Fersenbein, Würfelbein und Kahnbein verbinden: das fußsohlenseitige Fersenbein-Würfelbein-Band *(Ligamentum calcaneocuboideum plantare)* und das Pfannenband *(Ligamentum calcaneonaviculare plantare)*. Ebenso die Bandverbindung von Kahnbein und Würfelbein: das fußsohlenseitige Würfelbein-Kahnbein-Band *(Ligamentum cuboideonaviculare plantare)*. Die Stabilität von Sprungbein und Fersenbein geht hauptsächlich auf die Anordnung der Knochenflächen, aber auch auf die genannten Bänder zurück. Welche davon die wichtigsten sind, ist allerdings immer noch ein Rätsel.[307] Auf Abbildung 2.213 sehen wir auch das lange Sohlenband *(Ligamentum plantare longum)*, das von der Ferse zu den Mittelfußknochen zieht. Das Pfannenband ist für die Stabilisierung des medialen Längsgewölbes wichtig, da der Sprungbeinkopf auf diesem dicken, breiten Faserstreifen ruht. Nicht abgebildet sind die unzähligen Bänder, welche die distale Reihe der Fußwurzelknochen, die Mittelfußknochen und die Zehenglieder verbinden. Die Gelenke der Fußwurzel werden hauptsächlich über den engen Kontakt der Knochen sowie die festen, faserigen Bänder stabilisiert und die Gelenke zwischen den Fußwurzel- und Mittelfußknochen sowie den Zehengliedern in erster Linie von ihren Bändern.

Die Haltebänder des Fußes

Alle Bänder im Bereich des Sprunggelenks und des Fußrückens sind von Haltebändern umgeben. Ein Halteband *(Retinaculum)* sorgt dafür, dass die richtige Anordnung der Sehnen gewahrt bleibt, und dient als Rolle, um die angreifenden Kräfte umzulenken. Haltebänder sind keine separaten Strukturen, sondern werden von Anatomen aus dem allgegenwärtigen Fasziengewebe ausgeformt,[308] das an manchen Stellen dicker wird und kräftige Streifen bildet. Diese erfüllen die den Haltebändern zugeschriebenen Funktionen, sind aber keine separaten Faszienstreifen, sondern Teil des Ganzen. Die Haltebänder des Fußes dienen den Sehnen als Führung zu ihren Befestigungsstellen und als Rollen, um die von den weit entfernten Muskeln erzeugte Kraft umzulenken.

Die Haltebänder des Fußes verhindern, dass sich die Sehnen der Wadenbeinmuskeln (Beuge- und Strecksehnen) wie Bogensehnen spannen und dadurch ihre Wirkung verlieren (Bogensehnen bilden eine gerade Linie, diese Sehnen folgen der Kurve). Die Haltebänder der Wadenbeinmuskeln und der Streckmuskeln verfügen über obere und untere Anteile (Abb. 2.214). Das obere Halteband der Wadenbeinmuskeln *(Retinaculum musculorum peroneorum superius)* ist eine Fortsetzung der Unterschenkelfaszie und verläuft vom

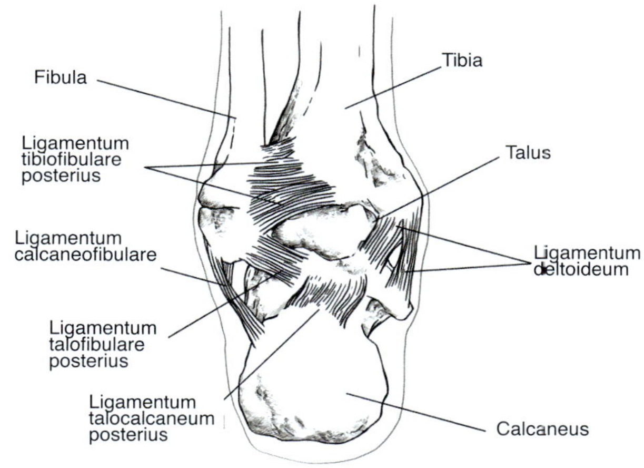

ABB. 2.212 Die Bänder des Sprunggelenks von hinten

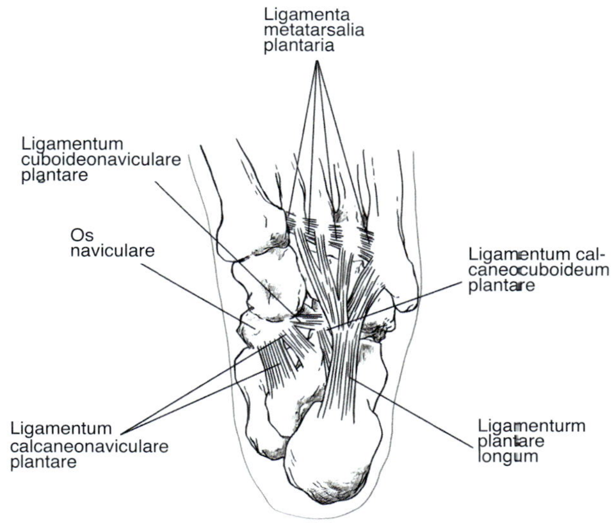

ABB. 2.213 Die Bänder des Fersenbeins von unten

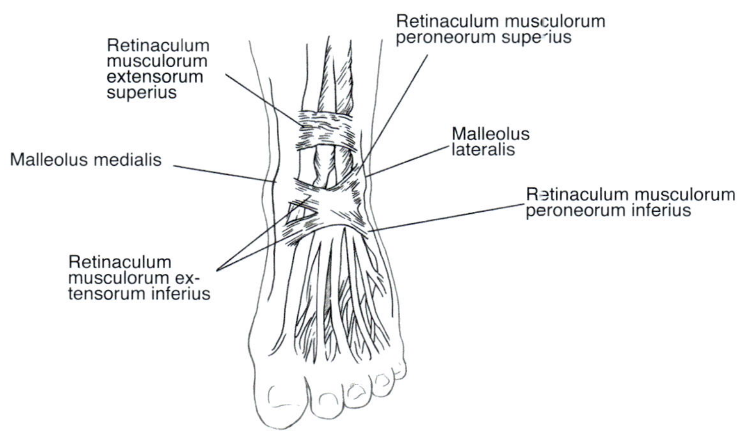

ABB. 2.214 Die Haltebänder des Fußes

hinteren Außenknöchel *(Malleolus lateralis)* zum Fersenbein *(Calcaneus)*. Das untere Halteband der Wadenbeinmuskeln *(Retinaculum musculorum peroneorum inferius)* liegt distal davon und setzt sich im Halteband der Beugesehnen *(Retinaculum musculorum flexorum pedis)* fort. Dieses verläuft vom vorderen Innenknöchel *(Malleolus medialis)* entlang der Innenseite des Sprunggelenks und verbindet sich oben mit dem Fußrücken und unten mit der Plantarfaszie *(Aponeurosis plantaris)*. Auch hier gibt es keine klare Abgrenzung zur Unterschenkelfaszie.[309] Es gibt zwei Haltebänder für die Streckersehnen: Das obere *(Retinaculum musculorum extensorum superius)* verläuft vom vorderen Wadenbein zum vorderen Schienbein und setzt sich proximal in der Unterschenkelfaszie fort. Das untere *(Retinaculum musculorum extensorum inferius)* ist Y-förmig. Der eine obere Schenkel beginnt unmittelbar distal des Außenknöchels und zieht über den Fußrücken zum Innenknöchel; der andere obere Schenkel zieht zum Kahnbein.

Jedes Halteband sorgt dafür, dass eine Gruppe von Sehnen an der richtigen Stelle bleibt, wie Tabelle 2.13 zeigt.

Die Faszien des Fußes

Aponeurosen (nach griech. »zur Sehne werden«) sind flächige Platten aus Kollagenfasern. Wir finden sie an verschiedenen Stellen im Körper. Die wohl berühmteste ist die Plantaraponeurose *(Aponeurosis plantaris)* oder *Plantarfaszie*. Dieses dicke Faszienband zieht vom Fersenhöcker *(Tuber calcanei)* zum Fußballen (zu den Mittelfußköpfchen). Es besteht aus einem lateralen, einem medialen und einem breiteren, derberen mittleren Streifen (siehe Abb. 2.215). Der Mittelstreifen gilt oft als die eigentliche Plantarfaszie und ist sowohl strukturell als auch funktionell bedeutsam. Alle drei Streifen werden zur Fußspitze hin dünner. Im Bereich des Mittelfußes fächert sich der Mittelstreifen in fünf Faserzüge auf, die zu den Mittelfußköpfchen am Fußballen laufen.

Da sich die Plantarfaszie an der lateralen und medialen Seite des Fußes befindet, trägt sie zur Stabilität und Höhe der Längsgewölbe bei und schränkt Bewegungen ein. Sie hilft, die Knochen miteinander zu verbinden. Diese Funktion erfüllt sie nicht allein, sondern sie wird dabei vom langen Sohlenband und dem Pfannenband unterstützt. Eine Studie kam zu dem Ergebnis, dass unsere Fußgewölbe ohne Plantarfaszie 25 Prozent ihrer Kraft einbüßen würden.[310] Aber obwohl Faszien, Sehnen und Bänder die Fußgewölbe stützen, sind Form und Struktur der Knochen zu 65 Prozent für ihre Steifigkeit verantwortlich.[311] Wie bei Steinen eines alten römischen Bogens sind die Geometrie der Knochen und der Druck, den sie aufeinander ausüben, die wichtigsten Faktoren.

Wir können die Plantarfaszie ähnlich stark belasten wie das vordere Kreuzband *(Ligamentum cruciatum anterius)*, ohne dass sie Schaden nimmt: Ihr Sicherheitsfaktor beträgt

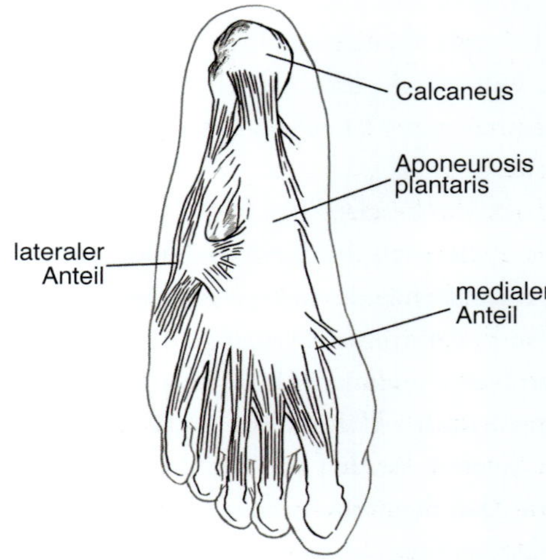

ABB. 2.215 Die Plantarfaszie *(Aponeurosis plantaris)*

TAB. 2.13 Die Haltebänder der Füße und die davon geführten langen Sehnen im Unterschenkel

Haltebänder der Streckersehnen *(Retinacula musculorum extensorum)*	Haltebänder der Wadenbeinmuskeln *(Retinacula musculorum peroneorum)*	Halteband der Beugesehnen *(Retinaculum musculorum flexorum pedis)*
vorderer Schienbeinmuskel *(Tibialis anterior)*	langer Wadenbeinmuskel *(Peroneus longus)*	hinterer Schienbeinmuskel *(Tibialis posterior)*
langer Großzehenstrecker *(Extensor hallucis longus)*	kurzer Wadenbeinmuskel *(Peroneus brevis)*	langer Großzehenbeuger *(Flexor hallucis longus)*
langer Zehenstrecker *(Extensor digitorum longus)*		langer Zehenbeuger *(Flexor digitorum longus)*
dritter Wadenbeinmuskel *(Peroneus tertius)*		

ungefähr 2,5 und ähnelt dem des vorderen Kreuzbands von 2,4. Knochen haben im Vergleich dazu den Faktor 6, die meisten Sehnen den Faktor 8. Nur Sehnen, die elastisch sein müssen, haben Faktoren zwischen 2 und 4. Dies zeigt, dass auch die Plantarfaszie als Sprungfeder dienen soll.[312]

Gelegentlich verursacht die Plantarfaszie starke Schmerzen. 10 bis 20 Prozent der verletzten Sportler klagen über Schmerzen in diesem Bereich. Noch häufiger tritt die Erkrankung bei Menschen mittleren Alters mit sitzender Lebensweise auf.[313] Mehr über die Plantarfasziitis und was wir dagegen tun können, erfahren Sie im Kasten unten.

Wir wissen, dass Fasziengewebe allgegenwärtig ist und es keine klaren Trennungen aufweist. Die Plantarfaszie geht in die Achillessehne über – zumindest wenn wir jung sind. (Bei betagten Füßen ist keine Verbindung mehr erkennbar.)[314] Von ihr ziehen tiefe Trennwände (Septen) zwischen den Muskeln und Sehnen der Füße hindurch und um sie herum nach innen. Man kann verfolgen, wie sich die Faszie der Fußsohle in den Haltebändern am Fußrücken fortsetzt und diese weiter oben in die Unterschenkelfaszie übergeht.[315] Die von den Muskeln der Füße und der Unterschenkel verursachten Bewegungen, Kontraktionen und Spannungen können sich auf die tiefen Faszien der Füße auswirken und den Bewegungsumfang vergrößern oder verkleinern. Umgekehrt können sich Einschränkungen oder Verspannungen der Plantarfaszie als verspannte rückwärtige Oberschenkelmuskeln, eine verstärkte Lordose der Lendenwirbelsäule und sogar Nackenprobleme bemerkbar machen. Häufige Massagen der Plantarfaszie mit Fingerknöcheln, Tennisbällen oder – für die besonders Robusten – mit Golfbällen können nötig sein, um die Spannung zu lösen.[316]

ES IST KOMPLIZIERT: Die Ursachen der Plantarfasziitis

Die Plantarfasziitis äußert sich als heftig stechender Schmerz in der Ferse. Er ist frühmorgens am stärksten und bessert sich, wenn wir die Faszie dehnen und bewegen, aber lange Phasen des Stehens können ihn verstärken. Bei Leiden, die auf »-itis« enden, handelt es sich für gewöhnlich um Entzündungen. Die Plantarfasziitis wäre folglich eine Entzündung der Plantarfaszie. Allerdings lassen sich nur selten Entzündungsfaktoren finden.[317] Das Problem ist unzutreffend benannt! Im Grunde kennen wir die Ursache nicht. Bis vor Kurzem war man der Ansicht, dass Überbeanspruchung des Fußes die Ursache sei, was zu einer Verdickung der Faszie in Fersennähe, zur Degeneration der Kollagenfasern und schließlich zu einer chronischen Entzündung führt.

Darüber hinaus dachte man, innere und äußere Faktoren könnten die Plantarfasziitis verursachen. Zu den inneren Risikofaktoren gehörten Alter, Gewicht und Bau des Fußes – Gewölbe, Fersenballendicke und Bewegungsumfang des Sprunggelenks. Zu den äußeren Faktoren zählte man längeres Stehen, Gehen auf hartem Untergrund, Art des Schuhwerks und plötzliche Phasen ungewohnter sportlicher Betätigung. Man glaubte, dass diese Faktoren die Degeneration der Faszie im Fersenbereich verursachten. Das Problem bei dieser Theorie ist, dass derartige Degenerationserscheinungen auch bei vielen Menschen zu finden sind, die nicht unter Fersenschmerz leiden! Da diese Faktoren nicht zwangsläufig mit Symptomen einhergehen müssen, sind sie vermutlich nicht die Ursache der Plantarfasziitis. Offenbar sind bei den von Plantarfasziitis Betroffenen auch keine Biomarker einer chronischen Entzündung vorhanden. Wie es scheint, handelt es sich nicht um ein Entzündungsproblem.

Dieses schmerzhafte Problem ist eher eine Tendinose (Degeneration der Kollagenfasern) als eine Tendinitis (Sehnenentzündung). Manche Therapeuten empfehlen sogar die Umbenennung in Plantarfasziose.[318] Wir sind nicht sicher – es könnte sein, dass der Gewebeabbau aufgrund einer Entzündung einsetzt, nach deren Abklingen nur die Degeneration übrig bleibt. Heute glauben die Forscher, die ursprünglich als Auslöser der Plantarfasziitis betrachteten Faktoren würden lediglich zu ihrer Verschlimmerung beitragen. Eine repetitive Beanspruchung der Faszie ist an und für sich kein Problem. Sie ist notwendig, um sie gesund zu erhalten.

Neue Forschungen untersuchen weitere mögliche Ursachen, unter anderem angeborene Fasziendefizite (bereits bestehende mechanische Mängel der Faszie) und neuromuskuläre Schwächen, sodass die Faszie der normalen zyklischen Belastung nicht standhält oder davon überlastet wird. Ein kleiner Anteil der Patienten entscheidet sich für eine Operation (5–10 Prozent), aber in den meisten Fällen verschwindet die Plantarfasziitis bei konservativer Behandlung innerhalb von 6 bis 18 Monaten.[319]

Die Muskeln und Sehnen

Der Fuß wird von intrinsischen und extrinsischen Muskeln bewegt. Die extrinsischen Fußmuskeln ziehen vom Bein zum Fuß. Sie haben ihren Ursprung an Oberschenkelknochen, Schienbein oder Wadenbein und verjüngen sich zu langen Sehnen, die am Fuß ansetzen. Die intrinsischen Fußmuskeln sind kürzer und befinden sich ausschließlich am Fuß selbst, hauptsächlich an der Sohle – der fleischigen Unterseite.

Extrinsische Fußmuskulatur: Beinrückseite

Die extrinsischen Fußmuskeln, die vom Bein zum Fuß verlaufen, lassen sich in vier Dreiergruppen einteilen, die sich an unterschiedlichen Stellen befinden – posterior, lateral, anterior und tief – und verschiedene Funktionen erfüllen. An der Beinrückseite befinden sich die drei Muskeln für die Plantarflexion im Sprunggelenk: der zweibäuchige Wadenmuskel *(Gastrocnemius)*, der Schollenmuskel *(Soleus)* und der Fußsohlenmuskel *(Plantaris)*, siehe Abbildung 2.216. (*Gastroc* kommt von griech. »Bauch«, *kneme* bedeutet »Unterschenkel«; *Soleus* ist lat. für »Scholle«.) Der zweibäuchige Wadenmuskel und der Schollenmuskel setzen über eine gemeinsame Sehne am Fersenbein an. Hier handelt es sich um die Achillessehne *(Tendo calcaneus)*. Wegen seiner markanten Wölbung an der Unterschenkelrückseite ist der zweibäuchige auch der berühmteste Wadenmuskel. Er macht jedoch nicht den größten Anteil der Wade aus. Diese Ehre gebührt dem Schollenmuskel. Der zweibäuchige Wadenmuskel ist im Verhältnis eher dünn.

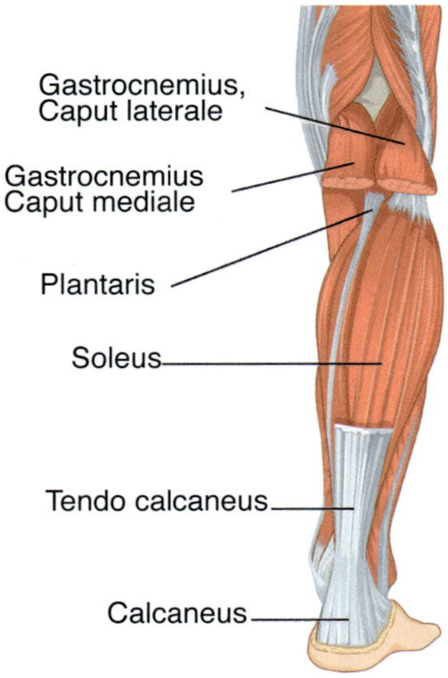

ABB. 2.216 Die posterioren Plantarflexoren

Zweibäuchiger Wadenmuskel und Schollenmuskel werden wegen ihrer drei »Köpfe« oder Ursprünge auch als dreiköpfiger Wadenmuskel *(Triceps surae)* bezeichnet. Die beiden Köpfe des zweibäuchigen Wadenmuskels entspringen am posterioren (hinteren) Oberschenkelknochen proximal (oberhalb) der Gelenkknorren. Er kann entweder eine Plantarflexion im Sprunggelenk erzeugen oder das Knie beugen – oder ein wenig von beidem. Er kann auch Widerstand gegen die Dorsalflexion im Sprunggelenk oder die Kniestreckung leisten – oder ein wenig von beidem. Steht der Fuß in geschlossener Kette fest auf dem Boden, kann der zweibäuchige Wadenmuskel das Knie zusammen mit den rückwärtigen Oberschenkelmuskeln allerdings auch strecken! Die rückwärtigen Oberschenkelmuskeln und der zweibäuchige Wadenmuskel können sowohl Kniebeuger als auch Kniestrecker sein. Bei gebeugtem Knie wird der zweibäuchige Wadenmuskel bei Dorsalflexion im Sprunggelenk nicht allzu stark gedehnt. Die Dehnung, die im tiefen Ausfallschritt in der Wade des vorderen Beins zu spüren ist, wenn das Knie deutlich über den Fuß hinausragt, oder sich in der tiefen Hocke bemerkbar macht, geht wahrscheinlich auf den Widerstand des Schollenmuskels zurück, der die Achillessehne strafft. Wenn wir dagegen im Nach unten schauenden Hund *(Adhomukhasvanasana)* die Knie strecken, kann der zweibäuchige Wadenmuskel durchaus für das Dehnungsgefühl in der Wade verantwortlich sein, da er sowohl über das (dorsalflektierte) Sprunggelenk als auch das (gestreckte) Kniegelenk gedehnt wird.

Der Schollenmuskel entspringt am proximalen, posterioren (oberen, hinteren) Schienbein. Er liegt unter dem zweibäuchigen Wadenmuskel und wird von seinem berühmteren Bruder ein wenig verdeckt, lässt sich aber ertasten: Bei Dorsalflexion im Sprunggelenk wird er flach und schiebt sich an der Wadenseite sowie am unteren Ende etwas unter dem zweibäuchigen Wadenmuskel hervor. Er wird auch als »zweites Herz« bezeichnet, weil seine Kontraktion beim Gehen hilft, das Blut vom Unterkörper zum Herzen zurückzupumpen.[320]

Das dritte Mitglied der »Waden-Truppe« ist der Fußsohlenmuskel, der bei ungefähr 12 Prozent der Menschen gänzlich fehlt![321] Einige Anatomen betrachten ihn als Rudiment, das für unsere Ahnen, die Reptilien, einst wichtig war, heute aber kaum noch benötigt wird.[322] Er hat einen sehr kleinen Muskelbauch, entspringt an der medialen Seite des äußeren hinteren Oberschenkelknorrens *(Condylus lateralis femoris)*, und seine Sehne zieht zum medialen Fersenbein. Wie der zweibäuchige Wadenmuskel kann er die Kniebeugung oder die Plantarflexion im Sprunggelenk unterstützen, leistet aber in beiden Fällen nur einen minimalen Beitrag.

Laterale Beinmuskeln

Das Wort *peroneus* stammt aus dem Griechischen und bezeichnet die Nadel einer Brosche oder Schnalle, der die Wadenbeinmuskeln *(Peronei)* ähneln. Ein Synonym für diese Muskeln wäre *fibularis* – das passt sehr gut, da sie am Wadenbein verlaufen. Es gibt einen langen und einen kurzen Wadenbeinmuskel (*Peroneus longus* und *brevis*, siehe Abb. 2.217). Der lange Wadenbeinmuskel entspringt am proximalen Wadenbeinkopf, und seine lange Sehne verläuft unter dem Außenknöchel *(Malleolus lateralis)* und unter der *Tuberositas ossis metatarsalis V* am Fußgewölbe entlang zum ersten Mittelfußköpfchen. Der kurze Wadenbeinmuskel entspringt etwa auf halber Höhe des Wadenbeins, läuft ebenfalls unter dem Außenknöchel hindurch und setzt an der *Tuberositas ossis metatarsalis V* an. Beide Muskeln dienen der Eversion des Fußes (drehen die Sohle auswärts) und unterstützen die Plantarflexion im Sprunggelenk. Der Großteil der Menschen hat einen dritten Wadenbeinmuskel *(Peroneus tertius)*, der distal fußrückenseitig (hinten oder oben) am fünften Mittelfußknochen (der Basis der Kleinzehe) ansetzt. In den meisten Studien heißt es, er sei bei ungefähr 90 Prozent der Bevölkerung vorhanden. Bei einigen Studien wurde er jedoch in Abhängigkeit von der ethnischen Zugehörigkeit der untersuchten Personen in lediglich 50 Prozent der Fälle gefunden. Offenbar ist er bei Männern etwas häufiger als bei Frauen.[323] Er ist ein Rudiment, unterstützt aber wie die anderen Wadenbeinmuskeln die Eversion und anders als diese wie die vorderen Fußmuskeln die Dorsalflexion im Sprunggelenk.

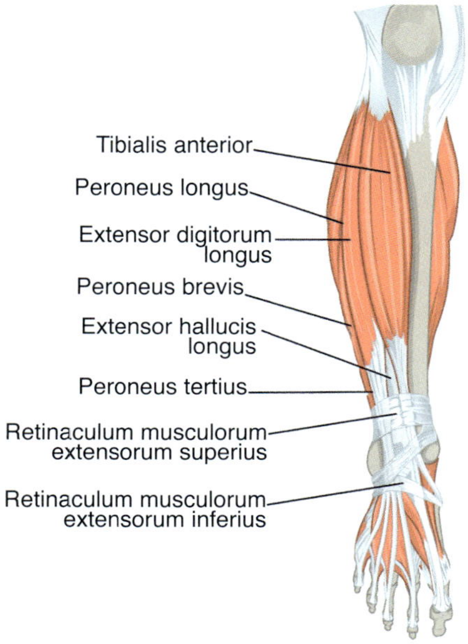

ABB. 2.217 Die lateralen Plantarflexoren und vordere Strecker

Vordere Beinmuskeln

Zwischen Wadenbeinmuskeln und Schienbein befinden sich die drei Sprunggelenks- und Zehenstrecker: der vordere Schienbeinmuskel *(Tibialis anterior)*, die langen Zehenstrecker *(Extensor digitorum longus)* und der lange Großzehenstrecker (*Extensor hallucis longus*, siehe Abb. 2.217). Den vorderen Schienbeinmuskel spüren Sie, wenn Sie mit der Hand an der Außenseite des Schienbeins entlangfahren. Bei Dorsalflexion des Fußes finden Sie ihn mühelos, da er sich verkürzt und wölbt. Er verläuft vom vorderen äußeren Schienbeinknorren *(Condylus lateralis tibiae)* zum inneren Keilbein *(Os cuneiforme mediale)* und zum ersten Mittelfußknochen. Der lange Zehenstrecker ist schwer zu tasten. Er liegt lateral vom vorderen Schienbeinmuskel. Man spürt seine vier Sehnen, wenn man mit der Hand zum knochigen Spann des Fußes fährt, vor allem bei gestreckten Zehen (Dorsalflexion). Jede Sehne verläuft zum Zehenendglied einer Zehe. Die große Zehe wird vom dritten Muskel dieser Gruppe bewegt, dem langen Großzehenstrecker, der unter dem *Retinaculum musculorum extensorum* hindurchläuft.

Die Namen dieser Muskeln sind bezeichnend: *Strecker* bedeutet, dass sie die *Zehen* oder die *Großzehe* strecken (oder dorsalflektieren). Außerdem sind sie *lang*, das heißt, sie haben lange Muskelbäuche. Darüber hinaus unterstützen sie die Dorsalflexion im Sprunggelenk. Der lange Zehenstrecker kann auch zur Eversion, der lange Großzehenstrecker zur Inversion des Fußes beitragen.

Tiefe Beinmuskeln

Die letzte Dreiergruppe umfasst die Sprunggelenks- und Zehenbeuger: den hinteren Schienbeinmuskel *(Tibialis posterior)*, den langen Zehenbeuger *(Flexor digitorum longus)* und den langen Großzehenbeuger *(Flexor hallucis longus)*. In der Bezeichnung ähneln sie den oben behandelten Streckern, aber sie liegen tiefer, sind fast nicht zu tasten und bewegen Zehen und Fuß in die andere Richtung: Sie beugen (oder plantarflektieren) sie. Wie auf Abbildung 2.218 zu sehen, befinden sie sich hinter dem Schienbein und stehen in engem Verhältnis zum zweibäuchigen Wadenmuskel und zum Schollenmuskel. Ihre Sehnen nehmen einen medialen Verlauf, der den der lateralen Muskelsehnen spiegelt: Sie laufen unter dem Innenknöchel *(Malleolus medialis)* und dem Halteband der Beugesehnen *(Retinaculum musculorum flexorum pedis)* hindurch. Der hintere Schienbeinmuskel zieht zur Unterseite der fünf distalen Fußwurzelknochen sowie dem zweiten bis vierten Mittelfußknochen. Der lange Zehenbeuger verläuft zur zweiten bis fünften Zehe und ihren

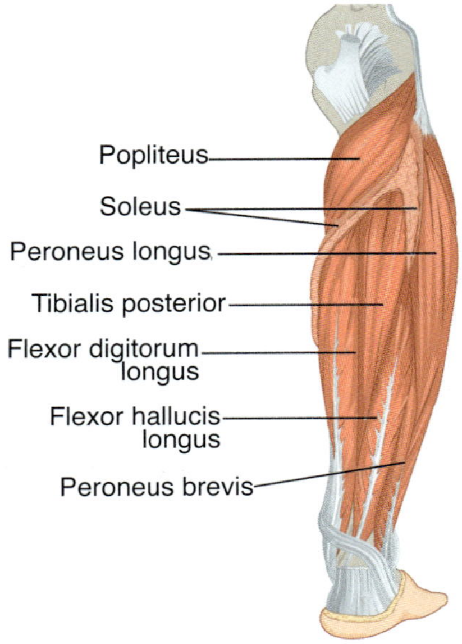

ABB. 2.218 Die tiefen Beuger sind der hintere Schienbeinmuskel, der lange Zehenbeuger und der lange Großzehenbeuger.

Endgliedern; der lange Großzehenbeuger zum Großzehenendglied. Beide Muskeln unterstützen die Inversion des Fußes und tragen ein wenig zur Plantarflexion bei.

Durch Kontraktion können Muskeln Bewegungen einleiten, unterstützen, bremsen und die Bewegungskontrolle unterstützen. Denken Sie daran, Muskeln arbeiten nicht isoliert voneinander – das gilt auch für den Fuß. So sind zum Beispiel der lange Wadenbeinmuskel und der hintere Schienbeinmuskel oft gemeinsam aktiv. Sie bilden eine Art Schlinge im Bereich der Fußsohlenmitte (siehe Abb. 2.222) und tragen so dazu bei, das Fußgewölbe zu stützen – vor allem, wenn wir auf Zehenspitzen stehen. Diese Kokontraktionen sorgen für die äußerst wichtige Stabilität, wenn wir in dieser Haltung das Gleichgewicht halten wollen.

Intrinsische Fußmuskulatur

Bislang haben wir Muskeln beschrieben, die jenseits des Fußes liegen und deren Sehnen an verschiedenen Knochen des Fußes ansetzen. Es gibt aber auch kleinere, kürzere Binnenmuskeln – die intrinsischen Muskeln. Sie lassen sich in dorsal (fußrückenseitig) und plantar (fußsohlenseitig) einteilen.

Unmittelbar auf dem Fußrücken liegt der kurze Zehenstrecker (*Extensor digitorum brevis*, siehe Abb. 2.219a). Er entspringt am vorderen oberen seitlichen Fersenbein *(Calcaneus)* und verbindet sich mit der zweiten bis vierten Sehne des langen Zehenstreckers – bis auf einen Streifen, der separat zur großen Zehe zieht. Dieser wird auch als langer Großzehenstrecker bezeichnet.[324] Der kurze Zehenstrecker unterstützt die Dorsalflexion der ersten bis vierten Zehe.

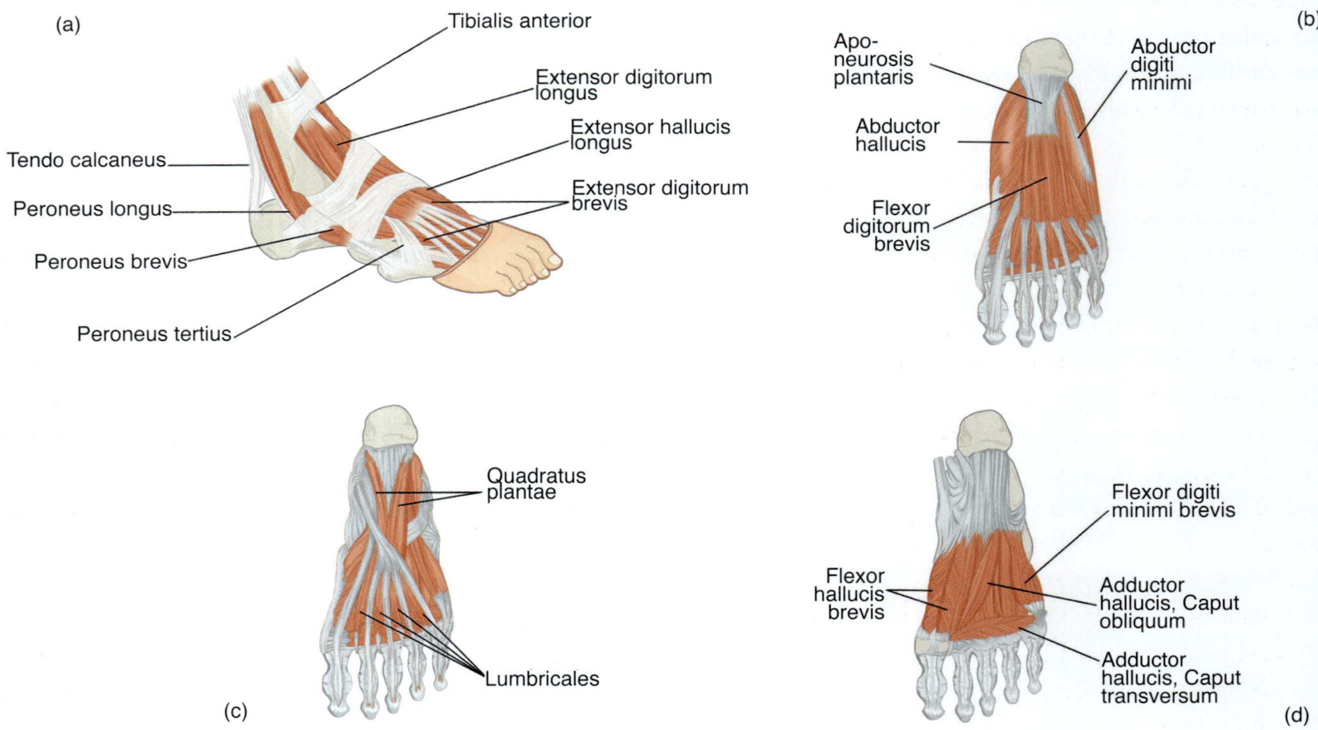

ABB. 2.219 Die intrinsischen Fußmuskeln. Im Allgemeinen strecken die fußrückenseitigen Muskeln (a) die Zehen, die fußsohlenseitigen Muskeln (b, c, d) beugen sie.

Die Fußsohle

Viele Anatomiebücher beschreiben vier fußsohlenseitige und eine fußrückenseitige Schicht intrinsischer Fußmuskeln. Dies entspricht der Reihenfolge, in der die Muskeln bei der anatomischen Sektion freigelegt werden. Daraus ergibt sich nicht unbedingt ein funktioneller Ansatz für das Verständnis dieser Muskeln, aber eine nützliche Konvention. Noch hilfreicher ist, wenn man sie aufgrund ihrer Lage in Gruppen einteilt: lateral (zu den Zehen gehören), medial (zur Großzehe gehörend) und zentral. Auf diese Weise können wir uns durch die Schichten der Fußsohle arbeiten und dabei zehn Muskeln untersuchen.[325] (Diese Zahl ist nicht unveränderlich, da bei manchen Menschen ein paar Muskeln fehlen, andere ein paar Muskeln zusätzlich haben. Zudem folgen die einzelnen Anatomietexte unterschiedlichen Regeln der Benennung, wodurch ihre Zahl größer oder kleiner werden kann.)

Die erste Schicht

Dies ist die äußerste Sohlenschicht mit Großzehenspreizer *(Abductor hallucis)*, Kleinzehenabzieher *(Abductor digiti minimi)* und kurzem Zehenbeuger *(Flexor digitorum brevis)*, siehe Abbildung 2.219b. Wie der Name sagt, abduziert der Großzehenspreizer die große Zehe. Er entspringt am medialen Fersenbein und der Plantarfaszie und setzt an der medialen Seite des Großzehengrundglieds an. Der Kleinzehenabzieher abduziert die kleine Zehe. Er entspringt am lateralen Fersenbein und der Plantarfaszie und setzt an der lateralen Seite des Kleinzehengrundglieds an. Durch das Tragen von Schuhen wird die Funktion dieser Abduktoren geschwächt oder geht vollständig verloren. In den Yogastunden können wir diese verlorene Fähigkeit wiederfinden, indem wir lernen, in allen Standhaltungen die Zehen zu spreizen.

Wenn von Abduktion oder Adduktion der Zehen die Rede ist, dient nicht wie üblich die Medianebene des Körpers als Bezugsebene. Bei den Füßen arbeiten wir mit der Ebene der zweiten Zehe. Bei Abduktion entfernt sich die Großzehe von der zweiten Zehe, bei Adduktion nähert sie sich ihr an. Ähnlich verhält es sich mit der dritten, vierten und fünften Zehe (Kleinzehe): Die Entfernung von der zweiten Zehe wird als Abduktion, die Annäherung als Adduktion bezeichnet. Die zweite Zehe kann weder abduzieren noch adduzieren, da sie sich nicht von sich selbst wegbewegen kann.

Der kurze Zehenbeuger (die Kurzversion des langen Zehenbeugers – *Flexor digitorum longus*) beugt alle Zehen mit Ausnahme der Großzehe. Er verläuft vom Fersenbein zu den Mittelgliedern der zweiten bis fünften Zehe.

Die zweite Schicht

Die zweite Gruppe der intrinsischen Fußmuskeln, die aus den akzessorischen Muskeln der Zehenbeuger und den vier wurmförmigen Fußmuskeln *(Lumbricales)* besteht, liegt tiefer. Die akzessorischen Muskeln unterstützen die langen Zehen- und Großzehenbeuger (*Flexor digitorum* und *hallucis longus*) bei der Beugeung und werden auch als Sohlenviereckmuskel *(Quadratus plantae)* bezeichnet. Er hat zwei Muskelköpfe (siehe Abb. 2.219c), die am Fersenbein entspringen, und setzt am langen Zehenbeuger an. Er geht sogar in ihn über (was ihn zu einem Hilfsmuskel macht). Dadurch kann er die Zugkraft des langen Zehenbeugers so umlenken, dass sie eher entlang der vier Zehenachsen (mit Ausnahme der Großzehe) verläuft. Bei ungefähr 2 Prozent der Bevölkerung fehlt dieser Muskel, bei bis zu 20 Prozent fehlt einer der beiden Köpfe, was die Funktion der Füße beeinflussen kann.[326]

Auch die wurmförmigen Muskeln (*Lumbricus* ist lat. für »Regenwurm«) unterstützen den großen Zehenbeuger und können deshalb als akzessorische Muskeln gelten. Sie entspringen an den Sehnen des langen Zehenbeugers und setzen fußrückenseitig an den Sehnen des langen Zehenstreckers an. Sie ziehen von Sehne zu Sehne. Da sie auch an der Basis der Zehengrundglieder ansetzen, können sie die Zehengrundglieder zwei bis fünf in den Zehengrundgelenken *(Articulationes metatarsophalangeae)* beugen, sie aber auch in den Zehengelenken *(Articulationes interphalangeae pedis)* strecken. Sie unterstützen die Plantarflexion in den Zehengelenken, wenn wir uns vom Boden abdrücken.

Die dritte Schicht

Zu dieser Schicht (siehe Abb. 2.219d) zählen die kurzen Muskeln, welche Groß- und Kleinzehe unterstützen: der kurze Großzehenbeuger *(Flexor hallucis brevis)*, der Großzehenheranführer mit seinem schrägen und seinem queren Muskelkopf (*Adductor hallucis, Caput obliquum* und *transversum*) und der kurze Kleinzehenbeuger *(Flexor digiti minimi brevis)*. Der kurze Großzehenbeuger verläuft vom Würfelbein *(Os cuboideum)* und vom äußeren Keilbein *(Os cuneiforme laterale)* zu den beiden Seiten des Großzehengrundglieds. Er setzt dort mit zwei Köpfen an, in deren Sehnen Sesambeine eingebettet sind. Die Sesambeine dienen als Drehpunkte, die den Hebel und die Zugkraft der Muskeln vergrößern, die Absorption und Verteilung von Druck unterstützen und die Reibung der über die Knochen gleitenden Sehnen verringern können.

Der Großzehenheranführer besitzt zwei Köpfe: Einer entspringt an der Basis des zweiten bis vierten Mittelfußknochens, der andere an den fußsohlenseitigen Bändern, die über die Zehengrundgelenke drei bis fünf ziehen. Sein Ansatz ist an der lateralen Seite des Großzehengrundglieds. Er zieht die Großzehe heran, kann aber auch das Quergewölbe des Fußes und minimal die Beugung der Großzehe unterstützen. Wenn er nicht richtig arbeitet – etwa weil er zu verspannt ist –, kann sich eine sogenannte Ballenzehe *(Hallux valgus)* bilden. Dabei schiebt sich die Großzehe über die zweite Zehe, und der erste Mittelfußknochen ist stark abduziert.

Der kurze Kleinzehenbeuger plantarflektiert die Kleinzehe. Er entspringt an der Basis des fünften Mittelfußknochens und setzt an der Basis des Kleinzehengrundglieds an.

Die fußrückenseitige Schicht

Am Fußrücken sind nicht viele Muskeln zu spüren. Dennoch finden wir hier die Zwischenknochenmuskeln *(Interossei)* und den kurzen Zehenstrecker *(Extensor digitorum brevis)*. Es gibt zwei Schichten von Zwischenknochenmuskeln: vier Muskeln an der Fußrückenseite der Mittelfußknochen und Zehengrundglieder der zweiten bis fünften Zehe, drei Muskeln an der Fußsohlenseite der Zehenglieder der dritten bis fünften Zehe. Sie unterstützen die Plantarflexion der Zehengrundglieder, was für die Abdruckphase beim Gehen wichtig ist. Dank ihrer Befestigung an den distalen Enden der Mittelfußknochen (siehe Abb. 2.220) helfen sie, diese zusammenzuhalten und das Quergewölbe zu stützen. Die fußrückenseitigen Zwischenknochenmuskeln helfen, die dritte und vierte Zehe zu spreizen. Die fußsohlenseitigen Zwischenknochenmuskeln adduzieren die dritte bis fünfte Zehe.[327]

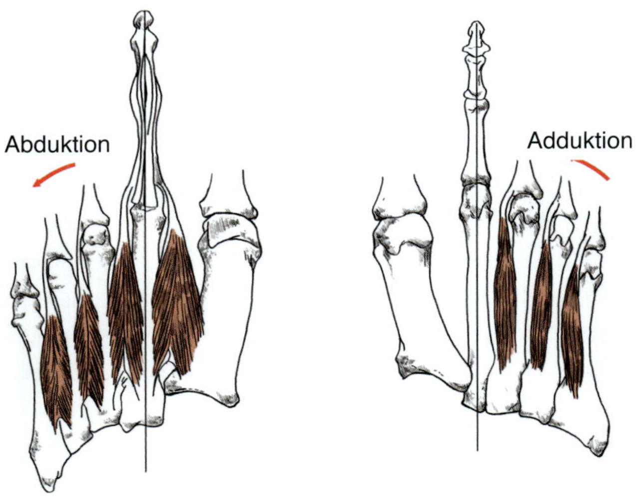

ABB. 2.220 Die Zwischenknochenmuskeln eines linken Fußes: (a) die fußrückenseitigen Zwischenknochenmuskeln von oben; (b) die fußsohlenseitigen Zwischenknochenmuskeln von unten

Art und Umfang der Variationen

Variationen des Schienbeins

Das distale Ende des Schienbeins *(Tibia)* steht in gelenkiger Verbindung mit dem Sprungbein *(Talus)*. Es wird als *Pilon tibiale* bezeichnet (siehe Abb. 2.221). »Pilon« ist französisch für »Stampfer«. Man könnte auch sagen, dass es der Anteil des Schienbeins an der Sprunggelenksgabel ist.

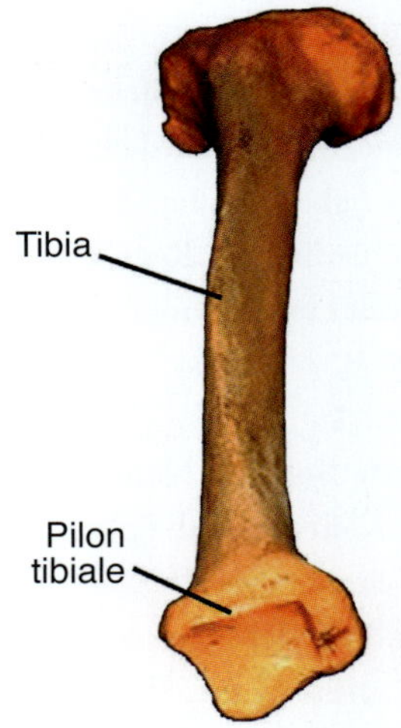

ABB. 2.221 Das distale Ende der *Tibia (Pilon tibiale)*, das auf dem Sprungbein sitzt

Die vordere Breite des distalen Schienbeinendes variiert mit dem Geschlecht sowie innerhalb der Geschlechter. Eine Röntgenuntersuchung italienischer und französischer Populationen ergab bei Männern einen Mittelwert von 34,5 Millimetern mit einer Standardabweichung von 2,3 Millimetern, bei Frauen einen Mittelwert von 30,8 Millimetern mit einer Standardabweichung von 3 Millimetern.[331] Eine andere Studie mit Knochen aus einem Museum im kenianischen Nairobi erbrachte deutlich geringere Breiten sowie starke Geschlechterunterschiede.[332] Auch hier geht es nicht darum, die wahre Durchschnittsbreite zu bestimmen, sondern aufzuzeigen, dass die Breite sehr unterschiedlich ausfallen kann. Bei den französischen und italienischen Studien lag sie bei 95 Prozent der untersuchten Männer zwischen ungefähr 30 und ungefähr 39 Millimetern, bei 95 Prozent der Frauen zwischen 25 und 37 Millimetern. Diese Unterschiede sind bedeutsam, da eine geringere Breite im Allgemeinen mit einer geringeren Dorsalflexion verbunden ist.[333]

Eine weitere wichtige Variation betrifft die Ausrichtung der distalen Enden von Schien- und Wadenbein, welche die Gelenkachse des oberen Sprunggelenks bilden. Sie

TAB. 2.14 Zusammenfassung der extrinsischen und intrinsischen Fußmuskeln (A = Agonisten; S = Synergisten)

Extrinsische Muskeln	Dorsal-flexor	Plantar-flexor	Pronator (Evertor)	Supinator (Invertor)	Zehen-strecker	Zehen-beuger
Zweibäuchiger Wadenmuskel *(Gastrocnemius)*		A				
Fußsohlenmuskel *(Plantaris)*		S				
Schollenmuskel *(Soleus)*		A				
Kurzer Wadenbeinmuskel *(Peroneus brevis)*		A	A			
Langer Wadenbeinmuskel *(Peroneus longus)*		A	A			
Dritter Wadenbeinmuskel *(Peroneus tertius)*	S		A			
Vorderer Schienbeinmuskel *(Tibialis anterior)*	A			A		
Langer Zehenstrecker *(Extensor digitorum longus)*	A		A		A	
Langer Großzehenstrecker *(Extensor hallucis longus)*	A			S	A	
Hinterer Schienbeinmuskel *(Tibialis posterior)*		A		A		
Langer Zehenbeuger *(Flexor digitorum longus)*		A		S		A
Langer Großzehenbeuger *(Flexor hallucis longus)*		A		S		A

Intrinsische Muskeln	Zehen-strecker	Zehen-beuger	Zehen-abduktoren	Zehen-adduktoren
Großzehenspreizer *(Abductor hallucis)*		A	A	
Kleinzehenabzieher *(Abductor digiti minimi)*		A	A	
Kurzer Zehenbeuger *(Flexor digitorum brevis)*		A		
Akzessorische Muskeln der Zehenbeuger		A		
Wurmförmige Fußmuskeln *(Lumbricales)*	A	A		
Sohlenviereckmuskel *(Quadratus plantae)*		A		
Kurzer Großzehenbeuger *(Flexor hallucis brevis)*		A		
Kurzer Kleinzehenbeuger *(Flexor digiti minimi brevis)*		A		
Großzehenheranführer *(Adductor hallucis)*		A		A
Kurzer Zehenstrecker *(Extensor digitorum brevis)*	A			
Fußrückenseitige Zwischenknochenmuskeln *(Interossei dorsales)*	A		S	
Fußsohlenseitige Zwischenknochenmuskeln *(Interossei plantares)*		A		S

verläuft von innen (medial) nach außen (lateral) sowohl nach unten als auch nach hinten. Abbildung 2.223 veranschaulicht ihren Winkel in der Frontalebene, der im Durchschnitt um 10° von der Horizontalen nach unten abweicht. Bei einer Standardabweichung von 4° liegen die Werte für die Abweichung von der Horizontalen bei 95 Prozent der Bevölkerung zwischen 2° und 18°.[334] Aufgrund der Tibiatorsion ist die Gelenkachse in der Horizontalebene zwischen 14° und 45° gedreht, der Durchschnitt liegt bei 30°.

ES IST KOMPLIZIERT: Unterstützung für die Fußgewölbe

Die Form der Knochen entscheidet über die Wölbung der Fußgewölbe, und 65 Prozent ihrer Stabilität ergibt sich aus ihrer Kongruenz.[328] Aber auch die Bänder und Muskelsehnen leisten einen wichtigen Beitrag zur Stabilität. Der lange Großzehenbeuger *(Flexor hallucis longus)* ist an der Verspannung des medialen Längsgewölbes beteiligt. Seine Sehne verläuft unterhalb der posterioren Rinne des Sprungbeins und der Sprungbeinstütze *(Sustenaculum tali)* des Fersenbeins, richtet damit das mediale Längsgewölbe auf und stützt es. Genau wie der lange Wadenbeinmuskel *(Peroneus longus)*, der hintere Schienbeinmuskel *(Tibialis posterior)* und der Großzehenspreizer *(Abductor hallucis)*. Zwei Muskeln tragen besonders zur Unterstützung des lateralen Längsgewölbes bei: der kurze und der lange Wadenbeinmuskel (*Peroneus brevis* und *longus*). Sie sind sehr wichtig, damit wir seitlich das Gleichgewicht halten können, wenn wir auf den Zehen stehen. Muskuläre Hilfe für das Quergewölbe kommt vom Großzehenheranführer *(Adductor hallucis)*, dem langen Wadenbeinmuskel, dem hinteren Schienbeinmuskel und den Zwischenknochenmuskeln *(Interossei)*.

Zwei Muskeln stützen die drei Fußgewölbe ganz besonders: der hintere Schienbeinmuskel und der lange Wadenbeinmuskel.[329] Wie Abbildung 2.222 zeigt, bilden die von den gegenüberliegenden Seiten des Fußes kommenden Sehnen eine Art »Schlinge«. Unter bestimmten Umständen ziehen beide Muskeln nach oben und stützen die Fußgewölbe: Wenn in offener Kette kein Gewicht auf dem Fuß lastet, wird die Anspannung des hinteren Schienbeinmuskels den Vorfuß supinieren (invertieren, plantarflektieren und adduzieren). Wenn bei geschlossener Kette Gewicht auf dem Fuß lastet, wird er sich nicht so leicht bewegen. Eine Aktivierung des hinteren Schienbeinmuskels wird das Fußgewölbe stärker aufrichten – solange der Fuß fest steht und der Großzehenballen sowie die innere Ferse kräftig in den Boden drücken. Wir können uns die Supination zur Gewohnheit machen, indem wir den Innenknöchel vom Boden wegrotieren, uns über den Großzehenballen verwurzeln und so den hinteren Schienbeinmuskel und seine gewölbestützende Wirkung stärken. Wir können das immer dann tun, wenn wir den Eindruck haben, unsere Füße seien zu stark proniert, was in der Vorbeuge im Grätschstand (*Prasaritapadottanasana*, siehe Abb. 2.235b) oft der Fall ist.

Die zweite wichtige Gewölbestütze ist der lange Wadenbeinmuskel. Der hintere Schienbeinmuskel legt sich medial um den Fuß, der lange Wadenbeinmuskel stützt das Fußgewölbe von lateral. Wenn in offener Kette kein Gewicht auf dem Fuß lastet, evertiert, plantarflektiert und adduziert er den Vorfuß. Wenn der Fuß in geschlossener Kette fest auf dem Boden steht, richtet er das laterale Fußgewölbe und das Quergewölbe auf. Zusammen wirken die beiden Muskeln wie ein Steigbügel, richten die Fußgewölbe auf und stabilisieren damit den Fuß. Eine Yogapraxis, die diese Muskelbewegungen stärkt, kann den Erhalt gesunder Fußgewölbe fördern.

Forschungen aus dem Jahr 2014[330] ergaben, dass unter Gewichtsbelastung auch drei intrinsische Fußmuskeln eine wichtige aktive Rolle spielen: der Großzehenspreizer, der kurze Zehenbeuger *(Flexor digitorum brevis)* und der Sohlenviereckmuskel *(Quadratus plantae)*. Sie reagieren auf ein Absinken des Längsgewölbes und sind stark genug, um der Verformung zu widerstehen und das Zurückfedern zu unterstützen. Je größer die Last auf dem Gewölbe, desto aktiver werden diese intrinsischen Muskeln. Wie es scheint, treten sie sogar nur dann in Aktion, wenn die Plantarfaszie an die Grenzen der eigenen Belastbarkeit gelangt.

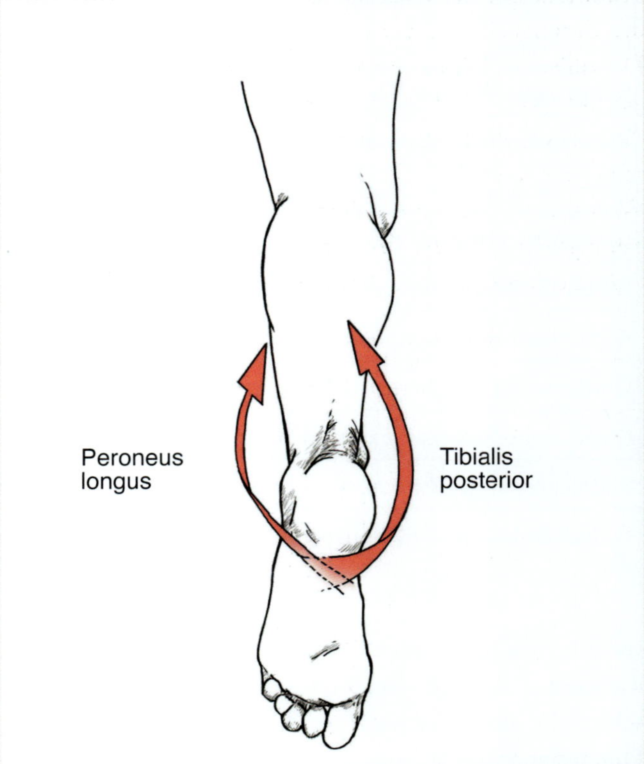

ABB. 2.222 Die Fußschlinge

Variationen des Sprungbeins

Die Ausrichtung des Sprungbeins *(Talus)* deckt sich mit keiner der drei Hauptebenen des Körpers. Es zeigt zum ersten Strahl des Fußes oder nach innen (nach medial oder zur Großzehenseite). Das Sprungbein kippt unter die Horizontale (siehe Abb. 2.224a), seine Längsachse verläuft also ungefähr in einem 30°-Winkel zur Horizontalen nach unten. Der Winkel zwischen dem Sprungbeinhals *(Collum tali)* und dem zweiten Strahl beträgt durchschnittlich 30° (siehe Abb. 2.224b). Bei Kindern nähert er sich einem Wert von 40° bis 50°, weshalb ihre Füße oft einen stärker invertierten Eindruck machen.[335] Die Ausrichtung des Sprungbeinhalses ist nicht mit der Ausrichtung des von Sprungbein und Fersenbein gebildeten hinteren unteren Sprunggelenks *(Articulatio subtalaris)* zu verwechseln. Sie kann ebenfalls stark variieren und den Pronations- sowie Supinationsumfang beeinflussen.[336] An diesem Aspekt des hinteren unteren Sprunggelenks ist neben dem Sprungbein auch das Fersenbein beteiligt. Deshalb werden wir uns im Abschnitt über die Variationen des Fersenbeins damit beschäftigen.

Die trapezförmige Sprungbeinrolle *(Trochlea tali)* – die Oberseite des Sprungbeins – ist für Yogaschüler und -lehrer von großem Interesse, da sie vorn breiter ist als hinten. Das bedeutet, dass sie sich bei Dorsalflexion im Sprunggelenk irgendwann mit der Sprunggelenksgabel verkeilt. Die Form der Sprungbeinrolle entscheidet somit über die maximale Dorsalflexion! Dies ist die Verriegelungsstellung des Sprunggelenks. (Versucht man, das Sprungbein zu schnell zu tief in die Sprunggelenksgabel zu drücken, kann das zu einer Zerrung oder einem Riss der Bänder führen, die Schienbein und Wadenbein zusammenhalten.) Bei Plantarflexion im Sprunggelenk haben der schmälere (posteriore) Teil der Sprungbeinrolle und die Sprunggelenksgabel weniger Kontakt. Daher ist das Gelenk in Plantarflexion weniger stabil. Dieser Mangel an Stabilität ist einer der Gründe dafür, dass es gefährlicher ist, Stöckelschuhe zu tragen als Schuhe ohne Absätze: In Stöckelschuhen sind die Füße dauerhaft plantarflektiert und die Sprunggelenke weniger stabil.

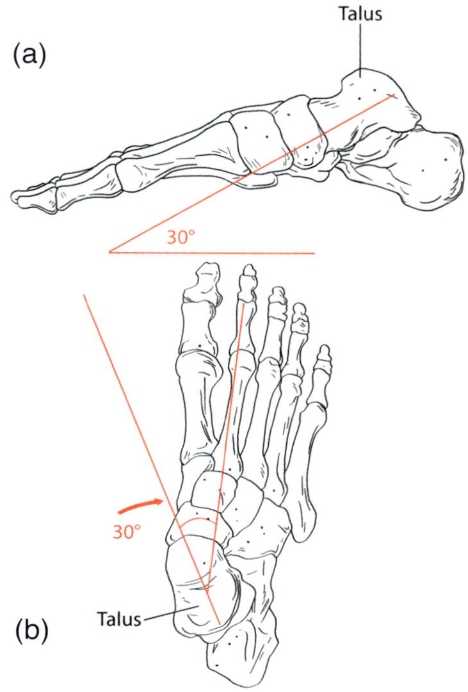

ABB. 2.224 Die Sprungbeinachse verläuft von der Horizontalen nach unten (a) und nach innen (medial) (b).

Es überrascht kaum, dass es bei der Form des Sprungbeinrollentrapezes große Unterschiede gibt. Bei manchen Menschen ist das distale Ende des Trapezes breiter und die Wahrscheinlichkeit einer Einschränkung der Dorsalflexion größer. Die Breite der Sprunggelenksgabel spielt bei der Begrenzung der Dorsalflexion ebenfalls eine Rolle, und auch sie

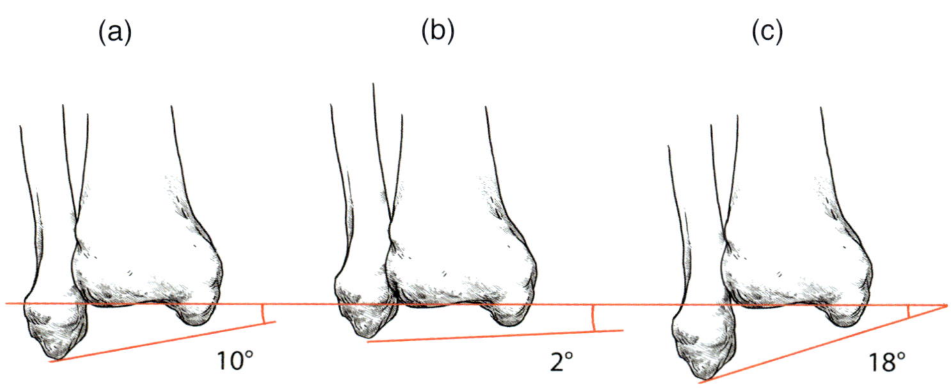

ABB. 2.223 Die Neigung des oberen Sprunggelenks. Die Gelenkachse bildet einen Winkel von 10° zur Horizontalen (a), aber das ist nur ein Mittelwert. Bei diesem Winkel reicht der Variationsbereich, der 95 Prozent der Bevölkerung umfasst, von 2° (b) bis 18° (c).

ist variabel. Außerdem wird der Bewegungsumfang von der bereits erwähnten Form des distalen Schienbeinendes beeinflusst. Folglich wirken sich die individuellen Formen von Sprungbein und Schienbein auf den Bewegungsumfang des Sprunggelenks aus.

Abbildung 2.225 zeigt die Schlüsselparameter der Sprungbeinrolle: Länge (L), posteriore Breite (PB), anteriore Breite (AB) und Trapezwinkel (TW).[337] Die anteriore Breite schwankt zwischen 28 Millimetern bei Frauen (1 Standardabweichung = 1,7 mm) und 32 Millimetern bei Männern (1 Standardabweichung = 2,4 mm). Die posteriore Breite reicht von 23 Millimetern bei Frauen (1 Standardabweichung = 1,6 mm) bis zu 26 Millimetern bei Männern (1 Standardabweichung = 2,1 mm). Das heißt, bei Frauen ist die Sprungbeinrolle vorn durchschnittlich 5 Millimeter breiter als hinten, bei Männern sind es 6 Millimeter. Dies ist natürlich nur ein Mittelwert. Der Trapezwinkel schwankt zwischen 7° und 18°.[338] Bei Menschen mit größerem Trapezwinkel wird es in der Dorsalflexion wahrscheinlich früher zu Kompression kommen als bei Menschen mit kleinerem Winkel, wenn alle anderen Faktoren gleich sind. Dazu zählen die Breite der Sprunggelenksgabel, die Bandlaxität, die Länge der Plantarflexorsehnen und die Spannung in den Plantarflexoren, die auch wieder alle variabel sind. Frauen haben meist schmälere Sprungbeinrollen als Männer, aber die Trapezwinkel sind nahezu gleich. Die geringeren Werte der Frauen können sich daraus ergeben, dass kleinere Menschen meist schmälere anteriore Sprungbeinrollen haben und Frauen im Durchschnitt kleiner sind als Männer.

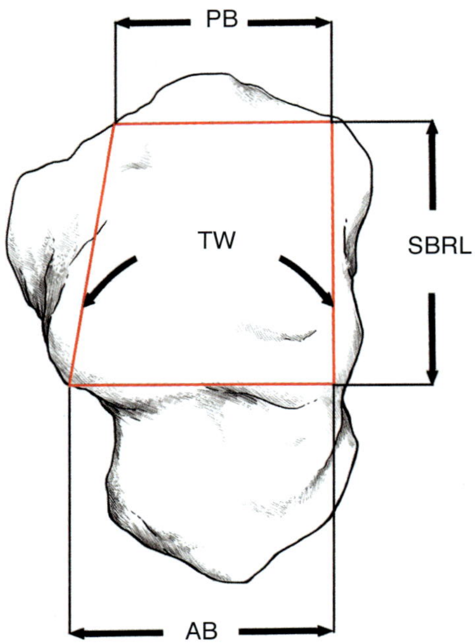

ABB. 2.225 Das Trapez der Sprungbeinrolle (*Trochlea tali*, in Rot): PB = posteriore Breite, AB = anteriore Breite, SBRL: Länge der Sprungbeinrolle, TW = Trapezwinkel

Im Hüftgelenkskapitel ist uns bei der Beschreibung des Oberschenkelknochens (siehe S. 120) aufgefallen, dass der Oberschenkelhals bei manchen Menschen etwas anders geformt ist – dass er dicker ist als normal. Auch das Sprungbein kann eine solche Nockenwelle aufweisen. Abbildung 2.207 zeigt, dass sich der Sprungbeinhals normalerweise vom Sprungbeinkörper weg nach unten wölbt, sodass eine sattelförmige Vertiefung entsteht. Aber bei 2,5 Prozent der Bevölkerung ist diese Kurve weniger ausgeprägt: Der Hals ähnelt einer Nockenwelle (siehe Abb. 2.226, roter Umriss) und verliert dadurch seine Wölbung. Wir werden uns ansehen, wie sich diese Variation auf den möglichen Bewegungsumfang bei Dorsalflexion auswirkt. Aber Wissenschaftler entdecken bei Menschen mit Schmerzen nach Sprunggelenksverletzungen erheblich häufiger eine solche Sprungbeinnockenwelle als bei der Normalbevölkerung.[339] Möglicherweise erhöht sie die Anfälligkeit für Verletzungen im vorderen Gelenkbereich. Es besteht auch ein Zusammenhang zwischen einer ausgeprägten Sprungbeinnockenwelle und einem Hohlfuß *(Pes cavus)* – einer starken Aufwölbung im Mittelfußbereich.[340]

Am posterioren Sprungbein finden wir weitere Variationen, und auch sie können Schmerzen und Erkrankungen verursachen. Eine Studie aus dem Jahr 1931 ergab, dass 43 Prozent der Menschen dort einen ausgeprägten Knochenhöcker haben, den sogenannten Stieda-Fortsatz, der erstmals von dem deutschen Anatomen Ludwig Stieda beschrieben wurde (siehe Abb. 2.227a).[341] Bei vielen Menschen befindet sich ein zusätzlicher Knochen hinter dem posterioren Sprungbein, das sogenannte *Os trigonum* (siehe Abb. 2.227b). 2,5 bis 14 Prozent der Bevölkerung haben

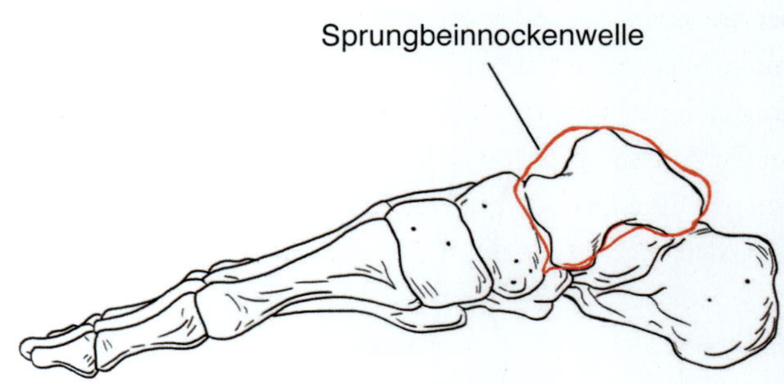

ABB. 2.226 Die Sprungbeinnockenwelle (roter Umriss). Der Hals weist keine Einbuchtung wie bei einem normalen Sprungbein auf.

diesen Knochen,[342] eine Schätzung geht sogar von bis zu 50 Prozent aus.[343] Da viele Menschen ein *Os trigonum* oder einen Stieda-Fortsatz haben, bereiten sie offensichtlich nicht allen Schmerzen. Aber Fußballer, Turner und Balletttänzerinnen sind unverhältnismäßig häufig von einem schmerzhaften Leiden betroffen, das als *posteriores Impingement am Sprunggelenk* bezeichnet wird[344] und dem ein ausgeprägter Stieda-Fortsatz oder ein *Os trigonum* zugrunde liegen können. Beide können den Bewegungsumfang bei der Plantarflexion beeinflussen. Spitzensportler erhalten zwar am häufigsten die Diagnose eines posterioren Impingements am Sprunggelenk, aber inzwischen ist es auch als gängige Ursache anhaltender Schmerzen im Sprunggelenk in der Gesamtbevölkerung anerkannt.[345]

Bei manchen Menschen bildet der Sprungbeinhals durch den physischen Kontakt mit Schienbein und Wadenbein deutliche Facetten aus, die vom häufigen Hocken kommen. Dies sind die sogenannten Hockfacetten. Sie sind in der indischen Bevölkerung erheblich häufiger als in der europäischen – wohl weil die Menschen in Indien häufiger in der Hocke sitzen als in Europa. Es gibt aber auch Hinweise darauf, dass der Unterschied genetisch bedingt sein könnte.[346] Interessanterweise besaßen die Europäer im 13. Jahrhundert ähnliche Facetten wie die modernen Inder: Der Siegeszug des Stuhls im Westen hat zweifellos seinen Teil dazu beigetragen, dass die Hocke in Europa seltener geworden ist.[347]

Im Großen und Ganzen sind das rechte und das linke Sprungbein relativ gleich und symmetrisch. Sie weichen im Durchschnitt um weniger als 7,5 Prozent ab.[348] Bei manchen Menschen können die Abweichungen allerdings erheblich sein – und Sie könnten dazugehören.

Variationen des Fersenbeins

Normal sind Fersenbein *(Calcaneus)* und Sprungbein *(Talus)* über drei ebene Gelenke miteinander verbunden. Die drei Gelenkflächen werden in Abbildung 2.207a, b und c genannt. Einige Menschen haben nur eine große Gelenkfläche, die alle drei Punkte verbindet. Andere besitzen nur zwei Gelenkflächen, die Flächen A und B sind miteinander verschmolzen. Normalerweise ist Gelenkfläche C an der Unterseite des Sprungbeinkörpers und der Oberfläche des Fersenbeins am größten. Sie ist eiförmig. In diesem Bereich gibt es kaum Variationen. Auch der Sprungbeinkopf verfügt sowohl über eine mittige als auch eine anteriore Gelenkfläche zum Fersenbein. Sie variieren je nach ethnischer Zugehörigkeit erheblich.

Man vermutet einen Zusammenhang zwischen diesen Variationen und dem Auftreten von Arthritis sowie mangelnder Stabilität im hinteren unteren Sprunggelenk *(Articulatio subtalaris)*.[349] Einige Forscher nehmen an, bei einem Sprungbeinkopf mit zwei Gelenkflächen sei das hintere untere Sprunggelenk stabiler und Arthritis weniger wahrscheinlich. Sie bilden zusammen mit der Fläche am Sprungbeinkörper einen stabilen Dreifuß, der übertrieben viel Bewegung im hinteren unteren Sprunggelenk verhindert. Das Muster zweier getrennter Flächen am Sprungbeinkopf ist bei Menschen europäischer Abstammung häufiger als bei Menschen indischer Herkunft.[350]

Die Achse des hinteren unteren Sprunggelenks ist verhältnismäßig schräg (siehe Abb. 2.228). Sie weicht um ungefähr 42° von der Horizontalebene und 16° von der Seitebene ab. Bitte beachten Sie, dass dies nicht der Ausrichtung des Sprungbeins entspricht, die um durchschnittlich 30° vom zweiten Strahl des Fußes abweicht. Bedenken Sie auch, dass wir uns auf lediglich zwei Bewegungsrichtungen bei Fuß (Pronation und Supination) und Sprunggelenk (Dorsal- und Plantarflexion) beschränken. Angesichts der schrägen Achse des hinteren unteren Sprunggelenks sind Pronation und Supination leicht zu verstehen: Es handelt sich um Rotationen des Fußes um die rot eingezeichnete Linie von Abbildung 2.228a. Die Bewegungen, mit denen wir uns beschäftigen werden, finden meist entweder im oberen *(Articulatio talocruralis)* oder im hinteren unteren Sprunggelenk statt.[351] Die Achse des hinteren unteren Sprunggelenks ist nicht fest. Bei Dorsal- oder Plantarflexion im Sprunggelenk bewegt sie sich auf einer kegelförmigen Bahn (siehe Abb. 2.228c).

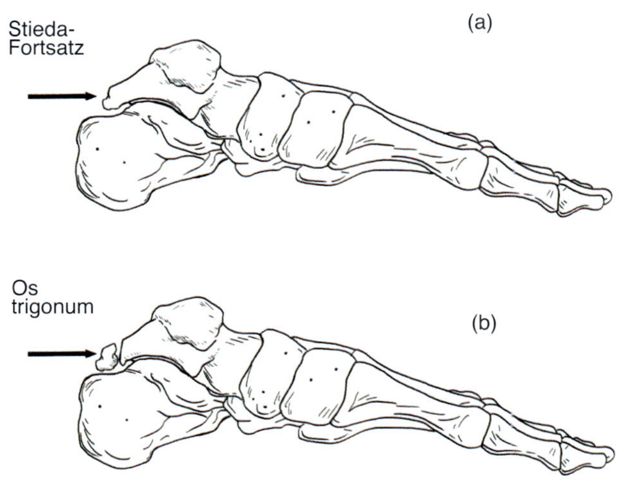

ABB. 2.227 Stieda-Fortsatz (a) und *Os trigonum* (b)

Sprunggelenk und Fuß

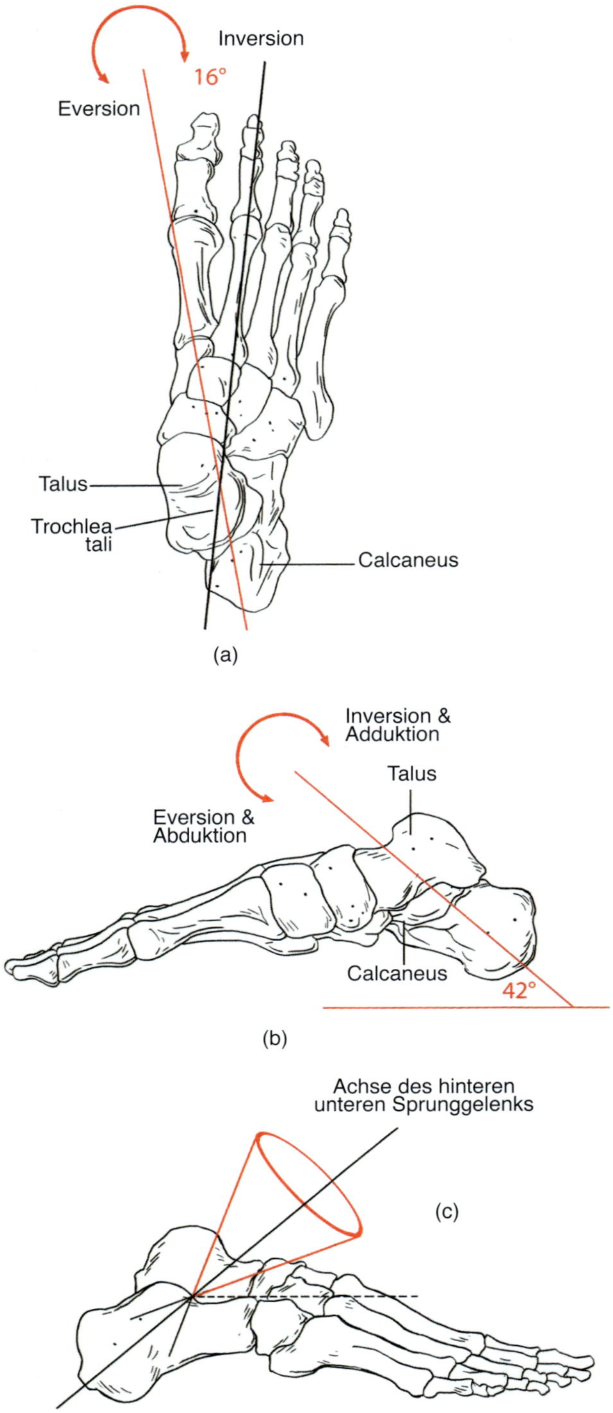

ABB. 2.228 Die schräge Achse des hinteren unteren Sprunggelenks (*Articulatio subtalaris* oder *Articulatio talocalcanea*) von oben (a) und medial (b). Die Rotation um die mehr horizontale Achse (a) erzeugt Inversion und Eversion; um die mehr vertikale Achse (b) sowohl Inversion/Eversion als auch Adduktion/Abduktion. In der Kombination entstehen Supination und Pronation. Werden Plantarflexion und Supination mit Dorsalflexion und Pronation verbunden, beschreibt die Bewegung um diese Achse eine Kegelbahn (c).

Bei den bezüglich der Ausrichtung des hinteren unteren Sprunggelenks genannten Winkeln von 42° und 16° handelt es sich erneut um Durchschnittswerte.[352] Mehrere Quellen beziffern die Variationsbreite in der Seitebene auf 16 bis 23°.[353] Diese Unterschiede sind bedeutend: Ein größerer Winkel bewirkt eine schwächere Supination der Ferse beim Stehen oder Gehen, aber eine stärkere Pronation des Vorfußes. Ein kleinerer Winkel führt zu einer stärkeren Supination der Ferse, aber einer schwächeren Pronation des Vorfußes.[354] Einer der Forscher schrieb: »Da die relative Position der hinteren unteren Sprunggelenksachse nicht bei allen Menschen gleich ist, ist anzunehmen, dass diesbezügliche Variationen wichtige Auswirkungen auf die Momente und Bewegungen im Bereich des hinteren unteren Sprunggelenks beim Stehen und Gehen haben.«[355] Wir könnten hinzufügen: Das gilt auch für Standhaltungen im Yoga. Scheint ein Fuß im Krieger II *(Virabhadrasana II)* übermäßig supiniert oder proniert zu sein, kann das an der Ausrichtung des hinteren unteren Sprunggelenks liegen.

Der Winkel des Fersenbeins zur Horizontalen ist ebenfalls variabel: Er ist bei Menschen mit hohen Fußgewölben größer als bei Menschen mit Senkfuß. Wenn sich das Fußgewölbe senkt, wird der Fuß länger. (Wenn Sie älter werden, müssen Sie Schuhe möglicherweise eine Nummer größer kaufen! Ihr Fuß wird länger, wenn das Gewölbe flacher wird.) Die Höhe des Fußgewölbes wirkt sich auch auf die relative Position der Ferse hinter dem Sprunggelenk aus. Steht das Sprunggelenk eher über der Ferse (siehe Abb. 2.229b), ist der Körperschwerpunkt gefährlich weit hinten. Der Körper muss sich nach vorn neigen, sodass sich Becken und/oder Knie ein wenig vor den Sprunggelenken befinden. Verspannungen in der Oberflächlichen Rückenlinie (OFL) sowie Gelenkprobleme in Knien und Becken können die Folge sein. Thomas Myers zufolge bietet ein Verhältnis von 1:3 zwischen Rückfuß und Vorfuß die beste Unterstützung.[356] Bei einem Verhältnis von 1:5 ist sie dagegen möglicherweise nur minimal. Ob diese Variation genetisch oder durch fehlerhafte Biomechanik bedingt ist, ist umstritten. Es könnte an einem oder an beiden Faktoren liegen. Wenn eine fehlerhafte Biomechanik die Ursache ist, lässt sie sich durch Physiotherapie oder das Erlernen neuer Bewegungsmuster beheben. Sind Form und Länge des Fersenbeins die Ursache, wird nur ein operativer Eingriff etwas ändern.

Wenn sich die Ferse näher am Sprunggelenk befindet, könnte dies natürlich auch einfach an einem kürzeren Fersenbein liegen. Es muss also nicht unbedingt etwas mit dem Fersenbeinwinkel zu tun haben. Manche haben kürzere Fer-

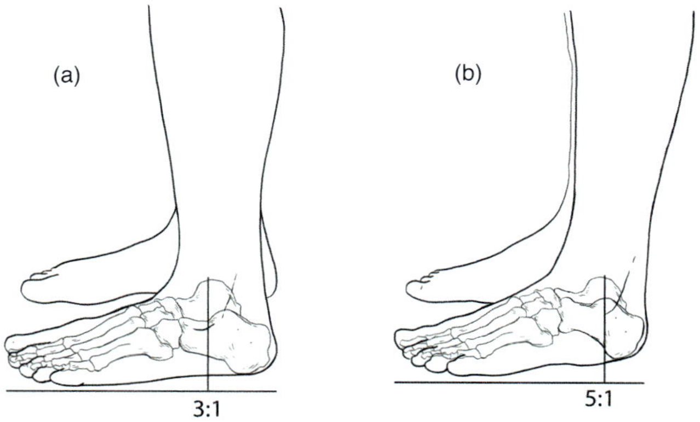

ABB. 2.229 Die Position des Sprunggelenks in Bezug zur Ferse. Abbildung (a) zeigt die durchschnittliche Ausrichtung. Hier ist das Verhältnis zwischen dem Fußabschnitt vor und dem Fußabschnitt nach dem Außenknöchel 3:1. In Abbildung (b) ist der Fußabschnitt vor dem Außenknöchel länger und das Verhältnis 5:1.

sen. Studien zeigen, dass die Fersenbeinlänge stark variieren kann und bei Erwachsenen im Mittel 5,4 Zentimeter (mit einer Standardabweichung von 0,36 Zentimetern) beträgt. 95 Prozent der Menschen fallen in einen Bereich zwischen 4,7 und 6,1 Zentimetern.[357] Trotz der augenscheinlichen Nachteile könnte sich eine kürzere Ferse bei einem Wettrennen als großer Vorteil erweisen![358] Überraschenderweise haben die schnellsten Sprinter die kürzesten Fersen.[359] Je kürzer die Ferse, desto größer ist die Beanspruchung der Wadenmuskeln *(Triceps surae)* und der Achillessehne – und das bedeutet, bei Läufern mit kürzeren Fersen ist die Federwirkung der Achillessehnen stärker. Bei Menschen mit längeren Fersen müssen die plantarflektierenden Wadenmuskeln bei der Kontraktion eine weitere Strecke überwinden, um den Fuß zu bewegen, und deshalb schneller kontrahieren. (Abbildung 3.303 zeigt, wie Hebel funktionieren.) Eine schnellere Muskelkontraktion ist gleichzeitig eine schwächere Muskelkontraktion. Bei Menschen mit kürzeren Fersen und kürzeren Hebeln müssen die Plantarflexoren nicht so schnell kontrahieren und können mehr Kraft erzeugen.[360]

Beim Sprinten ist nicht nur eine kurze Ferse von Vorteil (bei Gehgeschwindigkeiten hat sie keinen besonderen Nutzen), auch längere Zehen helfen dabei. Je länger die Zehen, desto länger hat der Fuß Bodenkontakt und desto mehr Zeit haben wir, uns abzudrücken.[361] Das funktioniert hervorragend auf den ersten Metern eines Rennens, wenn wir so schnell wie möglich Höchstgeschwindigkeit erreichen müssen. Evolutionsbiologen halten kürzere Fersenbeine und längere Zehen für eine der Anpassungen, die der Homo sapiens für die Hetzjagd entwickelte – die Fähigkeit, schnellere Tiere über weitere Entfernungen und längere Zeiträume zur Strecke zu bringen.[362] Kürzere Fersen könnten uns dabei geholfen haben, die Neandertaler zu verdrängen, aber auch heute noch haben viele Menschen kurze Zehen und lange Fersen oder lange Zehen und kurze Fersen.

Weitere Variationen des Fußes

Die meisten Anatomietexte behaupten, der Fuß bestünde aus – den oben genannten – 26 Knochen. Einige zählen die beiden Sesambeine unter der Großzehe mit und sprechen von 28 Knochen. Bedenken Sie bitte, dass dies ein Durchschnittswert ist. Sie könnten mehr als 26 oder 28 Knochen haben. Manche Menschen haben auch Sesambeine an den Basen der anderen Zehen.[363] Für gewöhnlich sind Sesambeine in die Sehnen eingebettet. Unter den Wissenschaftlern herrscht Uneinigkeit darüber, was genau ihre Aufgabe ist. Möglicherweise verhindern sie Verletzungen, indem sie die Reibung reduzieren, der die Sehnen ausgesetzt sind.[364] Vielleicht dienen sie auch als Stoßdämpfer oder Umlenkrollen, um die effektive Kraft des Muskels zu erhöhen oder umzulenken. Vermutlich deutet ihre Existenz darauf hin, dass sie eine wertvolle Aufgabe erfüllen.

Viele Menschen verfügen über weitere unverbundene oder überzählige Knochen (oder *Ossicula*, also »Knöchelchen«) wie etwa das *Os peroneum* in der Sehne des langen Wadenbeinmuskels *(Peroneus longus)* unweit des Würfelbeins *(Os cuboideum)*; oder wie das *Os trigonum*, einen kleinen Knochen hinter (posterolateral) dem Sprungbein, der eigentlich damit hätte verschmelzen sollen.[365] Ungefähr 3 bis 15 Prozent der Menschen haben ein *Os trigonum*,[366] ungefähr 26 Prozent ein *Os peroneum*.[367] Überzählige Knochen entstehen oftmals, wenn Knochen eigentlich hätten verschmelzen sollen. Sie bilden sich bei chronischer Beanspruchung zuweilen aber auch im Fasziengewebe. Der Körper reagiert auf die ständige Beanspruchung mit einer Verdickung der Faszien, und der Bereich kann verknöchern. Ein Beispiel kennen wir bereits vom Kniegelenk, wo bei ungefähr 20 Prozent der Menschheit eine zweite Kniescheibe – die *Fabella* – hinter dem Knie in der Faszie des zweibäuchigen Wadenmuskels *(Gastrocnemius)* entsteht. Dasselbe kann auch im Fuß passieren. Nur ein Radiologe kann mit absoluter Gewissheit sagen, wie viele Knochen Sie in den Füßen haben. Sesambeine oder überzählige Knochen sind nur in den wenigsten Fällen ein Problem. Sehr selten können sie zu Erkrankungen führen und Schwierigkeiten verursachen.

Bei weniger als 1 Prozent der Menschen liegt eine sogenannte *tarsale Koalition* vor, die oft im zweiten Lebensjahrzehnt auftritt.[368] So, wie zwei oder mehr politische Parteien eine Koalition bilden, können zwei oder mehr Fußwurzelknochen auf eine normale Gelenkverbindung verzichten, sich bindegewebig verbinden und die eigenständige Bewegung aufgeben. Menschen mit tarsaler Koalition haben weniger bewegliche Füße und in der Folge oft Senkfüße.[369] Diese Bewegungseinschränkung entsteht nicht durch verspannte, verkürzte Muskeln, sondern durch die feste Verbindung ursprünglich verschiebbarer Gelenkflächen.

Funktion: die Anwendung auf Yogahaltungen

Wir wissen, dass Bau und Form von Sprunggelenk und Fuß die Dorsal-/Plantarflexion im Sprunggelenk und die Pronation/Supination im Fuß ermöglichen. Nun werden wir den möglichen Bewegungsumfang des Durchschnittsmenschen und all jener Yogaschüler betrachten, die nicht dem Durchschnitt entsprechen. Um die *WBM?*-Frage zu beantworten, werden wir auch Spannungs- und Kompressionsursachen prüfen und uns ansehen, wie aufgrund der natürlichen Unterschiede bei den Knochen und Gelenken an verschiedenen Stellen Kompression entstehen kann.

Der normale Bewegungsumfang

Der Fuß ist – wie gesagt – eine höchst komplizierte Struktur. Zum Glück genügt es unseren Zwecken, wenn wir die Anzahl der Bewegungen, die wir verstehen müssen, auf vier beschränken: Dorsal- und Plantarflexion im Sprunggelenk; Supination und Pronation des Fußes. Natürlich sind viele weitere Bewegungen möglich, und wer Eversion, Inversion, Adduktion und Abduktion besser verstehen möchte, sollte Anhang F: Die Bewegungen des Fußes und des Sprunggelenks lesen. Die vier Bewegungen, denen wir uns an dieser Stelle widmen werden, können uns kompliziert erscheinen. Aber Yogis müssen sie verstehen, um die *WBM?*-Frage beantworten zu können.

Dorsalflexion und Plantarflexion

Im Sprunggelenk sind nur zwei Bewegungen möglich: Dorsalflexion und Plantarflexion. Das kann man sich leicht merken. Verschwenden Sie vorerst keinen Gedanken daran, dass

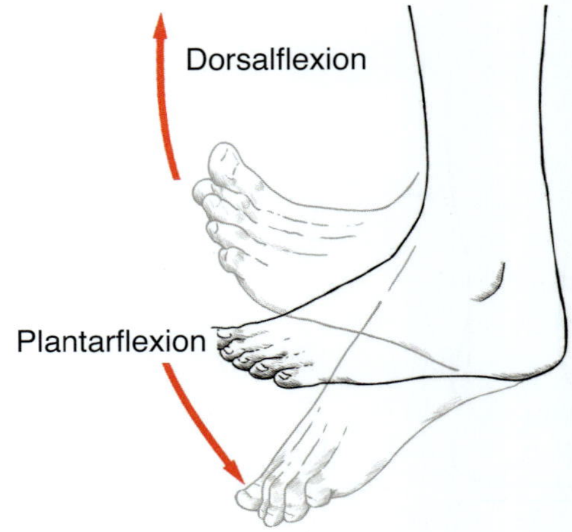

ABB. 2.230 Im Sprunggelenk ist nur Dorsal- oder Plantarflexion möglich.

auch die Zehen dorsalflektieren und plantarflektieren können. Machen wir es uns einfach.

Dorsalflexion

Der Begriff *dorsum* bezeichnet analog zum Handrücken den Fußrücken. (Das Wort stammt aus dem Lateinischen und bedeutet im Allgemeinen »Rücken«. Die Rückseite des Körpers ist die dorsale Seite. Wir bezeichnen die Oberseite oder den Spann des Fußes als »Rücken«, wie wir es auch bei der Hand und dem Handrücken tun.)

Bei Dorsalflexion bewegt sich der Fußrücken zur Schienbeinvorderseite oder – bei fixiertem Fuß – die Schienbeinvorderseite zum Fußrücken. Die letztgenannte Bewegung ist Bestandteil vieler Yogahaltungen. Dies ist im Stuhl *(Utkatasana)*, in der Hocke *(Malasana)*, im Nach unten schauenden Hund *(Adhomukhasvanasana)* an beiden Beinen, in den Kriegerhaltungen *(Virabhadrasana)* und der Pyramide *(Parsvottanasana)* am hinteren Bein zu sehen (siehe Abb. 2.231). Sobald sich das Knie über den Zehen oder vor dem Fuß befindet, haben wir es mit einer Dorsalflexion im Sprunggelenk zu tun. Oft handelt es sich um eine passive Bewegung (und das ist gut, da unsere Dorsalflexoren viel schwächer sind als unsere Plantarflexoren). Wenn sich das Knie beispielsweise in der Stuhlhaltung nach vorn schiebt, findet im Sprunggelenk automatisch eine passive Dorsalflexion statt. Gelegentlich müssen wir den Fuß aktiv dorsalflektieren, wie wir es mit dem vorderen Fuß in der Taube *(Kapotasana)* tun, um das Knie zu stabilisieren. Der mögliche Dorsalflexionsumfang kann dramatische Auswirkungen darauf haben, wie weit wir in viele dieser Haltungen kommen. Wenn die Dorsalflexion im Sprunggelenk nicht ausreicht, müssen wir die Fersen in der Luft lassen (wie es im Nach unten schauenden Hund häufig vorkommt) oder Fuß und Bein stärker auswärtsdrehen (wie es viele mit dem hinteren Bein im Krieger I oder mit beiden Füßen in Hockstellungen tun).

Mit dem Alter kann die Fähigkeit zur Dorsalflexion ein wenig zurückgehen, und offenbar gibt es einen kleinen Unterschied zwischen den Geschlechtern, wie Tabelle 2.15 zeigt. Sie fasst die Ergebnisse einer Studie mit 600 gesunden Probanden zusammen. Bei den in Klammern genannten Zahlen handelt es sich um den Bereich von zwei Standardabweichungen, in den ganze 95 Prozent der Untersuchten fallen.

TAB. 2.15 Der durchschnittliche Umfang der Dorsalflexion nach Geschlecht und Alter. 95 Prozent der Menschen fallen in die genannten Bereiche.[370]

Alter	Frauen	Männer
2–8	24,8° (22,5°–27,1°)	22,8° (21,3°–24,3°)
9–19	17,3° (15,6°–19,0°)	16,3° (14,9°–17,7°)
20–44	13,8° (12,9°–14,7°)	12,7° (11,6°–13,8°)
45–69	11,6° (10,6°–12,6°)	11,9° (10,9°–12,9°)

Studien variieren! Eine andere Untersuchung kam zu dem Ergebnis, dass die meisten Menschen eine Dorsalflexion von 25° erreichen.[371] Für funktionelle Alltagsaktivitäten wird ein großer Dorsalflexionsumfang benötigt:[372]

- Gehen in ebenem Gelände: 1°–22°
- Treppensteigen, hinauf: 7°–30°
- Treppensteigen, hinunter: 14°–38°
- Aufstehen von einem Stuhl: 23°–38°
- Knien (Zehen aufgestellt, Dorsalflexion im Sprunggelenk): 26°–45°
- Sitzen im Schneidersitz: 26°–39°
- Hocke, Fersen auf dem Boden: 33°–45°[373]

Eine Studie ergab, dass im Alltag für das Gehen in ebenem Gelände eine Dorsalflexion von ungefähr 9° benötigt wird.[374] Warum gehen die Studien so weit auseinander? Einer der Gründe ist die Art und Weise, wie die Forscher ihre Messungen vornehmen.[375] Ein anderer ist die menschliche Vielfalt. Wenn sich der durchschnittliche Bewegungsumfang bei der Dorsalflexion tatsächlich auf die in Tabelle 2.15 genannten 10° bis 25° beläuft, werden die meisten Menschen nur schwer von einem Stuhl aufstehen, sich hinknien oder im Schneidersitz sitzen können. 95 Prozent der Menschen wird keine Hocke gelingen, bei der sie mit den Fersen auf dem Boden bleiben.

Eine andere Studie entdeckte jedoch, dass im Durchschnitt eine Dorsalflexion von 39° mit einer Standardabweichung von 7° möglich ist. 67 Prozent der Probanden fielen in den Bereich zwischen 32° und 46°, 95 Prozent in den Bereich zwischen 25° und 53°.[376] Wir sollten uns auch hier nicht auf die genauen Zahlen konzentrieren, sondern erkennen, dass jeder Mensch anders ist. Auf *Ihren* Bewegungsumfang kommt es an – und ob er gesund für Sie ist. Ist er ausreichend, zu klein oder zu groß? Bei manchen Menschen kann eine Dorsalflexion über 45° die Bänder des vorderen Sprunggelenks oder gar die Knochen schädigen. Zum Glück ist eine solch extreme Dorsalflexion weder im Alltag noch in den meisten Yogahaltungen erforderlich.[377]

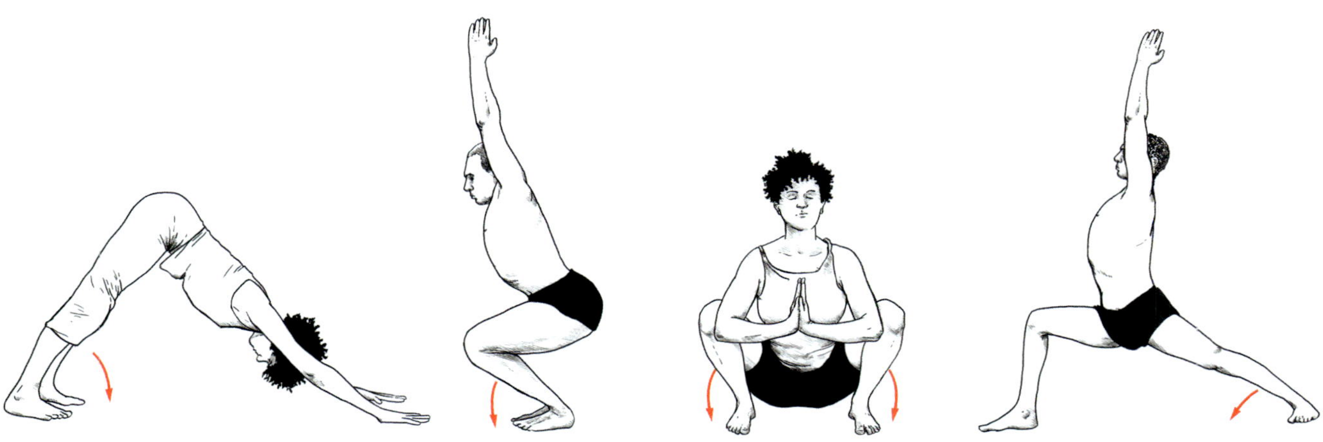

ABB. 2.231 Yoga-Haltungen mit Dorsalflexion: Nach unten schauender Hund *(Adhomukhasvanasana)*, Stuhl *(Utkatasana)*, Hocke *(Malasana)* und Krieger I *(Virabhadrasana I)*. In allen diesen Haltungen ist der Fuß fixiert, und das Schienbein bewegt sich Richtung Boden.

Plantarflexion

Die Plantarseite ist die Unterseite des Fußes, seine Sohle. Sie entspricht der Handfläche. Bei Plantarflexion im Sprunggelenk bewegen wir den Fuß vom Schienbein weg oder entfernen – bei fixiertem Fuß – das Schienbein von den Zehen. Wenn wir auf Zehenspitzen balancieren, befindet sich das Sprunggelenk in Plantarflexion, wie Abbildung 2.232a zeigt.

Die Fähigkeit zur Plantarflexion kann mit zunehmendem Alter nachlassen, und offenbar gibt es einen Unterschied zwischen den Geschlechtern (siehe Tab. 2.16).[378]

TAB. 2.16 Der durchschnittliche Umfang bei der Plantarflexion nach Alter und Geschlecht. 95 Prozent der Menschen fallen in die genannten Bereiche.[379]

Alter	Frauen	Männer
2–8	67,1° (64,8°–69,4°)	55,8° (54,4°–57,2°)
9–19	57,3° (54,8°–59,8°)	52,8° (50,8°–54,8°)
20–44	62,1° (60,6°–63,6°)	54,6° (53,2°–56,0°)
45–69	56,5° (55,0°–58,0°)	49,4° (47,7°–51,1°)

Im Alltag wird für das Gehen in ebenem Gelände eine Plantarflexion von ungefähr 24° benötigt. Doch bei einer Variationsbreite von 7° bis 36°[380] ist schwer zu sagen, was normal ist. Bei anderen funktionellen Aktivitäten ist der Plantarflexionsumfang ähnlich groß:[381]

- Treppensteigen, hinauf: 18–40°
- Treppensteigen, hinunter: 20–46°
- Knien (Fersensitz, Plantarflexion im Sprunggelenk): 8–40°
- Sitzen im Schneidersitz: 15–37°

Wenn man bedenkt, dass die Durchschnittsperson auch mit 69 Jahren noch über einen Bewegungsumfang von mindestens 48° bei der Plantarflexion verfügt, sind diese alltäglichen Aufgaben für die meisten von uns kein Problem.

Supination und Pronation des Fußes

Das Sprunggelenk kann sich in lediglich zwei Richtungen bewegen, aber der restliche Fuß hat viele weitere Möglichkeiten. Der Einfachheit halber werden wir uns in erster Linie den beiden wichtigsten widmen: Supination und Pronation. Beide können in Rück-, Mittel- oder Vorfuß auftreten. Im Rückfuß finden sie in den Fußwurzelgelenken unterhalb des Sprunggelenks statt.

Abbildung 2.233 zeigt die Supination und Pronation des Fußes in offener Kette (ohne Gewichtsbelastung). Die Rotationsachse verläuft schräg durch das hintere untere Sprunggelenk *(Articulatio subtalaris)*, siehe Abbildung 2.228. Das

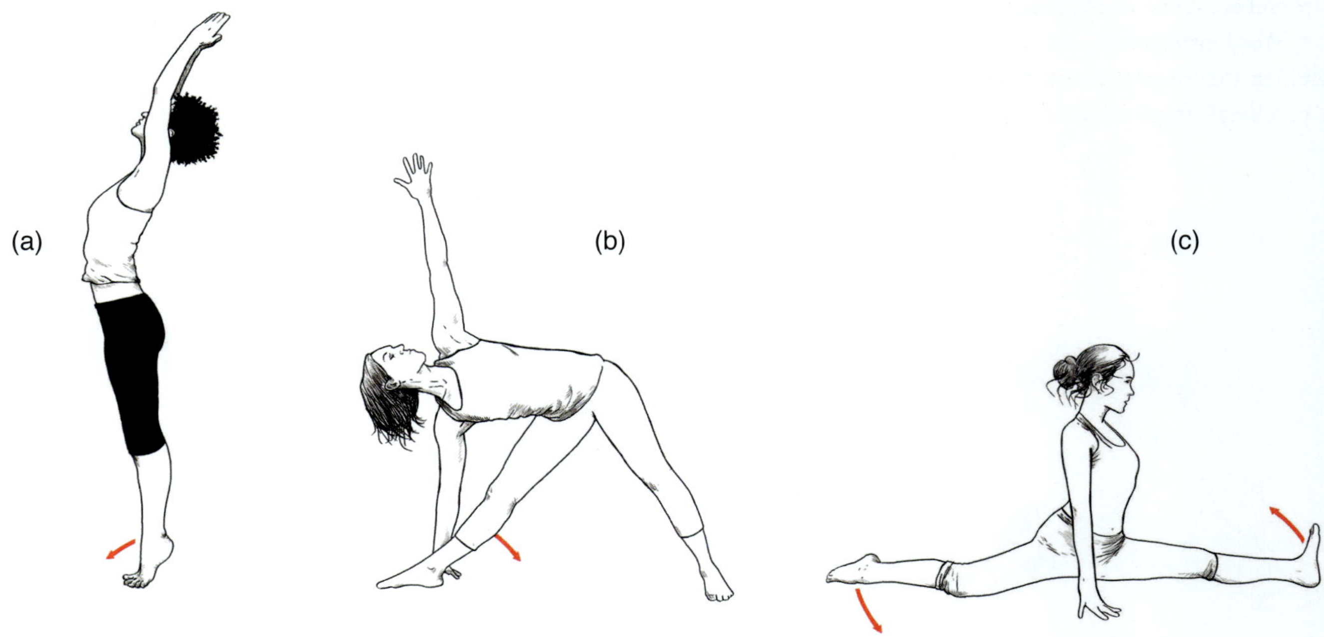

ABB. 2.232 In der Plantarflexion bewegen wir den Fuß vom Schienbein weg: (a) Wenn wir auf den Zehenspitzen stehen oder (b) das Schienbein im Dreieck *(Trikonasana)* vom Fuß entfernen. (c) Im Spagat *(Hanumanasana)* sind sowohl Dorsalflexion (vorderer Fuß) als auch Plantarflexion (hinterer Fuß) möglich.

TAB. 2.17 Der durchschnittliche Bewegungsumfang im gesamten – oberen und unteren – Sprunggelenk.[384] 95 Prozent der Menschen fallen in die genannten Bereiche.

	Inversion	Eversion	Abduktion	Adduktion
Mittelwert	22,6°	12,5°	38,3°	33,5°
Variationsbreite	16,1°–30,2°	10,1°–16,1°	29,8°–48,3°	25,8°–45°

Chopart-Gelenk *(Articulatio tarsi transversa)*, siehe Abbildung 2.310, spielt ebenfalls eine wichtige Rolle bei der Pronations- und Supinationskontrolle, in geringerem Umfang auch das obere Sprunggelenk *(Articulatio talocruralis)*. Die Supination ist eine Kombination aus Bewegungen mehrerer Gelenke und besteht aus Inversion, Adduktion und Plantarflexion. Die Pronation setzt sich aus Eversion, Abduktion und Dorsalflexion zusammen. Supinations- und Pronationsumfang lassen sich nicht leicht in Zahlen ausdrücken, da diese Bewegungen in mehreren Ebenen stattfinden. Allerdings hat man die jeweiligen Zahlen für Eversion, Inversion, Adduktion und Abduktion im gesamten Sprunggelenk, also dem oberen und dem unteren Sprunggelenk, zusammengetragen (Tab. 2.17).[382] Grundsätzlich sind wir mit etwa 15 Jahren am beweglichsten, und je älter wir werden, desto kleiner wird der Bewegungsumfang in alle Richtungen. Mädchen und Frauen zwischen 9 und 20 Jahren haben im Durchschnitt einen größeren Bewegungsumfang als Männer, allerdings verringert er sich mit zunehmendem Alter meist auch schneller.[383]

Wie immer sollten Sie diese Zahlen nicht als exakte Abbildung des Menschen verstehen. Andere Studien ergaben einen deutlich größeren Bewegungsumfang.[385] Es gilt wie immer: Jeder ist anders, und für gesunde Menschen gibt es nicht nur einen richtigen Bewegungsumfang.

Supination

Wenn wir die Fußsohle als Entsprechung zur Handfläche betrachten, bedeutet Supination, dass wir die Handfläche nach oben oder die Sohle nach innen drehen. Abbildung 2.234 zeigt die Bewegung der Sohle zur Medianebene des Körpers; sie dreht auf den Innenknöchel zu. Dies geschieht, wenn wir die Fußsohlen im Schmetterling *(Baddhakonasana)* zum Himmel öffnen oder den Fuß im Lotossitz *(Padmasana)* auf den gegenüberliegenden Oberschenkel legen. Bei diesen Bewegungen in offener Kette kann sich der Fuß ungehindert bewegen. Wenn der Fuß in geschlossener Kette fest auf dem Boden steht und wir den Innenknöchel Richtung Sohle bewegen, handelt es sich um eine Pronation des Rückfußes – was der Intuition widerspricht: Die Ferse evertiert und bewegt sich nach außen, das Sprungbein bewegt sich nach innen. Wenn wir den Innenknöchel in geschlossener Kette vom Boden weg nach oben bewegen, haben wir es mit Supination des Rückfußes zu tun. (Siehe dazu auch Anhang F, S. 285: Die Bewegungen des Fußes und des Sprunggelenks.)

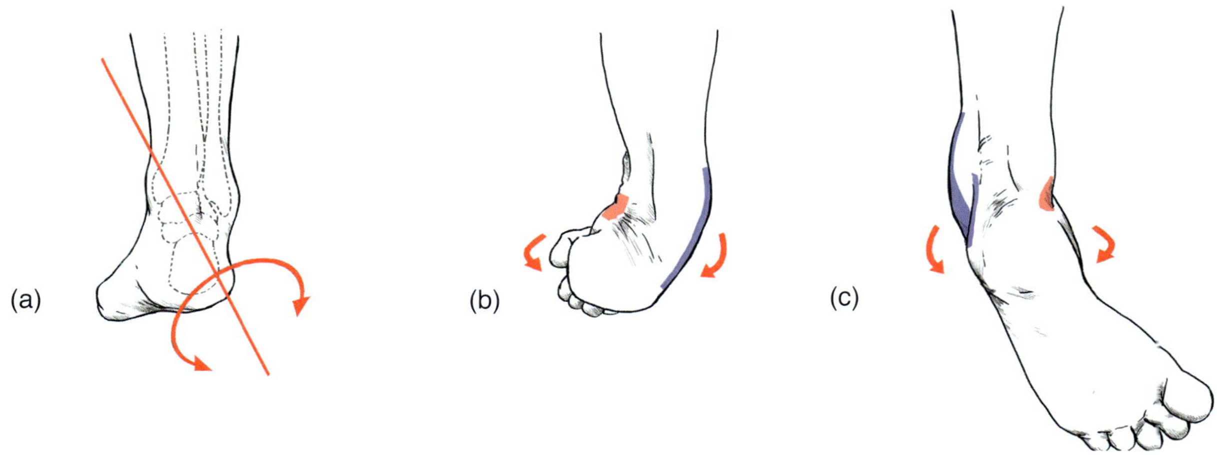

ABB. 2.233 Supination und Pronation des Fußes: (a) neutrale Fußstellung mit der durchs hintere untere Sprunggelenk verlaufenden Rotationsachse; (b) Supination mit Inversion und Adduktion; (c) Pronation mit Eversion und Abduktion. Die rot schattierten Flächen zeigen Bereiche möglicher Kompression, die blauen Flächen Bereiche, in denen Spannungen die Bewegung einschränken können.

Sprunggelenk und Fuß

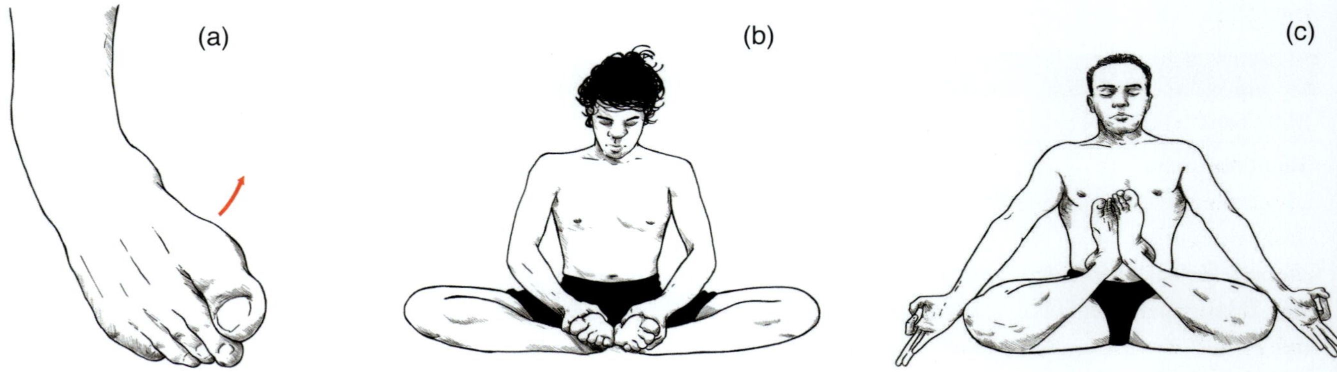

ABB. 2.234 Die Supination öffnet die Sohle zur Medianebene des Körpers hin. Dies kann passiv geschehen wie im Schmetterling *(Baddhakonasana)* (b) oder extremer in *Kandasana* (c).

Pronation

Die Pronation (siehe Abb. 2.235a) ist die entgegengesetzte Bewegung zur Supination. Wie bei den Händen, bei denen wir die Handflächen nach unten drehen, gilt: Wir pronieren, wenn wir die Sohle von der Medianebene des Körpers weg nach außen (lateral) drehen. Dies ist die Bewegung in offener Kette. Doch wenn wir in geschlossener Kette und mit fixiertem Fuß (Abb. 2.235b) den Innenknöchel zur Medianebene bewegen, pronieren wir den Rückfuß. Zu weiteren Erläuterungen lesen Sie bitte Anhang F: Die Bewegungen des Fußes und des Sprunggelenks. Es hat zwar den Anschein, als würde sich das Sprungbein der Ferse nähern, was Supination wäre, dennoch evertiert das Fersenbein vom Sprungbein weg, während dieses adduziert und plantarflektiert. Das ist Pronation.

Im Yoga bekommen wir oft den Rat, die Füße in Standhaltungen zu supinieren, um die Tendenz zur Überpronation zu korrigieren. Beim Beispiel der Vorbeuge im Grätschstand *(Prasaritapadottanasana)* ist Pronotation normal (siehe Abb. 2.235b). Sie ist nötig, um sich in der Grätsche vollständig zu erden. Aber sobald die Füße geerdet sind, sorgt eine Supination für Festigkeit und mehr Stabilität. Deshalb ermutigen viele Lehrer zur Supination. Da die Füße in den Standhaltungen meist pronieren, besteht die Befürchtung der Überpronation. Die Supination soll die Füße stabilisieren.

Der Vollständigkeit halber sei gesagt, dass die Supination aus Plantarflexion, Inversion und Adduktion besteht. Die Pronation kombiniert Dorsalflexion, Eversion und Abduktion. Diese Bewegungen finden sowohl im hinteren unteren Sprunggelenk *(Articulatio subtalaris)* im Rückfuß als auch im vorderen unteren Sprunggelenk *(Articulatio talocalcaneonavicularis)* und dem Calcaneocuboidgelenk *(Articulatio calcaneocuboidea)* im Mittelfuß statt. Wir werden die erweiterten Begriffe gelegentlich um der größeren Klarheit willen verwenden.

Die vier Bewegungen der Zehen

Auch die Bewegung der Zehen lässt sich auf vier reduzieren: Dorsalflexion (Streckung), Plantarflexion (Beugung), Abduktion (Spreizen der Zehen) und Adduktion (Zueinanderziehen der Zehen). Normalerweise bewegen sich immer alle fünf Zehen, aber die Großzehe kann sich auch unabhängig von den anderen bewegen. Manche Yogalehrer empfehlen genau das, wie Abbildung 2.250 zeigt: Wir können die Großzehe beugen und alle anderen Zehen strecken, dann umgekehrt die Großzehe strecken und alle anderen Zehen beugen.[386] Dies lässt sich in Vorwärtsbeugen im Sitzen wie etwa der Kopf-zum-Knie-Haltung *(Janusirsasana)* üben und kann helfen, die Zehen wieder richtig auszurichten und die Fußgewölbe zu kräftigen.

Bei passiver Bewegung ist der Bewegungsumfang der Zehen erheblich größer, als wenn wir versuchen, die Gelenke mit der Fußmuskulatur zu bewegen. Nehmen wir zum Bei-

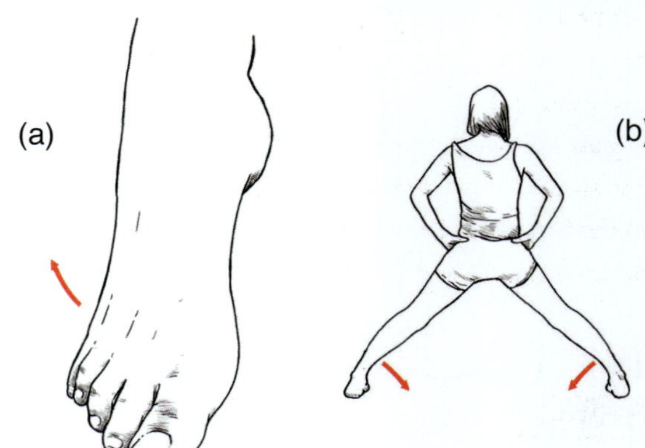

ABB. 2.235 Die Pronation öffnet die Sohle (a) lateral von der Medianlinie des Körpers weg. Dies ist oft in Standhaltungen mit gegrätschten Beinen wie (b) *Prasaritapadottanasana* der Fall. Dabei bewegt sich nicht der Fuß, sondern das Bein, um die Pronation im Gelenk zu erzeugen.

spiel die Hand zu Hilfe, können wir die Großzehe beinahe 90° dorsalflektieren (strecken), was uns beim aktiven Strecken nicht gelingt. Probieren Sie es aus: Stellen Sie den Fuß fest auf den Boden, drücken Sie den Großzehenballen nach unten und ziehen Sie die Großzehe mit einer Hand nach oben. Wahrscheinlich werden Sie 90° oder mehr schaffen. Lassen Sie die Zehe los, verankern Sie sich erneut über den Großzehenballen und versuchen Sie nun, die Großzehe selbstständig zu heben (strecken). Sie werden nicht den gleichen Bewegungsumfang haben. Ähnlich ist es bei Beugung und Abduktion: Der passive Bewegungsumfang ist größer als der aktive. Beim Gehen ohne Schuhe wird normalerweise eine Streckung von ungefähr 65° im Großzehengrundgelenk benötigt.[387] Beim Gehen mit Schuhen ist normalerweise weniger Bewegung möglich, weil der Schuh die Arbeit macht.[388] Da das Anheben der Ferse die Bewegung der Zehen unterstützt, wird die Großzehe beim Gehen nicht ausschließlich aktiv, sondern sowohl aktiv als auch passiv bewegt. Bei den meisten Menschen reicht der Bewegungsumfang zum Gehen aus. Im Yogaunterricht, beim Tanzen und bei anderen sportlichen Bemühungen werden allerdings oft 90° benötigt.

Mit der in Abbildung 2.236 dargestellten Dorsalflexion der Zehen steigern wir die Beanspruchung der Plantarfaszie. Das Fußgewölbe richtet sich auf. Das Gleiche geschieht, wenn wir den Fuß supinieren und die unteren Extremitäten auswärtsdrehen: Plantarfaszie und Fußgewölbe versteifen sich. Dies ist notwendig, um die Federkraft zu erhöhen, wenn wir uns beim Gehen oder Laufen vom Boden abdrücken.

Spannungsursachen

Die Antwort auf die *WBM?*-Frage bei Bewegungen im Sprunggelenk und im Fuß lautet entweder Spannung oder Kompression. Spannungsbedinge Widerstände können den Umfang aller Bewegungen beeinflussen, die in diesem Bereich möglich sind. Wir werden uns ansehen, welche Spannungsursachen die Dorsal-/Plantarflexion im Sprunggelenk sowie die Pronation/Supination des Fußes beeinflussen.

Spannungsursache Fasziengewebe

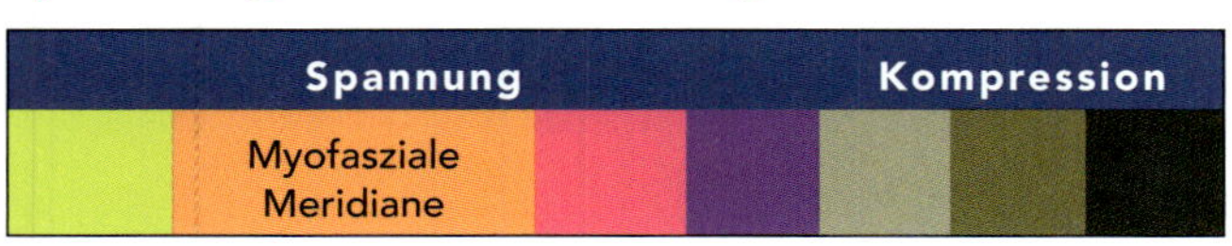

Wie bereits erwähnt, sind die myofaszialen Meridiane durchgehende Faszienverbindungen, die Muskeln und Gelenkkapseln umhüllen und Gewebezüge im ganzen Körper

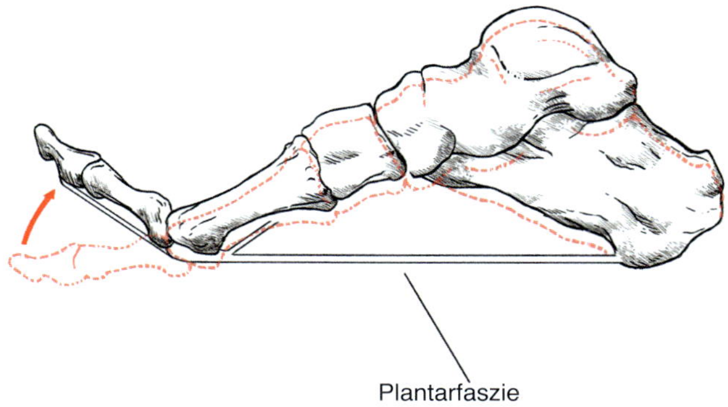

ABB. 2.236 Die Dorsalflexion der Großzehe verstärkt die Wölbung des Fußgewölbes.

bilden. Zu den Meridianen, die Bewegungen im Sprunggelenk und Fuß behindern können, zählen die Oberflächliche Frontallinie (OFL), Oberflächliche Rückenlinie (ORL), Tiefe Frontallinie (TFL) und die Laterallinien (LL).[389] (Ausführlichere Informationen zu den myofaszialen Meridianen finden Sie in Teil 1, Anhang C.)

Die OFL kann Plantar- und Dorsalflexion einschränken, wenn Verklebungen im Bereich der Haltebänder *(Retinacula)* entstehen, unter denen die Sehnen der Dorsalflexoren hindurchlaufen. Faszienbedingte Einschränkungen können auch im Bereich vom Fußrücken bis zur Unterschenkelvorderseite auftreten.[390] Manuelle Therapie kann helfen, Verklebungen entlang dieses Meridians zu beseitigen.

Die ORL verläuft von den Fußsohlen über die Rückseite des Körpers (einschließlich der Waden, der rückwärtigen Oberschenkelmuskeln, der Wirbelsäule und des Nackens) zu den Augenbrauen. Sie streckt den Körper und plantarflektiert den Fuß, schränkt aber die Dorsalflexion ein. Zur ORL gehört auch die Fußsohlensehnenplatte oder Plantarfaszie, welche die Dorsalflexion bremst und dadurch die Längsgewölbe stärker aufrichtet. Wenn wir auch noch die Zehen – vor allem die Großzehe – dorsalflektieren (strecken), gerät die Plantarfaszie noch stärker unter Spannung, was die Dorsalflexion im Sprunggelenk erschwert. Besonders beweglichen Yogaschülern, die im Nach unten schauenden Hund auch mit gestreckten Beinen und abgestellten Fersen kaum eine Dehnung in den Waden spüren, kann man empfehlen, die Zehen (nicht die Fersen!) zu heben. Dies erhöht die Spannung in der Plantarfaszie und dank der myofaszialen Verbindung mit der Achillessehne auch in den Wadenmuskeln. Bei gestreckten Zehen können somit möglicherweise auch bewegliche Schüler in dieser Haltung eine Dehnung in den Waden spüren.

Die TFL und die LL können den Bewegungsumfang des Fußes einschränken. Ist die TFL ungewöhnlich kurz, supinieren die verspannten Schienbeinmuskeln häufig den Fuß und hemmen die Pronation. Bei LL pronieren die verspannten Wadenbeinmuskeln häufig den Fuß und hemmen die Supination. Gemeinsam tragen sie dazu bei, die von Schienbein und Wadenbein gebildete Sprunggelenksgabel oberhalb des Sprungbeins zu stabilisieren und das mediale Längsgewölbe des Fußes zu erhalten.[391]

Spannungsursache Muskeln

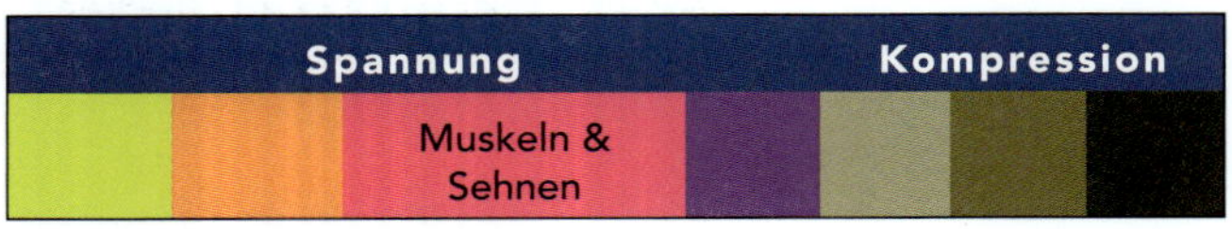

Einschränkungen der Dorsalflexion

Ein Arzt kennt viele Bezeichnungen für eine mangelnde Dorsalflexion wie Spitz- oder Pferdefuß *(Pes equinus)*, Gastrocnemiuskontraktur und eingeschränkte Dorsalflexion.[392] Sie kommen zum Tragen, wenn die maximale Dorsalflexion bei gestrecktem Knie unter 5° oder bei gebeugtem Knie unter 10° beträgt.[393] Die Dorsalflexion wird von den Muskeln gehemmt, die für die entgegengesetzte Bewegung zuständig sind – von den Plantarflexoren. Hauptursache ist ein verspannter zweibäuchiger Wadenmuskel *(Gastrocnemius)*.[394] Mögliche Ursachen sind, wenn man etwa stundenlang mit plantarflektiertem Fuß und gebeugtem Knie am Schreibtisch sitzt, mit plantarflektiertem Fuß schläft oder den zweibäuchigen Wadenmuskel übertrainiert, sodass er zwar kräftiger, aber auch kürzer und verspannter ist.[395] Diese Einschränkung kann schwerwiegende Folgen haben: Eventuell proniert der Mittelfuß, um die fehlende Dorsalflexion auszugleichen. Das Bein wird funktionell verkürzt und einwärtsgedreht, was Probleme im Knie, der Hüfte und dem unteren Rücken verursachen kann.[396] Eine eingeschränkte Dorsalflexion im Sprunggelenk kann viele Probleme verursachen: Schmerzen im unteren Rücken, *Hallux rigidus*, Überstrecken der Knie, Fersensporn, chronischen Fußsohlenschmerz und Plantarfasziitis, Schwielen am Vorfuß etc.[397] Sie kann auch die Ursache eines patellofemoralen Schmerzsyndroms (Schmerzen unter der Kniescheibe) sein.[398]

Yogaschüler behindert eine eingeschränkte Dorsalflexion im Sprunggelenk, indem sie im Nach unten schauenden Hund oder der Hocke die Fersen nicht zum Boden bringen. Glücklicherweise zeigen mehrere Studien, dass man selbst dann in den Himmel kommt, wenn man im Nach unten schauenden Hund mit den Fersen den Boden nicht berührt![399]

Die stärksten Plantarflexoren im Sprunggelenk sind die Wadenmuskeln: zweibäuchiger Wadenmuskel *(Gastrocnemius)* und Schollenmuskel *(Soleus)*. Welcher der beiden die Einschränkung verursacht, lässt sich erspüren. Abbildung 2.239 zeigt, dass Spannungen im zweibäuchigen Wadenmuskel meist im oberen Wadenbereich, an der kräftigsten Stelle oder oberhalb davon auftreten. Spannungen im Schollenmuskel tauchen eher in der mittleren oder unteren Wade auf. Möglicherweise macht sich die Spannung auch in ihrer Sehne – der Achillessehne *(Tendo calcaneus)* – im unteren Bereich der Wade oder an der Rückseite des Sprunggelenks bemerkbar. Zu den Plantarflexoren gehören auch der hintere Schienbeinmuskel *(Tibialis posterior)*, der lange und kurze Wadenbeinmuskel (*Peroneus longus* und *brevis*), der lange Zehenbeuger *(Flexor digitorum longus)* und der lange Großzehenbeuger *(Flexor hallucis longus)*. Verspannungen oder Verkürzungen dieser Muskeln können den möglichen Bewegungsumfang bei der Dorsalflexion beeinträchtigen. Die Lösung liegt darin, diese Muskeln zu dehnen.

Einschränkungen der Plantarflexion

Wenn Spannungen die Plantarflexion hemmen, ist dies am Fußrücken, vor dem Sprunggelenk oder gar im vorderen Schienbein zu spüren (siehe Abb. 2.242c). Die Dorsalflexoren sind nicht annähernd so stark wie die Plantarflexoren. Dennoch können der vordere Schienbeinmuskel *(Tibialis anterior)*, der lange Großzehenstrecker *(Extensor hallucis longus)* und der lange Zehenstrecker *(Extensor digitorum longus)* bei manchen Menschen die Plantarflexion einschränken. Sind sie kontrahiert, verkürzt und verspannt, stellen sie eine Behinderung dar. Man kann sie dehnen und so mit der Zeit den Bewegungsumfang bei der Plantarflexion erhöhen.

Einschränkungen der Pronation

Tabelle 2.17 zeigt, dass die Variationsbreite bei Abduktion und Adduktion ähnlich, bei der Inversion aber doppelt so groß ist wie bei der Eversion. Die Fußsohle lässt sich leichter einwärts- als auswärtsdrehen. Verspannte Invertoren – der vordere und hintere Schienbeinmuskel (*Tibialis anterior* und *posterior*) – können die Eversion und damit die Pronation einschränken.

Einschränkungen der Supination

Die Bewegung des Fußes in die Gegenrichtung, also die Supination, kann von Spannungen in den Evertoren/Pronatoren gebremst werden: dem langen, kurzen und dritten Wadenbeinmuskel (*Peroneus longus, brevis* und *tertius*).

TAB. 2.18 Muskeln, die Bewegung im Sprunggelenk oder Fuß verursachen oder verhindern

Bewegung	Agonisten	Synergisten	Antagonisten
Dorsalflexion im Sprunggelenk	vorderer Schienbeinmuskel *(Tibialis anterior)*, langer Großzehenstrecker *(Extensor hallucis longus)*, langer Zehenstrecker *(Extensor digitorum longus)*	dritter Wadenbeinmuskel *(Peroneus tertius)*	zweibäuchiger Wadenmuskel *(Gastrocnemius)*, Schollenmuskel *(Soleus)*, langer und kurzer Wadenbeinmuskel (*Peroneus longus* und *brevis*), hinterer Schienbeinmuskel *(Tibialis posterior)*, langer Zehenbeuger *(Flexor digitorum longus)*, langer Großzehenbeuger *(Flexor hallucis longus)*
Plantarflexion im Sprunggelenk	zweibäuchiger Wadenmuskel *(Gastrocnemius)*, Schollenmuskel *(Soleus)*, langer und kurzer Wadenbeinmuskel (*Peroneus longus* und *brevis*), hinterer Schienbeinmuskel *(Tibialis posterior)*, langer Zehenbeuger *(Flexor digitorum longus)*, langer Großzehenbeuger *(Flexor hallucis longus)*	Fußsohlenmuskel *(Plantaris)*	vorderer Schienbeinmuskel *(Tibialis anterior)*, langer Großzehenstrecker *(Extensor hallucis longus)*, langer Zehenstrecker *(Extensor digitorum longus)*
Pronation des Fußes	langer, kurzer und dritter Wadenbeinmuskel (*Peroneus longus, brevis* und *tertius*), langer Zehenstrecker *(Extensor digitorum longus)*		vorderer und hinterer Schienbeinmuskel (*Tibialis anterior* und *posterior*)
Supination des Fußes	vorderer und hinterer Schienbeinmuskel (*Tibialis anterior* und *posterior*)	langer Großzehenstrecker *(Extensor hallucis longus)*, langer Zehenbeuger *(Flexor digitorum longus)*, langer Großzehenbeuger *(Flexor hallucis longus)*	langer, kurzer und dritter Wadenbeinmuskel (*Peroneus longus, brevis* und *tertius*)

Spannungsursache Bänder

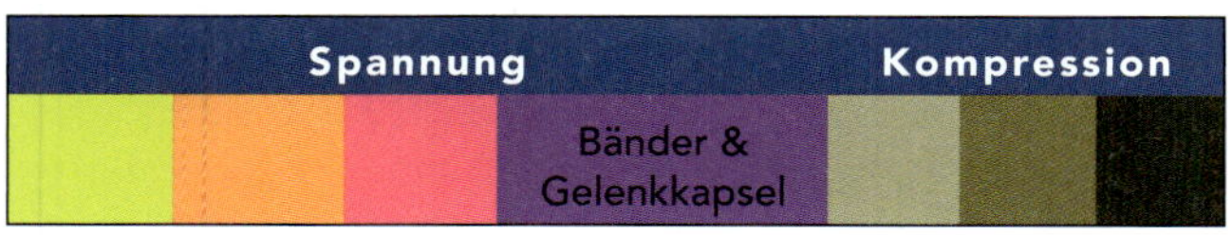

Einschränkungen der Dorsalflexion

Eine der Ursachen einer Einschränkung der Dorsalflexion sind Verklebungen der Gelenkkapsel. Hier kann eine Kontraktur vorliegen, und die Gelenkkapsel kann einen Teil ihrer Beweglichkeit eingebüßt haben.[400] Dies ist oft der Fall, wenn das Sprunggelenk ruhig gestellt werden musste, damit der Betreffende von einem gebrochenen Fuß oder einer starken Verstauchung des Sprunggelenks genesen konnte. Es kommt zu einer Kontraktur der Gelenkkapsel, was den Bewegungsumfang in alle Richtungen deutlich reduzieren kann.

Widerstand gegen die Dorsalflexion kann auch von den Bändern kommen, die Schienbein, Wadenbein, Sprungbein und Fersenbein verbinden. An der Innenseite des Sprunggelenks (medial) können der Schienbein-Sprungbein-Teil (*Pars tibiotalaris anterior* und *posterior*) und der Schienbein-Fersenbein-Teil *(Pars tibiocalcanea)* des Deltabands *(Ligamentum deltoideum)* die weitere Dorsalflexion bremsen. An der Außenseite (lateral) können das Fersenbein-Wadenbein-Band *(Ligamentum calcaneofibulare)* und das hintere Sprungbein-Wadenbein-Band *(Ligamentum talofibulare posterius)* eine Einschränkung der weiteren Dorsalflexion bewirken. Auch die Rückseite des oberen Sprunggelenks *(Articulatio talocruralis)*, die posteriore Gelenkkapsel, kann Widerstand leisten. All diese Bänder straffen sich bei Dorsalflexion.[401]

Wenn man sich den Knöchel verstaucht, können diese Bänder erschlaffen und eine stärkere Dorsalflexion nicht mehr verhindern. Bis laxe Bänder wieder auf ihre ursprüngliche

Länge geschrumpft sind, kann viel Zeit vergehen. Wenn so etwas passiert, muss der Betreffende die Muskulatur rund um das Sprunggelenk stärken, um Hypermobilität zu vermeiden. Andernfalls geht die Dorsalflexion so weit, bis das äußerste Ende der Bewegung erreicht ist: Kompression. Allerdings können viele auch ohne laxe Bänder und sogar mit kräftigen, verspannten Muskeln Kompression erreichen. Dies kann an der Form ihrer Knochen liegen.

Einschränkungen der Plantarflexion

Spannungen, welche die Plantarflexion einschränken, können im Bereich der medialen Gelenkkapsel sowie im Deltaband *(Ligamentum deltoideum)* an der Innenseite des Sprunggelenks entstehen, das Schienbein, Sprungbein, Kahnbein und Fersenbein verbindet (siehe Abb. 2.210). Auch das vordere Sprungbein-Wadenbein-Band *(Ligamentum talofibulare anterius)* und der Schienbein-Kahnbein-Teil *(Pars tibionavicularis)* des Deltabands bremsen eine zu starke Plantarflexion.

Einschränkungen der Pronation

Spannungen, welche die Pronation unterbinden, können im Bereich der medialen Gelenkkapsel und im Deltaband *(Ligamentum deltoideum)* an der Innenseite des Sprunggelenks entstehen, das Schienbein und Sprungbein verbindet. Wie Abbildung 2.210 zeigt, sind dies der vorderer Schienbein-Sprungbein-Teil *(Pars tibiotalaris anterior)*, der Schienbein-Kahnbein-Teil *(Pars tibionavicularis)*, der Schienbein-Fersenbein-Teil *(Pars tibiocalcanea)* und der hintere Schienbein-Sprungbein-Teil *(Pars tibiotalaris posterior)*.

Einschränkungen der Supination

Spannungen, welche die Supination unterbinden, können von den Bändern an der Sprungbeinaußenseite ausgehen: dem Fersenbein-Wadenbein-Band *(Ligamentum calcaneofibulare)*, dem hinteren und dem vordere Sprungbein-Wadenbein-Band (*Ligamentum talofibulare posterius* und *anterius*), siehe Abbildung 2.211. Auch Spannungen im Bereich der lateralen Gelenkkapsel des oberen Sprunggelenks *(Articulatio talocruralis)* tragen dazu bei, eine zu starke Supination zu verhindern.

Kompressionsursachen

Da die spannungsbedingten Widerstände beseitigt wurden, lautet die nächste Antwort auf die *WBM?*-Frage: Kompression. Wir widmen uns nun allgemein den Kompressionsursachen, welche die Dorsal-/Plantarflexion im Sprunggelenk sowie die Pronation/Supination des Fußes beeinflussen.

Einschränkungen der Dorsalflexion

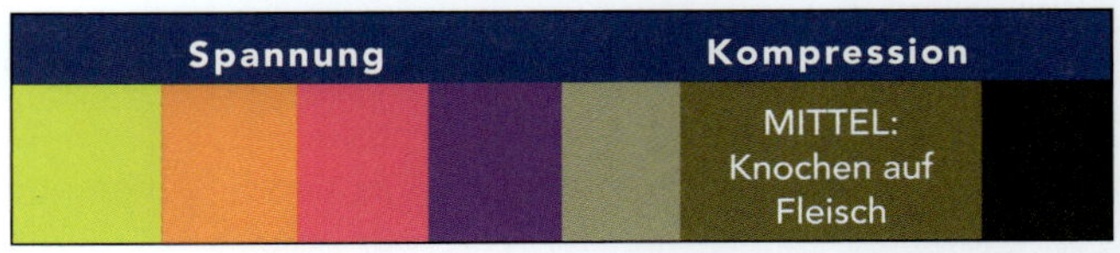

Irgendwann kann das Sprungbein *(Talus)* mit Schienbein *(Tibia)* oder Wadenbein *(Fibula)* zusammenstoßen oder Gewebe zwischen diesen Knochen eingeklemmt werden. Das ist Kompression. Bei Dorsalflexion macht sie sich im vorderen Bereich des Sprunggelenks bemerkbar. Es können zwar noch Restspannungen in den Muskeln, Sehnen oder Faszien an der Rückseite von Fuß, Sprunggelenk oder Wade vorhanden sein, aber nun werden Sie von Kompression gebremst. Bei Kompression im Sprunggelenk sind zweierlei Empfindungen zu beobachten: 1. eine harte, unüberwindbar scheinende Grenze – wenn der anteriore superiore Sprungbeinkörper in die Sprunggelenksgabel gepresst wird; 2. ein mäßig starkes

TAB. 2.19 Von Bändern verursachte Spannungen, welche die Bewegungen im Sprunggelenk und im Fuß einschränken

Bewegung	Bänder, welche die Bewegung einschränken
Dorsalflexion im Sprunggelenk	Deltaband, Schienbein-Sprungbein-Teil *(Ligamentum deltoideum, Pars tibiotalaris anterior und posterior)* Deltaband, Schienbein-Fersenbein-Teil *(Ligamentum deltoideum, Pars tibiocalcanea)* Fersenbein-Wadenbein-Band *(Ligamentum calcaneofibulare)* hinteres Sprungbein-Wadenbein-Band *(Ligamentum talofibulare posterius)* posteriore Gelenkkapsel
Plantarflexion im Sprunggelenk	Deltaband *(Ligamentum deltoideum)* Deltaband, Schienbein-Kahnbein-Teil *(Ligamentum deltoideum, Pars tibionavicularis)* vorderes Sprungbein-Wadenbein-Band *(Ligamentum talofibulare anterius)*
Pronation des Fußes	Deltaband *(Ligamentum deltoideum)* mediale Gelenkkapsel
Supination des Fußes	Fersenbein-Wadenbein-Band *(Ligamentum calcaneofibulare)* hinteres Sprungbein-Wadenbein-Band *(Ligamentum talofibulare posterius)* vorderes Sprungbein-Wadenbein-Band *(Ligamentum talofibulare anterius)* laterale Gelenkkapsel

Gefühl, dass eigentlich nichts mehr geht, Sie aber noch etwas Druck ausüben könnten – wenn Sehnen zwischen Sprungbein und Schienbein eingeklemmt werden.

Diese mäßig starke Empfindung kann bei aktiver Dorsalflexion des Fußes oder Streckung der Zehen entstehen. Die Sehnen des langen Zehenstreckers *(Extensor digitorum longus)*, des langen Großzehenstreckers *(Extensor hallucis longus)* und des vorderen Schienbeinmuskels *(Tibialis anterior)* laufen an der Vorderseite des Sprunggelenks unter dem *Retinaculum musculorum extensorum* hindurch (siehe Abb. 2.214 und 2.217). Bei Anspannung wölben sie sich häufig nach oben und drücken gegen das Halteband *(Retinaculum)*. In dieser Position können sie leicht zwischen das dorsalflektierende Sprungbein und das untere Ende des Schienbeins geraten. Probieren Sie es aus: Kommen Sie in einen entspannten Ausfallschritt. Das vordere Knie befindet sich ein wenig vor dem Fuß, so entsteht eine passive Dorsalflexion im vorderen Sprunggelenk. Die Vorderseite des Sprunggelenks sollte sich weich anfühlen. Lassen Sie die Hand dort, strecken (heben) Sie die Zehen und versuchen Sie, den Vorfuß vom Boden zu heben. Spüren Sie, wie sich die Sehnen nach außen wölben und die Dorsalflexion einschränken.

Auch Entzündungen im Sprunggelenk können ein leichtes Kompressionsgefühl verursachen. Bei Erkrankungen des Fußes oder des Sprunggelenks mit Entzündung und Schwellung des Gewebes kann Kompression entstehen. Dies ist häufig bei Diabetikern der Fall.[402] Hier schränkt die chronische Schwellung des Gewebes die mögliche Dorsalflexion ein.

Zuletzt kann auch das untere vordere Schienbein-Wadenbein-Band *(Ligamentum tibiofibulare anterius)* zwischen Sprungbein und Wadenbein geraten,[403] doch das ist für gewöhnlich nur nach starken Verstauchungen des Sprunggelenks der Fall.

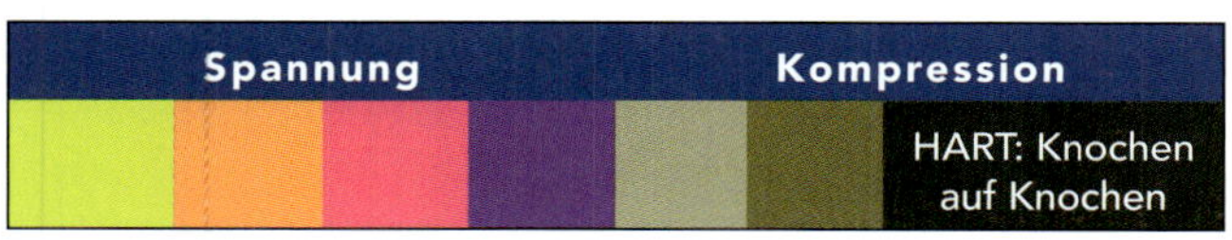

Das Gefühl harter Kompression entsteht dadurch, dass das Sprungbein an Schienbein oder Wadenbein stößt – Knochen trifft auf Knochen. Dafür gibt es mehrere mögliche Gründe: die Größe des Sprungbeinkörpers (siehe Abb. 2.225), die Breite des vorderen Sprungbeinrands oder die Breite der Sprunggelenksgabel. Wie Abbildung 2.226 zeigt, kann es auch an einer ausgeprägten Nockenwelle am Sprungbeinkörper liegen.[404] Jedes Sprungbein ist einzigartig, und seine Form macht manche Menschen bereits bei sehr kleinen Dorsalflexionswinkeln anfällig dafür, dass Knochen an Knochen stößt. Yoga wird daran nichts ändern. Sie können die Waden dehnen, soviel Sie wollen, aber bei diesem Kompressionstyp ist nichts zu machen.

Mitunter wird diese Kompression von *Osteophyten* verursacht: Knochenspornen. Sie wachsen meist dann, wenn zwei Knochen immer wieder in Kontakt kommen. Wenn sie wiederholt aufeinanderstoßen, beginnt einer davon an der Oberfläche zu wachsen. Diese Erhebungen können so groß werden, dass sie die Bewegung einschränken. Dies ist bei Tänzern und Sportlern häufig zu beobachten. Manchmal erzeugen Neubildungen an einem Knochen eine entsprechende Kerbe im gegenüberliegenden Knochen! Eine Studie mit Fußballspielern ergab, dass Osteophyten am Schienbein entsprechende Kerben im Sprungbein hervorriefen, sodass die Dorsalflexion in vollem Umfang erhalten blieb.[405]

Eine letzte Ursache für Einschränkungen der Dorsalflexion im Sprunggelenk ist die Subluxation. Dabei verschieben sich einer oder mehrere Knochen, die dann nicht mehr korrekt ausgerichtet sind.[406] Da falsch ausgerichtete Knochen keine normale gelenkige Verbindung mehr bilden, ist der Bewegungsumfang eingeschränkt. Besonders bei einer starken Verstauchung des Sprunggelenks kann sich das Wadenbein gegenüber Schienbein oder Sprungbein verschieben. Diese Subluxation kann den Bewegungsumfang einschränken. Denken Sie daran: Das obere (proximale) Ende des Wadenbeins muss sich frei bewegen können, damit sich auch das Sprunggelenk frei bewegt. Ist das Wadenbein am proximalen oder distalen Schienbein-Wadenbein-Gelenk nach vorn (anterior) und unten (inferior) verschoben, ist die Dorsalflexion des Sprungbeins in der Sprunggelenksgabel eingeschränkt.[407] Das häufigste Beispiel ist jedoch, wenn nach einer Verstauchung des Sprunggelenks das Sprungbein nach vorn verschoben ist. Die meisten Patienten in medizinischer Behandlung stellen sich sogar bei geringfügigeren Verstauchungen mit einer Einschränkung des posterioren Gleitens des Sprungbeins vor. Ein im oberen Sprunggelenk *(Articulatio talocruralis)* nach vorn verschobenes Sprungbein stößt gegen das Schienbein und schränkt so die Dorsalflexion ein. Dies kann die Betroffenen noch lang nach der Verstauchung behindern, wenn sie sich damit nicht in Behandlung begeben und einer speziellen Mobilisation oder manuellen Therapie unterziehen. Bei einem chronisch verstauchten und instabilen Sprunggelenk kann sich das Sprungbein auch nach vorn verschieben, ohne dass der Betroffene überhaupt »umgeknickt« ist, und aufgrund der Instabilität des Gelenks Bewegungen wie das Sitzen im Schneidersitz (mit invertiertem und plantarflektierten Fuß) einschränken.

Einschränkungen der Plantarflexion

Manchmal kann auch bei der Plantarflexion im Sprunggelenk Kompression entstehen. Meist sind dann zusätzliche Knochen oder Knochenneubildungen vorhanden. Besonders bei Tänzern, die viel auf den Fußballen stehen, kann es zu Kompression zwischen Fersen- und Schienbein kommen. Abbildung 2.237 zeigt einen Fuß in voller Plantarflexion mit 90°-Streckung der Zehengrundgelenke. Am Kompressionspunkt sehen wir ein zusätzliches Knöchelchen, das die meisten Menschen nicht haben: das *Os trigonum*. Es wird zwischen Fersenbein und Schienbein eingeklemmt. In diesem Fall kann ein Tänzer, der auf die Fußballen kommt, den Fuß zwar noch voll plantarflektieren, doch die wiederholte Kompression des *Os trigonum* könnte Schmerzen und Erkrankungen verursachen.[408]

Weitere Kompressionsursachen sind Osteophyten, Ossicula oder ein Knochenhöcker am hinteren Sprungbein (Stieda-Fortsatz, siehe Abb. 2.227a). Sie alle können ein schmerzhaftes posteriores Impingement verursachen – oder auch nicht. Bei Sportlern und Tänzern ist dieses Syndrom allerdings recht verbreitet, weil sie den Fuß bei dynamischer Beanspruchung oft vollständig plantarflektieren müssen.

Anders im Yoga: Plantarflexion ist möglich, aber dann halten wir die Position eine gewisse Zeit – nicht wie ein Sportler, der möglicherweise nur kurz plantarflektiert. So wird zum Beispiel ein Fußballspieler, der mit dem Fuß nach dem Ball tritt, den Fuß kurz, aber kräftig plantarflektieren.

Einschränkungen der Pronation

Tabelle 2.17 verrät, dass der Bewegungsumfang bei Abduktion und Adduktion ähnlich, bei der Inversion aber doppelt so groß ist wie bei der Eversion. Die Fußsohle lässt sich leichter einwärts- als auswärtsdrehen. Das liegt unter anderem am Wadenbein *(Fibula)*, dessen unteres (distales) Ende die übermäßige Eversion des Sprungbeins *(Talus)* verhindert. Hier trifft Knochen auf Knochen; diese Einschränkung ist in Abbildung 2.233c rot markiert.

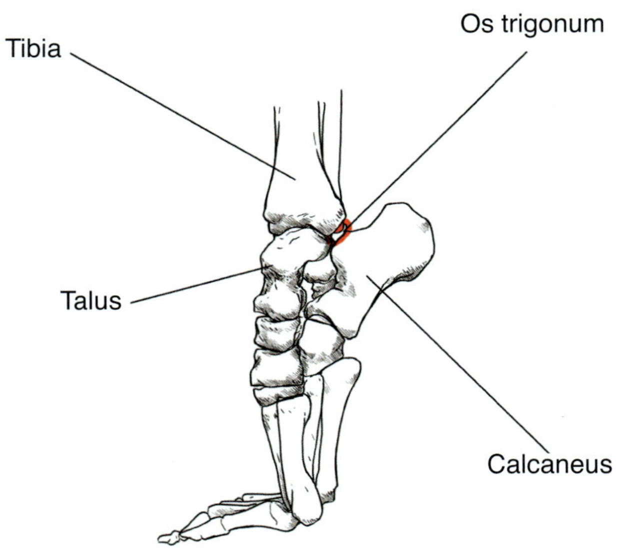

ABB. 2.237 Plantarflektierter Fuß mit Kompression des *Os trigonum* (rot) zwischen Schienbein und Fersenbein.

Einschränkungen der Supination

In Extremfällen kann zwischen den Fußwurzelknochen *(Ossa tarsi)* und dem medialen Schienbein Kompression entstehen. Das passiert normalerweise nur nach einer starken Überdehnung der Außenbänder. Natürlich gibt es auch hier Menschen mit erstaunlichem Supinationsumfang, deren Sprunggelenke weder verstaucht noch anderweitig verletzt sind. Zu sehen etwa auf Abbildung 2.234c und die Darstellung von B.K.S. Iyengar in *Kandasana* – eine Haltung, die eine starke Supination erfordert. Die Supination war einfach Teil seines natürlichen Bewegungsumfangs.

Variationen des Bewegungsumfangs

Nach der Beseitigung spannungsbedingter Widerstände wird der größtmögliche Bewegungsumfang davon bestimmt, wann und wo Kompression entsteht. Wegen der normalen Unterschiede von Größe und Körperbau variiert dies stark.

Dorsalflexion im Sprunggelenk

Wie stark wir dorsalflektieren können, hängt von vielen Faktoren ab – etwa davon, ob es sich um eine aktive oder um eine passive Bewegung handelt, ob das Knie gebeugt oder gestreckt ist und ob wir die Zehen strecken oder beugen. Diese Variablen bestimmen, wie viel Spannung in den Muskeln, Sehnen, Bändern und Faszien des Beins und des Fußes entsteht. Wenn sich der Bewegungsumfang eines Menschen bei der Dorsalflexion auf maximal 10° beschränkt, handelt es sich um einen sogenannten Spitz- oder Pferdefuß *(Pes equinus)*. Daraus können sich viele Krankheitsbilder wie *Genu recurvatum* (Hyperextension), eine Überpronation im unteren hinteren Sprunggelenk sowie ein veränderter Gang ergeben. Eine eingeschränkte Dorsalflexion trägt auch zu den Gleichgewichtsproblemen älterer Menschen und zu Stürzen bei. Ursachen für einen Spitzfuß können eine Verkürzung oder Kontraktur der Wadenmuskeln oder andere gelenkversteifende Erkrankungen sein.[409] Bei Spannungen infolge eines Spitzfußes lässt sich der Bewegungsumfang mit Dehnungübungen effektiv vergrößern.[410] Ein anderer Faktor kann die weitere Dorsalflexion viel stärker behindern:

Kompression, wenn die Oberseite des Fußes (Sprungbein) in Kontakt mit dem Unterschenkel (Schienbein) kommt oder wenn Weichgewebe zwischen die beiden Knochen gerät.

Variationen beim Bewegungsumfang der Dorsalflexion

Der Bewegungsumfang bei der Dorsalflexion variiert erheblich – je nachdem, ob das Knie vollständig gestreckt oder gebeugt ist. (So ist die Dehnung im Nach unten schauenden Hund – *Adhomukhasvanasana* – in den Waden bei gestreckten Beinen sehr viel deutlicher zu spüren als bei gebeugten Knien.) Bei gestrecktem Knie und Dorsalflexion im Sprunggelenk ist der zweibäuchige Wadenmuskel *(Gastrocnemius)* am längsten und steht am stärksten unter Spannung. Bei 20° oder mehr gebeugtem Knie schränkt der zweibäuchige Wadenmuskel die Dorsalflexion nicht mehr wesentlich ein.[411] Ist das Knie 20° gebeugt, schwankt die Dorsalflexion beim gesunden Menschen zwischen 20° (passive Dorsalflexion in offener Kette ohne Gewichtsbelastung) und 39° (aktive Dorsalflexion in geschlossener Kette mit Gewichtsbelastung) mit einer Standardabweichung von 9 bzw. 7°. Das heißt, dass die Variationsbreite bei der Dorsalflexion bei 95 Prozent der gesunden Menschen bei gebeugtem Knie und unter Last zwischen 25 und 53° beträgt (siehe Abb. 2.238).

Schauen wir noch einmal, wie groß die Dorsalflexion bei folgenden Bewegungen sein muss:[412]

- Knien (Zehen aufgestellt, Dorsalflexion im Sprunggelenk): 26°–45°
- Sitzen im Schneidersitz: 26°–39°
- Hocke, Fersen auf dem Boden: 33°–45°

Diese drei Bewegungen und Haltungen kommen im Yoga oft vor. Schüler mit einem Dorsalflexionsumfang von 53° werden keinerlei Probleme damit haben, aber Schüler mit einer Dorsalflexion unter 20° werden sich mit einigen davon schwertun. Es ist sehr lehrreich, zu erfahren, was diese

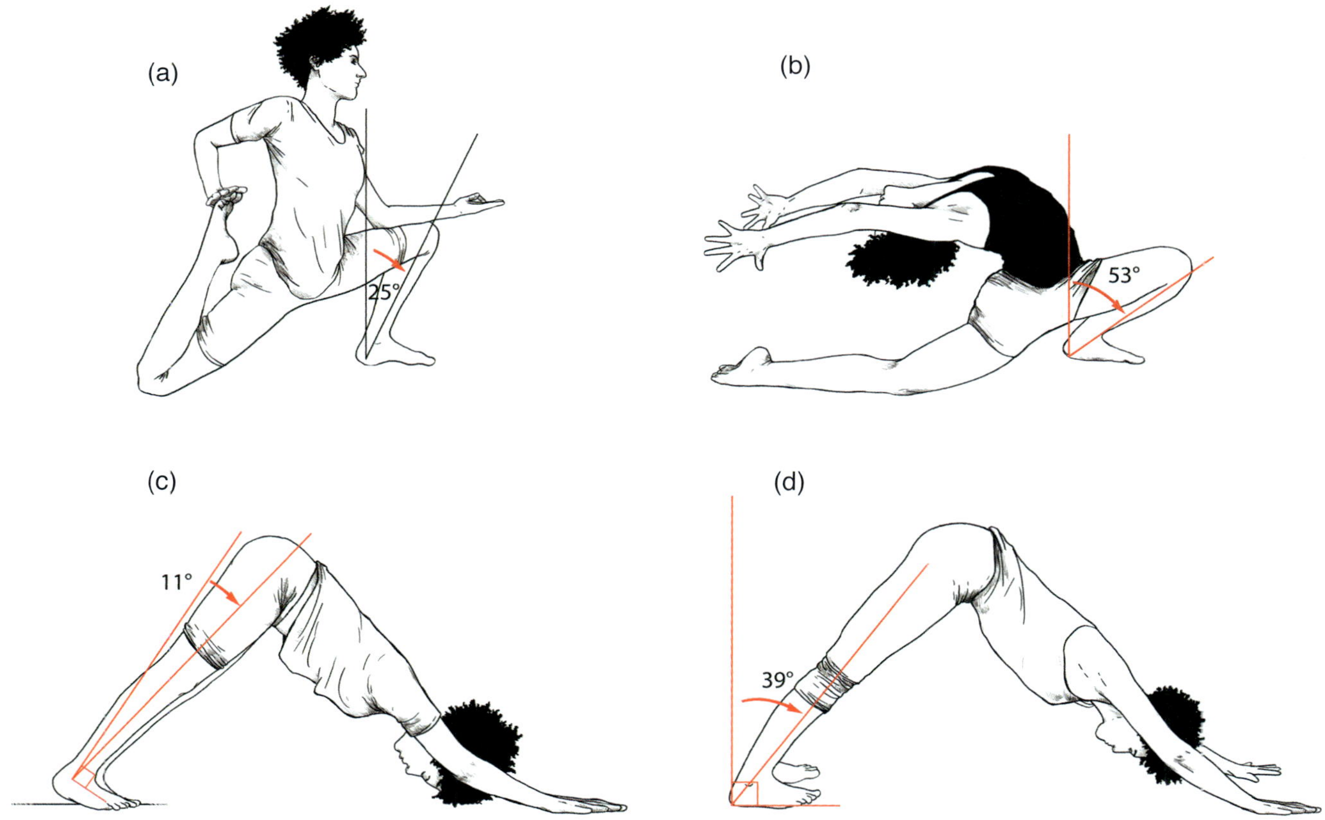

ABB. 2.238 Die Variationsbreite bei der Dorsalflexion. Bei 20° oder stärker gebeugtem Knie beträgt der normale Bewegungsumfang bei aktiver Dorsalflexion zwischen 25° (a) und 53° (b); bei vollständig gestrecktem Knie und aktiver Dorsalflexion sind es lediglich 11° (c) bis 39° (d). Die meisten Schüler mit einer Dorsalflexion von 11° werden die Füße im Nach unten schauenden Hund nicht zum Boden bringen, wenn sie die Knie strecken. Schülern mit einem größeren Bewegungsumfang bei der Dorsalflexion gelingt auch ein »längerer« Nach unten schauender Hund, ohne dass sich ihre Fersen vom Boden heben.

Schüler an der stärkeren Dorsalflexion hindert. Ist es Spannung oder Kompression? Können sie etwas daran ändern oder haben sie die Möglichkeiten ihrer Sprunggelenke ausgeschöpft? Wie wir von der Beantwortung der *WBM?*-Frage wissen, können Bewegungen durch Spannungen in Geweben eingeschränkt werden, die sich weniger bereitwillig dehnen, um Bewegung zu ermöglichen; oder von Kompression, wenn Körperteile aufeinandertreffen, was jede weitere Bewegung unmöglich macht. Alle diese Faktoren können bei der Dorsalflexion im Sprunggelenk eine Rolle spielen. Den erforderlichen Hinweis zur Beantwortung Ihrer ganz persönlichen *WBM?*-Frage gibt die Stelle, an der Sie den Widerstand spüren (siehe Abb. 2.239).

Harte Kompression, bei der Knochen auf Knochen trifft, kann durch den Kontakt von Sprungbein *(Talus)* und Schienbein *(Tibia)* entstehen; mittlere Kompression dadurch, dass Weichgewebe zwischen die beiden Knochen gerät. Primaten, die auf Bäume klettern, benötigen im Allgemeinen eine Dorsalflexion von 45° im Sprunggelenk – was die Möglichkeiten des Durchschnittsmenschen bei Weitem übersteigt. Wesentliche Gründe dafür, dass Kletterprimaten wie Schimpansen einen größeren Bewegungsumfang haben, sind Form und Breite ihres unteren Schienbeinendes *(Pilon tibiale)*, siehe Abbildung 2.221. Es ist trapezförmig und vorn breiter als beim Menschen, bei dem es eher quadratisch ausfällt. Deshalb können Schimpansen im Sprunggelenk viel stärker dorsalflektieren, bevor das Sprungbein an das Schienbein stößt. Der menschliche Fuß ist nicht gut ans Erklimmen von Bäumen, dafür aber bestens ans Gehen und Laufen angepasst.[413] Falls Sie zufällig ein breiteres oder trapezförmiges unteres Schienbeinende haben, dürften Sie einen erheblich größeren Bewegungsumfang bei der Dorsalflexion im Sprunggelenk haben (Abb. 2.238b) als der Durchschnitt (Abb. 2.238a). Nicht weil Sie die Wadenmuskeln fleißiger gedehnt hätten, sondern wegen der Variation der Knochen Ihres Sprunggelenks.

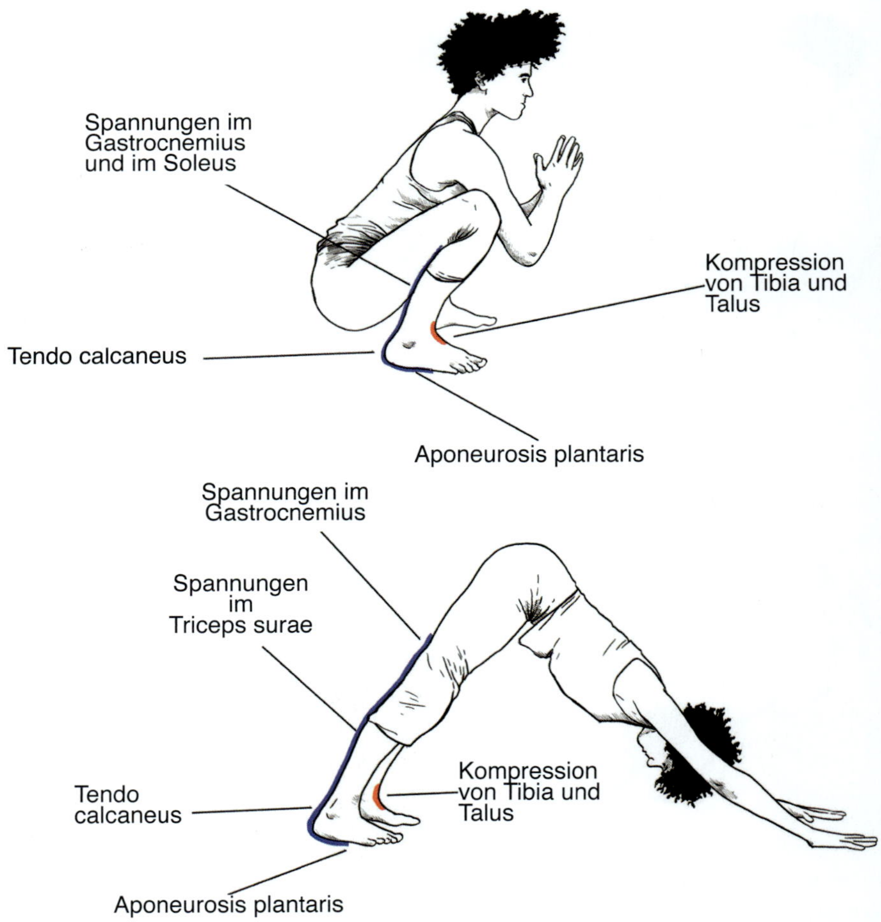

ABB. 2.239 Was bremst Sie bei der Dorsalflexion? Wo spüren Sie Widerstand? Die Empfindungen können auf Spannungen in Muskeln, Sehnen, Bändern, Faszien (blau markiert) oder auf Knochen-auf-Knochen-Kompression (rot markiert) zurückzuführen sein.

DAS IST WICHTIG: Nicht immer liegt es am Sprunggelenk!

Yogaschüler stellen oft fest: »Warum bringe ich die Fersen in der Hocke *(Malasana)* nicht auf den Boden? Das muss an meinen verspannten Sprunggelenken liegen.« Mag sein. Doch für die Hocke werden zwischen 33° und 45° Dorsalflexion benötigt, und mit gebeugten Knien ist das den meisten möglich. 67 Prozent der Bevölkerung haben einen Dorsalflexionsumfang von 32° bis 46°, und das deckt sich sehr gut mit den Anforderungen der Hocke.[414] Warum also bringen Sie die Fersen nicht auf den Boden? Vielleicht sind Sie der eine von sechs Menschen, bei dem die Dorsalflexion für die Hocke nicht reicht.[415] Aber vielleicht können Sie die Hüften nicht stark genug beugen! Bei einigen kann auch eine eingeschränkte Kniebeugung der begrenzende Faktor sein.

Abbildung 2.240 zeigt: Wenn Sie in die Hocke gehen, müssen Sie das Gewicht des über die Fersen hängenden Gesäßes ausgleichen, indem Sie die Knie nach vorn schieben. Je weiter Sie die Knie zur Brust bringen, desto näher kann das Gesäß in der Hocke der seitlichen Mittellinie des Körpers kommen und desto leichter lässt sich das Gewicht der vorderen und hinteren Körperteile ausgleichen. Bei eingeschränkter Hüftbeugung wird das Gesäß in der Hocke jedoch weiter über die seitliche Mittellinie nach hinten ragen. Um diese Verschiebung des Gesäßes nach hinten auszugleichen, müssen Sie die Knie weiter nach vorn schieben. Vielen gelingt dies nur, indem Sie auf die Zehen kommen und die Fersen heben (siehe Abb. 2.240c). Es liegt also nicht daran, dass Ihre Sprunggelenke nicht beweglich genug wären, sondern dass Sie die Hüften nicht weit genug beugen können.

Die maximale Dorsalflexion im Sprunggelenk wird benötigt, wenn Sie auf halbem Weg in die Hocke sind. Abbildung 2.240 zeigt sowohl den Sprunggelenkswinkel in der vollen Hocke (d) als auch auf halbem Wege nach unten (b). Auf halber Höhe müssen sich die Knie weiter über die Füße nach vorn schieben, da das Gesäß weiter nach hinten ragt. Wenn sich die Knie weiter vorn befinden, wird ein größerer Sprunggelenkswinkel benötigt, sonst müssen sich die Fersen heben.

Um in der Hocke bleiben zu können, können Menschen ohne ausreichende Hüftbeugung den Abstand zwischen den Füßen vergrößern und/oder die Fußspitzen nach außen zeigen lassen. Das erhöht den Flexionsumfang der Hüfte. Der Dorsalflexionsumfang in den Sprunggelenken wird dadurch aber nicht vergrößert. Bei abduzierten Beinen oder auswärtsgedrehten Oberschenkeln verringert sich die Wahrscheinlichkeit, dass der Oberschenkelhals gegen die Hüftpfanne *(Acetabulum)* drückt oder Kompression zwischen dem vorderen oberen Darmbeinstachel *(Spina iliaca anterior superior)* und dem oberen Oberschenkel entsteht. Dank dieser Anpassungen kann sich die Körperrückseite für die Hocke besser an der seitlichen Mittellinie entlang nach unten bewegen. Die Knie müssen sich weniger weit nach vorn schieben.

Beobachten Sie, was Sie in der Hocke als bremsend empfinden. Sind es Spannungen in den Waden, Kompression an den Vorderseiten der Sprunggelenke, Kompression in den Hüften oder Einschränkungen im Bereich der Knie? Wenn es an den Hüften liegt, erhöhen Sie den Abstand zwischen den Füßen. Wenn es die Waden sind, bemühen Sie sich um Dehnung der Wadenmuskulatur. Wenn Kompression an den Vorderseiten der Sprunggelenke die Ursache ist, legen Sie einen Keil unter die Fersen. Hilfsmittel gelten nicht als Schummeln. Wenn Knochen aufeinandertreffen, wird nichts etwas daran ändern. Sie können Ihre Realität also ebenso gut akzeptieren und lernen, damit umzugehen.

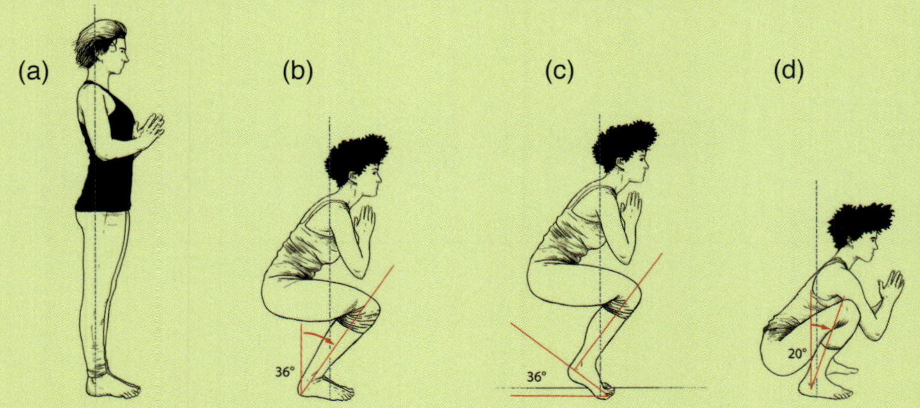

ABB. 2.240 Was bremst bei der Hocke *(Malasana)*? (b) Hier wird die maximale Dorsalflexion in den Sprunggelenken benötigt. (c) Unter Umständen heben sich die Fersen. (d) Die Endposition verlangt eine geringere Dorsalflexion, aber maximale Hüftbeugung.

ES IST KOMPLIZIERT: Wohin sollte der dorsalflektierte Fuß zeigen?

Wie wir wissen, ist die ästhetische Forderung, dass die Füße in den verschiedenen Standhaltungen – zum Beispiel beide Füße in der Berghaltung *(Tadasana)* oder im Nach unten schauenden Hund *(Adhomukhasvanasana)* oder der vordere Fuß in den Kriegerhaltungen *(Virabhadrasana)* und Ausfallschritten – gerade nach vorn zeigen sollten, als Ausrichtungsanweisung nicht für alle sinnvoll. Ein Lehrer kann zwar gut sehen, wohin der Fuß zeigt, aber Veränderungen seiner Ausrichtung wirken sich weiter oben im Körper aus. Wir haben uns bereits mit vielen Faktoren beschäftigt, welche die neutrale Stellung des Fußes beeinflussen: Hüftpfannenanteversion (bei einem kleineren sagittalen Winkel der Pfanneneingangsebene zeigt der Fuß meist stärker auswärts); femorale Antetorsion (auch hier zeigt der Fuß bei einem geringeren Antetorsionwinkel stärker nach außen); Tibiatorsion (je stärker die Torsion oder Drehung des Schienbeins, desto weiter zeigt der Fuß nach außen); ob das Knie vollständig gestreckt und durchgedrückt ist (bei Erreichen der Verriegelungsstellung dreht das Schienbein auswärts, sodass der Fuß nach außen zeigen kann; bei überstrecktem Knie ist die Rotation noch stärker);[416] Umfang der Schienbeindrehung bei gebeugtem Knie; Umfang der Drehung des Oberschenkelknochens im Hüftgelenk. Alle diese Faktoren können die Ausrichtung des Fußes beeinflussen, obwohl keiner von ihnen den Fuß selbst betrifft. Natürlich können auch die Kongruenz der Knochen im Sprunggelenk und ihre Form dazu beitragen, wohin der Fuß zeigt.

Beim Fuß beschreiben die Begriffe Abduktion und Adduktion Bewegungen, die vom zweiten Strahl – das heißt der zweiten Zehe – wegführen oder zu ihm hinführen. Da der zweite Strahl als Neutrallinie des Fußes gilt, empfehlen Yogalehrer ihren Schülern oft, die zweite Zehe gerade nach vorn oder das Knie in einer Linie mit ihr auszurichten. Aber dieses Ansinnen ist ästhetischer und nicht unbedingt funktioneller Natur. Nicht alle Schüler befinden sich in einer neutralen Position, wenn der zweite Strahl gerade nach vorn zeigt! Einige Schüler sind gut ausgerichtet, aber bei vielen wird das anders sein. Sie müssen den Fuß drehen, und um ihn in diese ästhetisch ansprechende Haltung zu bringen, werden sie Unterschenkel (Schienbein) oder Oberschenkel (Oberschenkelknochen) drehen – und das ist möglicherweise nicht optimal.

Die Bewegung des Fußes in der Dorsalflexion ist ein weiterer Grund dafür, dass er in Neutralstellung in alle möglichen Richtungen zeigen kann, nur nicht nach vorn. Wir müssen die Liste der Faktoren, die seine Ausrichtung beein-

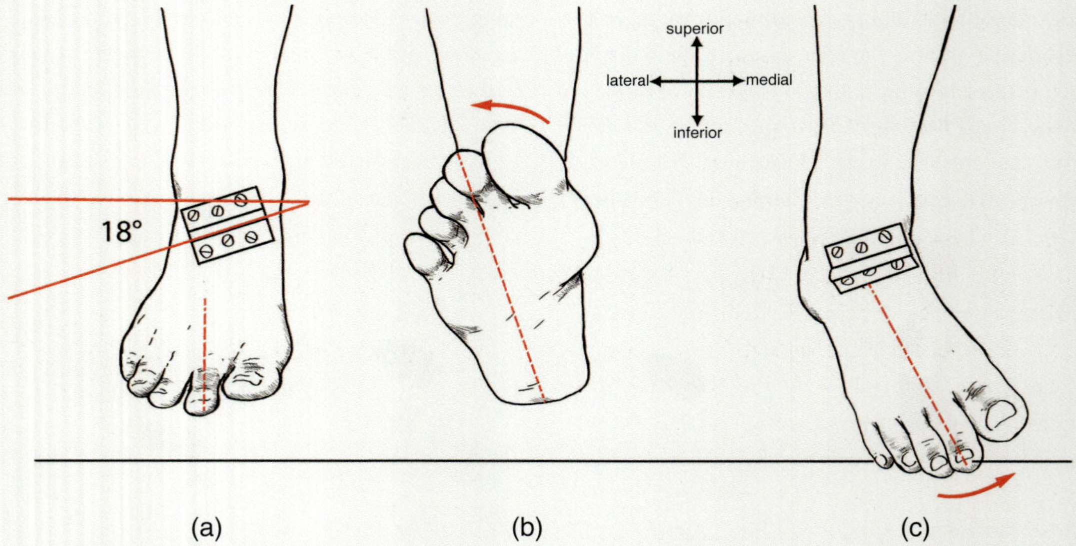

ABB. 2.241 Bei Beugung im Sprunggelenk bewegt sich der Fuß nach medial oder lateral (Abb.rechter Fuß). (a) Der Fuß in Neutralstellung – der zweite Strahl zeigt gerade nach vorn. (b) Bei Dorsalflexion abduziert der Fuß nach oben (superior) und außen (lateral). (c) Bei Plantarflexion adduziert er nach unten (inferior) und innen (medial). Je größer der Winkel der Gelenkachse, desto stärker die Bewegung.

flussen, um die Form der Knochen im Sprunggelenk erweitern – sowohl um die Form der aus Schienbein und Wadenbein gebildeten Sprunggelenksgabel als auch um die Form der Sprungbeinoberseite (der Sprungbeinrolle oder *Trochlea tali*). Das obere Sprunggelenk rotiert um seine Gelenkachse, die sich aus den unteren Spitzen von Schienbein und Wadenbein ergibt. Sie verläuft von medial nach lateral sowohl nach unten als auch nach hinten, wie auf Abb. 2.223 zu sehen ist. Abbildung 2.241 zeigt am Beispiel eines rechten Fußes, welche Folgen diese schräge Gelenkachse hat. Beachten Sie, dass die Großzehe in der Dorsalflexion stärker nach außen (lateral) abduziert ist als bei neutralem Fuß. In der Plantarflexion ist sie umgekehrt stärker nach innen (medial) adduziert als bei neutralem Fuß.[417] Je größer der Winkel der Gelenkachse, desto stärker ist dieser Effekt.

Wie wir wissen, beeinflusst die Bandbreite der menschlichen Vielfalt auch die Gelenkachse, um die das obere Sprunggelenk rotiert. Das bedeutet, dass sich der Fuß bei manchen Menschen in der Dorsalflexion ganz natürlich nach lateral bewegt und der zweite Strahl (die zweite Zehe) ebenso natürlich weiter nach außen zeigt. Daher ist es auch natürlich, dass der dorsalflektierte Fuß stärker nach außen drehen möchte. Dies ist ein weiterer Grund dafür, dass die Füße möglicherweise abduzieren wollen, wenn wir in die starke Beugung kommen, die für die Hocke *(Malasana)* nötig ist. Diese Tendenz lässt sich auch in anderen Haltungen beobachten, die eine starke Dorsalflexion im Sprunggelenk verlangen: im tiefen Ausfallschritt mit dem Knie über den Zehen oder im Nach unten schauenden Hund (siehe S. 264 »Hinweis für Lehrer: Die Ausrichtung der Füße im Nach unten schauenden Hund«).

Wohin sollte der Fuß also zeigen? Das kommt darauf an! Und zwar auf die Form und Ausrichtung der Hüftpfannen, Femur- und Tibiatorsion, die Länge des Wadenbeins im Verhältnis zum Schienbein, die Krümmung des Sprungbeins und darauf, ob die Knie vollständig gestreckt oder kräftig gebeugt sind und wie stark die Beugung in den Sprunggelenken ist. Es gibt keine vordefinierte »richtige« Fußstellung – aber es gibt eine Ausrichtung, die unter Berücksichtigung Ihrer individuellen anatomischen Gegebenheiten optimal für Sie sein kann. Die Herausforderung besteht darin, herauszufinden, was funktioniert. Dazu müssen Sie lernen, aufmerksam zu beobachten, was in bestimmten Haltungen und Positionen vor sich geht.

Plantarflexion im Sprunggelenk

In der Plantarflexion entfernt sich die Fußsohle (die Plantarseite) von der Beinvorderseite. Die Bewegung kommt in vielen Yogahaltungen vor: Wenn wir auf die Zehenspitzen kommen, um unser Gleichgewicht zu fordern oder um die Fersen im Rad *(Urdhvadhanurasana)* zu heben. Sie entsteht im vorderen Fuß des Dreiecks *(Trikonasana)*, wenn unsere Füße im Sitzen oder Knien nach hinten zeigen wie im Heldensitz *(Virasana)*, und in Haltungen, in denen wir den hinteren Fuß oder die hintere große Zehe fassen wie im Tänzer *(Natarajasana)*. Plantarflexion findet auch statt, wenn die Beine auf dem Boden gerade nach hinten ausgestreckt sind wie im Nach oben schauenden Hund *(Urdhvamukhasvanasana)*. Abbildung 2.242 zeigt Beispiele zu einigen dieser Haltungen. Bitte beachten Sie die Plantarflexion der Füße.

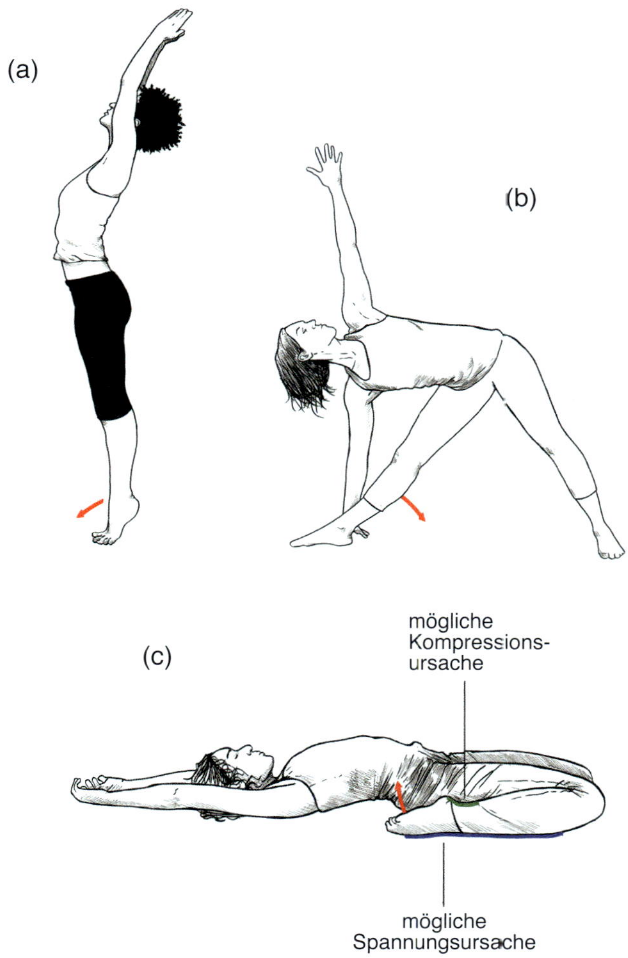

ABB. 2.242 Yoga-Haltungen mit Plantarflexion: (a) Dehnung im Zehenstand, (b) Dreieck *(Trikonasana)* und (c) Liegender Held *(Suptavirasana)*. Beachten Sie, dass Kompression im hinteren Fersenbereich entstehen kann, Spannungen dagegen an Fußrücken oder Schienbeinvorderseite spürbar sind.

Meist ist die Bewegung passiv: Die Plantarflexion des Fußes entsteht durch die Haltung, nicht durch die kräftige Anspannung der Plantarflexoren. Eine passive Plantarflexion finden wir im Heldensitz. Gelegentlich werden wir in Haltungen mit Plantarflexion dazu ermuntert, gleichzeitig auch eine Dorsalflexion anzustreben. Wir werden gebeten, den Fußrücken in die Matte oder die Hand zu drücken, wenn wir uns im Nach oben schauenden Hund *(Urdhvamukhasvanasana)* oder der Kobra *(Bhujangasana)* befinden, im Ausfallschritt oder der Taube *(Kapotasana)* ein Bein nach hinten strecken, im Bogen *(Dhanurasana)* oder Tänzer *(Natarajasana)* die Füße fassen. Dies erzeugt eine Kokontraktion der Beinmuskeln und dient der Stabilisierung des Fußes und des hinteren Beins. Die aktive Plantarflexion wird beispielsweise benötigt, wenn wir auf den Zehen stehen. Wenn wir den Fuß verankern, wie wir es möglichweise mit dem vorderen Fuß im Dreieck *(Trikonasana)* oder in allen Kriegerhaltungen *(Virabhadrasana)* tun, plantarflektieren wir ebenfalls. In diesen Standhaltungen entfernen wir nicht den Fuß vom Bein, sondern das Bein vom Fuß – aber es bleibt Plantarflexion.

Variationen des Bewegungsumfangs

Gesunde Menschen verfügen über eine Plantarflexion von durchschnittlich 50° bis 60°. Die meisten benötigen im normalen Leben eine Plantarflexion zwischen 8° und 46° und werden mit den Anforderungen des Alltags problemlos fertig. Wenn wir älter werden, verkleinert sich der Bewegungsumfang geringfügig. Bei Frauen ist er etwas größer, aber diese Unterschiede fallen kaum ins Gewicht. Auch Männer zwischen 45 und 69 Jahren verfügen über eine Plantarflexion von 50°.[418] Allerdings gelten diese Zahlen für gesunde Individuen. Es gibt einige Gründe für eine geringe Plantarflexion im Sprunggelenk. Diese Einschränkungen können sich sowohl auf die Yogapraxis als auch den Alltag auswirken. Krankheiten, Unfälle und Verletzungen können verhindern, dass jemand den im Alltag benötigten Bewegungsumfang bei der Plantarflexion erreicht. Es ist auch möglich, dass sich die Einschränkungen lediglich aus dem genetischen Erbe des Betreffenden ergeben.

Wie viel Plantarflexion benötigen wir im Yoga?

Abbildung 2.242 zeigt verschiedene Yogahaltungen mit Plantarflexion. Wir könnten sagen, dass Sitzhaltungen wie Heldensitz *(Virasana)* oder Fersensitz *(Vajrasana)* und ihre Variationen (Liegender Held – *Suptavirasana*), in denen der Fußrücken flach auf dem Boden liegt, die »maximale«[419] Plantarflexion erfordern. Wie viel ist das? Überraschenderweise keine 90°! Die traditionelle (aber nicht besonders einheitliche) Methode zur Messung der Winkel bei Fußbewegungen arbeitet mit dem *Goniometer* (nach den griechischen Wörtern für »Winkel« und »Maß«). In Abbildung 2.243 zeigt es an, dass bei vollständig plantarflektierem Fuß und geradem Fußrücken der Winkel im Sprunggelenk etwa 70° beträgt.[420]

Die meisten Menschen haben bei der aktiven Plantarflexion im Sprunggelenk einen Bewegungsumfang von 50° bis 60°. Für sie kann es eine Herausforderung sein, auf den Fersen zu sitzen, sodass die Fußrücken flach auf dem Boden liegen. Möglicherweise sind die dafür nötigen weiteren 10° bis 20° Plantarflexion nicht verfügbar. Aber da die Plantarflexion in Sitzhaltungen passiv ist, schaffen es die meisten beinahe. Bei Schmerzen oder Unbehagen im Bereich der Sehnen am Fußrücken können gefaltete Handtücher unter den

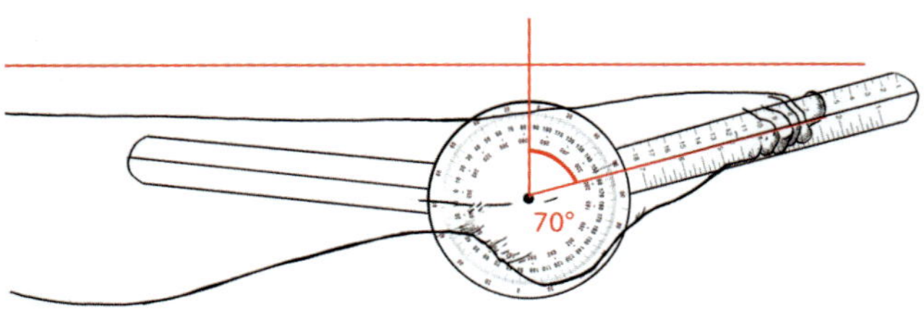

ABB. 2.243 Laut Messung mit dem Goniometer wird für die vollständige Plantarflexion ein Bewegungsumfang von lediglich 70° benötigt, damit der Fußrücken eine gerade Linie mit dem Schienbein bildet.

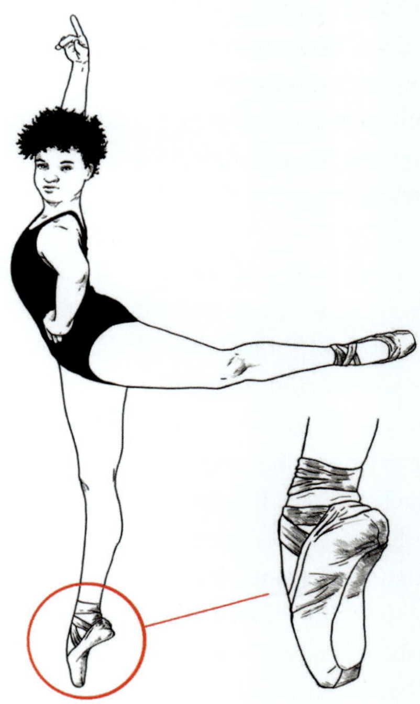

ABB. 2.244 Eine Tänzerin beim Tanz mit Spitzenschuhen *(en pointe)*. Beachten Sie die vollständige Plantarflexion des Fußes.

Sprunggelenken die Haltung erleichtern. Wenn sich der Widerstand im Bereich des Fußrückens bemerkbar macht, wird die Bewegung wahrscheinlich durch Spannungen eingeschränkt, die sich im Lauf der Zeit beseitigen lassen, sodass der Fußrücken flach auf dem Boden liegt. Bei Empfindungen im hinteren Bereich des Fußes zwischen Ferse und posteriorem Schienbein haben wir es mit Kompression zu tun, und ein solches Impingement wird sich mit Yoga wohl nicht beseitigen lassen. Der Schüler hat möglicherweise die endgültige Grenze der Plantarflexion erreicht und wird die Fußrücken niemals flach auf den Boden bringen.

Wir sagen »möglicherweise«, da einige der Ursachen für ein Impingement im hinteren Fersenbereich behandelbar oder vorübergehend sind. Eine Entzündung kann eine Schwellung in diesem Bereich verursachen, und wenn sie abgeklungen ist, verschwindet vielleicht auch das Impingement. Sind überzählige Knochen, Osteophyten oder auch ein *Os trigonum* oder Stieda-Fortsatz der Auslöser, können sie operativ entfernt werden, falls sie Probleme bereiten. Einige Sportler und Tänzer müssen sich solchen Eingriffen unterziehen, um sich von Schmerzen bei der starken Plantarflexion zu befreien. Falls Sie weder Schmerzen noch Verletzungen haben und die weitere Plantarflexion von einem oder mehreren dieser Knochen blockiert wird, entspricht es vielleicht eher dem Gedanken des Yoga, wenn Sie diese körperliche Grenze akzeptieren.

Manche Profisportler und Spitzentänzer haben einen Plantarflexionsumfang, der noch über einen flachen Fußrücken hinausgeht. Manche Menschen können nicht nur im Sprunggelenk, sondern auch im Chopart-Gelenk *(Articulatio tarsi transversa)* und den Zehengrundgelenken *(Articulationes metatarsophalangeae)* sehr stark plantarflektieren. Abbildung 2.244 zeigt den Fuß einer Tänzerin beim Tanz auf den Zehenspitzen. Ihr Fußrücken ist mehr als flach. Wir können von einer »Hyperplantarflexion« in Fuß und Sprunggelenk sprechen, da die Linie 180° überschreitet. Beachten Sie, dass die Plantarflexion zu einem großen Teil im Mittelfuß und nicht nur im Sprunggelenk stattfindet.

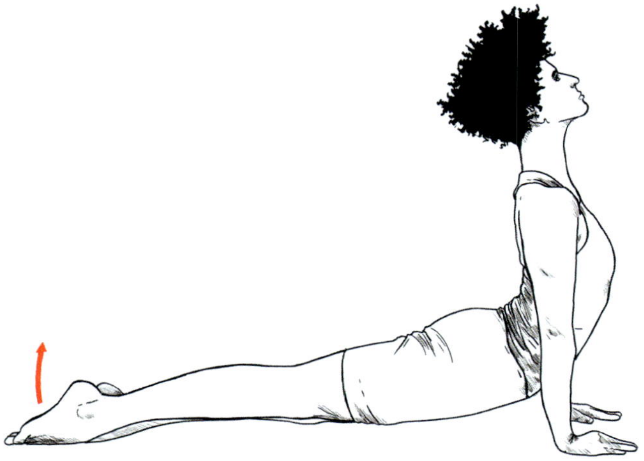

ABB. 2.245 Im Nach oben schauenden Hund *(Urdhvamukhasvanasana)* müssen wir die Füße ebenfalls stark aktiv plantarflektieren.

Das Gleiche kann im Nach oben schauenden Hund *(Urdhvamukhasvanasana)* passieren (siehe Abb. 2.245): Einige Schüler können die Fußrücken so fest in die Matte drücken, während sie die Beine von der Matte heben, dass in ihren Füßen eine »Hyperplantarflexion« wie bei einer Ballerina entsteht. Dadurch sind sie mit den Füßen gut verankert und können die Hüfte stark anheben.

Supination und Pronation des Fußes

Yogalehrer bitten ihre Schüler meist, jede sichtbare Pronation oder Supination der Füße zu minimieren. Wenn der vordere Fuß eines Schülers im Ausfallschritt oder Krieger *(Virabhadrasana)* proniert, wird er angewiesen, das Knie über dem Fuß auszurichten und damit den Fuß zu supinieren. Ist ein Fuß im Lotossitz *(Padmasana)* oder der hintere Fuß in der Taube *(Kapotasana)* supiniert, wird dies als *Bananenfuß* bezeichnet (eine abwertende Bezeichnung für Supination), und der Lehrer wird den Schüler bitten, den Fuß wieder in eine neutrale Stellung zu bringen. Es wirkt fast, als seien Supination oder Pronation niemals gut. Dabei handelt es sich um ganz natürliche und oft dringend benötigte Bewegungen. Nicht immer besteht Korrekturbedarf.

Natürlich kann es Gründe dafür geben, dass ein Schüler einen pronierten oder supinierten Fuß korrigiert. Ein pronierter Fuß verkürzt meist das Bein, sodass in Standhaltungen das Knie belastet oder die Hüfte seitlich nach unten in die Abduktion gezogen werden könnte. In der Pronation ist auch das mediale Längsgewölbe abgeflacht. Bei supiniertem Fuß kann mehr Gewicht auf der Außenseite des Fußes lasten, das Bein länger und die Hüfte seitlich nach oben in die Adduktion gedrückt werden. Pronation und Supination des Fußes können sich weiter oben in der Kette auswirken, sind aber nicht grundsätzlich gefährlich und müssen nicht automatisch thematisiert oder korrigiert werden.

Menschen, die einen größeren Bewegungsumfang bei Pronation oder Supination der Füße haben als normal, verletzen sich auch nicht häufiger. Eine Studie aus dem Jahr 2013 mit über 900 Laufanfängern (das sind über 1800 Füße!) ergab bei 20 Prozent der Probanden eine Supination, bei 3 Prozent eine starke Supination, bei 6 Prozent eine Pronation und bei

Sprunggelenk und Fuß

1 Prozent eine starke Pronation. 70 Prozent der Füße waren »normal«. Die Forscher stellten keinen Zusammenhang zwischen Verletzungshäufigkeit bei normalen und supinierten Füßen fest. Interessanterweise verletzten sich die Personen mit Pronation weniger häufig beim Laufen. Die Wissenschaftler schlossen daraus, dass die Behauptung, eine Pronation würde automatisch die Verletzungshäufigkeit erhöhen, nicht zutreffend sei. Sie räumten allerdings ein, dass für stark pronierte Füße weitere Untersuchungen erforderlich seien.[421]

Was bedeutet das für unsere Yogapraxis? Sollten wir Pronation oder Supination vermeiden? Das kommt ganz auf die Empfindungen des Schülers an. Wenn es ein Problem gibt, wenn er Schmerzen hat oder eine bekannte Erkrankung zugrunde liegt, sollte man Vorsicht walten lassen und Schmerzen nicht tolerieren. Wenn sich Schmerzen einstellen, ist es klüger, nachzugeben – sofern sich der Schüler nicht in den Händen eines professionellen Therapeuten befindet, der sich durch den Schmerz hindurcharbeiten muss, um ein Gelenk zu mobilisieren, das durch Verklebungen oder Narbengewebe unbeweglich geworden ist.

Abbildung 2.246 zeigt einen Schüler im Lotossitz *(Padmasana)* mit stark supiniertem Fuß. Die meisten Lehrer werden ihn bitten, den Fuß gerade auszurichten (ihn zu pronieren), um diese starke Supination (Bananenfuß) zu beseitigen. Aber betrachten Sie noch einmal Abbildung 2.234c, die B.K.S. Iyengar in *Kandasana* zeigt. Hier sind die Füße absichtlich extrem supiniert! In seinem Buch *Licht auf Yoga* erklärt Iyengar, diese Haltung »heilt Steifheit in den Hüften, Knien und Sprunggelenken«.[422] Warum ist ein Bananenfuß im Lotossitz (oder beim hinteren Bein in der Taube – *Kapotasana* – oder in vielen anderen Haltungen) schlecht, in *Kandasana* dagegen vollkommen in Ordnung, ja sogar erforderlich? Beurteilen Sie eine Haltung nicht nach ihrem Aussehen, sondern nach ihrer Wirkung. Abbildung 2.234b zeigt eine Variation des Schmetterlings *(Baddhakonasana)*, bei der die Füße ebenfalls bewusst supiniert werden, um »das Buch zu öffnen«, sodass »die Sohlen zum Himmel zeigen«. Entscheidend ist: Supination und Pronation sind normale Fußbewegungen und nötig, damit wir normal gehen und laufen können. In der Yogapraxis sind sie nicht zwangsläufig schlecht.

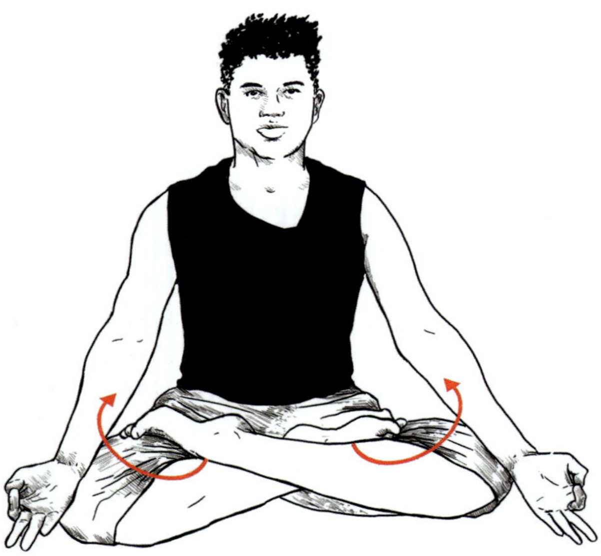

ABB. 2.246 Supination im Lotussitz *(Padmasana)*. Die meisten Lehrer werden den Schüler auffordern, den Fuß in die von den roten Pfeilen gezeigte Richtung zu pronieren, um die Supination zu verringern.

Weitere Supinations- oder Pronationsursachen

Inzwischen ist es nichts Neues mehr, dass die Richtung, in die der Fuß zeigt, nicht ausschließlich Vorgänge im Fuß selbst anzeigt. Sie kann auch der Ausrichtung der Knochen geschuldet sein, die in der Bewegungskette vorangehen – im Knie oder in der Hüfte. Der so häufig beim hinteren Bein eines Schülers zu beobachtende Bananenfuß im Ausfallschritt oder in der Taube *(Kapotasana)* kann zum Beispiel dadurch entstehen, dass er unangenehme Empfindungen im hinteren Knie vermeiden will. Bei perfekt zentriertem Fuß kann die Kniescheibe schmerzhaft in den Boden drücken. Um dies zu verhindern, kann der Schüler das gesamte Bein einwärtsdrehen, sodass sich der Druck weiter nach außen verlagert, wo er besser auszuhalten ist. Diese Einwärtsdrehung in der Hüfte kann den Eindruck eines supinierten Fußes erwecken – in Wirklichkeit aber rotiert das gesamte Bein, nicht der Fuß. Eine Korrektur der Fußstellung würde diesem Schüler nicht helfen, aber vielleicht reicht es aus, etwas unters Knie zu legen oder den Fußrücken leicht in den Boden zu drücken, damit die Kniescheibe entlastet wird und das Knie gerade bleibt.

Lehrer wie Schüler sollten eines beachten: Bevor man sich mit der Fußstellung beschäftigt, sollte man prüfen, was weiter oben im Rumpf geschieht, und sich von dort nach außen zu den Gliedmaßen vorarbeiten – nicht umgekehrt.

Kokontraktionen stabilisieren das Gelenk

Steifheit wirkt stets stabilisierend. Ein entspanntes, unbeanspruchtes Gelenk kann man gefahrlos durch ein größeres Bewegungsspektrum bewegen als ein Gelenk unter Beanspruchung oder Last. Die passive Beanspruchung in offener Kette ermöglicht einen größeren Bewegungsumfang als die aktive Beanspruchung in geschlossener Kette. Wir sollten ein belastetes Gelenk stabilisieren, statt es so weit wie möglich bewegen zu wollen. Um Fuß und Sprunggelenk zu stabilisieren, müssen wir beides steif machen. Dies erreichen wir durch die Kokontraktion der Muskeln, die Sprunggelenk und Fuß bewegen. Bei unbelasteten Gelenken dürfen wir passiv bis an ihre Bewegungsgrenzen gehen, wie wir es in *Kandasana* oder *Padmasana* oder gar in Ausfallschritten beim hinteren Fuß tun. Wenn die Füße dagegen in geschlossener Kette und bei Gewichtsbelastung passiv pronieren wie in der Vorbeuge im Grätschstand *(Prasaritapadottanasana)*, empfiehlt es sich, die Sprunggelenke zu supinieren, um sie unter Last zu stabilisieren. Die gleiche Logik gilt für den hinteren Fuß in Standhaltungen wie Dreieck *(Trikonasana)* oder Krieger *(Virabhadrasana)*: Da die Tendenz besteht, den hinteren Fuß zu pronieren, erzeugt die aktive Supination (indem man die Innenknöchel vom Boden wegbewegt) eine Kokontraktion der Muskeln im Bereich des Sprunggelenks und des Mittelfußes. Sie macht das Gelenk steif und stützt es dadurch.

Die vier Bewegungen der Zehen

Die Bewegungen des Fußes und des Sprunggelenks haben wir vereinfacht dargestellt. Die Bewegungen der Zehen sind bereits ganz einfach. Wir können die Zehen beugen und strecken, abduzieren und adduzieren. Bei den Zehen haben diese Begriffe eine etwas andere Bedeutung, aber die Grundlagen gelten nach wie vor. Die Streckung kann auch als Dorsalflexion, die Beugung als Plantarflexion bezeichnet werden. Bei Abduktion und Adduktion ändert sich die Referenzebene: Die Begriffe beschreiben Bewegungen, die von der zweiten Zehe wegführen und zur zweiten Zehe hinführen. Die Zehen verfügen über mehrere Gelenke, und Beugung und Streckung können dort stattfinden, wo die Mittelfußknochen *(Ossa metatarsalia)* mit den Zehengrundgliedern *(Phalanges proximales)* verbunden sind – in den Zehengrundgelenken *(Articulationes metatarsophalangeae)* –, oder aber in den Zehengelenken *(Articulationes interphalangeae)*.

HINWEIS FÜR LEHRER: Der »Bananenfuß« – Plantarflexion mit Supination

Die Gelenkachse des oberen Sprunggelenks verläuft schräg. Wie auf Abbildung 2.241 zu sehen ist, kommt es deshalb bei der Plantarflexion des Fußes automatisch zu einer gewissen Adduktion oder Supination. Das ist kein Problem und muss nicht zwingend korrigiert werden. Aber viele Yogalehrer sehen es nicht gern, wenn ein Fuß ihrer Ansicht nach »wie eine Banane« aussieht. Sie werden dem Schüler empfehlen, ihn zu evertieren, um ihn »gerade« zu machen. Dahinter steht eine berechtigte Absicht: Sie gehen gegen den Bananenfuß vor, um eine Drehung im Kniegelenk zu verhindern, aber unter Umständen bleibt ihre Anweisung wirkungslos. In manchen Fällen ergibt sich der Bananenfuß, der sie bananenkrumm macht, aus der natürlichen Bewegung des Fußes, und das Knie wird dadurch nicht belastet.

Lehrer bemerken oft eine leichte Supination des hinteren Fußes in Taube *(Kapotasana)* oder Spagat *(Hanumanasana)* oder beider Füße im Nach oben schauenden Hund *(Urdhvamukhasvanasana)*. Das kann ausschließlich an der Plantarflexion oder einer geringen Tibiatorsion oder einer starken Hüftpfannenanteversion oder der Femurtorsion liegen. Die Supination des hinteren Fußes kann viele Gründe haben, und keiner davon hat etwas mit einer Drehung im Kniegelenk zu tun. Diese Fußpositionen können für den Schüler völlig normal und unbedenklich sein. Wenn ein Bananenfuß grundsätzlich schlecht wäre, nun, dann sehen Sie sich noch einmal das Beispiel von B.K.S. Iyengar in *Kandasana* an. Würden Sie ihn korrigieren? Er hat starke Bananenfüße, aber in dieser Haltung ist das erwünscht.

Falls Sie dennoch Bedenken haben, fragen Sie den Schüler, wie sich seine gerade Knie anfühlen. Empfehlen Sie ihm bei Unbehagen oder Schmerzen in Fuß-, Knie- oder Hüftgelenken, den Fuß gerade auszurichten und zu sehen, ob es besser wird. Wenn er dagegen gut geerdet ist, seine Haltung fest und stabil ist und er trotz Bananenfuß keinerlei Schmerzen hat, warum sollten Sie dann seine natürliche Ausrichtung korrigieren? Lassen Sie ihn. Falls Sie ihn doch dazu bringen, den Fuß gerade zu richten, werden Sie vielleicht feststellen, dass er ihn nun nicht mehr vollständig plantarflektieren kann und sich die Sprunggelenksvorderseite vom Boden hebt, sodass er dort einen Teil seiner Erdung verliert. Was ist wichtiger: Ausrichtung oder Erdung? Führen Sie sich erneut Ihre Ziele bezüglich der Haltung vor Augen und konzentrieren Sie sich auf Funktion, nicht auf Aussehen.

Einschränkungen der Streckung (Dorsalflexion) und Beugung (Plantarflexion) der Zehen

Leider werden manche Menschen niemals über 90° Bewegungsfreiheit in der Streckung verfügen, weil sie aus verschiedenen Gründen eine steife Großzehe haben *(Hallux rigidus)*. Dazu gehören unter anderem Osteophyten (Knochensporne) an der oberen (dorsalen) Seite der Mittelfußköpfchen. Yoga wird Menschen mit Knochenspornen nicht zu einem größeren Bewegungsumfang verhelfen, eine Operation dagegen vielleicht schon. Genau wie alternative Behandlungsmethoden: Verzichten Sie beispielsweise auf Stöckelschuhe und tragen Sie Schuhe mit breiterer Vorderkappe! Yoga kann helfen, wenn der *Hallux rigidus* andere Gründe hat, aber es kommt ganz auf die Ursache an.

Ein weiterer überraschender Grund für die eingeschränkte Zehenstreckung ist unsere Haut. Spannungen im Fasziengewebe des Fußballens können an die Hautoberfläche am Zehengrundgelenk übertragen werden und die Streckbewegung einschränken.[423] Verspannte Zehenbeuger können die Streckung ebenfalls bremsen – und umgekehrt: Verspannte Strecker können die Beugung bremsen.

Abduktion und Adduktion

Abduktion und Adduktion finden hauptsächlich in den Zehengrundgelenken *(Articulationes metatarsophalangeae)* statt. Die weiter distal gelegenen Zehengelenke *(Articulationes interphalangeae)* erlauben Beugung und Streckung. Hier ist im Allgemeinen mehr Beugung als Streckung möglich, während in den Zehengrundgelenken umgekehrt mehr Streckung als Beugung möglich ist. Die Streckung in den Zehengelenken wird durch den passiven Widerstand von Zehenbeugern, Plantarfaszie, Bändern und Gelenkkapseln eingeschränkt.

HINWEIS FÜR LEHRER: Die Ausrichtung der Füße im Nach unten schauenden Hund

Die Anweisung: »Füße hüftbreit auseinander, Zehen gerade nach vorn« dürften Sie in der Ausbildung zum Yoga-Lehrer und vermutlich auch danach oft gehört haben, wenn Sie in den nach unten schauenden Hund *(Adhomukhasvanasana)* kamen. Und auch die Varianten davon: »Füße parallel«, »Wenn du die Fersen sehen kannst, solltest du versuchen, sie etwas auswärtszudrehen, bis du sie nicht mehr siehst« oder gar die Anweisung von B.K.S. Iyengar: »Die Füße sollen auf einer Linie mit den Händen stehen.«[426] Bei unserer Beschäftigung mit der natürlichen Variationsbreite des menschlichen Körpers haben wir gesehen, dass es keine allgemeingültigen Ausrichtungsanweisungen gibt und die oben genannten Anweisungen bei vielen nicht funktionieren. Wenn Sie in Ihrem Unterricht auf diesen dogmatischen Anweisungen beharren, werden Sie manchem damit womöglich mehr schaden als nützen. Wenn die traditionellen standardisierten Ausrichtungsanweisungen nicht bei allen funktionieren, können individualisierte Ausrichtungsanweisungen Einzelnen helfen. Eine der Herausforderungen von Lehrern ist, Schülern dabei zu helfen, die richtige Ausrichtung zu finden. Dazu muss man

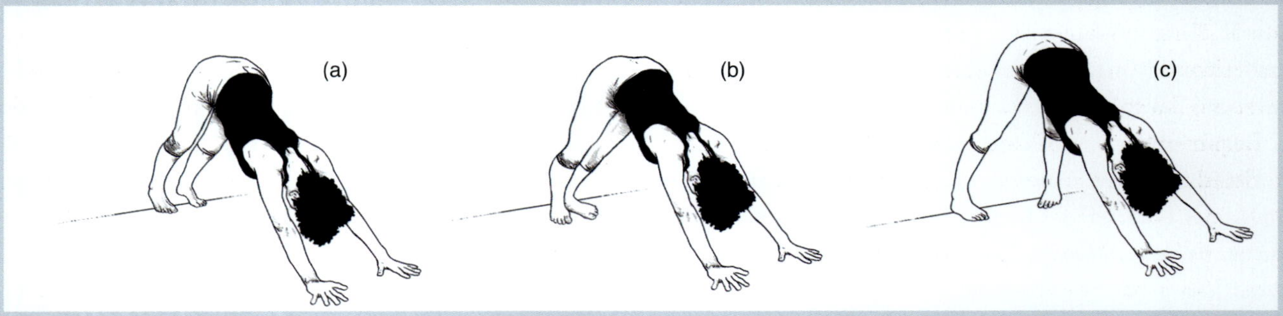

ABB. 2.247 Der Nach unten schauende Hund *(Adhomukhasvanasana)* und seine Variationen: (a) Der ästhetische Hund: Füße hüftbreit auseinander und parallel. (b) Der schmale Hund: Fersen zusammen und Fußspitzen nach außen. (c) Der breite Hund: Füße mattenbreit auseinander und Fußspitzen nach innen

Den Bewegungsumfang erhöhen

Das für die Wissenschaft interessanteste Gelenk im Bereich der Zehen ist das Zehengrundgelenk, die interessanteste Bewegung die Streckung (Dorsalflexion). Das zeigt der Umstand, dass es so gut wie keine Studien zur Beugung im Zehengrundgelenk gibt![424] Bei den Yogalehrern ist das ganz ähnlich: Sie interessieren sich vor allem für die Zehenstreckung, obwohl der eine oder andere auch mal etwas Abduktion verlangt. Es ist eine gute Idee, die Zehen zu spreizen – besonders, bevor man in eine Gleichgewichtshaltung im Stehen kommt. Eine für die Abduktion der Zehen besonders wirkungsvolle Übung ist der Reißverschluss (siehe Abb. 2.248, die man beispielsweise im Schmetterling *(Baddhakonasana)* machen kann. Der Zehensitz (siehe Abb. 2.249) ist eine effektive Möglichkeit, den Streckumfang der Zehen und die Dorsalflexion im Sprunggelenk zu verbessern – vor allem so, wie er im Yin-Yoga geübt wird.[425]

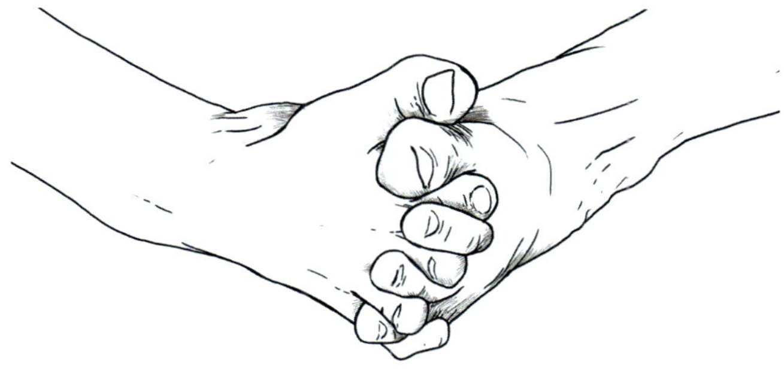

ABB. 2.248 Der Reißverschluss – eine hervorragende Möglichkeit, die Abduktion zu verbessern

Einige Yogalehrer machen gern Zehenübungen mit ihren Schülern. Normalerweise liegt uns – wörtlich wie übertragen – nichts ferner als unsere Zehen. Aber starke, bewegliche und gesunde Zehen sind hilfreich, um in Würde zu altern. Statt Ihre Zehen den ganzen Tag in die Häute toter Tiere zu sperren und sich dann erstaunt zu fragen,

die Absicht hinter jeder Haltung kennen und exakt darauf achten, was in der Haltung geschieht.

Bevor Sie einem Schüler diese Übung anbieten, sollten Sie um seine Funktion wissen: Üben Sie mit ihm den Nach unten schauenden Hund, um Oberkörper oder Unterkörper zu kräftigen oder beides? Um die Waden oder die rückwärtigen Oberschenkelmuskeln zu fordern? Oder um die Füße zur Vorbereitung auf die Hocke in Dorsalflexion zu bringen? Es gibt viele Gründe für den Nach unten schauenden Hund. Ihre Motivation sollte auch funktionelle Gültigkeit besitzen.

Aber welche Fußposition ist die richtige? Es gibt keine für alle korrekte! Helfen Sie Ihrem Schüler deshalb besser, eine eigene Antwort zu finden. Stellen Sie ein paar Möglichkeiten zur Wahl und lassen Sie ihn selbst entscheiden, was am besten funktioniert. Geben Sie die Anweisungen für die Standardausrichtung. Aber bitten Sie den Schüler aufzupassen, wie sich sein Körper dabei anfühlt. Bieten Sie anschließend Alternativen zum Vergleich und geben Sie ihm die Anweisung, zu spüren, wie es sich anfühlt.

Beginnen Sie beispielsweise wie in Abbildung 2.247 mit den Standardanweisungen zur Ausrichtung und lenken Sie die Aufmerksamkeit des Schülers auf mögliche Beanspruchungen in Beinen, Knien und Sprunggelenken, aber auch in Becken, Kreuzbein und unterem Rücken. Geben Sie ihm nun die Möglichkeit, die Fersen zusammenzubringen und die Füße nach außen zeigen zu lassen. Wie fühlt sich das an? Einige Schüler werden merken, dass ihre Fersen nun fest auf dem Boden stehen, statt wie vorher über dem Boden zu schweben. Vielleicht sind sie besser verwurzelt, aber vielleicht ist auch die Kompression im Kreuzbein stärker. Kompression ist nicht zwangsläufig schlecht, aber schmerzhafte Kompression ist nicht gut. Viele Schüler lieben diese Version des Nach unten schauenden Hundes! Aber einige sollten lieber davon absehen. Bitten Sie anschließend darum, die Füße mattenbreit zu öffnen und die Füße nach innen zeigen zu lassen. Wie fühlt sich das an?

Wenn Sie die Zeit haben, spielen Sie alle Möglichkeiten durch. Sie können neun verschiedene Ausrichtungen ausprobieren, die sich aus der Multiplikation der drei möglichen Abstände (Füße zusammen, hüft- oder mattenbreit auseinander) mit den drei Fußpositionen (Füße parallel, nach außen oder nach innen) ergeben. Sie könnten mit den Möglichkeiten spielen und den Schüler selbst entscheiden lassen, welche an diesem Tag die beste für ihn ist. Sie sollten ihm selbstverständlich erlauben, nach jedem Test eine Pause einzulegen, damit Ermüdung bei der Entscheidungsfindung keine Rolle spielt.

Jeder Hund ist anders. Ein Bernhardiner ist nicht eifersüchtig auf einen Chihuahua, weil er beweglicher ist. Ein Bernhardiner zu sein hat andere Vorteile (man darf ein kleines Whiskyfässchen am Halsband tragen). Bestehen Sie nicht darauf, dass alle Hunde in Ihren Stunden derselben Rasse angehören, sondern lassen Sie die Schüler ihren inneren Vierbeiner entdecken.

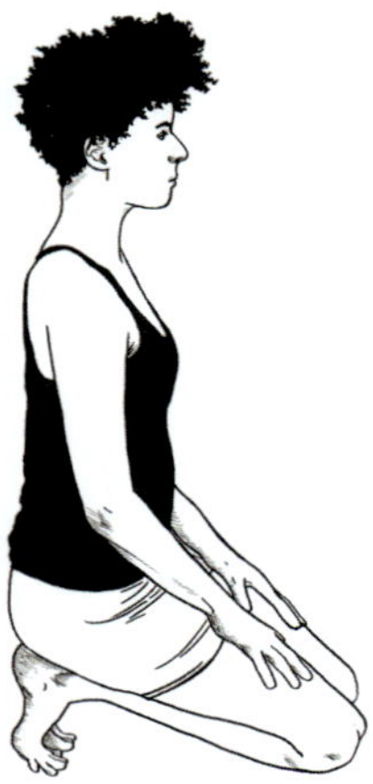

ABB. 2.249 Der Zehensitz – eine gute Möglichkeit, die Streckung zu verbessern

warum Ihr Gleichgewichtsgefühl im Alter so stark schwindet, kann Yoga die Füße befreien und den Zehen die Möglichkeit zur Bewegung geben. Abbildung 2.250 zeigt zwei Zehenübungen, die Sie in den meisten Sitzhaltungen mit gestreckten Beinen machen können. Strecken Sie zunächst die Großzehe, während Sie alle anderen Zehen beugen (das sollte gut funktionieren). Beugen Sie dann die Großzehe, während Sie alle anderen Zehen strecken – lassen Sie die Großzehe nach vorn zeigen und ziehen Sie die anderen vier Zehen nach hinten (das kann anfangs schwierig sein). Es ist auch eine gute Übung, die Füße als Hände einzusetzen und Dinge mit den Zehen aufzuheben. Wenn Sie Socken vom Boden aufheben, ist das ein guter Einstieg, doch dann sollten Sie sich an anspruchsvollere Dinge wie Golfbälle wagen.

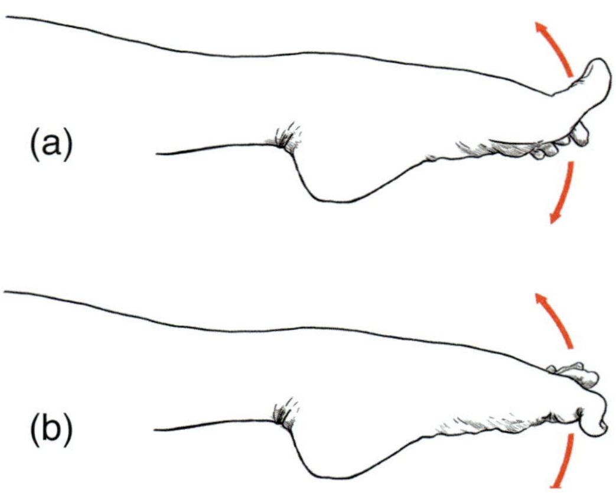

ABB. 2.250 Zehenübungen: (a) Strecken Sie die Großzehe, während Sie die anderen Zehen beugen; (b) beugen Sie dann die Großzehe, während Sie die anderen Zehen strecken.

Zusammenfassung Sprunggelenk und Fuß

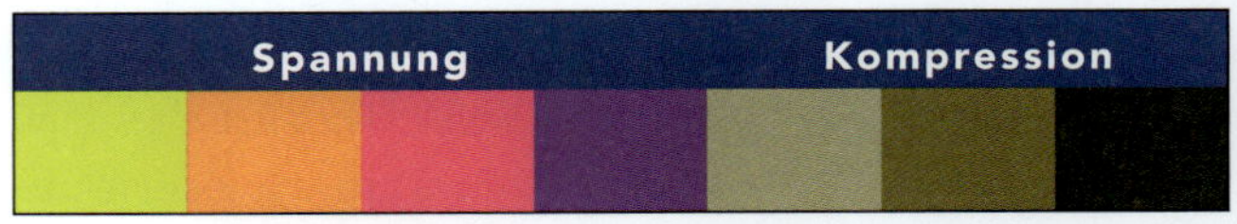

Anhand des *WBM?*-Spektrums können wir zusammenfassen, was Sie möglicherweise daran hindert, den Bewegungsumfang Ihrer Füße und Sprunggelenke zu vergrößern. Tabelle 2.20 zeigt das Spektrum aller wichtigen Bewegungen in Fuß und Sprunggelenk. Wenn wir am linken Ende beginnen, lassen sich verhältnismäßig leicht Fortschritte bei der Beseitigung von Spannungen erzielen. Aber je weiter wir nach rechts kommen, desto schwieriger wird es (Bänder sind schwer zu dehnen). Am rechten Ende ist das Spiel dann aus: Wenn Knochen auf Knochen trifft, sind in dieser Haltung und in diese Richtung keine weiteren Fortschritte möglich. Die Frage »*Was bremst mich?*« hilft Ihnen, herauszufinden, in welchem Bereich dieses Spektrums Sie sich befinden. Sie werden wissen, ob es klug ist, noch weiterzugehen. Weil die menschliche Vielfalt eine Tatsache ist, werden manche Menschen aufgrund der Form und Ausrichtung ihrer Knochen rasch am rechten Rand ankommen, während andere sehr viel Spielraum haben, ehe sie ihre endgültige Grenze erreichen.

Achtung: Diese Tabelle verrät nicht, *wodurch* die Spannungen entstanden sein könnten. Wie wir aus Teil 1 wissen, gibt es, abgesehen von verkürzten Muskeln, noch viele weitere Möglichkeiten, wie Emotionen, Wechselwirkungen mit dem Nervensystem, die Versorgung mit Flüssigkeit oder Erkrankungen. Narbengewebe oder Entzündungsprozesse können Spannungen oder Kompression verursachen. Die hier aufgeführten Einschränkungen sind lediglich Hinweise, keine feststehenden Tatsachen. Die Tabelle dient mehr der allgemeinen Orientierung als der konkreten Einschätzung. Die Frage »*Was bremst mich?*« muss jeder für sich selbst beantworten.

Im oberen Sprunggelenk *(Articulatio talocruralis)* sind Dorsal- und Plantarflexion möglich. Der Fuß kann in mehreren Gelenken pronieren und supinieren, vor allem im hinteren unteren Sprunggelenk *(Articulatio subtalaris)* und im Chopart-Gelenk *(Articulatio tarsi transversa)*. Die Zehen können gebeugt, gestreckt, abduziert und adduziert werden. Im Abschnitt über die Muskeln von Sprunggelenk und Fuß ist nachzulesen, wie diese Bewegungen entstehen. Tabelle 2.20 gibt eine Zusammenfassung der wichtigsten Faktoren, die sie bremsen, behindern, verhindern oder einschränken.

TAB. 2.20 Das *WBM?*-Spektrum für Sprunggelenk und Fuß

Bewegung des Sprunggelenks und des Fußes	Spannung			Kompression	
	Myofasziale Meridiane*	**Muskeln & Sehnen**	**Bänder**	**Mittlere Kompression**	**Harte Kompression**
Dorsalflexion im Sprunggelenk	Plantarfaszie *(Aponeurosis plantaris)*, Oberflächliche Rückenlinie (ORL)	**primär:** zweibäuchiger Wadenmuskel *(Gastrocnemius)* bei gestrecktem Knie, Schollenmuskel *(Soleus)* bei über 20° gebeugtem Knie **sekundär:** hinterer Schienbeinmuskel *(Tibialis posterior)*, Fußsohlenmuskel *(Plantaris)*, langer und kurzer Wadenbeinmuskel (*Peroneus longus und brevis*), langer Zehenbeuger *(Flexor digitorum longus)*, langer Großzehenbeuger *(Flexor hallucis longus)*	Deltaband, Schienbein-Sprungbein-Teil (*Ligamentum deltoideum, Pars tibiotalaris anterior* und *posterior*), Fersenbein-Wadenbein-Band *(Ligamentum calcaneofibulare)*, hinteres Sprungbein-Wadenbein-Band *(Ligamentum talofibulare posterius)*	Einklemmen der Strecksehnen zwischen Sprung- und Schienbein, Entzündungsvorgänge im Gewebe, das zwischen Sprung- und Wadenbein eingeklemmt ist	Kontakt des Sprungbeins mit dem Schienbeinteil der Sprunggelenksgabel, Kontakt des Sprungbeins mit den distalen Enden des Wadenbeins und/oder Schienbeins, Einklemmen von Osteophyten zwischen Sprungbein und Schienbein
Plantarflexion im Sprunggelenk	Oberflächliche Frontallinie (OFL)	Dorsalflexoren: vorderer Schienbeinmuskel *(Tibialis anterior)*, langer Zehenstrecker *(Extensor digitorum longus)*, langer Großzehenstrecker *(Extensor hallucis longus)*, dritter Wadenbeinmuskel *(Peroneus tertius)*	Deltaband, Schienbein-Kahnbein-Teil *(Ligamentum deltoideum, Pars tibionavicularis)*, vorderes Sprungbein-Wadenbein-Band *(Ligamentum talofibulare anterius)*		Kontakt des Fersenbeins mit dem Schienbein, Kontakt des Sprungbeins (Stieda-Fortsatz) mit dem Schienbein, Einklemmen von Osteophyten oder *Os trigonum* zwischen Fersenbein und Schienbein
Pronation des Fußes	Tiefe Frontallinie (TFL)	Invertoren: vorderer und hinterer Schienbeinmuskel (*Tibialis anterior* und *posterior*)	Deltaband *(Ligamentum deltoideum)*: Schienbein-Kahnbein-Teil *(Pars tibionavicularis)*, Schienbein-Fersenbein-Teil *(Pars tibiocalcanea)*, Schienbein-Sprungbein-Teil (*Pars tibiotalaris anterior* und *posterior*), mediale Gelenkkapsel des oberen Sprunggelenks *(Articulatio talocruralis)*		Kontakt des Sprungbeins mit dem distalen Wadenbein

Bewegung des Sprunggelenks und des Fußes	Spannung				Kompression	
		Myofasziale Meridiane*	**Muskeln & Sehnen**	**Bänder**	**Mittlere Kompression**	**Harte Kompression**
Supination des Fußes		Laterallinien (LL)	Evertoren: Langer, kurzer und dritter Wadenbeinmuskel (*Peroneus longus, brevis* und *tertius*)	Fersenbein-Wadenbein-Band *(Ligamentum calcaneofibulare), Ligamenta tarsi interossea*, Sprungbein-Fersenbein-Band *(Ligamentum talocalcaneum)*, laterale Gelenkkapsel des oberen Sprunggelenks		Kontakt des Sprungbeins mit dem distalen Schienbein
Streckung der Zehen (Dorsalflexion)		Fasziengewebe des Fußballens	Beuger: langer Zehenbeuger *(Flexor digitorum longus)*, langer und kurzer Großzehenbeuger (*Flexor hallucis longus* und *brevis*), wurmförmige Muskeln *(Lumbricales)*, Zwischenknochenmuskeln *(Interossei)*, Sohlenviereckmuskel *(Quadratus plantae)*			Osteophyten (Knochensporne)
Beugung der Zehen (Plantarflexion)			langer und kurzer Zehenstrecker (*Extensor digitorum longus* und *brevis*), langer Großzehenstrecker *(Extensor hallucis longus)*			Impingement der Zehenendglieder *(Phalanges distales)* mit den Zehengrundgliedern *(Phalanges proximales)*

* Eine Beschreibung der myofaszialen Meridiane finden Sie in Band 1, S. 89–92.

TEIL 2
Zusammenfassung

Es gibt viele Antworten auf die Frage »*Was bremst mich?*«. Die Ursachen lassen sich in einem Spektrum mit zwei großen Bereichen ansiedeln. Wir werden entweder von Spannungen im Gewebe gebremst, die weitere Fortschritte verhindern, oder von Kompression, wenn Gewebe auf Gewebe trifft. Wir haben die Spannungs- und Kompressionsursachen im Hinblick auf die Bewegungen der Gelenke der unteren Körperhälfte untersucht und festgehalten, auf welche Weise die Bandbreite der menschlichen Vielfalt unseren natürlichen Bewegungsumfang beeinflussen kann.

Im Hüftgelenk können Spannungen 1. im Fasziengewebe rund um die Hüfte, aber auch in weit entfernten Faszien entstehen, 2. in den Muskeln, die es bewegen, sowie 3. in den Bändern, die den Oberschenkelknochen in der Hüftpfanne halten. Es können alle drei Arten von Kompression auftreten: weiche Kompression, wenn Gewebe gegen Gewebe drückt; mittlere Kompression, wenn Knochen Gewebe einklemmen, wodurch Beugung, Abduktion und Adduktion eingeschränkt werden können; und harte Kompression, wenn Knochen auf Knochen trifft, was alle Bewegungen im Hüftgelenk bremsen kann – einzige Ausnahme ist möglicherweise die Streckung. Die große Variationsbreite bei Form und Ausrichtung von Oberschenkelknochen und Becken kann weitreichende Folgen für den maximalen Bewegungsumfang eines Yogaschülers haben. Die meisten Schüler werden lang, vielleicht sogar Jahre brauchen, um das verspannte Gewebe zu lockern, das eine größere Beweglichkeit verhindert. Aber irgendwann werden die meisten Bewegungen im Hüftgelenk von Kompression gebremst.

Das Kniegelenk unterscheidet sich strukturell sehr stark vom Hüftgelenk: Bei den Knochen ergibt sich kaum Gelegenheit zur Kompression, und die Bewegungsmöglichkeiten im Kniegelenk werden meist durch spannungsbedingte Widerstände in den Weichgeweben eingeschränkt. Im Kniegelenk finden in erster Linie Beugung und Streckung statt. Bei gebeugtem Knie ist aber auch Rotation in begrenztem Umfang möglich. Wie viel Bewegung letztlich möglich ist, hängt erneut von den individuellen Unterschieden zwischen den Menschen ab. Entscheidend sind die Variationen bei Steifigkeit und Länge der fixierenden Bänder sowie bei der Form der Gelenkflächen von Schienbein, Oberschenkelknochen und Kniescheibe.

Die Gelenke des Sprunggelenks und des Fußes sind komplex und ermöglichen ein verwirrendes Spektrum an Bewegungen. Im Sprunggelenk finden im Grunde Dorsalflexion und Plantarflexion statt, und hier wird der Bewegungsumfang anfangs von Faszien, Muskeln und Bändern eingeschränkt. Am Ende aber bremst die Kompression zwischen Sprungbein und Schienbein die Dorsalflexion. Der Zusammenstoß von Fersenbein und Schienbein kann die Plantarflexion beenden. Supination und Pronation des Fußes sind komplizierter, aber auch sie werden letztlich dadurch begrenzt, dass Knochen auf Knochen trifft.

So, wie es beim menschlichen Körper eine große Bandbreite an Formen, Größen und Fähigkeiten gibt, gibt es auch im Yoga eine große Bandbreite an Lehrern und Lehren. Da überrascht es kaum, dass nicht alle Lehren von einer Tradition zur anderen identisch sind. Als Hatha-Yoga lassen sich zum Beispiel alle körperlichen Formen des Yoga definieren, die heute im Westen praktiziert werden. Andererseits wird der Begriff des Hatha-Yoga oft auch für eine bestimmte Form des sanften körperlichen Yoga verwendet, die sich von Power Yoga, Hot Yoga, Ashtanga-Yoga und anderen unterscheidet. Was also bedeutet *hatha*? Das kommt auf den Lehrer an. Viele Lehrer vermitteln ein tieferes Verständnis für das Wort, indem sie erklären, dass es aus zwei Silben besteht: *ha* und *tha*. *Ha* bedeutet »Sonne«, *tha* bedeutet »Mond«. Gemeinsam symbolisieren sie die Verbindung der Gegensätze – eines der Ziele im Hatha-Yoga.[427] Andere führende Lehrer behaupten, *ha* bedeute »Mond«, und *tha* bedeute »Sonne«.[428] Man könnte erwarten, dass sich die Yogalehrer zumindest darüber einigen können, ob *ha* nun Sonne oder Mond bedeutet!

Die Lehrer variieren auch in ihren Ausrichtungsanweisungen. Es kann vorkommen, dass ein Lehrer eine bestimmte Ausrichtung der Füße vorschlägt und behauptet, sie sei von entscheidender Bedeutung, während ein anderer davor warnt, da sie Verletzungen verursachen könne. So verwirrend es auch sein mag, von zwei angesehenen Lehrern zwei vollkommen konträre Anweisungen zu bekommen, ist die

Verwirrung doch noch größer, wenn derselbe Lehrer widersprüchliche Anweisungen erteilt – je nachdem, welche Haltung er erklärt. Wir haben einige Beispiele gesehen: Ein Lehrer kann bei der Streckung des Oberschenkelknochens im Hüftgelenk davor warnen, das hintere Bein im Spagat *(Hanumanasana)* auswärtszudrehen, und gleichzeitig vom Schüler verlangen, dass er genau dies mit dem hinteren Bein im Krieger I *(Virabhadrasana I)* tut. Warum ist die Auswärtsdrehung bei gleichzeitiger Hüftstreckung manchmal schlecht und manchmal erforderlich? Wir haben uns auch eine verbreitete Ausrichtungsanweisung für den Krieger II *(Virabhadrasana II)* angesehen, wonach das Knie über dem Sprunggelenk stehen und niemals über den Fuß hinaus nach vorn ragen sollte. Doch im Stuhl *(Utkatasana)* wird genau dies verlangt.

Widersprüchliche Anweisungen bezüglich der Ausrichtung in der Asanapraxis können zwei Ursachen haben. Die erste geht auf die Geschichte des Ausrichtungsunterrichts im Westen zurück, wie Paul Grilley im Vorwort erklärt: die Ästhetik. Leider beruht das, was allgemein als Ausrichtungsunterweisung gilt, meist darauf, was gut aussieht, und nicht darauf, was funktionell gesund ist. Und es sieht tatsächlich gut aus, wenn das hintere Bein im Spagat im Hüftgelenk einwärtsgedreht und das Knie im Krieger I über dem Sprunggelenk ausgerichtet ist. Es belohnt unseren Sinn für Ästhetik, wenn alle Menschen in den Haltungen gleich aussehen – und dem Yogalehrer ist zur Einhaltung eines dogmatischen Unterrichtsprinzips zu gratulieren. Funktionell betrachtet, ist es freilich unerheblich, wie ein Schüler in einer Yogahaltung aussieht: Es kommt darauf an, was er in der Haltung fühlt.

Die zweite mögliche Ursache sind die persönlichen Erfahrungswerte eines Lehrers. In diesem Beispiel könnte ein Lehrer den Spagat auf eine bestimmte Weise geübt und dabei entdeckt haben, dass er sich in der Haltung stärker und sicherer fühlt, wenn er das hintere Bein einwärtsdreht. Dies könnte bei ihm eine unangenehme Beanspruchung der Adduktoren und damit das Verletzungsrisiko verringern. Ohne das Bewusstsein dafür, dass sein Körper einzigartig ist, gibt er diese Anweisung leider auch an alle seine Schüler weiter. Wenn er davon profitiert, so denkt es, wird er auch ihnen nützen. Seine Absicht ist lobenswert, seine persönliche Erfahrung nicht von der Hand zu weisen, aber leider sind seine Schüler nicht mit ihm identisch, und was bei ihm funktioniert, muss nicht auch bei ihnen funktionieren.

Ausrichtungsanweisungen sind nötig, sollten aber nie zum Dogma werden. Sie dienen als Richtlinien, und bei der körperlichen Praxis kommt es darauf an, dass der Schüler in sich »hineinspürt«, um sicherzustellen, dass die gerade getestete Ausrichtung ihm auch entspricht. Werden die gewünschten Bereiche angemessen gefordert? Wenn die Beanspruchung zu stark ist und Schmerzen verursacht oder wenn sie zu gering ist, sollte er den Körper möglicherweise neu ausrichten – was dann vielleicht alles andere als ästhetisch ansprechend ist. Ausrichtungsanweisungen, die ausschließlich ästhetisch motiviert sind und bei denen es vor allem darum geht, die Form der Haltung einem Ideal anzupassen, werden nicht bei allen funktionieren. Bei einem funktionellen Ansatz hingegen entstehen individuelle, auf den Körper dieses Schülers zugeschnittene Ausrichtungsanweisungen. Sie werden nur in dem Wissen, wozu Ihr Körper in der Lage ist, eine persönliche Yogapraxis entwickeln können, die sowohl ungefährlich als auch effektiv ist.

Es ist Ihr Körper. Warum machen Sie also nicht auch Ihren Yoga?

ANHANG A
Anatomische Richtungs- und Lagebezeichnungen

Die folgenden Tabellen beziehen sich auf die Bewegungsebenen. Darin sind die dem Achsenskelett (Rumpf) und dem Extremitätenskelett (Gliedmaßen) zugeordneten Richtungsbezeichnungen sowie verschiedene Begriffe für mögliche Bewegungen des ganzen Körpers aufgelistet.

Achsenskelett

anterior	an der Vorderseite des Körpers gelegen oder die Vorderseite des Körpers betreffend
axial	Kopf, Hals und Rumpf des Körpers betreffend
bilateral	beidseitig
cephalad	kopfwärts
coronal	parallel zur Kranznaht *(Sutura coronalis)* des Schädels
externus	außen gelegen (manchmal: lateral)
frontal	in der Frontalebene, parallel zur Kranznaht *(Sutura coronalis)*, die den Körper in vorn und hinten teilt
horizontal	in der Horizontalebene, die den Körper in oben und unten teilt
inferior	unten, unterhalb oder vom Kopf entfernt
internus	innen gelegen (manchmal: medial)
ipsilateral	auf derselben Seite des Körpers oder der Körperstruktur gelegen
kaudal	schwanz- oder steißwärts
kontralateral	auf der gegenüberliegenden Seite des Körpers oder Körperstruktur gelegen
kranial	den Kopf betreffend
lateral	seitwärts oder von der Mittellinie des Körpers weg gelegen
longitudinal	entlang der Körperlängsachse
medial	zur Medianebene oder Mittellinie des Körpers hin gelegen
Medianebene	Sagittalebene, die genau durch die Körpermitte läuft
medius	in der Mitte gelegen
Midsagittalebene	Sagittalebene, die auf der Mittellinie liegt
obliquus	schräg
okzipital	das Hinterhaupt betreffend
Parasagittalebene	Sagittalebene, die nicht durch die Körpermitte verläuft und den Körper deshalb in ungleich große rechte und linke Seiten teilt
peripher	zum Rand hin gelegen
posterior	an der Rückseite des Körpers gelegen oder die Rückseite des Körpers betreffend

profund	unter der Oberfläche des Körpers gelegen
sagittal	in der Sagittalebene, parallel zur Pfeilnaht *(Sutura sagittalis)* des Schädels, die den Körper in links und rechts teilt
Seitebene	auch: Sagittalebene; parallel zur Pfeilnaht *(Sutura sagittalis)* des Schädels, die den Körper in links und rechts teilt
superfizial	an der Oberfläche oder auf die Oberfläche zu gelegen
superior	oben, oberhalb oder zum Kopf hin gelegen
temporal	auf die laterale Seite des Schädels (Schläfe) bezogen
transversal	in der Horizontalebene, die den Körper in oben und unten teilt
unilateral	einseitig
ventral	zum Bauch oder zur Mitte hin gelegen
vertikal	lotrecht
viszeral	zu den Eingeweiden hin gelegen
zentral	in der Mitte oder im Inneren des Körpers gelegen

Extremitätenskelett

appendikulär	die Gliedmaßen oder Extremitäten betreffend
distal	vom Rumpf oder Referenzpunkt entfernt oder zum Ende eines Körperglieds gelegen
dorsal	den Fuß- oder Handrücken betreffend (die der Fußsohle oder Handfläche gegenüberliegende Seite)
fibular	die Außenseite des Beins betreffend
Oberarm	Körperabschnitt von der Schulter bis zum Ellbogen
Oberschenkel	Körperabschnitt von der Hüfte bis zum Knie
palmar	die Handfläche betreffend
plantar	die Fußsohle betreffend
proximal	zum Rumpf oder Referenzpunkt hin gelegen
radial	die Außenseite des Unterarms betreffend
tibial	die Innenseite des Beins betreffend
ulnar	die Innenseite des Unterarms betreffend
Unterarm	Körperabschnitt vom Ellbogen bis zum Handgelenk
Unterschenkel	Körperabschnitt vom Knie bis zum Fußgelenk
valgus	laterale Abweichung des distalen Gelenkabschnitts (z. B. x-beinig)
varus	mediale Abweichung des distalen Gelenkabschnitts (z. B. o-beinig)

Körperbewegungen

Bitte bedenken Sie, dass Bewegungen kombiniert werden können und dies häufig auch der Fall ist. Die folgenden Begriffe gelten für obere und untere Extremitäten gleichermaßen.

Abduktion	Abspreizen einer Extremität von der Mittellinie des Körpers, für gewöhnlich in der Frontalebene
Adduktion	Heranführen einer Extremität an die Mittellinie des Körpers, für gewöhnlich in der Frontalebene
Angulation	Veränderung des Winkels zwischen den Achsen der artikulierenden Knochen
Bauchlage	man liegt auf dem Bauch
Depression	nach unten Ziehen der Schulterblätter in der Frontalebene
Dorsalflexion	Bewegung im Sprunggelenk, sodass sich die Zehen dem Knie nähern
Elevation	nach oben Ziehen der Schulterblätter in der Frontalebene
Eversion	Drehung des Fußes nach lateral, sodass die Sohle zur Seite zeigt
Extension	Streckung eines Gelenks, bei der sich sein Innenwinkel vergrößert; für gewöhnlich Bewegung in der Seitebene nach posterior
Flexion	Beugung eines Gelenks, bei der sich sein Innenwinkel verkleinert; für gewöhnlich Bewegung in der Seitebene nach anterior
Gegennutation	Bewegung des Kreuzbeins gegenüber der Oberseite des Beckens nach hinten und leicht nach oben
Inversion	Drehung des Fußes nach medial, sodass die Sohle zur Mittellinie des Körpers zeigt
Nutation	Bewegung des Kreuzbeins gegenüber der Oberseite des Beckens nach vorn und leicht nach unten
Opposition	Bewegung des Daumens zur Handfläche
Plantarflexion	Bewegung im Sprunggelenk, sodass sich die Zehen vom Knie entfernen
Pronation	Unterarm: Drehung, sodass die Handfläche nach innen, hinten oder unten zeigt Fuß: Drehung, sodass die Fußsohle nach außen (lateral) zeigt
Protraktion	Abduktion (Auseinanderziehen) der Schulterblätter
Radialabduktion	Seitwärtsbewegung im Handgelenk, sodass sich der Daumen dem Unterarm nähert
Retraktion	Adduktion (Zueinanderziehen) der Schulterblätter
Rotation	Drehbewegung um die Längsachse
Rückenlage	man liegt auf dem Rücken
Supination	Unterarm: Drehung, sodass die Handfläche nach außen, vorn oder oben zeigt Fuß: Drehung, sodass die Fußsohle nach innen (medial) zeigt
Translation	Gleitbewegung ohne Rotation oder Angulation
Ulnarabduktion	Seitwärtsbewegung im Handgelenk, sodass sich der kleine Finger dem Unterarm nähert
Zirkumduktion	kreisende Bewegung einer Extremität durch eine Kombination aus Abduktion, Beugung, Adduktion und Streckung

ANHANG B
Variationen des weiblichen Beckens

Dass der Mensch gehen kann, hat er zu einem erheblichen Teil der Form seines Beckens zu verdanken. Für die anderen Menschenaffen ist es ermüdend, längere Zeit aufrecht zu gehen. Sie haben lange, posterior gelegene und nach hinten weisende Darmbeine. Der Mensch hat kürzere, eher nach lateral, zur Seite des Körpers weisende Darmbeine. Diese evolutionäre Anpassung ermöglichte es ihm aufgrund der Lage und der Bewegung der kleinen Gesäßmuskeln, den Oberkörper beim Gehen über einem Bein zu stabilisieren.[429] Aber dieser Vorteil hat für das menschliche Becken auch einen Preis: Die Geburt ist erheblich komplizierter. Bei Affen ist die Beckeneingangsebene eiförmig und von vorn nach hinten länger als von rechts nach links (diese Form wird als *anthropoid* bezeichnet). Das heißt, die Affenbabys können den Geburtskanal passieren, ohne die Kopfposition verändern zu müssen. Da das menschliche Becken anders geformt ist, müssen Menschenbabys die Kopfposition bei der Geburt ändern.

Eine horizontal über die breiteste Stelle des großen Beckens (der oberen Schale) gezogene Linie gibt den queren Durchmesser des Beckeneingangs *(Diameter transversa)* an. Bei der Frau ist der quere Durchmesser größer als der gerade Durchmesser, also die Linie vom Kreuzbein zum Schambein, das sogenannte wahre Beckenmaß *(Conjugata vera).* Aufgrund dieser ovoiden Form muss sich der Kopf eines Babys beim Eintritt in den Geburtskanal zur Seite drehen. Sobald das kleine Becken (die untere Schale) erreicht ist, dreht er erneut. Er schaut nun nach hinten, damit der Hinterkopf – die schmalste Stelle des Schädels – zwischen Sitzbeinhöckern und Steißbein hindurchpasst. (Ganz ähnlich ist es, wenn man ein T-Shirt mit engem Ausschnitt überziehen möchte; auch das geht leichter, wenn man mit dem Hinter- und nicht dem Oberkopf beginnt.) Aber der Beckeneingang hat nicht bei allen Frauen die gleiche Form. Eine Studie aus den 1930er-Jahren legte einen Standard zur Kategorisierung der weiblichen Beckenschalen fest (siehe Abb. 2.300). Neuere Studien sind zwar bestrebt, die ursprüngliche Einteilung zu vereinfachen, aber die vier Typen finden weiter in Lehrbüchern Verwendung.[430]

In der Studie von 1933 wurden folgende vier Typen genannt: das *gynäkoide* (normale weibliche), das *anthropoide* (affenähnliche), das *androide* (männliche) und das *platypelloide* (flache) Becken. Es gab aber auch eine Reihe von Beckenformen, die zwischen diesen vier Haupttypen lagen und mit ethnischer Zugehörigkeit und Alter variierten. Bei Mädchen wird das Becken bis zu einem Alter von etwa 25 Jahren kontinuierlich breiter.[431] Ungefähr 42 Prozent der Frauen haben ein gynäkoides Becken, und da sind Probleme bei der Geburt verhältnismäßig selten.[432] Bei Frauen mit schmäleren,

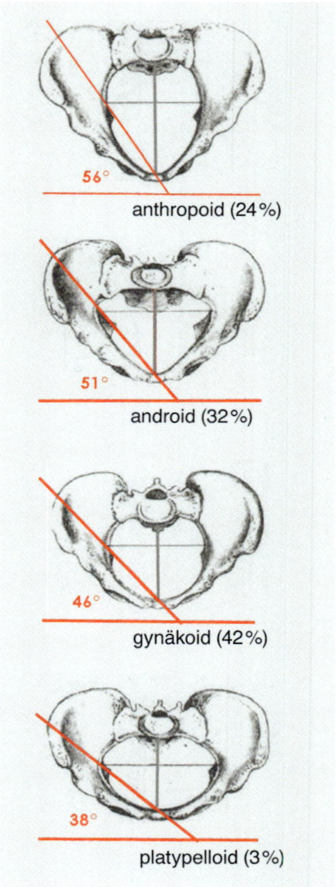

ABB. 2.300 Die vier klassischen Beckentypen nach Caldwell und Moloy (1933), beruhend auf der Originalillustration mit dem Winkel zwischen der Seite des kleinen Beckens (der unteren Schale) und der Frontalebene. Je weiter die breiteste Stelle des kleinen Beckens nach vorn rückt, desto weiter rückt auch die Seite des Beckens nach vorn und desto schwieriger wird die Auswärtsdrehung im Hüftgelenk. (Die Prozentzahlen geben an, wie häufig eine Beckenform bei europäischstämmigen Frauen zu finden ist.)

androiden Becken (16–32 Prozent) ist die Geburt dagegen schwieriger, und oft muss die Geburtszange eingesetzt oder ein Kaiserschnitt vorgenommen werden.

Vor diesem Hintergrund ist verständlich, dass die Hüftpfannen der Frau im Allgemeinen stärker nach vorn gerichtet sind als die des Mannes. Die Seiten gynäkoider oder platypelloider Becken sind stärker anterior ausgerichtet als die Seiten androider oder anthropoider Becken. Dies hilft uns, einige Forschungsergebnisse zu verstehen, wonach der sagittale Winkel der Pfanneneingangsebene bei der Frau um durchschnittlich 5° größer ist als beim Mann.[433] Welche Konsequenzen das hat, wird im Abschnitt zu den Variationen bei der Auswärtsdrehung (siehe S. 148–152) genauestens untersucht.

Seltsamerweise steht die Größe der Darmbeine – dieser gewaltigen Schaufeln, die sich nach oben und außen in die obere Beckenschale öffnen – in keinerlei Zusammenhang mit der Größe und Form sowie dem queren Durchmesser der Beckeneingangsebene. Eine Frau mit sehr breiten Darmbeinen und damit auch sehr breiten Hüften kann trotzdem eine sehr kleine Beckeneingangsebene und deshalb größere Probleme bei der Geburt eines Kindes haben als eine Frau mit schmäleren Darmbeinen (»schmalen Hüften«) und einem größeren queren Durchmesser der Beckeneingangsebene.[434]

ANHANG C
Kraftwandler – Umlenkrolle und Hebel

Ein Vektor wird in der Physik durch eine Richtung und einen Betrag definiert. Ein kontrahierender Muskel erzeugt eine Kraft. Eine Kraft lässt sich durch einen Vektor darstellen. Sie hat eine bestimmte Stärke (Betrag) und eine Richtung, in der sie angreift (siehe Abb. 2.302a). Die Physik hat ein sehr nützliches Kraftkonzept entwickelt: Wir können eine Kraft als Summe zweier weiterer Kräfte betrachten, welche die Seiten eines Rechtecks bilden, in dem die Zusammenfassung der beiden Komponenten eine resultierende Kraft entlang der Diagonalen des Rechtecks ergibt (siehe Abb. 2.302b). Eine Kraft lässt sich also in zwei Kräfte zerlegen, die unter einem rechten Winkel zueinander wirken. Dieser kleine Trick hilft uns verstehen, wie die Umlenkrollen im Körper funktionieren. Umlenkrollen sind einfache Maschinen (siehe Abb. 2.301), die eine Kraft verstärken, wenn mehr als eine Rolle vorhanden ist, oder den Winkel verändern (siehe Abb. 2.302c), indem eine Kraft angreift. Letzteres ist die Aufgabe, die von den verschiedenen Umlenkrollen im Körper erfüllt wird.

Abbildung 2.302 macht deutlich, warum die Größe der Umlenkrolle wichtig ist. Der Muskel oder seine Sehne läuft um die Rolle herum und setzt somit in einem Winkel am Knochen an. Wäre dies nicht der Fall, wären die Muskelfasern parallel zum Knochen ausgerichtet und würden ihn bei Kontraktion unmittelbar ins Gelenk hineinziehen. Damit sich die Gliedmaßen bewegen, ist eine Rotation *um* das Gelenk notwendig, die aber nur dann möglich ist, wenn ein Vektor in einem rechten Winkel am Knochen angreift. Diese Kraft wird in Abbildung 2.302 als horizontale Komponente (Fh) dargestellt. Die vertikale Komponente der Kraft (Fv) der Kontraktion des Lendendarmbeinmuskels *(Iliopsoas)* zieht den Knochen ins Gelenk hinein und trägt nicht zu seiner Bewegung bei, kann aber stabilisierend wirken. Die

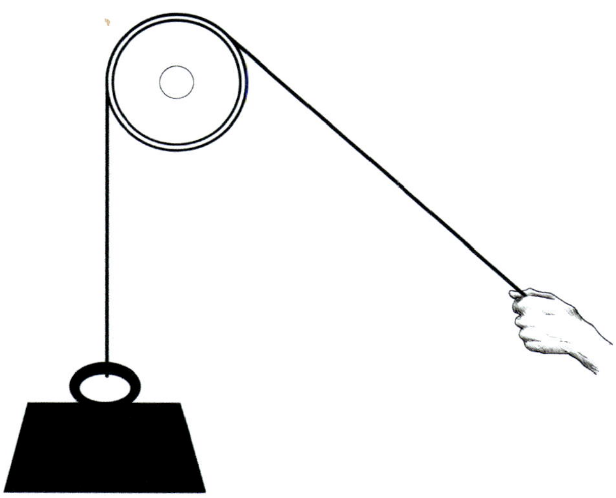

ABB. 2.301 Eine einfache Umlenkrolle. Umlenkrollen können die Angriffsrichtung der Kraft ändern.

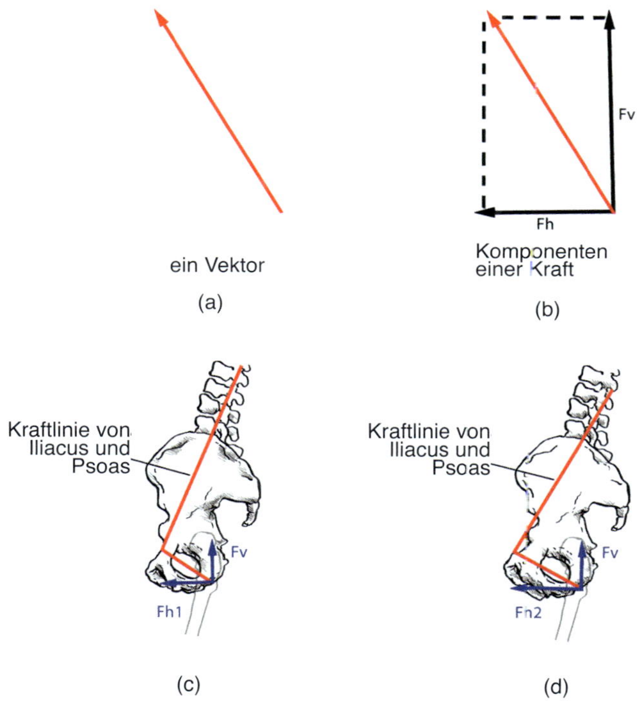

ABB. 2.302 Eine Kraft ist ein Vektor. Wie ein Vektor (a) hat sie sowohl einen Betrag (Stärke) als auch eine Richtung. Sie lässt sich in Komponenten zerlegen (b). Die durch die Kontraktion des Lendendarmbeinmuskels *(Iliopsoas)* erzeugte horizontale Kraft (Fh) bewegt den Oberschenkelknochen in der Hüftpfanne. Die vertikale Kraft (Fv) stabilisiert das Gelenk, indem sie den Oberschenkelknochen in die Hüftpfanne zieht. Je größer die Umlenkrolle des Schambeins, desto stärker die am Oberschenkel angreifende horizontale Kraft. Bitte beachten Sie, dass Fh2 (d) wegen des mehr nach vorn ragenden Schambeins größer ist als Fh1 (c).

horizontale Komponente (Fh), die in einem 90°-Winkel (orthogonal) zur vertikalen Komponente (Fv) angreift, dreht den Oberschenkelknochen um die Gelenkachse. Je größer die Umlenkrolle, desto größer die horizontale Kraft (Fh).

Anders als eine Rolle lenkt ein Hebel Kräfte nicht um, sondern vergrößert sie. Jeder weiß, was eine Wippe ist und dass zwei unterschiedlich schwere Personen ein Gleichgewicht finden können, wenn sie ihren Abstand von der Balkenmitte variieren. Wiegt eine Person halb so viel wie die andere, muss sie doppelt so weit von der Mitte entfernt sein, damit beide im Gleichgewicht sind (siehe Abb. 2.303). Das mag sich anhören, als bekämen wir hier etwas umsonst, da eine leichtere Person die gleiche Kraft erzeugen kann wie eine schwerere. Aber der Ausgleich erfolgt über den Weg, den beide Personen vom Drehpunkt aus zurücklegen müssen. Die leichtere Person muss sich doppelt so weit davon entfernen wie die schwerere. Auf die gleiche Weise ergeben sich durch die Befestigungsstellen unserer Muskeln an unseren Knochen Veränderungen der dort angreifenden effektiven Kraft. Ist der Ansatz weiter vom Gelenk entfernt, muss sich der Muskel weniger anstrengen, um eine Bewegung zu erzeugen, als bei einem Ansatz, der näher am Gelenk ist. Andererseits muss der Ansatz eine weitere Strecke zurücklegen, sodass es länger dauert, bis das Gelenk den gleichen Winkel überwindet, als bei einem Ansatz, der näher am Gelenk ist. Wir tauschen Kraft gegen Geschwindigkeit.

Etliche Knochen verändern wie Umlenkrollen die Kraftwinkel unserer Muskeln. Am bekanntesten sind Schambein, Kniescheibe und Ferse, aber auch die verschiedenen Haltebänder *(Retinacula)* erfüllen diese Funktion. Sie alle ermöglichen es dem Körper, die Wirkrichtung von Muskelkräften zu ändern. Der Schambeinast *(Ramus ossis pubis)* ist die Knochenbrücke an der Vorderseite des Beckens. Er ist gut zu finden, indem Sie den Knochen unmittelbar unterhalb des Nabels ertasten (siehe Abb. 2.15). Es ist der Beckenknochen, der bei Verkehrsunfällen am häufigsten und am leichtesten bricht.[435] Er kann unterschiedlich groß und unterschiedlich stark nach vorn gewölbt sein[436] und kann damit beeinflussen, wie leicht wir die Hüfte beugen. Ein stärker vorgewölbtes Schambein verhält sich wie eine Umlenkrolle und lenkt die Kraft der Beugung um. Manche Schüler scheinen ganz selbstverständlich zu einer kräftigen Hüftbeugung in der Lage zu sein. Sie können beide Beine im Boot *(Navasana)* scheinbar mühelos in der Luft halten und haben das zum Teil einem stark gewölbten Schambein und einem tiefer sitzenden kleinen Rollhügel *(Trochanter minor)* zu verdanken.

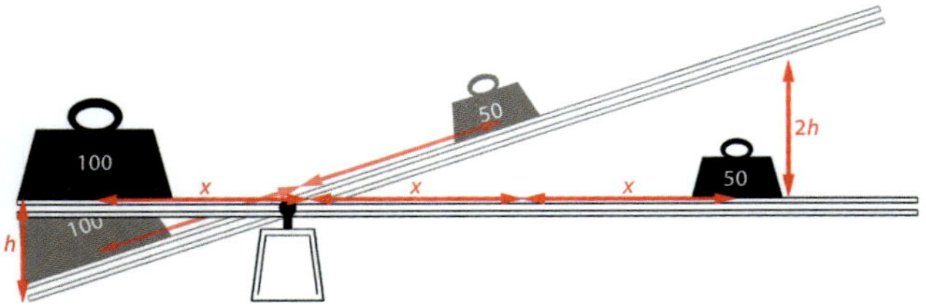

ABB. 2.303 Ein Hebel. Wenn wir den Weg (x) verdoppeln, brauchen wir nur die halbe Kraft, um das doppelte Gewicht auszubalancieren, doch dazu muss der Kraftarm die doppelte Strecke (2h) überwinden.

Einige der Umlenkrollen im Körper sind Knochen und fallen deshalb unterschiedlich groß aus. Große Rollen bewegen Gliedmaßen wirkungsvoller als kleine. Hinzu kommt, dass auch die Muskeln nicht immer an den gleichen Stellen am Knochen befestigt sind. Die distale Entfernung des kleinen Rollhügels und des Schienbeinhöckers *(Tuberositas tibiae)* oder die Strecke, die der Deltamuskel *(Deltoideus)* überwindet, ehe er am Oberarm ansetzt – all das entscheidet, wie leicht, aber umgekehrt auch, wie langsam wir Hüfte, Bein oder Arm bewegen können.

Die gleichen physikalischen Zusammenhänge sind im Fersenbereich zu beobachten: Die Plantarflexoren gehen in die Achillessehne und diese wiederum in die Plantarfaszie *(Aponeurosis plantaris)* über. Sie bilden eine fortlaufende Kraftlinie. Der posteriore inferiore Fersenanteil (Fersenbein – *Calcaneus*) dient als Umlenkrolle. Je länger die Ferse, desto länger der Kraftarm und desto weniger Kraft müssen die Wadenmuskeln für die Plantarflexion des Fußes aufwenden. Bei Menschen mit längeren Fersen können die Waden die Fersen effektiver vom Boden heben. Als gängige Metapher dient die Schubkarre (siehe Abb. 2.304). Die Schubkarre ist ein einarmiger Hebel. Die Griffe der Schubkarre entsprechen dem Fersenbein; die Hände, welche die Schubkarre anheben, entsprechen den Wadenmuskeln; und das Rad der Schubkarre entspricht den Zehen, die am Boden bleiben. Je länger die Griffe, desto weniger Anstrengung ist nötig, um die Schubkarre – den Körper – anzuheben.

Die Länge des Fersenbeins variiert. Eine Studie kam zu dem Ergebnis, dass die besten Sprinter kürzere Fersenbeine haben. Wenn längere Fersen bedeuten, dass die Wadenmuskeln weniger Kraft für die Plantarflexion aufwenden müssen, warum sind kürzere Fersen dann beim Sprinten besser? Wegen des Zeitfaktors: Je länger der Hebel, desto länger der Weg, den die Wadenmuskeln bei Kontraktion zurücklegen müssen,[437] und desto länger dauert es, das Objekt zu bewegen. Bei kürzeren Hebeln ist auch die Reaktionszeit kürzer, und beim Sprinten kommt es auf die Anfangsgeschwindigkeit an. Wenn

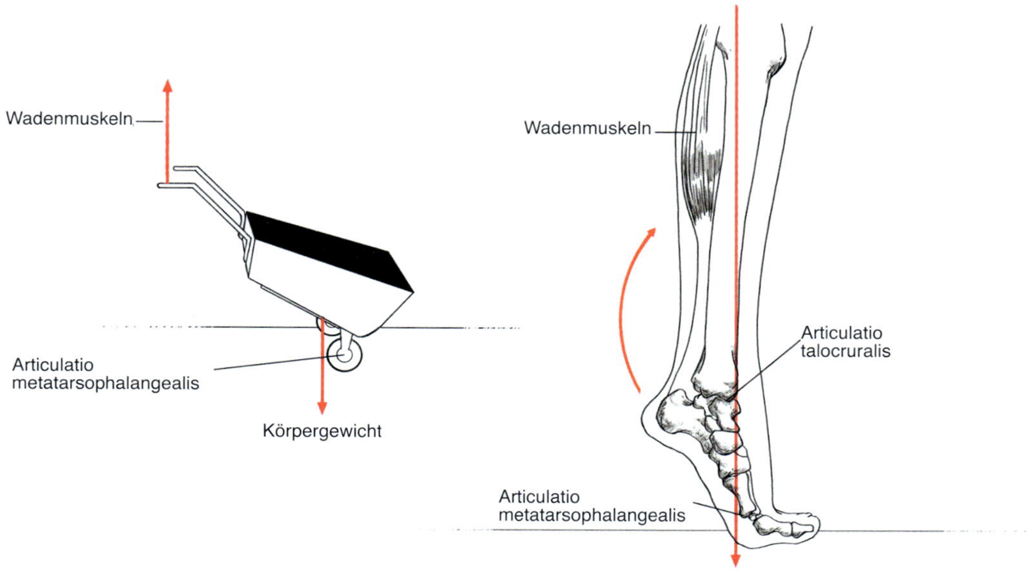

ABB. 2.304 Die Umlenkrolle der Ferse verhält sich wie die Griffe einer Schubkarre, wenn es darum geht, uns in den Zehenspitzenstand zu helfen.

Sie längere Fersen haben, fällt es Ihnen hingegen leichter, auf den Zehenspitzen zu stehen. Ob längere oder kürzere Fersen besser sind, hängt davon ab, was Sie vorhaben.

Wenn wir unsere Kraft und unsere Fähigkeiten mit denen anderer Menschen vergleichen, sollten wir auch den Einfluss unserer Knochen und ihrer einzigartigen Form berücksichtigen. Wenn andere in eine Haltung kommen und darin verharren können, hat das unter Umständen weniger mit der Kraft ihrer Muskeln als mit ihrer einzigartigen anatomischen Struktur zu tun.

ANHANG D
Beugungsbedingtes Hüftimpingement

Wenn eine seltene Kombination verschiedener Variationen vorliegt, kommt es in der Hüftbeugung zu einem Zusammenstoß (Impingement) der superioren Faserknorpellippe *(Labrum acetabuli)* mit dem superioren anterioren Schenkelhals. Möglich ist dies, wenn 1. der transversale und 2. der sagittale Winkel der Pfanneneingangsebene sehr klein sind, 3. die Femurtorsion gering, 4. der Schenkelhalswinkel klein und 5. der Schenkelhals kräftig ist und schräg nach superior und anterior verläuft. Es ist schwierig, sich vorzustellen, wie in der Beugung Kompression entstehen kann, da die Rotationsachse der Beugung weder am Schenkelhals entlang noch senkrecht zur Hüftpfanne verläuft. Abbildung 2.305 zeigt die orthogonalen (90°-)Linien von Schenkelhals und Hüftpfanne. Beachten Sie, dass die Rotationsachse des Hüftkopfs auf keiner von beiden liegt. Bei der oben angesprochenen seltenen Kombination verschiedener Variationen kann die Rotation des Beckens oder des Oberschenkels den superioren Hüftpfannenrand mit dem superioren anterioren Schenkelhals in Kontakt bringen. Aber bereits eine kleine Auswärtsdrehung wird dies verhindern: Wenn Sie das Bein ein wenig von der Mittellinie weg nach außen rotieren lassen, wird der Zusammenstoß vermieden.

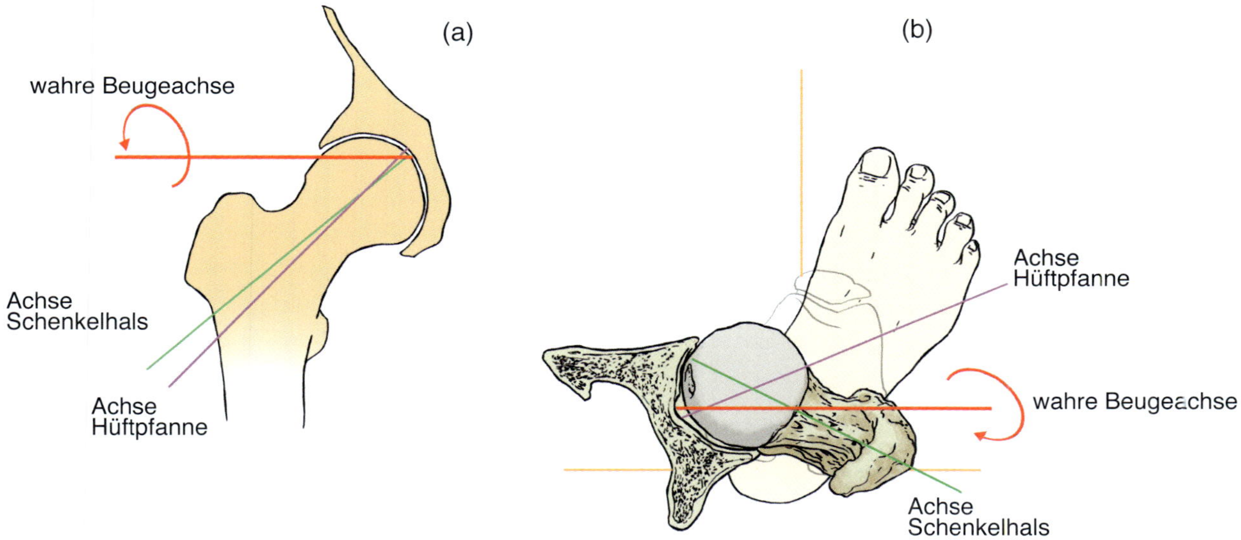

ABB. 2.305 Die Rotationsachse des Hüftgelenks: Weder der Schenkelhalswinkel noch eine senkrecht zur Hüftpfanne gezogene Linie decken sich mit der Rotationsachse der Beugung.

Anhang

ANHANG E
Vor- und Nachteile einer Valgus- oder Varusstellung der Knie

Korrelation ist nicht gleich Kausalität, das müssen wir uns immer wieder ins Gedächtnis rufen. Viele Studien zeigen eine Korrelation zwischen Varus- oder Valgusstellung und Arthrose, wobei diese Korrelation bei einer Varusstellung häufiger auftritt als bei einer Valgusstellung.[438] Eine Studie kam zu dem Ergebnis, dass über 60 Prozent der Gesunden eine Varus- oder Valgusstellung aufweisen.[439] Wir können also nicht folgern, dass eine Varus- oder Valgusstellung Arthrose verursacht. Denn wenn das so wäre, warum rufen sie das Leiden dann nicht bei allen Gesunden hervor? Es ist möglich, dass eine Arthrose eine Varus- oder Valgusstellung bewirkt. Man kann durchaus sagen, dass eine Varusstellung das Leiden bei Personen verschlimmern könnte, bei denen bereits eine Arthrose der inneren Gelenkknorren des Kniegelenks besteht. Ein *Genu valgum* kann die Situation kurioserweise verbessern! Bei einer Valgusstellung verlagert sich der Druck von den inneren auf die äußeren Gelenkknorren. Da meist die inneren Gelenkknorren von Arthrose betroffen sind, kann die valgusbedingte Beanspruchung der äußeren Gelenkknorren das weitere Fortschreiten der Krankheit verlangsamen.[440] Eine Valgusstellung könnte für so manchen Arthrosepatienten sogar gesund sein! Bei gesunden Knien scheint eine leichte Varus- oder Valgusstellung – zumindest, was die Arthrose betrifft – unproblematisch zu sein.

Sie sieht es mit den Bändern aus? Verletzungen des Außenbandes *(Ligamentum collaterale laterale)* sind selten und werden für gewöhnlich von vorübergehendem dynamischem Varusstress verursacht, der in der Bewegung oder durch Kontakt im Sport entsteht.[441] In einer Yogastunde ist dies eher unwahrscheinlich. Verletzungen des Innenbands *(Ligamentum collaterale mediale)* sind möglich, wenn eine Valguskraft das Knie nach innen drückt, aber auch dies geschieht so gut wie immer in der Bewegung oder durch Kontakt. Es ist höchst unwahrscheinlich, dass eine ausschließlich statische Valgusposition (wie sie in einer der Kriegerhaltungen – *Virabhadrasana* – auftreten könnte) das Innenband schädigt. Glücklicherweise verfügen geschädigte Seitenbänder über gute Selbstheilungskräfte.[442] Frauen erleiden erheblich häufiger Knieverletzungen durch dynamischen Valgusstress im Sport als Männer. Die Gründe für diesen Geschlechterunterschied werden derzeit allerdings noch erforscht. Er dürfte nicht ausschließlich mit einer Valgusstellung des Knies, sondern mit vielen Faktoren zusammenhängen.[443] Er wird mit dem Einfluss des Östrogens, der Form des Schienbeinplateaus, der Größe des vorderen Kreuzbands *(Ligamentum cruciatum anterius)*, generalisierter Gelenklaxität, Überstrecken des Knies sowie schlechter Biomechanik in Verbindung gebracht.[444] Kann Valgusstress das vordere Kreuzband schädigen? Einige Studien sagen ja, andere nein.[445] Das letzte Wort ist noch nicht gesprochen, aber auch hier rühren die Verletzungen von vorübergehenden dynamischen und nicht von statischen Beanspruchungen her. Eine Valgusstellung in statischen Yogahaltungen wird vermutlich keine Schäden am vorderen Kreuzband verursachen.

Wir sprechen hier lediglich von einem leichten *Genu varum* (O-Bein) oder *Genu valgum* (X-Bein), und gewiss wird es Menschen mit so starken Abweichungen geben, dass Alltagstätigkeiten zur Herausforderung werden. Diese Menschen entwickeln oft kompensatorische Bewegungsmuster, die Langzeitschäden an Fuß-, Knie- und Hüftgelenken verursachen können. Große Varuswinkel können zu einer Einwärtsdrehung der Schienbeine und Pronation der Füße führen. Den Betroffenen kann es schwerfallen, das Gleichgewicht zu halten.[446]

ANHANG F
Die Bewegungen des Fußes und des Sprunggelenks

Normalerweise werden Körperbewegungen mithilfe der drei Achsen beschrieben, welche die drei Bewegungsebenen bilden: Frontalebene, Horizontalebene und Seitebene. Leider eignet sich dieser Ansatz nicht sonderlich gut für Fuß und Sprunggelenk, da sie sich nicht nur in einer dieser Ebenen bewegen. Der Fuß bildet einen Winkel zu den Ebenen des restlichen Körpers. Das macht den Versuch, einfache Bewegungen des Fußes oder Sprunggelenks anhand der drei Standardbewegungsebenen zu beschreiben, zu einer hoch komplizierten Angelegenheit. Der Einfachheit halber werden wir die Bewegungen des Fußes und des Sprunggelenks deshalb in ihrer ureigenen schrägen Ausrichtung betrachten. Wie Abbildung 2.306 zeigt, werden für Rotationen meist drei Grundbegriffspaare verwendet: Plantar-/Dorsalflexion um die Seitachse; Eversion/Inversion in der Frontalachse; Abduktion/Adduktion in der Horizontalachse. Ich wiederhole, dass diese Achsen für den Fuß, nicht für den ganzen Körper gelten.

Plantar- und Dorsalflexion im oberen Sprunggelenk

Wenn die Füße von der Seit- oder Sagittalebene des Körpers weg nach außen zeigen, kann das mehrere Ursachen haben: eine Retroversion der Hüftpfanne, eine geringe femorale Antetorsion, eine starke Tibiatorsion, eine gewisse Drehung im Kniegelenk und/oder eine gewisse Rotation im Hüftgelenk. Aus einem oder aus allen diesen Gründen kann der Fuß unterschiedlich weit nach außen zeigen. Folglich ist die Bewegung im Sprunggelenk keine reine Beugung oder Streckung in der Seitebene des Körpers, sondern beinhaltet Bewegungen in allen drei Bewegungsebenen des Körpers. Für unsere Zwecke werden wir Plantar- und Dorsalflexion als Bewegungen um eine Achse definieren, nämlich um die Gelenkachse des oberen Sprunggelenks, die vom Außenknöchel *(Malleolus lateralis)* zum Innenknöchel *(Malleolus medialis)* verläuft.

Abbildung 2.307 zeigt, dass sie nicht nur in einer der drei Ebenen liegt, die wir normalerweise zur Beschreibung der Körperbewegungen heranziehen. Sie verläuft schräg. Der Innenknöchel liegt weiter oben (superior) und weiter vorn (anterior) als der Außenknöchel. Sie können dies am eigenen Körper ertasten: Prüfen Sie, wo Innen- und Außenknöchel im Verhältnis zueinander liegen. Die Dorsalflexion ist eine Rotation um diese Achse, bei der sich der Fußrücken dem Schienbein nähert (an einer anderen Stelle würden wir diese Bewegung als Streckung bezeichnen); die Plantarflexion ist eine Rotation um diese Achse, bei der sich die Fußsohle vom Schienbein entfernt (an einer anderen Stelle würden wir schlicht Beugung dazu sagen). Diese Bewegungen finden ausschließlich im oberen Sprunggelenk *(Articulatio talocruralis)* statt.

Ein wenig komplizierter ist es dann allerdings doch! Aufgrund der Form des Sprungbeins *(Talus)* ist das plantarflektierte Gelenk eher locker. Stabilität bringen nun nicht wie in der extremen Dorsalflexion die ineinander verkeilten Knochen, sondern die Bänder, die Schienbein und

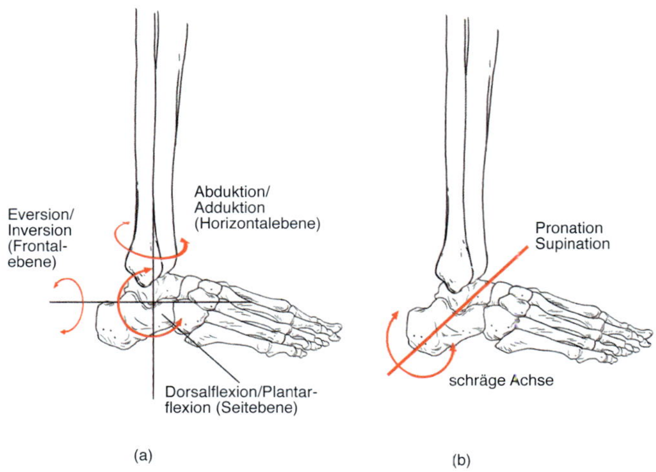

ABB. 2.306 Die Bewegungsrichtungen anhand der drei Ebenen des Fußes (a) und der schrägen Achse (b)

Anhang

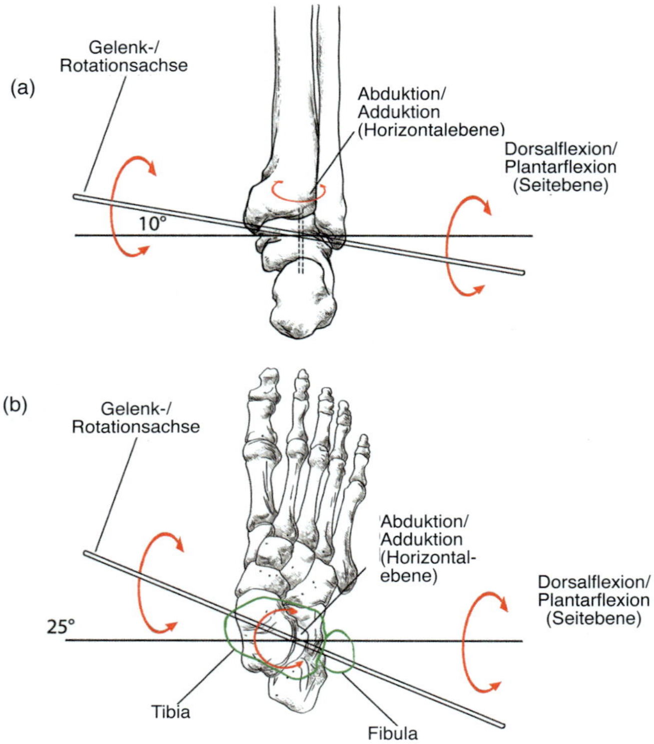

ABB. 2.307 Die Achse des oberen Sprunggelenks *(Articulatio talocruralis)* eines rechten Fußes: (a) von hinten, (b) von oben

Wadenbein verbinden, und die Sehnen, die um das Sprunggelenk herumlaufen. Bei vielen Menschen sind die Bänder und Sehnen nicht straff genug, um das Sprunggelenk zu sichern, sodass ein gewisser »Spielraum« in der vollen Plantarflexion besteht – also wenn Sie auf Zehenspitzen stehen oder Stöckelschuhe tragen. Wegen dieser Stabilitätsminderung wird das Gelenk meist verletzt, wenn der Fuß plantarflektiert. Bei vollständiger Plantarflexion kann eine Kokontraktion der Waden- und Schienbeinmuskeln das Sprunggelenk über deren Sehnen stabilisieren, die über die Innen- und Außenseiten des Sprunggelenks laufen, und die distalen Enden von Schien- und Wadenbein näher zueinander bringen. Die Plantarflexion geht ferner mit einer gewissen Einwärtsdrehung, die Dorsalflexion mit einer gewissen Auswärtsdrehung des Sprungbeins einher. (Das liegt an seiner Form: Im oberen Bereich des Sprungbeinkörpers – der Sprungbeinrolle – *Trochlea* – ist der mediale Rand länger als der laterale Rand, sodass bei Bewegung eine leichte Drehung entsteht.)[447] Darüber hinaus rotiert das Wadenbein bei Dorsalflexion leicht. Normalerweise können wir das Sprunggelenk als reines Scharniergelenk betrachten, aber wie wir jetzt wissen, verhält es sich in Wahrheit etwas komplizierter.

Supination und Pronation des Fußes

Wir sind vereinfachend davon ausgegangen, dass es sich bei allen über Plantarflexion und Dorsalflexion hinausgehenden Bewegungen des Fußes um Supination (Drehung der Sohle nach innen) oder Pronation (Drehung der Sohle nach außen) handelt. Auch hier ist die Wirklichkeit erheblich komplizierter. Die Supination ist eine Kombination aus drei Bewegungen: Inversion, Plantarflexion und Adduktion. Die Pronation verbindet Eversion, Dorsalflexion und Abduktion. Zudem sind Supination und Pronation an verschiedenen Stellen möglich. Der Rückfuß (Ferse) kann gegenüber dem Sprungbein supinieren oder pronieren (was wir normalerweise als Supination oder Pronation bezeichnen). Aber der Mittelfuß (die distale Reihe der Fußwurzelknochen) kann ebenfalls gegenüber dem Sprungbein pronieren und supinieren, und auch der Vorfuß kann sich in diese Richtungen bewegen. Es kommt recht häufig vor, dass eine Pronation des Rückfußes mit einer Supination des Mittelfußes einhergeht und umgekehrt. Wir müssen diese Bewegungen verstehen und wissen, wo sie stattfinden, um wirklich würdigen zu können, wie sich der Fuß bewegt. Sofern nicht anders angegeben, beziehen sich die Begriffe Supination und Pronation auf die Bewegung der Ferse unter dem Sprunggelenk (auf die Bewegung des Rückfußes).

Normalerweise haben wir 33 Gelenke im Fuß, und alle lassen ein gewisses Maß an Bewegung zu, obwohl die meisten einen sehr geringen Bewegungsumfang haben. Es wäre äußerst anspruchsvoll, jedes Gelenk einzeln zu betrachten, und zum Glück ist das auch nicht nötig. Wir müssen nur zwei Gelenke untersuchen: das aus Sprungbein *(Talus)* und Fersenbein *(Calcaneus)* bestehende hintere untere Sprunggelenk *(Articulatio subtalaris)* – den Rückfuß; und das Chopart-Gelenk *(Articulatio tarsi transversa)* – den Mittelfuß. Genau genommen, besteht Letzteres aus mehreren Gelenken: aus den Gelenken von Sprungbein und Kahnbein *(Os naviculare)*, von Fersenbein und Würfelbein *(Os cuboideum)*, von Würfelbein sowie Sprungbein und Keilbeinen *(Ossa cuneiformia)*.

Beginnen wir mit dem hinteren unteren Sprunggelenk: Für gewöhnlich haben wir drei Artikulationsflächen zwischen Sprungbein und Fersenbein (einige Menschen haben nur zwei, manche sogar nur eine). Wenn wir noch einmal auf Abbildung 2.228 zurückkommen, sehen wir eine Achse, die durch das Gelenk verläuft. Die Rotation um diese schräge Achse lässt sich in eine Kombination aus Inversion/Eversion und Abduktion/Adduktion zerlegen. Wenn kein Gewicht auf dem Fuß lastet, kann sich das Fersenbein unter dem Sprungbein entweder von einer Seite zur anderen bewegen (Abduktion und Adduktion, was auch als Valgus- und Varusbewegung bezeichnet wird) oder drehen (Inversion und Eversion). Diese Situation haben wir in offener Kette. In geschlossener Kette unter Gewichtsbelastung bleibt das Fersenbein fixiert, während sich das Sprungbein und die Knochen des Beins bewegen, die sich oberhalb davon befinden. Dank des hinteren unteren Sprunggelenks kann der Fuß verschiedene Ausrichtungen einnehmen, ohne dass dies Auswirkungen auf die Stellung des oberen Sprunggelenks und des Unterschenkels hätte, was für das Gehen in unebenem Gelände recht nützlich ist.

Die Bewegungen von Fersenbein und Sprungbein im hinteren unteren Sprunggelenk

In allen Fällen von Supination und Pronation in offener Kette ist es einfacher, das Sprungbein als den fixierten Knochen zu betrachten, um den sich die anderen bewegen. (Natürlich bewegt sich das Sprungbein gegenüber dem Unterschenkel, aber dabei handelt es sich um die Bewegungen der Dorsal- und der Plantarflexion.) Wenn in offener Kette kein Gewicht auf dem Fuß lastet, weil er zum Beispiel im Lotossitz *(Padmasana)* auf dem gegenüberliegenden Oberschenkel ruht, bewegen sich sowohl das Fersenbein als auch die weiter distal gelegenen Fußabschnitte, wie wir in Abbildung 2.308 sehen können: Bei Supination bewegt sich das Fersenbein nach innen, genau wie der distale Fuß. Bei der Pronation geschieht das Gleiche, nur in die andere Richtung.

Wird der Fuß allerdings in geschlossener Kette mit Gewicht belastet, wie das in allen Standhaltungen im Yoga der Fall ist, bewegen sich Fersenbein und Sprungbein auf andere Weise – und dann bewegt sich auch der Vorfuß nicht mit. Wenn der Vorfuß wie in Abbildung 2.309 unter Gewichtsbelastung fixiert ist, invertiert bei Supination das Fersenbein (es bewegt sich nach innen), während das Sprungbein abduziert und dorsalflektiert (es bewegt sich nach oben und nach außen). Bei Pronation evertiert das Fersenbein (es bewegt sich nach außen), während das Sprungbein adduziert und plantarflektiert (es bewegt sich nach unten und nach innen). Diese Bewegungen wirken sich weiter oben in der Knochenkette aus. Wenn das vordere Bein beim Gehen nach vorn schwingt, ist es, unmittelbar vor dem Aufsetzen der Ferse, gerade gestreckt und das Knie anfangs auch verriegelt. Bliebe es dabei, würde die Beanspruchung durch den Aufprall zum größten Teil bis nach oben ins Kniegelenk weitergegeben. Wenn die Ferse auf dem Boden aufsetzt, evertiert sie jedoch, und der Fuß proniert. Diese Pronation bewirkt zweierlei: Das Schienbein dreht leicht einwärts, sodass das Knie »entriegelt« und die Beugung eingeleitet wird; und das vordere Bein wird kürzer, was die Beanspruchung durch den Aufprall der Ferse zum Teil absorbiert. Bedenken Sie auch, dass die Pronation den Vorfuß lockert, sodass er sich an den Untergrund anpassen kann.

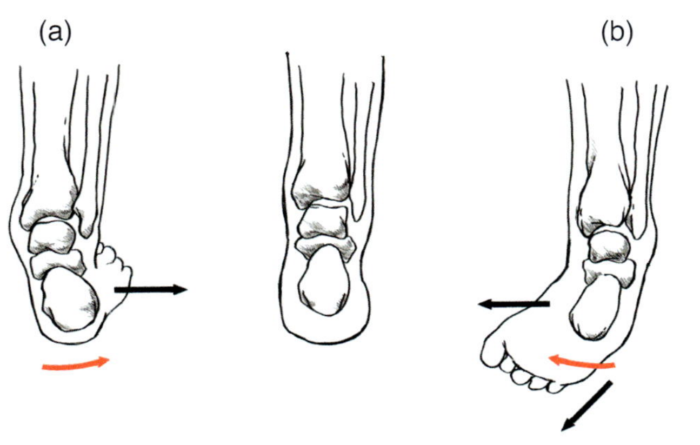

ABB. 2.308 Bewegungen im hinteren unteren Sprunggelenk eines rechten Fußes in offener Kette (Rückansicht). Das Fersenbein bewegt sich unter dem fixierten Sprungbein; (a) zeigt die Pronation, (b) die Supination.

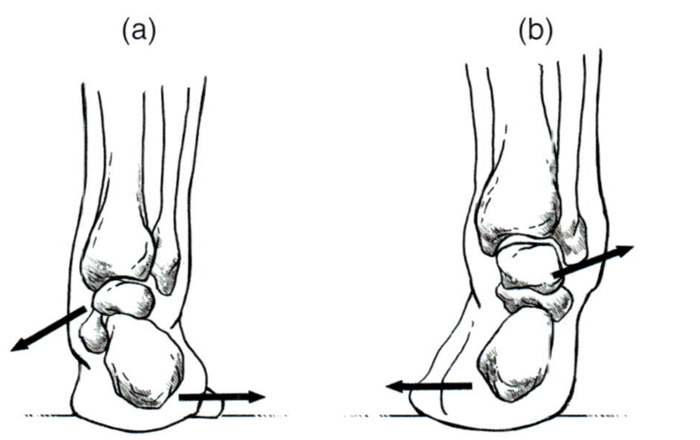

ABB. 2.309 Bewegungen im hinteren unteren Sprunggelenk eines rechten Fußes in geschlossener Kette (Rückansicht). Der Fuß ist fixiert, sodass sich nun Unterschenkel und Sprungbein über dem Fersenbein bewegen müssen, das sich daraufhin neigt; (a) zeigt die Pronation, (b) die Supination.

Anhang

Inversion/Eversion und Abduktion/Adduktion

Eversion und Inversion werden traditionell als Rotationen um die von vorn nach hinten (anterior nach posterior) verlaufende Achse definiert. Abduktion und Adduktion sind Rotationen um die von oben nach unten (superior nach inferior) verlaufende Achse. Ob die Bewegung als Abduktion oder Adduktion bezeichnet wird, wird von der Bewegungsrichtung des anterioren Teils der Gliedmaße bestimmt (deshalb gilt es als Abduktion des Fußes, wenn wir den Vorfuß von der Mittellinie des Körpers wegbewegen, obwohl sich die Ferse möglicherweise in die Gegenrichtung, also zur Mittellinie des Körpers hin, bewegt). Wie Abbildung 2.228 zeigt, verläuft die Achse des hinteren unteren Sprunggelenks *(Articulatio subtalaris)* nicht gerade von vorn nach hinten oder von oben nach unten, sondern schräg. Deshalb sind auch keine reinen Eversions-/Inversions- oder Abduktions-/Adduktionsbewegungen möglich. Es ergibt sich vielmehr eine Kombination daraus. Leider sind bei manchen anatomischen Darstellungen dieser Bewegungen Eversion mit Pronation und Inversion mit Supination gleichgesetzt. Aber wie wir gerade gesehen haben, sind diese Bewegungen nicht identisch. Eversion ist eine *Komponente* von Pronation, kein Synonym dafür; Inversion eine *Komponente* von Supination.

Der im hinteren unteren Sprunggelenk mögliche Bewegungsumfang bei den Inversions- und Eversionskomponenten von Supination und Pronation kann stark variieren und ist bei Inversion (~25°) beinahe doppelt so groß wie bei Eversion (~12°).[448] Damit ergibt sich bei Inversion und Eversion ein Gesamtbewegungsumfang von ~37° mit einer Standardabweichung von 8,5°. Das bedeutet, dass 2,5 Prozent der Bevölkerung einen Bewegungsumfang von 54° oder mehr, weitere 2,5 Prozent einen sehr eingeschränkten Bewegungsumfang von 20° oder weniger haben. Die Variationsbreiten bei den Abduktions- und Adduktionskomponenten von Supination und Pronation im hinteren unteren Sprunggelenk ähneln sich stark: Studien ergaben eine Abduktion von ungefähr 31° bis 47° und eine Adduktion von 27° bis 42° – erneut eine erhebliche Variation.[449]

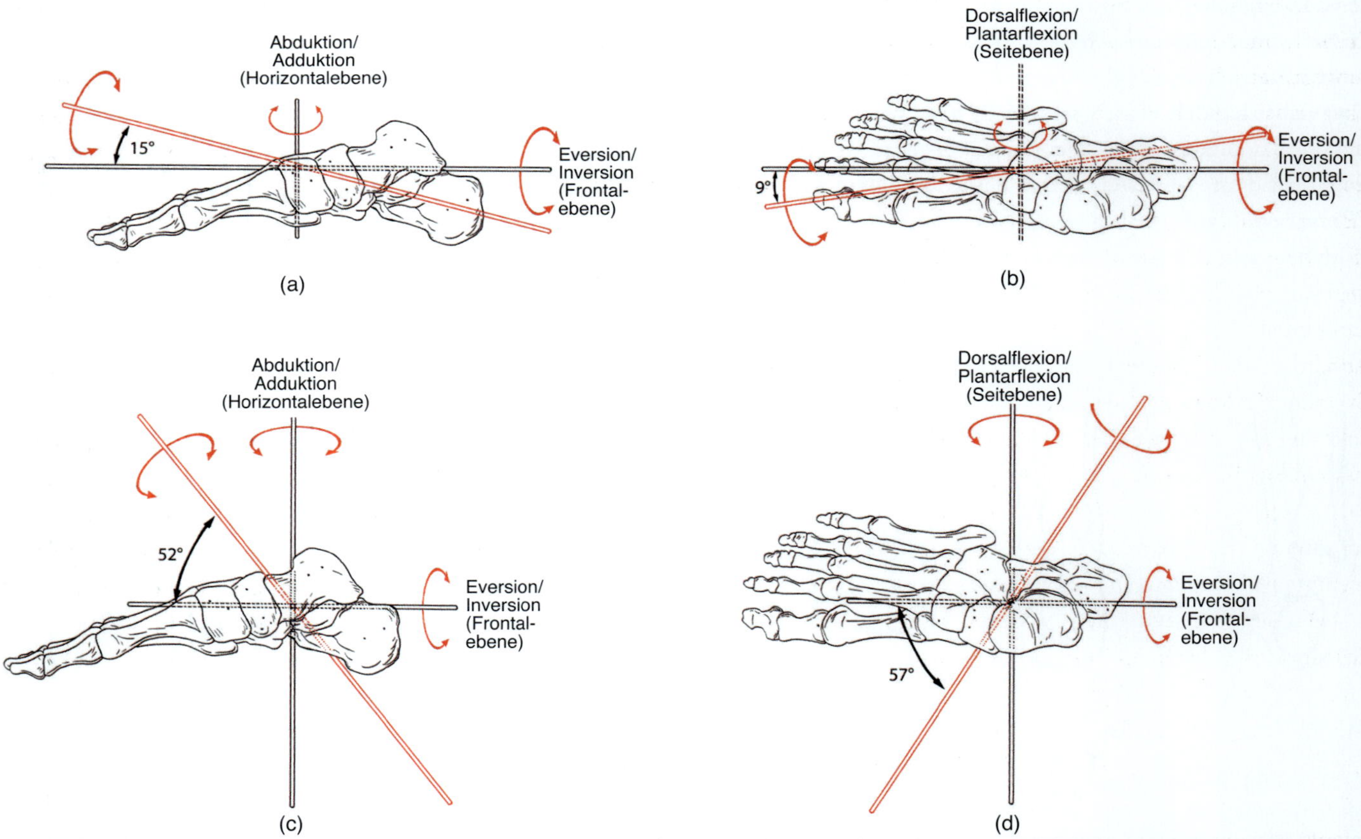

ABB. 2.310 Die Bewegungsachsen des Chopart-Gelenks (rechter Fuß): (a) Längsachse von medial; (b) Längsachse von oben; (c) Schrägachse von medial; (d) Schrägachse von oben

Bewegungen im Chopart-Gelenk

Das Chopart-Gelenk *(Articulatio tarsi transversa)* wird von Rückfuß (Fersenbein und Sprungbein) und Mittelfuß (Kahnbein und Würfelbein) gebildet. Es hat zwei Anteile: das Talonavikulargelenk *(Articulatio talonavicularis)* und das Calcaneocuboidgelenk *(Articulatio calcaneocuboidea)*. Aus Abbildung 2.205 ist ersichtlich, dass dieses aus vier Knochen bestehende Gelenk eine leichte S-Kurve beschreibt. Das Talonavikulargelenk als Kugelgelenk ermöglicht eine beträchtliche Rotation der Mittelfußinnenseite.[450] Das heißt, dass wir den Mittelfuß unabhängig vom Rückfuß drehen können. Die Gelenkfläche des Calcaneocuboidgelenks ist weniger stark gewölbt, und wenn sich diese beiden Knochen bewegen, verhalten sie sich wie Keile und verriegeln das Gelenk. Dieser Gelenkabschnitt ist deutlich starrer und stützt den Fuß lateral.

Abbildung 2.310 zeigt die beiden Achsen des Chopart-Gelenks: die Längsachse in einem Winkel von etwa 15° zur Horizontalen und ungefähr 9° zum zweiten Strahl (der zweiten Zehe), und die Schrägachse in einem Winkel von etwa 52° zur Horizontalen und ungefähr 57° zum zweiten Strahl.[451] (Es handelt sich um Durchschnittswerte; Ihre individuellen Winkel können sich erheblich unterscheiden, was Ihren Bewegungsumfang beeinflussen kann.) Bei der Rotation um die Längsachse handelt es sich größtenteils um Eversion und Inversion, bei der Rotation um die Schrägachse aber um eine Kombination aus Abduktion/Dorsalflexion oder Adduktion/Plantarflexion.[452] Es sind 20° bis 25° Inversion, aber nur 10° bis 15° Eversion um die Längsachse möglich.[453] Tatsächlich bewegt sich das Chopart-Gelenk wie ein einziges Gelenk und ist funktionell einachsig, nicht zweiachsig, wie es zunächst den Anschein haben könnte. Daher bewirkt die Kombination von Eversion/Abduktion/Dorsalflexion sowie von Inversion/Adduktion/Plantarflexion eine Pronation oder Supination des Mittelfußes in diesem Gelenk. Wegen des geringen Bewegungsumfangs im Calcaneocuboidgelenk beträgt der Supinationsumfang im Mittelfuß beinahe das Doppelte vom Pronationsumfang. Hier können wir stärker supinieren als pronieren.

Wie wir gerade gesehen haben, können Supination und Pronation im hinteren unteren Sprunggelenk, im Chopart-Gelenk oder in beiden Gelenken stattfinden. Gemeinsam sind sie für den Großteil aller möglichen Pronations- und Supinationsbewegungen im Fuß verantwortlich.[454] Das Chopart-Gelenk kann die Bewegungen im oberen Sprunggelenk und im hinteren unteren Sprunggelenk verstärken. Das kann sich als sehr nützlich erweisen, wenn durch eine Verletzung oder den Alterungsprozess der Bewegungsumfang in einem dieser Gelenke schrumpft.[455] Gelegentlich kann aber besonders in geschlossener Kette unter Gewichtsbelastung der Rückfuß (hinteres unteres Sprunggelenk) pronieren, während Mittel- und Vorfuß (Chopart-Gelenk) supinieren – und umgekehrt. Das macht die Sache wieder kompliziert. Rück- und Mittelfuß bewegen sich nicht immer zusammen in die gleiche Richtung.

Bewegungen in offener und geschlossener Kette

Das Sprungbein *(Talus)* ist Teil aller bisher behandelten Gelenke. Das bedeutet, es bestehen enge Beziehungen zwischen allen diesen Gelenken und ihren Bewegungen. Das Chopart-Gelenk bewegt sich nur selten selbstständig: Oft ist auch im hinteren unteren Sprunggelenk Bewegung. Was wir als Pronation und Supination bezeichnen, ist meist eine Kombination aus Bewegungen im hinteren unteren Sprunggelenk und im Chopart-Gelenk. Folglich trägt auch die Bewegung des Vorfußes zu Pronation und Supination bei. Noch komplexer wird das Ganze, wenn Gewicht auf dem Fuß lastet (geschlossene Kette). Unter Umständen ist nun der Vorfuß fixiert, während sich das Sprungbein und der Unterschenkel darüber bewegen. Sind Vor- und Mittelfuß fixiert, können sich Sprungbein und Fersenbein am Chopart-Gelenk bewegen. Dies ist beim Gehen der Fall: Mal wird der Fuß belastet (Standbein) und mal nicht (Schwungbein).

Wenn wir unter Gewichtsbelastung den ganzen Fuß supinieren, adduziert und plantarflektiert der Vorfuß, während wir das Sprungbein abduzieren und dorsalflektieren. Normalerweise gehen diese Bewegungen mit der Pronation einher, aber hier bewegt sich das Sprungbein, Mittel- und Vorfuß sind fixiert. Um dieses scheinbare Paradoxon zu verstehen, werden wir uns jetzt ausschließlich der Bewegung des Sprungbeins bei Supination in geschlossener Kette widmen. Das Sprungbein kann sich ungehindert bewegen. Sein anteriorer Kopf neigt sich nach inferior (was wir als Plantarflexion des Sprungbeins bezeichnen können) und medial (Adduktion des Sprungbeins). Doch wenn wir eine Bewegung beschreiben, betrachten wir normalerweise nicht nur einen einzelnen Knochen. Wir beschäftigen uns mit den Bewegungen von zwei oder mehreren Knochen um ihr Gelenk, und für gewöhnlich benennen wir die Bewegung im Gelenk nach dem, was der weiter distal gelegene Knochen tut! Bei unserem Beispiel in geschlossener Kette kann sich das proximal gelegene Sprungbein frei bewegen und neigt sich nach unten und nach innen. Das Kahnbein ist fixiert und bewegt sich nicht. Deshalb ist die daraus resultierende Gelenkbewegung das Gegenteil von der Bewegung des Sprungbeins. Kurz: Wenn sich das anteriore Sprungbein nach inferior neigt, entspricht dies einer Neigung des Kahnbeins gegenüber dem Sprungbein nach superior. Auf Gelenkebene wird dies als Dorsalflexion im Talonavikulargelenk bezeichnet. Und wenn sich das anteriore Sprungbein nach medial bewegt, entspricht dies aus Sicht des Gelenks einer Abduktion. Dorsalflexion und Abduktion im Chopart-Gelenk werden Pronation genannt. Wenn wir den Rückfuß bei fixiertem Vor- und Mittelfuß dagegen pronieren, entspricht dies einer Adduktion und Plantarflexion im Chopart-Gelenk – und das nennt sich Supination.

In Tabelle 2.21 vergleichen wir die Bewegungen von Fersenbein, Sprungbein, Mittel- und Vorfuß in offener und geschlossener Kette.

Durch Kombination der Bewegungen im hinteren unteren Sprunggelenk und Chopart-Gelenk lässt sich der Vorfuß lockern oder versteifen. Abbildung 2.311 zeigt, was bei Pronation oder Supination des Rückfußes mit den beiden Achsen des Chopart-Gelenks geschieht. Bei Pronation im hinteren unteren Sprunggelenk in geschlossener Kette und unter Gewichtsbelastung laufen die Achsen des Chopart-Gelenks parallel, Mittel- und Vorfuß sind entriegelt und gut beweglich. Das ist beim Gehen wichtig. Wenn wir den Fuß auf den Boden aufsetzen, müssen Vor- und Mittelfuß beweglich genug sein, um sich ans Gelände anzupassen.[456] Doch bei der Supination im hinteren unteren Sprunggelenk in der letzten Phase der Gehbewegung proniert der Vorfuß, die Achsen des Chopart-Gelenks laufen aufeinander zu, die Knochen verkeilen sich, und die Kompression von Knochen auf Knochen versteift

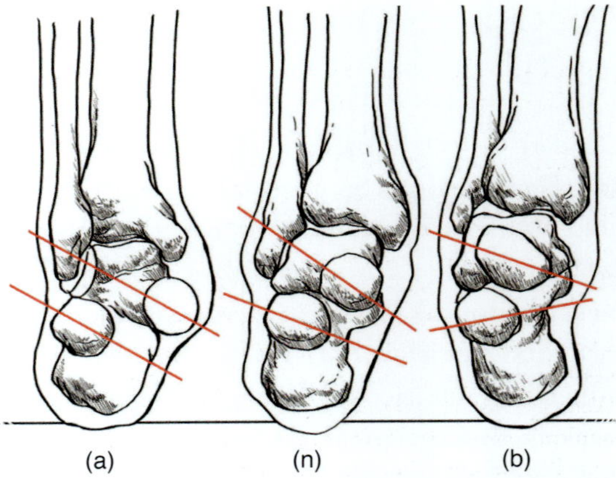

ABB. 2.311 Vergleich der Bewegungen im hinteren unteren Sprunggelenk und im Chopart-Gelenk (rechter Fuß von vorn): Die beiden Linien stellen die Achsen der beiden Anteile des Chopart-Gelenks dar; (a) zeigt die Pronation, (n) die Neutralstellung und (b) die Supination.

den ganzen Fuß.[457] Der steife Fuß ermöglicht ein Zurückfedern und erleichtert uns den nächsten Schritt.

Das alles kann verwirren: Wir können den Vorfuß pronieren und dabei am Ende den Rückfuß supinieren und umgekehrt. Dies bestätigt wieder: »Es ist kompliziert!« Ja, nicht einmal die Experten sind sich hinsichtlich der oben ausgeführten Vorstellung einig, dass die divergierenden Achsen des Chopart-Gelenks für die Versteifung des Fußes verantwortlich seien, wenn wir uns beim Gehen vom Boden abdrücken.[458] Die Wissenschaftler im Bereich der Biomechanik sind immer noch dabei, diese Sachverhalte zu klären, damit wir die Vorgänge voll und ganz begreifen können. Glücklicherweise müssen sie Yogalehrer nicht in allen Einzelheiten verstehen. Wir kommen ganz gut zurecht, wenn wir uns auf die vier Hauptbewegungen in Sprunggelenk und Fuß beschränken: Plantarflexion, Dorsalflexion, Pronation und Supination.

TAB. 2.21 Die Bewegungen des Fußes in offener und geschlossener Kette

Fuss	Pronation		Supination	
	offene Kette (ohne Gewichtsbelastung, Sprungbein fixiert)	geschlossene Kette (mit Gewichtsbelastung), Sprungbein nicht fixiert)	offene Kette (ohne Gewichtsbelastung, Sprungbein fixiert)	geschlossene Kette (mit Gewichtsbelastung, Sprungbein nicht fixiert)
hinteres unteres Sprunggelenk *(Articulatio subtalaris)*	Fersenbein *(Calcaneus)* evertiert	Fersenbein evertiert	Fersenbein invertiert	Fersenbein invertiert
Chopart-Gelenk *(Articulatio tarsi transversa)*	Sprungbein *(Talus)* fixiert	Sprungbein adduziert/plantarflektiert	Sprungbein fixiert	Sprungbein abduziert/dorsalflektiert
Mittel- und Vorfuß	abduziert/dorsalflektiert	fixiert	adduziert/plantarflektiert	fixiert

Teil 2 Endnoten

1 Siehe T.K.V. Desikachar: *Yoga: Heilung von Körper und Geist jenseits des Bekannten*. Bielefeld: Theseus 2012, S. 50

2 Die Antworten: A – beide Beine sind im Hüftgelenk adduziert, gebeugt und auswärtsgedreht; B – der rechte Arm ist im Schultergelenk abduziert, gebeugt und auswärtsgedreht; C – der linke Arm ist im Schultergelenk adduziert, gestreckt und einwärtsgedreht. Um die Frage noch vollständiger zu beantworten: Das rechte Schulterblatt (B) ist abduziert und nach oben gedreht, das linke Schulterblatt (C) ist adduziert und nach unten gedreht. (Siehe American Council on Exercise: *Apley's Scratch Test for Shoulder Mobility*, https://www.acefitness.org/certifiednews/images/article/pdfs/Apleys ScratchTest.pdf.) Wenn wir wissen, dass in dieser Haltung diese Bewegungen benötigt werden, können wir schrittweise in die Stellung kommen. Wenn Sie zum Beispiel die Hände im Kuhgesicht *(Gomukhasana)* hinter dem Rücken fassen möchten, strecken Sie zuerst den linken Arm seitlich aus und drehen Sie die Handfläche nach unten und nach hinten. Wenn Sie noch mehr Bewegungsspielraum haben, drehen Sie den Arm weiter (einwärts), bis die Handfläche zur Decke zeigt. Bewegen Sie dabei aber weder die Brust noch die Schulter nach vorn. Dies ist eine reine Einwärtsdrehung des Arms. Bewegen Sie den Arm nun so weit wie möglich nach hinten (Streckung), bevor Sie den Ellbogen beugen. Beugen Sie den Ellbogen, um den Arm hinter den Körper zu bringen (Adduktion), und schieben Sie die Hand so weit zwischen den Schulterblättern nach oben wie möglich. Wenn Sie den Arm zunächst einwärtsdrehen, ihn dann nach hinten strecken und schließlich adduzieren, kommen Sie vielleicht weiter nach oben, als wenn Sie den Arm einfach nur hinter den Rücken schieben. Beim rechten Arm gehen Sie ähnlich vor: Strecken Sie ihn seitlich aus, drehen Sie die Handfläche nach vorn und – falls möglich – zur Decke. Wenn Sie können, drehen Sie weiter, bis die Handfläche nach hinten zeigt. Adduzieren Sie den Arm, bis er sich neben dem Kopf befindet, beugen Sie den Ellbogen und greifen Sie nach unten zur anderen Hand. Wenn wir verstehen, wie wir die Gliedmaßen bewegen müssen, um in eine Haltung zu kommen, können wir dies auf die sicherste und beste Weise tun. Bewegen Sie sich wie immer aufmerksam und bewusst, um alle Verletzungsrisiken auszuschalten.

3 Siehe Anne M. Gilroy, Brian R. MacPherson und Lawrence M. Ross: *Atlas of Anatomy*, überarbeitete Neuauflage. Harrogate, UK: Thieme 2010, S. 388

4 Die Bewegung des Kreuzbeins wird Nutation genannt, von dem lateinischen Wort für »Nicken«. Das Nicken ist eine Auf- und Abbewegung – und genau das tut das Kreuzbein.

5 Die Femurtorsion wird auch als *Antetorsionswinkel* bezeichnet.

6 Eine weitere Bezeichnung für den Schenkelhalswinkel lautet *Schenkelhalsneigungswinkel*.

7 Siehe C. Kisner und L.A. Colby: *Grundlagen der Physiotherapie: Vom Griff zur Behandlung*. 3. Auflage. Stuttgart: Thieme 2010, S. 688

8 Siehe N. B. Reese und W. D. Bandy: *Joint Range of Motion and Muscle Length Testing*. 2. Auflage. St. Louis, MO: Saunders 2010, S. 296–297

9 Siehe B.G. Domb, D.E. Martin und I.B. Botser: »Risk Factors for Ligamentum Teres Tears«, in: *Arthroscopy* 29.1 (2013), S. 64–73, doi:10.1016/j.arthro.2012.07.009

10 Dass die Funktionen und die Einschränkungen durch verschiedene Bänder noch diskutiert werden, ist kein Wunder, wenn wir bedenken, dass jeder Mensch anders ist. Wenn eine Studie Menschen mit einer bestimmten Variationsbreite bei der Länge und Festigkeit der Bänder untersucht, eine andere Studie aber Menschen mit anderen Längen und Festigkeiten prüft, ergeben sich weder bezüglich des beobachteten Bewegungsumfangs noch der Aufgabe der Gewebe Übereinstimmungen.

11 Siehe S.L. Delp, W.E. Hess, D.S. Hungerford und L. C. Jones: »Variation of Rotation Moment Arms with Hip Flexion«, in: *Journal of Biomechanics* 32 (1999), S. 493–501

12 Siehe M.C.G. Farias, B.D.R. Oliveira, T.D.S. Rocha und V. Caiaffo: »Morphological and Morphometric Analysis of Psoas Minor Muscle in Cadavers«, in: *Journal of Morphological Sciences* 29.4 (2012), S. 202–205

13 Siehe N.C. Moes: »Variation in Sitting Pressure Distribution and Location of the Points of Maximum Pressure with Rotation of the Pelvis, Gender and Body Characteristics«, in: *Ergonomics* 50.4 (2007), S. 536–561

14 Siehe P.S. Igbigbi und A.M. Nanono-Igbigbi: »Determination of Sex and Race from the Subpubic Angle in Ugandan Subjects«, in: *American Journal of Forensic Medicine and Pathology* 24.2 (2003), S. 168–172

15 Wir verwenden hier die übliche Bezeichnung transversaler Winkel der Pfanneneingangsebene.

16 Die gebräuchliche Bezeichnung hierzulande ist sagittaler Winkel der Pfanneneingangsebene.

17 Im Idealfall würde man den sagittalen Winkel der Pfanneneingangsebene in der Beckendraufsicht zeigen; aber da in dieser Perspektive das Darmbein die Hüftpfanne verdeckt, soll die rechte Zeichnung die Verschiebung in der Horizontalebene der Hüftpfanne zeigen. Diese Darstellung ist zwar nicht ideal, vermittelt aber dennoch einen Eindruck von der Ausrichtung der Hüftpfanne nach vorn.

18 Siehe Gilroy et al.: *Atlas of Anatomy*, S. 379

19 Siehe P. Udomkiat, L.D. Dorr und Z. Wan: »Cementless Hemispheric Porous-coated Sockets Implanted with Press-fit Technique without Screws: Average Ten-year Follow-up«, in: *Journal of Bone and Joint Surgery*, American Volume 84-A.75 (2002), S. 1195–1200

20 Studie Nr. 1: I.K. Sharp: »Acetabular Dysplasia: The Acetabular Angle«, in: *Journal of Bone and Joint Surgery*, britische Ausgabe 43-B.2 (1961), S. 268–272. Studie Nr. 2: Y. Zheng, Y. Wang, Z. Zhu, T. Tang, K. Dai und S. Qiu: »Differences in Acetabular Morphology Related To Side and Sex in a Chinese Population«, in: *Journal of Anatomy* 220-3 (2012), S. 256–262; aus dieser Studie habe ich lediglich die Variationsbreite mit einer Standardabweichung vom Mittelwert zitiert. StudieNr. 3: P. E. Murtha, M.A. Hafez, B. Jaramaz und A.M. DiGioia, III., »Variations in Acetabular Anatomy with Reference to Total Hip Replacement«, in: *Journal of Bone and Joint Surgery*, britische Ausgabe 90.3 (2008), S. 308–313, doi:10.1302/0301-620X.90B3.19548. Studie Nr. 4: A. C. Perreira, J. C. Hunter, T. Laird und A.A. Jamali: »Multilevel Measurement of Acetabular Version Using 3-D CT-generated Models«, in: *Clinical Orthopaedics and Related Research* 469.2 (2011), S. 552–561, doi:10.1007/s11999-010-1567-2

21 Siehe Perreira et al.: »Multilevel Measurement of Acetabular Version«

22 Siehe Zheng et al.: »Differences in Acetabular Morphology«

23 Hier handelt es sich um die Zusammenfassung mehrerer Studien in Perreira et al.: »Multilevel Measurement of Acetabular Version.« Es wurden nur Studien mit Angaben zur Variationsbreite berücksichtigt.

24 Siehe Perreira et al.: »Multilevel Measurement of Acetabular Version«

25 Siehe Domb et al.: »Risk Factors for Ligamentum Teres Tears«

26 Ebenda. Siehe auch Murtha et al.: »Variations in Acetabular Anatomy«

27 Siehe Zheng et al.: »Differences in Acetabular Morphology«

28 Siehe Sharp: »Acetabular Dysplasia«

29 Was wiederum vermehrt zu femoro-azetabulärem Impingement und damit zu mehr Arthritis der anterioren Faserknorpellippe führen könnte. Stuart McGill erwähnte im persönlichen Gespräch mit mir, dass eine tiefere Hüftpfanne bei Menschen europäischer (besonders keltischer) Abstammung erheblich häufiger sei, und diese häufiger an femoro-azetabulärem Impingement litten und Hüftprothesen benötigen.

30 Die Faserknorpellippe bezeichnet man im englischsprachigen Raum auch als *cotyloid ligament*.

31 Siehe Y. Pinoit, O. May, J. Girard, P. Laffargue, T. Ala Eddine und H. Migaud: »Low Accuracy of the Anterior Pelvic Plane to Guide the Position of the Cup with Imageless Computer Assistance: Variation

of the Position in 106 Patients«, in: *Revue de la Chirurgie Orthopédique et Réparatrice de l'Appareil Moteur* 93.5 (2007), S. 455–460

32 Siehe D. Lim et al.: »Variation of the Anterior Frontal Pelvic Plane and Patient Positioning in Total Hip Arthroplasty (THA)«, in: *Proceedings of the 52nd Annual Meeting of the Orthopaedic Research Society* (2006), Aufsatz 0453, http://www.ors.org/Transactions/52/0453.pdf

33 Siehe I. Gilligan, S. Chandraphak und P. Mahakkanukrauh: »Femoral Neck-shaft Angle in Humans: Variations Relating to Climate, Clothing, Lifestyle, Sex, Age and Side«, in: *Journal of Anatomy* 223.2 (2013): S. 133–151, doi:10.1111/joa.12073

34 Eine Formel offenbart, wie sich der Schenkelhalswinkel (SHW) nach der Geburt verändert: SHW = 158,71 – (0,77 × Alter). Siehe J.L. Jouve et al.: »Anatomical Study of the Proximal Femur in the Fetus«, in: *Journal of Pediatric Orthopaedics B* 14.2 (2005), S. 105–110.

35 Siehe John Y. Anderson und Erik Trinkaus: »Patterns of Sexual, Bilateral and Interpopulational Variation in Human Femoral Neck-shaft Angles«, in: *Journal of Anatomy* 192 (1998), S. 279–285

36 Man konnte folgendes Verhältnis zwischen der Länge des Oberschenkelknochens und dem Schenkelhalswinkel feststellen: SHW = 80,06° + 0,13 (Gesamtlänge des Oberschenkelknochens); siehe S. M. Gujar, S. Vikani, J. Parmar und K.V. Bondre: »A Correlation between Femoral Neck-shaft Angle to Femoral Neck Length«, in: *International Journal of Biomedical and Advance Research* 4.5 (2013), doi:10.7439/ijbar.v4i5.354

37 Abdruck der Grafik mit freundlicher Genehmigung von John Anderson. Anderson und Trinkaus: »Patterns of Sexual, Bilateral and Interpopulational Variation«

38 Siehe Gilroy et al.: *Atlas of Anatomy*, S. 367, der 126° nennt, sowie Henry Gray

39 Siehe Gilligan et al.: »Femoral Neck-shaft Angle in Humans«

40 Siehe J.C. Clohisy, R.M. Nunley, J.C. Carlisle und P.I. Schoenecker: »Incidence and Characteristics of Femoral Deformities in the Dysplastic Hip«, in: *Clinical Orthopaedics and Related Research* 467.1 (2009), S. 128–134

41 Einer der Gründe für die Ansicht, dass eine *Coxa vara* problematisch sei, liegt darin, dass sich die Mitte des Oberschenkelkopfes nicht in der Mitte der Hüftpfanne befindet. Diagrammatisch wird dies meist als *Coxa-vara*-Oberschenkelknochen in einer durchschnittlichen Hüftpfanne dargestellt. Aber wie wir wissen, variieren auch die Hüftpfannen erheblich, sodass es Fälle geben kann, in denen ein *Coxa-vara*-Oberschenkelknochen perfekt in eine Hüftpfanne mit größerem transversalen Winkel der Pfanneneingangsebene passt.

42 »Ein Patient mit zu starker femoraler Antetorsion zeigt gewöhnlich eine scheinbar übertriebene Einwärtsdrehung der Hüfte und eine scheinbare Einschränkung der Auswärtsdrehung der Hüfte«; siehe Fiona G.Neely: »Biomechanical Risk Factors for Exercise-Related Lower Limb Injuries«, in: *Sports Medicine* 26.6 (1998), S. 395–413

43 Siehe O. Reikerås, I. Bjerkreim und A. Kolbenstvedt: »Anteversion of the Acetabulum and Femoral Neck in Normals and in Patients with Osteoarthritis of the Hip«, in: *Acta Ortophaedica Scandinavica* 54.1 (1983), S. 18–23

44 Siehe A. Høiseth, O. Reikerås und E. Fønstelien: »Lack of Correlation between Femoral Neck Anteversion and Acetabular Orientation. Radiography and Computed Tomography in Cadavers and In Vivo«, in: *Acta Orthopaedica Scandinavica* 60.1 (1989), S. 93–96

45 Siehe G. Gulan, D. Matovinović, B. Nemec, D. Rubinić und J. Ravlić-Gulan: »Femoral Neck Anteversion: Values, Development, Measurement, Common Problems«, in: *Collegium Antropologicum* 24.2 (2000), S. 521–527

46 »[Der Einwärtsgang] ist bei Mädchen doppelt so häufig wie bei Jungen«; siehe Gulan et al.: »Femoral Neck Anteversion«.

47 Siehe Gulan et al.: »Femoral Neck Anteversion«

48 Siehe sowohl Reikerås et al.: »Anteversion of the Acetabulum«, als auch A.V. Maheshwari, M.P. Zlowodzki, G. Siram und A.K. Jain: »Femoral Neck Anteversion, Acetabular Anteversion and Combined Anteversion in the Normal Indian Adult Population: A Computed Tomographic Study«, in: *Indian Journal of Orthopaedics* 44.3 (2010), S. 277–282

49 Siehe *Wheeless‹ Textbook of Orthopaedics* von der Abteilung für orthopädische Chirurgie am Duke University Medical Center, http://www.wheelessonline.com/ortho/12494

50 Siehe Maheshwari et al.: »Femoral Neck Anteversion«

51 Siehe Gulan et al.: »Femoral Neck Anteversion«

52 Ebenda, S. 523: »[...] bei den von uns geprüften (veröffentlichten) Studien haben wir eine negative Korrelation zwischen Außenrotation und femoraler Antetorsion entdeckt.«

53 Das Verhältnis wird angegeben als Schenkelhalswinkel = 95,28° + 1,20 (Schenkelhalslänge); siehe Gujar et al.: »A Correlation between Femoral Neck-shaft Angle to Femoral Neck Length«.

54 Siehe E.B. de Sousa et al.: »Morphometric Study of the Proximal Femur Extremity in Brazilians«, in: *International Journal of Morphology* 28.3 (2010), S. 835–840

55 Siehe K. Chin, M.C. Evans, J. Cornish, T. Cundy und I. R. Reid: »Differences in Hip Axis and Femoral Neck Length in Premenopausal Women of Polynesian, Asian and European Origin«, in: *Osteoporosis International* 7.4 (1997), S. 344–347

56 Siehe M.S. Patron, R.A. Duthie und A.G. Sutherland: »Proximal Femoral Geometry and Hip Fractures«, in: *Acta Orthopaedica Belgica* 72.1 (2006), S. 51–54

57 Siehe K.E. Poole et al.: »Changing Structure of the Femoral Neck Across the Adult Female Lifespan«, in: *Journal of Bone and Mineral Research* 25.3 (2010), S. 482–491

58 Siehe N. Narra, R. Nikander, J. Viik, J. Hyttinen und H. Sievänen: »Femoral Neck Cross-Sectional Geometry and Exercise Loading«, in: *Clinical Physiology and Functional Imaging* 33.4 (2013), S. 258–266, doi:10.1111/cpf.12022. Siehe auch L.C.V. Harrison et al.: »MRI Texture Analysis of Femoral Neck: Detection of Exercise Load-associated Differences in Trabecular Bone«, in: *Journal of Magnetic Resonance Imaging* 34.6 (2011), S. 1359–1366, doi:10.1002/jmri.22751

59 Siehe John Michelotti und John Clark: »Femoral Neck Length and Hip Fracture Risk«, in: *Journal of Bone and Mineral Research* 14.10 (1999), S. 1714–1720

60 Siehe H. Xu, Y. Zhou, Q. Liu, Q. Tang und J. Yin: »Femoral Morphologic Differences in Subtypes of High Developmental Dislocation of the Hip«, in: *Clinical Orthopaedics and Related Research* 468.12 (2010), S. 3371–3376

61 Siehe S.J. Preece et al.: »Variation in Pelvic Morphology May Prevent the Identification of Anterior Pelvic Tilt«, in: *Journal of Manual and Manipulative Therapy* 16.2 (2008), S. 113–117

62 Siehe J.F. Jarrell et al.: »Consensus Guidelines for the Management of Chronic Pelvic Pain«, in: *Journal of Obstetrics and Gynaecology Canada* (September 2005), S. 869–878, http://sogc.org/wp-content/uploads/2013/ 01/164E-CPG2-September2005.pdf. Die Autoren raten, die Symmetrie von SIPS und SIAS zu prüfen. Sind SIPS oder SIAS auf der einen Seite höher als auf der anderen, schließen sie daraus auf eine Beckenkippung – vermutlich aufgrund von Beinlängendifferenzen oder einem verdrehten Becken. Diese Einschätzung ignoriert den Umstand, dass bei den wenigsten Menschen beide Seiten des Beckens symmetrisch sind und das nicht immer auf eine Krankheit schließen lässt.

63 Siehe Preece et al.: »Variation in Pelvic Morphology«

64 Lasater, Judith: *Yogabody: Anatomy, Kinesiology, and Asana*. Berkeley, CA: Rodmell Press 2009, S. 48

65 Siehe Leslie Aiello (Hrsg.): *An Introduction to Human Evolutionary Anatomy*. Berkeley, CA: Rodmell Press, 2009, S. 48

66 Siehe W. Bolanowski, A Smiszkiewicz-Skwarska, M. Polguj und K.S. Jedrzejewski: »The Occurrence of the Third Trochanter and its Correlation to Certain Antropometric Parameters of the Human Femur«, in: *Folia Morphologica* 64.3 (2005), S. 168–175

67 Siehe E. Loth: »Odmiany mammalogenicze w budowie czlowieka« und E. Murawski: »Przyczyna występowania krętarza trzeciego u

czlowieka«, zitiert in: Bolanowski et al.: »The Occurence of the Third Trochanter«

68 Daten siehe K.E. Roach und T.P. Miles: »Normal Hip and Knee Active Range of Motion: The Relationship to Age«, in: *Physical Therapy* 71 (1991), S. 656–665. Bezüglich der Adduktion siehe D.C. Boone und S.P. Azen: »Normal Range of Motion of Joints in Male Subjects«, in: *Journal of Bone and Joint Surgery* 61 (1979), S. 756–759

69 Siehe Reese und Bandy: *Joint Range of Motion*, S. 31–32

70 Ebenda, S. 299

71 Siehe C. Kisner und L.A. Colby: *Grundlagen der Physiotherapie*, S. 689

72 Dies ist allerdings nicht die Position der maximalen Kongruenz, die normalerweise der Verriegelungsstellung entspricht. Beim Hüftgelenk ist dies bei einer 90°-Beugung mit leichter Abduktion und Auswärtsdrehung der Fall. Deshalb finden es die meisten (aber nicht alle!) Menschen am angenehmsten, mit leicht gespreizten Beinen und auswärtsgedrehten Füßen dazusitzen; siehe Donald A. Neumann (Hrsg.): *Kinesiology of the Muscoskeletal System: Foundations for Rehabilitation*. 2. Auflage. St. Louis, MO: Mosby 2010, S. 400.

73 Siehe C. Kisner und L.A. Colby: *Grundlagen der Physiotherapie*, S. 689

74 Siehe M. Haversath et al.: »The Distribution of Nociceptive Innervation in the Painful Hip: A Histological Investigation«, in: *Bone and Joint Journal* 95-B.6 (2013), S. 770–776, doi:10.1302/0301-620X.95B6.30262

75 Siehe Gray et al.: *Gray's Anatomy*, S. 1442–1443

76 Siehe Zheng et al.: »Differences in Acetabular Morphology«

77 Siehe J. Cobb, K. Logishetty, K. Davda und F. Iranpour: »Cams and Pincer Impingement Are Distinct, NotMixed: The Acetabular Pathomorphology of Femoroacetabular Impingement«, in: *Clinical Orthopaedics and Related Research* 468.8 (2010), S. 2143–2151

78 »Bei 33 von 100 Oberschenkeln (33 Prozent) war ein überzähliger Muskel festzustellen. Bei allen diesen Oberschenkeln hatte er seinen Ursprung im oberen Bereich des unteren Schambeinasts und verlief schräg nach lateral und unten. Er setzte an der anterioren Fläche der Ansatzaponeurose des kleinen Anziehers *(Adductor minimus)* (bei 17 von 33 Oberschenkeln, 51,5 Prozent), dem oberen Bereich der Kammlinie des Oberschenkelknochens *(Linea pectinea femoris)* (bei 9 von 33 Oberschenkeln, 27,3 Prozent) oder der posterioren Seite der Basis des kleinen Rollhügels *(Trochanter minor)* (7 von 33 Oberschenkeln, 21,2 Prozent) an«, siehe E. Nakamura, S. Masumi, S.M. Miura, S. Kato und R. Miyauchi: »A Supernumerary Muscle between the Adductors Brevis and Minimus in Humans«, in: *Okajimas Folia Anatomica Japonica* 69.2-3 (1992), S. 89–98.

79 Siehe John Y. Anderson und Erik Trinkaus: »Patterns of Sexual, Bilateral and Interpopulational Variation in Human Femoral Neckshaft Angles«, in: *Journal of Anatomy* 192 (1998), S. 279–285, doi:10.1046/j.1469-7580.1998.19220279.x

80 Eine Studie mit 22 Frauen ergab eine mittlere Anteversion von 24,1° und eine Variationsbreite von 14,0° bis 33,3°. Bei 20 Männern lag der Durchschnitt bei 19,3° mit einer Variationsbreite von 8,5° bis 32,3°. Siehe Murtha et al.: »Variations in Acetabular Anatomy«.

81 Siehe H.D. Atkinson, K.S. Johal, C. Willis-Owen, S. Zadow und R.D. Oakeshott: »Differences in Hip Morphology between the Sexes in Patients Undergoing Hip Resurfacing«, in: *Journal of Orthopaedic Surgery and Research* 5 (2010), S. 76, doi:10.1186/1749-799X-5-76

82 Einige Studien stellten fest, dass manche Menschen einen negativen Torsionswinkel von –5° bis –15° (femorale Retrotorsion) haben. Siehe *Wheeless' Textbook of Orthopaedic Surgery*, http://www.wheelessonline.com/ortho/12494 sowie Atkinson et al.: »Differences in Hip Morphology«. Wir müssen keine derart extremen Variationen anführen, um den bedeutenden Einfluss auf die Variationsbreite der Femurtorsion zu zeigen.

83 Siehe Gulan et al.: »Femoral Neck Anteversion«

84 Siehe A. Høiseth, O. Reikerås und E. Fønstelien: »Lack of Correlation between Femoral Neck Anteversion and Acetabular Orientation: Radiography and Computed Tomography in Cadavers and In Vivo«, in: *Acta Orthopaedica Scandinavica* 60.1 (1989), S. 93–96

85 »Kaum ein Tänzer hat eine mögliche Auswärtsdrehung von weniger als 60 Grad«, in: Steven J. Karageanes (Hrsg.): *Principles of Manual Sports Medicine*. Philadelphia: Lippincott Williams & Wilkins 2005, S. 497.

86 Siehe Daniel E. Lieberman: *Unser Körper*. Frankfurt am Main: S. Fischer Verlag 2015, S. 116

87 Siehe Neumann (Hrsg.): »Axial Skeleton«, S. 400

88 Siehe C. Kisner und L.A. Colby: *Grundlagen der Physiotherapie*, S. 689

89 Siehe Gray et al.: *Gray's Anatomy*, S. 1442–1443

90 Siehe D. Lim et al.: »Variations of the Anterior Frontal Pelvic Plane«

91 Siehe Gilroy et al.: *Atlas of Anatomy*, S. 426

92 Das Hüftkopfband *(Ligamentum capitis femoris)* ist bei halber Beugung, Adduktion und Einwärtsdrehung gestrafft, bei Abduktion entspannt. Siehe G. Michaels und A.L. Matles: »The Role of the Ligamentum Teres in Congenital Dislocation of the Hip«, in: *Clinical Orthopaedics and Related Research* 71 (1970), S. 199–201.

93 Siehe Delp et al.: »Variation of Rotation Moment Arms with Hip Flexion«, S. 410, 415

94 Ebenda

95 Siehe A.S. Arnold, A.V. Komattu und S.L. Delp: »Internal Rotation Gait: A Compensatory Mechanism to Restore Abduction Capacity Decreased by Bone Deformity«, in: *Developmental Medicine and Child Neurology* 39.1 (1997), S. 40–44

96 In der Tat dient eine eingeschränkte Einwärtsdrehung als Diagnosewerkzeug zum Feststellen von Arthrose; siehe S. Reichenbach et al.: »An Examination Chair to Measure Internal Rotation of the Hip in Routine Settings: A Valdiation Study«, in: *Osteoarthritis and Cartilage* 18 (2010), S. 365–371.

97 Siehe Delp et al.: »Variation of Rotation Moment Arms with Hip Flexion«

98 Dr. Derek Ochiai, zitiert in: Joshua Hodges: *Kicking and the Hips*, http://www. theshotokanway.com/kickingandthehips.html

99 Siehe B.K.S. Iyengar: *Licht auf Yoga*. Hamburg: Nikol 2013, S. 112

100 Siehe Reinhold Ganz, Michael Leunig, Katharina Leunig-Ganz und William H. Harris: »The Etiology of Osteoarthritis of the Hip: An Integrated Mechanical Concept«, in: *Clinical Orthopaedics and Related Research* 466 (2008), S. 264–272

101 Siehe Ganz et al.: »The Etiology of Osteoarthritis of the Hip«

102 Siehe M. Leunig et al.: »Prevalence of Cam and Pincer-Type Deformities on Hip MRI in an Asymptomatic Young Swiss Female Population: A Cross-Sectional Study«, in: *Osteoarthritis and Cartilage* 21.4 (2014), S. 544–550

103 Siehe S. Reichenbach et al.: »Prevalence of Cam-Type Deformity on Hip Magnetic Resonance Imaging in Young Males: A Cross-Sectional Study«, in: *Arthritis Care and Research* 62.9 (2010), S. 1319–1327; Leunig et al.: »Prevalence of Cam and Pincer-Type Deformities«

104 Siehe S. Reichenbach et al.: »Prevalence of Cam-Type Deformity«

105 Siehe Cobb et al.: »Cams and Pincer Impingement«

106 Gemischte Form des femoro-azetabulären Impingements

107 Siehe Ganz et al.: »The Etiology of Osteoarthritis of the Hip«

108 Siehe Roach und Milnes: »Normal Hip and Knee Active Range of Motion«

109 Siehe Neumann (Hrsg.): »Axial Skeleton«, S. 400

110 Siehe Leslie Kaminoff: *Yoga Anatomie*. München, riva Verlag 2008, S. 114–116

111 Siehe J. Goodfellow und J. O'Connor: »The Mechanics of the Knee and Prosthesis Design«, in: *Journal of Bone and Joint Surgery* 60-B.3 (1978), S. 358–369

112 Siehe Gray et al.: *Gray's Anatomy*, S. 1471

113 Siehe Neumann (Hrsg.): *Kinesiology of the Muscoskeletal System*, S. 439

114 Ebenda, S. 436

115 Siehe A.A. Faraj und P. Deacon: »Bipartite Sesamoids as a Cause of Disability in an Athlete«, in: *European Journal of Orthopaedic Surgery and Traumatology* 11 (2001), S. 63–65

116 Siehe Carla Stecco und Antonio Stecco: »Die tiefe Faszie der unteren Extremität«, in: Robert Schleip et al.: *Lehrbuch Faszien*. München: Urban & Fischer 2012, S. 23–24
117 Siehe Gray et al.: *Gray's Anatomy*, S. 1480
118 Siehe Barry P. Boden, Joseph S. Torg, Sarah B. Knowles und Timothy E. Hewett: »Video Analysis of Anterior Cruciate Ligament Injury Abnormalities in Hip and Ankle Kinematics«, in: *American Journal of Sports Medicine* 37 (2009), S. 252, http://ajs.sagepub.com/content/37/2/252
119 Siehe B.P. Boden, F.T. Sheehan, J.S. Torg und T.E. Hewett: »Non-contact Anterior Cruciate Ligament Injuries: Mechanisms and Risk Factors«, in: *Journal of the American Academy of Orthopaedic Surgeons* 18.9 (2010), S. 520
120 Siehe T.E. Hewett, G.D. Myer und K.R. Ford: »Anterior Cruciate Ligament Injuries in Female Athletes: Part 1, Mechanisms and Risk Factors«, in: *American Journal of Sports Medicine* 34 (2006), S. 299–311
121 Siehe K.M. Sutton und J.M. Bullock: »Anterior Cruciate Ligament Rupture: Differences Between Males and Females«, in: *Journal of the American Academy of Orthopaedic Surgeons* 21.1 (2012), S. 41
122 Siehe K. Shelbourne, T. Davis und T. Kootwyk: »The Relationship between Intercondylar Notch Width of the Femur and the Incidence of Anterior Cruciate Ligament Tears«, in: *American Journal of Sports Medicine* 26 (1998), S. 402–408
123 Siehe Boden et al.: »Video Analysis«, S. 252
124 Siehe Neumann (Hrsg.): *Kinesiology of the Muscoskeletal System*, S. 451–451
125 Siehe C.M. Gupte, A. Smith, I.D. McDermott, A.M. Bull, R.D. Thomas und A.A. Amis: »Meniscofemoral Ligaments Revisited. Anatomical Study, Arge Correlation and Clinical Implications«, in: *Journal of Bone and Joint Surgery*, britische Ausgabe, 84.6 (2002), S. 846–851
126 Siehe Neumann (Hrsg.): *Kinesiology of the Muscoskeletal System*, S. 451–453
127 Siehe Gray et al.: *Gray's Anatomy*, S. 1481
128 Ebenda, S. 1479–1481
129 Siehe Gilroy et al.: *Atlas of Anatomy*, S. 401
130 Siehe Gray et al.: *Gray's Anatomy*, S. 110
131 Siehe K.Y. Zhang, A.E. Kedgley, C.R. Donoghue, D. Rueckert und A.M. Bull: »The Relationship between Lateral Meniscus Shape and Joint Contact Parameters in the Knee: A Study Using Data from the Osteoarthritis Initiative«, in: *Arthritis Research and Therapy* 16 (2014), R27, doi:10.1186/ar4455
132 Siehe A.J. Fox, A. Bedi und S.A. Rodeo: »The Basic Science of Human Knee Menisci: Structure, Composition, and Function«, in: *Sports Health* 4.4 (2012), S. 340–351, doi:10.1177/1941738111429419
133 Ebenda
134 Siehe Bernie Clark: »Yin Yoga for the Knees«, in: *Yin Yoga Newsletter* (Juli 2011), http://www.yinyoga.com/newsletter7_yinyoga_knees.php
135 Siehe B.B. Mandal, S.H. Park, E.S. Gil und D.L. Kaplan: »Stem Cell-Based Meniscus Tissue Engineering«, in: *Tissue Engineering. Part A* 17.21-2 (2011), S. 2749–2761
136 Siehe Gray et al.: *Gray's Anatomy*, S. 1477
137 Siehe P.K. Levangie und C.C. Norkin: »The Knee«, in: Levangie und Norkin (Hrsg.): *Joint Structure and Function: A Comprehensive Analysis*, 5. Auflage, Philadelphia, PA: F. A. Davis Company 2001, S. 399–443
138 Siehe V. Vedi et al.: »Meniscal Movement: An In-Vivo Study Using Dynamic MRI«, in: *Journal of Bone and Joint Surgery*, britische Ausgabe 81.1 (1999), S. 37–41
139 Siehe Neumann (Hrsg.): *Kinesiology of the Muscoskeletal System*, S. 442
140 Siehe Andrew Biel: *Trail Guide Anatomie*. Berlin: KVM 2014, S. 375
141 Siehe S.R.R. Nascimento et al.: »Morphometric Analyis of the Angle of the Femoral Trochlea«, in: *Journal of Morphological Sciences* 28.4 (2011), S. 250–254
142 M. Davies-Tuck et al.: »Femoral Sulcus Angle and Increased Patella Facet Cartilage Volume in an Osteoarthritic Population«, in: *Osteoarthritis Cartilage* 16.1 (2008), S. 131–135
143 Siehe Shelbourne et al.: »The Relationship between Intercondylar Notch Width«
144 Siehe Gray et al.: *Gray's Anatomy*, S. 1491
145 Der *Atlas of Anatomy* von Gilroy et al. deutet an, eine Torsion von 23° sei »normal«; siehe S. 373. Bengt-Göran Clementz jedoch kam zu dem Ergebnis, der Durchschnitt liege bei etwas über 30°: »Tibial Torsion Measured in Normal Adults«, in: *Acta Orthopaedica Scandinavica* 59.4 (1988), S. 441–442
146 Siehe R.P. Jakob, M. Haertel und E. Stüssi: »Tibial Torsion Calculated by Computerised Tomography and Compared to Other Methods of Measurement«, in: *Journal of Bone and Joint Surgery*, britische Ausgabe, 62-B.2 (1980), S. 238–242
147 Siehe Pamela Sass und Ghinwa Hassan: »Lower Extremity Abnormalities in Children«, in: *American Family Physician* 68.3 (2003), S. 461–468
148 Siehe Matsuda et al.: »Posterior Tibial Slope in the Normal and Varus Knee«, in: *American Journal of Knee Surgery* 12.3 (1999), S. 165–168
149 Siehe J. Robert Griffin et al.: »Importance of Tibial Slope for Stability of the Posterio Cruciate Ligament-Deficient Knee«, in: *American Journal of Sports Medicine* 35.9 (2007), S. 1443–1449; H. Marouane: »Steeper Posterior Tibial Slope Markedly Increases ACL Force in Both Active Gait and Passive Knee Joint Under Compression«, in: *Journal of Biomechanics* 47.6 (2014), S. 1353–1359
150 Siehe Faraj und Deacon: »Bipartite Sesamoids«
151 Illustrationen in Anlehnung an H. Saupe: »Primäre Knochenmarkseiterung der Kniescheibe«, in: *Deutsche Zeitschrift für Chirurgie* 258 (1943), S. 386
152 Patellofemoral Foundation: »Patellar Morphology«, in: *Patellofemoral Foundation Online Education*, http://patellofemoral.org/pfoe/c1/pat
153 Die Anzahl der Sesambeine schwankt von Mensch zu Mensch. Schätzungen zufolge sind es ungefähr 46 Stück! Da nicht alle auch in den Anatomielehrbüchern zu finden sind, sind wir uns ihrer nur selten bewusst. Sie werden uns noch einmal begegnen, wenn wir uns mit Händen und Füßen beschäftigen. Siehe V.K. Sarin, G. M. Erickson, N.J. Giori, A.G. Bergmann und D.R. Carter: »Coincident Development of Sesamoid Bones and Clues to Their Evolution«, in: *Anatomical Record* 257.5 (1999), S. 174–180
154 Wie häufig die Fabella vorkommt, ist unklar. Schätzungen reichen von 10 bis 30 Prozent der Bevölkerung, und wie es scheint, erhöht sich die Anzahl mit dem Alter. Siehe J.G. Silva et al.: »Morphological Analysis of the Fabella in Brazilians«, in: *International Journal of Morphology* 28.1 (2010), S. 105–110
155 Siehe J.T. Zipple, R.L. Hammer und P.V. Loubert: »Treatment of Fabella Syndrome With Manual Therapy: A Case Report«, in: *Journal of Orthopaedic and Sports Physical Therapy* 33.1 (2003), S. 33–39
156 Ebenda
157 Siehe C. Kisner und L.A. Colby: *Grundlagen der Physiotherapie*, S. 736
158 Siehe A.C. Merchant et al.: »The Female Knee: Anatomic Variations and the Female-Specific Total Knee Design«, in: *Clinical Orthopaedics and Related Research* 466.12 (2008), S. 3059–3065
159 Siehe P. Agliettis, J.N. Insall und G. Gerulli: »Patellar Pain and Incongruence I: Measurements of Incongruence«, in: *Clinical Orthopaedics and Related Research* 176 (1983), S. 217–224
160 Siehe Neumann (Hrsg.): *Kinesiology of the Muscoskeletal System*«, S. 438
161 Ebenda
162 Siehe »Q Angle of the Knee«, in: *Wheeless‹ Textbook of Orthopaedics*, http://www.wheelessonline.com/ortho/q_angle_of_the_knee
163 Siehe H.C. Heath und L.T. Staheli: »Normal Limits of Knee Angle in White Children – Genu Varum and Genu Valgum«, in: *Journal of Paediatric Orthopaedics* 13.2 (1993), S. 259–262

164 Siehe Leena Sharma: »The Role of Varus and Valgus Alignment in Knee Osteoarthritis«, in: *Arthritis and Rheumatism* 56.4 (2007), S. 1044–1047, doi:10.1002/art.22514

165 Siehe T.O. Smith, N.J. Hunt und S.T. Donell: »The Reliability and Validity of the Q-angle: A Systematic Review«, in: *Knee Surgery, Sports Traumatology, Arthroscopy* 16.12 (2008), S. 1068–1079

166 Siehe E.M. Wojtys und L.J. Huston: »Functional Knee Braces: The 25-Year Controversy«, in: K.M. Chan, F. Fu und N. Maffulli (Hrsg.): *Controversies in Orthopaedic Sports Medicine*. Hongkong: Williams & Wilkins 2000

167 Es kann verwirrend sein, wenn das Wort *Abduktion* verwendet wird, um die Valgusbewegung der Knie zu beschreiben. Es bezieht sich auf die Bewegung der Unterschenkel, nicht der Knie selbst. Denken Sie an die Fußgelenke: Während sie sich voneinander wegbewegen (Abduktion), bewegen sich die Knie aufeinander zu. Bei der Adduktion der Beine verhält es sich umgekehrt. Um keine Verwirrung aufkommen zu lassen, werden wir die Begriffe Abduktion durch Valgusbewegung und Adduktion durch Varusbewegung ersetzen.

168 Siehe Reese und Bandy: *Joint Range of Motion and Muscle Length Testing*, S. 473

169 Siehe Roach und Miles: »Normal Hip and Knee Active Range of Motion« sowie zur Adduktion, Boone und Azen: »Normal Range of Motion of Joints in Male Subjects«

170 Persönliche Messungen des Autors anhand zufällig ausgewählter Fotoaufnahmen von Schülerinnen und Schülern in *Vajrasana* und *Virasana*

171 Siehe Reese und Bandy: *Joint Range of Motion and Muscle Length Testing*, S. 333–334

172 Siehe M.S. De Carlo und K.E. Sell: »Normative Data for Range of Motion and Single-Leg Hop in High School Athletes«, in: *Journal of Sport Rehabilitation* 6.3 (1997), S. 246–255

173 Siehe Reese und Bandy: *Joint Range of Motion and Muscle Length Testing*, S. 333

174 Siehe Gilroy et al.: *Atlas of Anatomy*, S. 399

175 Siehe Thomas Myers: *Anatomy Trains: Myofasziale Leitbahnen für Manual- und Bewegungstherapeuten*. 3. Auflage. München: Urban & Fischer 2015, S. 121

176 Ebenda, S. 85–91

177 Ebenda, S. 208–211

178 Ebenda, S. 145

179 Ebenda, S. 228

180 Siehe C. Kisner und L.A. Colby: *Grundlagen der Physiotherapie*, S. 738

181 Ebenda

182 Ebenda

183 Siehe Goodfellow und O'Connor: »The Mechanics of the Knee and Prosthesis Design«

184 Siehe Thomas Myers: *Anatomy Trains*, S. 91

185 Siehe Goodfellow und O'Connor: »The Mechanics of the Knee and Prosthesis Design«

186 Siehe Neumann (Hrsg.): *Kinesiology of the Muscoskeletal System*, S. 451

187 Siehe S.E. Park et al.: »The Change in Length of the Medial and Lateral Collateral Ligaments during In Vivo Knee Flexion«, in: *Knee* 12.5 (2005), S. 377–382

188 Ebenda

189 Siehe Boden et al.: »Noncontact Anterior Cruciate Ligament Injuries«

190 Siehe Goodfellow und O'Connor: »The Mechanics of the Knee and Prosthesis Design«

191 Ebenda

192 Ebenda

193 Siehe O. Missenard, D. Mottet und S. Perrey: »The Role of Cocontraction in the Impairment of Movement Accuracy with Fatigue«, in: *Experimental Brain Research* 185.1 (2008), S. 151–156

194 Siehe Stuart McGill: »Spine Flexion Exercise: Myths, Truths and Issues Affecting Health and Performance«, http://www.backfitpro.com/documents/Spine-flexion-myths-truths-and-issues.pdf

195 »In einer Hatha-Yoga-Haltung bedeutet, die ›muskuläre‹ Energie zu aktivieren, die Knochen mit den Muskeln zu ›umarmen‹«, in: Doug Keller: *Anusara Yoga: Hatha Yoga in the Anusara Style*, 3. Auflage. South Riding, VA: DoYoga Productions 2005, S. 21, https://www.doyoga.com/book.pdf

196 Siehe Bernie Clark: *The Complete Guide to Yin Yoga: The Philosophy and Practice of Yin Yoga*. Ashland, OR: White Cloud Press 2012

197 Siehe Zipple et al.: »Treatment of Fabella Syndrome«

198 Siehe Reese und Bandy: *Joint Range of Motion and Muscle Length Testing*, S. 473

199 Siehe J.P. Pollard, W.L. Porter und M.S. Redfern: »Forces and Moments on the Knee During Kneeling and Squatting«, in: *Journal of Applied Biomechanics* 27.3 (2011), S. 233–241

200 Siehe B.K.S. Iyengar: *Licht auf Yoga*, S. 63

201 Siehe T.K.V. Desikachar: *Yoga: Heilung von Körper und Geist jenseits des Bekannten*. Bielefeld: Theseus 2012

202 Siehe Mark Singleton: *Yoga Body: The Origins of Modern Postural Practice*. New York: Oxford University Press 2010, S. 154

203 »Die bevorzugte Ausführung der halben und Viertel-Kniebeuge unter dem Gesichtspunkt durchzuführen, degenerative Veränderungen im Kniegelenk zu verhindern, ist kontraproduktiv. Wird das Knorpelgewebe der Oddfacett ungenügend durchwalkt, führt dies zu Ernährungsstörungen und folglich der Atrophie und Degeneration […]«; siehe H. Hartmann, K. Wirth und M. Klusemann: »Literaturbasierte Belastungs- und Beanspruchungsanalyse unterschiedlicher Kniebeugevarianten unter Berücksichtigung möglicher Überlastungsschäden und Anpassungseffekte«, in: Dekan der Sportwissenschaftlichen Fakultät der Universität Leipzig: *Leipziger Sportwissenschaftliche Beiträge*, Jahrgang 55 (2014), Heft 2.

204 Siehe B.K.S. Iyengar: *Licht auf Yoga*, S. 63

205 Siehe R.F. Escamilla et al.: »Effects of Technique Variations on Knee Biomechanics During the Squat and Leg Press«, in: *Medicine and Science in Sports and Exercise* 33.9 (2001), S. 1552–1565

206 Siehe G. McGinty, J.J. Irrgang und D. Pezzullo: »Biomechanical Considerations for Rehabilitation of the Knee«, in: *Clinical Biomechanics* 15 (2000), S. 160–166

207 Siehe Escamilla et al.: »Effects of Technique Variations«

208 Berichten zufolge beträgt die Kontaktfläche zwischen Kniescheibe und Oberschenkelknochen 2,6 +/– 0,4 cm^2 bei einem Beugewinkel von 20°; 3,1 +/– 0,3 cm^2 bei einem Beugewinkel von 30°; 3,9 +/– 0,6 cm^2 bei einem Beugewinkel von 60°; 4,1 +/– 1,2 cm^2 bei einem Beugewinkel von 90° sowie 4,6 +/– 0,7 cm^2 bei einem Beugewinkel von 120°. Siehe Escamilla et al.: »Effects of Technique Variations«.

209 Das vordere Kreuzband wird Berichten zufolge im Ausfallschritt mit maximal 50 N belastet. Seine Belastungsfähigkeit aber reicht von 658 N bei über 60-Jährigen bis hin zu 2160 N bei 22- bis 35-Jährigen. Die Beanspruchung durch den Ausfallschritt ist damit offensichtlich unerheblich. Siehe Escamilla et al.: »Cruciate Ligament Forces Between Short-Step and Long-Step Forward Lunge«, in: *Medicine and Science in Sports and Exercise* 42.10 (2010), S. 1932–1942.

210 Escamilla et al. fanden heraus, dass Kniebeugen in allen Variationen zur Rehabilitation von Patienten geeignet waren, welche die Beanspruchung des vorderen Kreuzbandes zu minimieren versuchten. Siehe Escamilla et al.: »Effects of Technique Variations«.

211 Siehe Escamilla et al.: »Effects of Technique Variations«

212 Die Wissenschaftler behaupten, Kniebeugewinkel von über 80° seien kein Problem für gesunde Sportler, sofern sie dabei nicht häufig mit schweren Gewichten trainierten. Siehe Escamilla et al.: »Effects of Technique Variations«.

213 Siehe Pattabhi Jois: *Yoga Mala*. 2. Auflage. New York: Eddie Stern/Patanjali Yoga Shala 2000, S. 79

214 Die Wissenschaftler stellten fest, wenn die Knie an der Vorwärtsbewegung gehindert werden, neigt sich der Oberkörper stärker, was die

Beugung der Wirbelsäule verstärkt und dazu führt, dass größere Scherkräfte auf die Bandscheiben wirken. Sie kamen zu dem Schluss, dass die Anweisung, die Vorwärtsbewegung der Knie zu begrenzen, zu vermeiden sei. Siehe Escamilla et al.: »Effects of Technique Variations«.

215 Siehe B.K.S. Iyengar: *Licht auf Yoga,* S. 78

216 Ebenda

217 Siehe Jois: *Yoga Mala*, S. 54

218 »[…] ist dies auf die höheren Drehmomentwerte im Kniegelenk zurückzuführen, die aus einer aufrechteren Oberkörperhaltung […] resultieren«, in: Hartmann et al.: »Literaturbasierte Belastungs- und Beanspruchungsanalyse unterschiedlicher Kniebeugevarianten unter Berücksichtigung möglicher Überlastungsschäden und Anpassungseffekte«, in: Dekan der Sportwissenschaftlichen Fakultät der Universität Leipzig: *Leipziger Sportwissenschaftliche Beiträge*, Jahrgang 55 (2014), Heft 2

219 »Der Kontakt zwischen den Weichgeweben an der Rückseite des Oberschenkels und der Wade spielt eine bedeutende Rolle bei der Reduktion der Kniegelenkkräfte«. Ebenda

220 Siehe R. Ramesh, O. Von Arx, T. Azzopardi und P.J. Schranz: »The Risk of Anterior Cruciate Ligament Rupture with Generalized Joint Laxity«, in: *Journal of Bone and Joint Surgery* 87-B.6 (2005), S. 800–803.

221 Siehe Escamilla et al.: »Effects of Technique Variations«

222 Siehe Escamilla et al.: »Cruciate Ligament Forces«

223 Siehe K.L. Markolf, J.F. Gorek, J.M. Kabo und M. S. Shapiro: »Direct Measurement of Resultant Forces in the Anterior Cruciate Ligament. An In Vitro Study Performed with a New Experimental Technique«, in: *Journal of Bone and Joint Surgery*, amerikanische Ausgabe 72.4 (1990), S. 557–567

224 Siehe Clark: *The Complete Guide to Yin Yoga*, S. 108–111

225 Illustration in Anlehnung an Neumann (Hrsg.): *Kinesiology of the Muscoskeletal System*, S. 561–562.

226 Siehe Lan Chen, Paul D. Kim, Christopher S. Ahmad und William N. Levine: »Medial Collateral Ligament Injuries of the Knee: Current Treatment Concepts«, in: *Current Reviews in Muscoskeletal Medicine* 1.2 (2008), S. 108–113

227 Siehe S.E. Park et al.: »The Change in Length of the Medial and Lateral Collateral Ligaments during In Vivo Knee Flexion«

228 Siehe De Carlo und Sell: »Normative Data«

229 Siehe J.K. Loudon, H.L. Goist und K.L. Loudon: »Genu Recurvatum Syndrome«, in: *Journal of Orthopaedic and Sports Physical Therapy* 27.5 (1998), S. 361–367

230 Es gibt Unterschiede in der Literatur, ab wann das überstreckte Knie als *Genu recurvatum* einzustufen ist. Die Werte reichen von 0° bis 10° Überstreckung.

231 Siehe Ramesh et al.: »The Risk of Anterior Cruciate Ligament Rupture«

232 Siehe Lieberman: *Unser Körper,* S. 60–61

233 Für das Gehen auf ebener Fläche müssen wir das Knie 2° bis 7° überstrecken können; siehe Reese und Bandy: *Joint Range of Motion and Muscle Length Testing*, S. 333.

234 Siehe De Carlo und Sell: »Normative Data«

235 Siehe K.D. Shelbourne, D.V. Patel und D.J. Martini: »Classification and Management of Arthrofibrosis of the Knee Following ACL Reconstruction«, in: *American Journal of Sports Medicine* 24 (1996), S. 857–862; K.D. Shelbourne und R. V. Trumper: »Preventing Anterior Knee Pain Following ACL Reconstruction«, in: *American Journal of Sports Medicine* 25 (1997), S. 41–47

236 Siehe Ramesh et al.: »The Risk of Anterior Cruciate Ligament Rupture«

237 Siehe Yohei Shimokochi und Sandra J. Shultz: »Mechanisms of Noncontact Anterior Cruciate Ligament Injury«, in: *Journal of Athletic Training* 43.4 (2008), S. 396–408

238 Siehe Hewett et al.: »Anterior Cruciate Ligament Injuries in Female Athletes« sowie Boden et al.: »Noncontact Anterior Cruciate Ligament Injuries«

239 Siehe T.E. Hewett, K.R. Ford, B.J. Hoogenboom und B.G. Myer: »Understanding and Preventing ACL Injuries: Current Biomechanical and Epidemiologic Considerations – Update 2010«, in: *North American Journal of Sports Physical Therapy* 5.4 (2010), S. 234–251

240 Siehe Shimokochi und Shultz: »Mechanisms of Noncontact Anterior Cruciate Ligament Injury«

241 Siehe T.E. Hewett, S.J. Shultz und L.Y. Griffin (Hrsg.): *Understanding and Preventing Noncontact ACL Injuries*. Champaign, IL: Human Kinetics 2007, S. 25

242 Siehe Loudun et al.: »Genu Recurvatum Syndrome«

243 Siehe Escamilla et al.: »Effects of Technique Variations«

244 Siehe S.L. Woo, J.M. Hollis, D.J. Adams, R.M. Lyon und S. Takai: »Tensile Properties of the Human Femur-Anterior Cruciate Ligament-Tibia Complex. The Effects of Specimen Age and Orientation«, in: *American Journal of Sports Medicine* 19.3 (1991), S. 217–225

245 Siehe Escamilla et al.: »Effects of Technique Variations«

246 Siehe Markolf et al.: »Direct Measurement of Resultant Forces«

247 Siehe Loudon et al: »Genu Recurvatum Syndrome«

248 In Anbetracht der oben zitierten Angaben zur durchschnittlichen Überstreckung bei Männern (5,5° mit einer Standardabweichung von 2,5°) beträgt die 95-Prozent-»Norm« 10,5° oder weniger (verglichen mit 12,1° bei Frauen).

249 Im Alter verliert das vordere Kreuzband erheblich an Kraft; siehe Woo et al.: »Tensile Properties«.

250 »Histologische Studien legen nahe, dass es die Maturationsphase der Heilung fördert, wenn Bänder während der Heilung einer gewissen Spannung ausgesetzt sind .... [S]owohl das Band als auch seine Befestigungsstellen verfügten über eine größere Zugfestigkeit, wenn sie im Genesungsprozess Zugbelastungen ausgesetzt waren. Wie sich zeigt, wirkt sich fehlende Beanspruchung der Bänder, sogar der unverletzten, schädlich aus«; siehe G. Kelley Fitzgerald: »Open Versus Closed Kinetic Chain Exercise: Issues in Rehabilitation After Anterior Cruciate Ligament Reconstructive Surgery«, in: *Physical Therapy* 77 (1997), S. 1747–1754

251 Illustrationen in Anlehnung an B.K.S. Iyengar: *Licht auf Yoga,* Abb. 19 auf S. 66 sowie Abb. 591 auf S. 386

252 Siehe Shimokochi und Shultz: »Mechanisms of Noncontact Anterior Cruciate Ligament Injury«

253 Siehe Sharma: »The Role of Varus and Valgus Alignment in Knee Osteoarthritis«

254 Ebenda

255 Siehe Sharma et al.: »Varus and Valgus Aligment and Incident and Progressive Knee Osteoarthritis«, in: *Annals of the Rheumatic Diseases* 69.11 (2010), S. 1940–1945, doi:10.1136/ard.2010.129742

256 Siehe Kenneth A. Krackow: *The Measurement and Analysis of Axial Deformity at the Knee*. Mahwah, NJ: Home Stryker Center 2008, http://www.smbs.buffalo.edu/ortho/axialdeformity.pdf

257 Siehe G.M. Brouwer et al.: »Association between Valgus and Varus Alignment and the Development and Progression of Radiographic Osteoarthritis of the Knee«, in: *Arthritis and Rheumatism* 56.4 (2007), S. 1204–1211

258 Siehe Sharma et al.: »Varus and Valgus Alignment«

259 Siehe Jean-Marc Guichet: *Bone Deformities*, http://www.leg-limb-stature-lengthening-taller-height-increase-cosmetic.eu/us/indications%20bone%20deformities.php

260 Wie sich gezeigt hat, besteht kein Zusammenhang zwischen der Art und Weise, wie wir die unteren Extremitäten beim Springen bewegen, und den physischen Attributen der unteren Körperhälfte. Verletzungen werden daher nicht von der Form unserer Knochen, sondern von der Art und Weise verursacht, *wie* wir uns bewegen; siehe Yasuharu Nagano et al: »Influence of Lower Limb Clinical Physical Measurements of Female Athletes on Knee Motion During Continuous Jump Testing«, in: *The Open Sports Medicine Journal* 4 (2010), S. 134–139, doi:10.2174/1874387001004010134.

261 Siehe Youri Thijs, Damien Van Tiggelen, Tine Willems, Dirk De Clerq und Erik Witvrouw: »Relationship between Hip Strength and

Frontal Plane Posture of the Knee during a Forward Lunge«, in: *British Journal of Sports Medicine* 41 (2007), S. 723–727, doi:10.1136/bjsm.2007.037374

262 Siehe Stuart McGill: *Low Back Disorders: Evidence-Based Prevention and Rehabilitation.* 2. Auflage. Champaign, IL: Human Kinetics 2007, sowie Maria Mountain: »Hockey Goalies: Spare Your Knees with These Two Exercises«, in: *Hockey Training Pro*, http://hockeytrainingpro.com/wordpress/2013/03/hockey-goalies-spare-your-knees-with-these-two-exercises

263 Siehe Chris Beardsley: »What Causes Knee Valgus?« (Blogbeitrag, 28. Dezember 2012), http://www.strengthandconditioningresearch.com/2012/12/28/what-causes-knee-valgus

264 Siehe Gilroy et a.: *Atlas of Anatomy*, S. 399

265 Swami Swâtmârâma: *Hatha-Yoga Pradipikâ: Die Leuchte des Hatha-Yoga*. Hamburg: Phänomen-Verlag Norina Ebele 2009, S. 43–44

266 Ebenda, S. I–47

267 Siehe Reese und Bandy: *Joint Range of Motion and Muscle Length Testing*, S. 473

268 Ebenda

269 Siehe B.Y. Hwang et al.: »Risk Factors for Medial Meniscus Posterior Root Tear«, in: *American Journal of Sports Medicine* 40.7 (2012), S. 1606–1610

270 Siehe B. Tangtrakulwanich, V. Chongsuvivatwong und A.F. Geater: »Habitual Floor Activities Increase Risk of Knee Osteoarthritis«, in: *Clinical Orthopaedics and Related Research* 454 (2007), S. 147–154

271 Siehe Neumann (Hrsg.): *Kinesiology of the Muscoskeletal System*, S. 445

272 Siehe McGinty et al.: »Biomechanical Considerations for Rehabilitation of the Knee«

273 Bei 20° Beugung macht das *Ligamentum patellofemorale mediale* 60 Prozent des Gesamtwiderstands aus. Das *Ligamentum patellomeniscale mediale* trägt 13 Prozent, das seitliche Kniescheibenhalteband *(Retinaculum patellae laterale)* 10 Prozent bei. Siehe S.M. Desio, R.T. Burks und K.N. Bachus: »Soft Tissue Restraints to Lateral Patellar Translation in the Human Knee«, in: *American Journal of Sports Medicine* 26.1 (1998), S. 59–65.

274 Siehe McGinty et al.: »Biomechanical Considerations for Rehabilitation of the Knee«

275 Siehe Fiona G. Neely: »Biomechanical Risk Factors for Exercise-Related Lower Limb Injuries«, in: *Sports Medicine* 26.6 (1998), S. 395–413

276 McGinty et al. glauben, es gebe keinerlei Anhaltspunkte dafür, dass der *Vastus medialis obliquus* isoliert werden könne, und halten die Kräftigung des Quadrizeps unter Umständen für ausreichend, um vorderen Knieschmerz zu lindern. Siehe McGinty et al.: »Biomechanical Considerations for Rehabilitation of the Knee«.

277 Siehe A. Teichtahl, A. Wluka und F. Cicuttini: »Abnormal Biomechanics: A Precursor or Result of Knee Osteoarthritis?«, in: *British Journal of Sports Medicine* 37 (2003), S. 289–290

278 Siehe Goodfellow und O'Connor: »The Mechanics of the Knee and Prosthesis Design«

279 Siehe Thomas Myers: *Anatomy Trains*, S. 91

280 Siehe Goodfellow und O'Connor: »The Mechanics of the Knee and Prosthesis Design«

281 Ebenda

282 Ebenda

283 Ebenda

284 Ebenda

285 Ebenda

286 Mitunter bilden Mittelfußknochen gelenkige Verbindungen mit ihren Nachbarn. Bei manchen Menschen gibt es auch eine Gelenkfläche zwischen dem ersten Mittelfußknochen und dem mittleren Keilbein *(Os cuneiforme intermedium).*

287 Siehe C. Kisner und L.A. Colby: *Grundlagen der Physiotherapie*, S. 814

288 Siehe J.P. Gerber, G.N. Williams, C.R. Scoville, R.A. Arciero und D.C. Taylor: »Persistent Disability Associated with Ankle Sprains: A Prospective Examination of an Athletic Population«, in: *Foot and Ankle International* 19.10 (1998), S. 653–660, doi:10.1177/107110079801901002

289 Siehe W. Schamberger: *The Malalignment Syndrome: Implications for Medicine and Sport*, 2. Auflage. London: Chruchill Livingston 2013, S. 231

290 Ebenda

291 Siehe »Pes Planus/Flat Foot«, in: *Wheeless' Textbook of Orthopaedics* von der Abteilung für orthopädische Chirurgie am Duke University Medical Center, http://www.wheelessonline.com/ortho/pes_planus_flat_foot

292 Siehe V. Sachithanandam und B. Joseph: »The Influence of Footwear on the Prevalence of Flat Foot. A Survey of 1846 Skeletally Mature Persons«, in: *Journal of Bone and Joint Surgery*, britische Ausgabe, 77 (1995), S. 254–257

293 Siehe A. Aminian und B.J. Sangeorzan: »The Anatomy of Cavus Foot Deformity«, in: *Foot and Ankle Clinics* 13.2 (2008), S. 191–198, doi:10.1016/j.fcl.2008.01.004

294 Siehe »Pes Cavus/Cavovarus: Charcot Marie Tooth«, in: *Wheeless' Textbook of Orthopaedics* von der Abteilung für orthopädische Chirurgie am Duke University Medical Center, http://www.wheelessonline.com/ortho/pes_cavus_charcot_marie_tooth

295 Siehe Rasmus G. Nielsen, Michael S. Rathleff, Ole H. Simonsen und Henning Langberg: »Determination of Normal Values for Navicular Drop During Walking: A New Model Correcting for Foot Length and Gender«, in: *Journal of Foot and Ankle Research* 2 (2009), S. 12, doi:10.1186/1757-1146-2-12

296 Siehe Karen P. Cote, Michael E. Brunet, II, Bruce M. Gansneder und Sandra J. Shultz: »Effects of Pronated and Supinated Foot Postures on Static and Dynamic Postural Stability«, in: *Journal of Athletic Training* 40.1 (2005), S. 41–46

297 Siehe Gray et al.: *Gray's Anatomy*, S. 1512

298 Die lateinische Bezeichnung lautet *Trochlea tali. Tali* ist der Plural von *talus*, also Sprungbein.

299 Das Sprungbein erzeugt 70 Prozent der anteroposterioren Stabilität des Fußgelenks, 50 Prozent der Stabilität bei Inversion/Eversion sowie 30 Prozent der Stabilität bei Einwärts-/Auswärtsdrehung. Siehe Rosdi Daud et al.: »Three-Dimensional Morphometric Study of the Trapezium Shape of the Trochlea Tali«, in: *Journal of Foot and Ankle Surgery* 30 (2013), S. 1–6.

300 Siehe C. Kisner und L.A. Colby: *Grundlagen der Physiotherapie*, S. 816

301 Siehe J. Norgrove Penny: »Kinematics of the Subtalar and Tarsal Joints: How the Manipulation Method of Ponseti Works«, ohne Jahresangabe, http://globalclubfoot.org/wp-content/uploads/downloads/2011/10/Tarsal-Kinematics-copy.pdf.

302 Verne T. Inman: *The Joints of the Ankle*. Baltimore: Williams & Wilkins 1976

303 Siehe Neumann (Hrsg.): *Kinesiology of the Muscoskeletal System*, S. 482

304 Die Arbeit von Verne T. Inman brachte die Anatomiewissenschaftler erstmals auf die Idee, dass die Sprungbeinrolle einem Kegel ähnelt. Neuere Forschungen ergaben jedoch, dass man den oberen Teil des Sprungbeins als einen gekappten, verzerrten, konischen Sattel mit lateral ausgerichtetem Scheitel betrachten kann. Mit anderen Worten: Es ist kompliziert! Siehe Sorin Siegler, Jason Toy, Damani Seale und David Pedowitz: »New Observations on the Morphology of the Talar Dome and Its Relationship to Ankle Kinematics«, in: *Clinical Biomechanics* 10 (2013), doi:10.1016/j.clinbiomech.2013.10.009

305 Siehe Gray et al.: *Gray's Anatomy*, S. 1524

306 Ebenda

307 Ebenda, S. 1526

308 Siehe Stecco u. Stecco: »Die tiefe Faszie der unteren Extremität«, S. 23f.

309 Siehe Gray et al.: *Gray's Anatomy*, S. 1508

310 Siehe Ching-Kuei Huang, Harold B. Kitaoka, Kai-Nan An und Edmund Y. S. Chao: »Biomechanical Evaluation of Longitudinal Arch Stability«, in: *Foot and Ankle International* 14.6 (1993), S. 353–357

311 Siehe: Scott Wearing: »Anatomie der Plantaraponeurose«, in: Robert Schleip et al.: *Lehrbuch Faszien*. München: Urban & Fischer 2012, S. 188
312 Siehe Wearing: »Anatomie der Plantaraponeurose«, S. 189
313 Ebenda
314 Siehe Stecco und Stecco: »Die tiefe Faszie der unteren Extremität«, S. 24–25
315 Siehe Gray et al.: *Gray's Anatomy*, S. 1509
316 Siehe Thomas Myers: *Anatomy Trains*, S. 82
317 Siehe Wearing: »Anatomie der Plantaraponeurose«, S. 191
318 Siehe H. Lemont, K.M. Ammirati und N. Usen: »Plantar Fasciitis: A Degenerative Process (Fasciosis) Without Inflammation«, in: *Journal of the American Podiatric Medical Association* 93 (2003), S. 234–237
319 Siehe Wearing: »Anatomie der Plantaraponeurose«, S. 189
320 Siehe Andrew Biel: *Trail Guide Anatomie*. Berlin: KVM 2014, S. 371
321 Siehe E. Vanderhooft: »The Frequency of and Relationship between the Palmaris Longus and Plantaris Tendons«, in: *American Journal of Orthopaedics* 25.1 (1996), S. 38–41
322 Siehe Andrew Biel: *Trail Guide Anatomie*, S. 374
323 Siehe Daysi Ramirez et al.: »Clinical Evaluation of Fibularis Tertius Muscle Prevalence«, in: *International Journal of Morphology* 28.3 (2010), S. 759–764
324 Siehe Gray et al.: *Gray's Anatomy*, S. 1536
325 Ebenda S. 1537
326 Siehe Kirsten L. Schroeder, Benjamin W. C. Rosser und Soo Y. Kim: »Fiber Type Composition of the Human Quadratus Plantae Muscle: A Comparison of the Lateral and Medial Heads«, in: *Journal of Foot and Ankle Research* 7 (2014), S. 54, doi:10.1186/s13047-014-0054-5
327 Siehe Gray et al.: *Gray's Anatomy*, S. 1541
328 Siehe G. Mariani und V. Patella: »Valutazione statistica dei parametri articolari della tibio-tarsica«, in: *Chirurgia Organi* 63 (1977), S. 333–340; M. H. Fessy, J. P. Carret und J. Bejui: »Morphometry of the Talocrural Joint«, in: *Surgical and Radiological Anatomy* 19 (1997), S. 299–302
329 Siehe M. Misiani, J. Nderitu, M. Pamela, O. Moses und G. Gichambira: »Sexual Dimorphism in the Morphometric Characteristics of the Tibial Plafond and Medial Malleolus«, in: *Indian Journal of Basic and Applied Medical Research* 2.7 (2013), S. 760–763
330 Siehe Jeremy M. DeSilva: »Functional Morphology of the Ankle and the Likelihood of Climbing in Early Hominins«, in: *Proceedings of the National Academy of Sciences* 106.16 (2009), S. 6567–6572
331 Siehe Inman: *The Joints of the Ankle*, S. 19, 26, 27, 31, 37, 70–73
332 Siehe Wearing: »Anatomie der Plantaraponeurose«, S. 188
333 Siehe D.B. Thordarson, H. Schmotzer, J. Chon und J. Peters: »Dynamic Support of the Human Longitudinal Arch: A Biomechanical Evaluation«, in: *Clinical Orthopaedics and Related Research* 316 (1995), S. 165–172
334 Siehe Luke A. Kelly, Andrew G. Cresswell, Sebastien Racinais, Rodney Whiteley und Glen Lichtwark: »Intrinsic Foot Muscles Have the Capacity to Control Deformation of the Longitudinal Arch«, in: *Journal of the Royal Society Interface* 11.93 (2014), doi:10.1098/rsif.2013.1188
335 Siehe Neumann (Hrsg.): *Kinesiology of the Muscoskeletal System*, S. 480. Siehe auch Gray et al.: *Gray's Anatomy*, S. 1512
336 Siehe K. A. Kirby: »Methods for Determination of Positional Variations in the Subtalar Joint Axis«, in: *Journal of the American Podiatric Medical Association* 77.5 (1987), S. 228–234
337 Siehe Daud et al.: »Three-Dimensional Morphometric Study«
338 Alle Werte aus: Daud et al.: »Three-Dimensional Morphometric Study«
339 Siehe Ned Amendola et al.: »CAM-Type-Impingement in the Ankle«, in: *Iowa Orthopaedic Journal* 32 (2012), S. 1–8
340 Ebenda
341 Siehe M.S. Burman und P.W. Lapidus: »The Functional Disturbances Caused by Inconstant Bones and Sesamoids of the Foot«, in: *Archives of Surgery* 22 (1931), S. 936–975
342 Siehe »Os Trigonum / Posterior Talar Impingement«, in: *Wheeless' Textbook of Orthopaedics* der Abteilung für orthopädische Chirurgie am Duke University Medical Center, http://www.wheelessonline.com/ortho/os_trigonumg_posterior_talar_impingement
343 Siehe M. B. Davies: »The Os Trigonum Syndrome«, in: *The Foot* 14.3 (2004), S. 119–123
344 Siehe John Rogers et al.: »Posterior Ankle Impingement Syndrome: A Clinical Review with Reference to Horizontal Jump Athletes«, in: *Acta Orthopaedica Belgica* 76.5 (2010), S. 572–579
345 Siehe Evangelos Perdikakis und Apostolos Karantanas: »Stieda Process Versus Haglund's Deformity: An Uncommon Presentation of Posterior Ankle Impingement«, in: *European Journal of Medicine* 6.2 (2011), S. 190–192
346 Siehe Mayank Javia et al.: »Morphological Study of Squatting Facets on the Neck of the Talus in Indian Population«, in: *Journal of Research in Medical and Dental Science* 2.4 (2014), S. 38–41
347 Siehe I.H. Oygucu, M.A. Kurt, I. Ikiz, T. Erem und D. C. Davies: »Squatting Facets on the Neck of the Talus and Extensions of the Trochlear Surface of the Talus in Late Byzantine Males«, in: *Journal of Anatomy* 192, Teil 2 (1998), S. 287–291
348 Siehe K. Islam et al.: »Symmetry Analysis of Talus Bone: A Geometric Morphometric Approach«, in: *Bone and Joint Research* 3.5 (2014), S. 139–145
349 Siehe N. Muthukumaravel, D. Ravichandran und S. Melani Rajendran: »Human Calcaneal Facets for the Talus: Patterns and Clinical Implications«, in: *Journal of Clinical and Diagnostic Research* 5.4 (2011): S. 791–794
350 Ebenda
351 Bitte denken Sie daran, dass dies eine starke Vereinfachung ist. Es gibt 33 Gelenke im Fuß, und die meisten haben einen gewissen Spielraum. Es würde schlicht unseren Rahmen sprengen, sie alle zu untersuchen.
352 Siehe Kirby: »Methods for Determination«
353 Ebenda
354 Ebenda
355 Ebenda
356 Siehe Thomas Myers: *Anatomy Trains*, S. 87
357 Siehe E. Trinkaus: *A Functional Analysis of the Neanderthal Foot*. Dissertation. University of Pennsylvania 1975
358 Siehe Stephen J. Piazza: »The Sprinter's Advantage: Thinking Outside the Blocks«, in: *Lower Extremity Review* (Juli 2012), http://lermagazine.com/cover_story/the-sprinters-advantage-thinking-outside-the-blocks
359 Siehe S. S. Lee und S.J. Piazza: »Built for Speed: Muscoskeletal Structure and Sprinting Ability«, in: *Journal of Experimental Biology* 212, Teil 22 (2009), S. 3700–3707, doi:10.1242/jeb.031096
360 Siehe A. Nagano und T. Komura: »Longer Moment Arm Results in Smaller Joint Movement Development, Power and Work Outputs in Fast Motions«, in: *Journal of Biomechanics* 36.11 (2003), S. 1675–1681
361 Siehe Lee und Piazza: »Built for Speed«
362 Siehe D.A. Raichlen, H. Armstrong und D.E. Lieberman: »Calcaneus Length Determines Running Economy: Implications for Endurance Running Performance in Modern Humans and Neanderthals«, in: *Journal of Human Evolution* 60.3 (2011), S. 299–308
363 Siehe O.K. Nwawka et al.: »Sesamoids and Accessory Ossicles of the Foot: Anatomical Variability and Related Pathology«, in: *Insights into Imaging* 4.5 (2013), S. 581–593
364 Siehe Nwawka et al.: »Sesamoids and Accessory Ossicles of the Foot«
365 Siehe Darron M. Jones, Charles L. Saltzman und George El-Khoury: »The Diagnosis of the Os Trigonum Syndrome with a Fluoroscopically Controlled Injection of Local Anesthetic«, in: *Iowa Orthopaedic Journal* 19 (1999), S. 122–126
366 Ebenda
367 Siehe J.J. Peterson und L.W. Bancroft: »Os Peroneal Fracture with Associated Peroneus Longus Tendinopathy«, in: *American Journal of Roentgenology* 177.1 (2001), S. 257–258

368 Siehe D.M. Stormont und H.A. Peterson: »The Relative Incidence of Tarsal Coalition«, in: *Clinical Orthopaedics and Related Research* 181 (1983), S. 28–36
369 Siehe Gray et al.: *Gray's Anatomy*, S. 1520
370 Die Dorsalflexion wurde im Sitzen bei 90° gebeugten Knien gemessen. Siehe *Normal Joint Range of Motion Study* der Centers for Disease Control and Prevention, http://www.cdc.gov/ncbddd/jointrom.
371 Bei der Ermittlung dieses Mittelwerts befand sich der Fuß unter Last, das Knie war vollständig gesteckt. Die Standardabweichung betrug 7°. Siehe Sebastian F. Baumbach et al.: »The Influence of Knee Position on Ankle Dorsiflexion – A Biometric Study«, in: *BMC Muscoskeletal Disorders* 15 (2014), S. 246, doi:10.1186/1471-2474-15-246.
372 Siehe Reese und Bandy: *Joint Range of Motion and Muscle Length Testing*, S. 347. Diese Werte reichen vom niedrigsten Mittelwert abzüglich einer Standardabweichung bis zum höchsten Mittelwert zuzüglich eine Standardabweichung.
373 Es gibt einen kleinen Unterschied – je nachdem, ob die Fersen in der Hocke auf dem Boden oder in der Luft sind, der allerdings im Durchschnitt nur 1° beträgt. Siehe Reese und Bandy: *Joint Range of Motion and Muscle Length Testing*, S. 347. Eine Studie kam zu dem Ergebnis, damit die Fersen in der vollständigen Hocke auf dem Boden bleiben können, sei ein Dorsalflexionswinkel von 38,5° mit einer Standardabweichung von 5,9° nötig. Siehe A. Hemmerich, H. Brown, S. Smith, S.S. Marthandam und U.P. Wyss: »Hip, Knee, and Ankle Kinematics of High Range of Motion Activities of Daily Living«, in: *Journal of Orthopaedic Research* 24 (2006), S. 770–781.
374 Siehe M.L. Root, W.P. Orion und J.H. Weed: *Normal and Abnormal Function of the Foot*. Los Angeles: Clinical Biomechanics Corporation 1977
375 Die Unterschiede gehen zum Teil auf Variationen bei der Art und Weise zurück, wie die Dorsalflexion gemessen wurde. Siehe Reese und Bandy: *Joint Range of Motion and Muscle Length Testing*, S. 347.
376 Siehe Baumbach et al.: »The Influence of Knee Position«
377 Siehe P.C. Begeman und P. Prasad: »Human Ankle Impact Response in Dorsiflexion«, in: SAE Technical Paper 902308, 1990, doi:10.4271/902308. Siehe auch C.S. Parenteau, D.C. Viano und P.Y. Petit: »Biomechanical Properties of Human Cadaveric Ankle-Subtalar-Joints in Quasistatic Loading«, in: *Journal of Biomechanical Engineering* 120 (1998), S. 105–111
378 Siehe Centers for Disease Control and Prevention: *Normal Joint Range of Motion Study*
379 Ebenda
380 Siehe Reese und Bandy: *Joint Range of Motion and Muscle Length Testing*, S. 347
381 Ebenda Diese Werte reichen vom niedrigsten Mittelwert abzüglich einer Standardabweichung bis zum höchsten Mittelwert zuzüglich eine Standardabweichung.
382 Siehe Neumann (Hrsg.): *Kinesiology of the Muscoskeletal System*, S. 491
383 Die Werte stammen aus: K.S. Grimston, B.M. Nigg, D. A. Hanley und J.R. Engsberg: »Differences in Ankle Joint Complex Range of Motion as a Function of Age«, in: *Foot and Ankle* 14 (1993), S. 215–222.
384 Ebenda
385 Eine Studie aus dem Jahr 1979 ergab eine durchschnittliche Inversion von 36° +/– 5° bei Personen zwischen 25 und 39 Jahren; siehe D.C. Boone und S.P. Azen: »Normal Range of Motion of Joints in Male Subjects«, in: *Journal of Bone and Joint Surgery*, amerikanische Ausgabe, 61 (1979), S. 756–759.
386 Doug Keller behauptet, diese Übungen könnten die fortschreitende Entwicklung von Ballenzehen *(Hallux valgus)* bremsen; siehe »9 Poses to Prevent Bunions & Relieve Bunion Pain«, in: *Yoga International*, 4. Juni 2013, https://yogainternational.com/article/view/9-poses-to-prevent-bunions-relieve-bunion-pain.
387 Siehe Neumann (Hrsg.): *Kinesiology of the Muscoskeletal System*, S. 505
388 »Wie sich gezeigt hat, betrug die maximale Dorsalflexion beim Abdruck 60° Grad beim Gehen ohne Schuhe, 45–50° beim Gehen in weichen Schuhen und 25–30° beim Gehen in steifen Schuhen mit Minusabsatz«; siehe F. Bojsen-Møller und L. Lamoreux: »Significance of Free Dorsiflexion of the Toes in Walking«, in: *Acta Orthopaedica Scandinavica* 50.4 (1979), S. 471–479.
389 Siehe Thomas Myers: *Anatomy Trains*, S. 228
390 Ebenda, S. 110–112
391 Ebenda, S. 228–229
392 Der Begriff Spitz- oder Pferdefuß bezeichnet einen nach unten hängenden Fuß wie bei einem Pferd (*equus* ist das lateinische Wort für »Pferd«).
393 Siehe A. Gatt und N. Chockalingham: »Assessment of Ankle Joint Dorsiflexion: An Overview«, in: *Revista Internacional de Ciencias Podológicas* 6.1 (2012), S. 25–29
394 Siehe Baumbach et al.: »The Influence of Knee Position on Ankle Dorsiflexion«
395 Siehe Gatt und Chockalingham: »Assessment of Ankle Joint Dorsiflexion«
396 Siehe H. Dananberg: »Manipulation of the Ankle as a Method for Treating Ankle and Foot Pain«, in: *Journal of the American Podiatric Medical Association* 94.4 (2004), S. 395–399
397 Siehe Gatt und Chockalingham: »Assessment of Ankle Joint Dorsiflexion«
398 Die Autoren einer Studie zur eingeschränkten Dorsalflexion im Sprunggelenk fanden heraus, dass eine verringerte Dorsalflexion bei Gewichtsbelastung die Fähigkeit einschränkt, den Körperschwerpunkt abzusenken, wodurch es zu einer Pronation im hinteren unteren Sprunggelenk *(Articulatio subtalaris)* und einer Einwärtsdrehung des Schienbeins kommt. Die verstärkte Einwärtsdrehung des Schienbeins kann zu einer Valgusstellung des Knies und damit verbunden einer verstärkten Einwärtsdrehung des Oberschenkelknochens führen. Diese Veränderungen auf der frontalen und horizontalen Bewegungsebene der Hüfte und des Knies könnten patellofemorale Schmerzen mit sich bringen. Siehe E. Macrum, D.R. Bell, M. Boling, M. Lewek und D. Padua: »Effect of Limiting Ankle-Dorsiflexion Range of Motion on Lower Extremity Kinematics and Muscle-Activation Patterns During a Squat«, in: *Journal of Sport Rehabilitation* 21 (2012), S. 144–150.
399 Diesen Studien zufolge führt Gott nicht Buch darüber, ob jemandem die ästhetischsten Varianten der Yogahaltungen gelingen. Gott führt nicht Buch. Der Weihnachtsmann allerdings schon!
400 Siehe F.H. Bassett, III, H.S. Gates, III, J.B. Billys, H.B. Morris und P.K. Nikolaou: »Talar Impingement by the Anteroinferior Tibiofibular Ligament. A Cause of Chronic Pain in the Ankle After Inversion Sprain«, in: *Journal of Bone and Joint Surgery*, amerikanische Ausgabe, 72.1 (1990), S. 55–59.
401 Siehe Neumann (Hrsg.): *Kinesiology of the Muscoskeletal System*, S. 486
402 Siehe L.A. Lavery, D.G. Armstrong und A.J. Boulton: »Ankle Equinus Deformity and Its Relationship to High Plantar Pressure in a Large Population with Diabetes Mellitus«, in: *Journal of the American Podiatric Medical Association* 92.9 (2002), S. 479–482
403 Siehe Bassett et al.: »Talar Impingement by the Anteroinferior Tibiofibular Ligament«
404 Siehe Amendola et al.: »CAM-Type Impingement in the Ankle«
405 Siehe S.M. Raikin und P.H. Cooke: »Divot Sign: A New Observation in Anterior Impingement of the Ankle«, in: *Foot and Ankle International* 20.8 (1999), S. 532–533
406 Laut James Meadows ist die Subluxation »ein biomechanisches Problem, bei dem das Gelenk am einen Ende des Bewegungsspektrums klemmt und Bewegungen blockiert werden, die es ermöglichen würden, diesen Bereich zu verlassen«; siehe *Orthopedic Differential Diagnosis in Physical Therapy: A Case Study Approach*. New York: McGraw-Hill 1999, S. 114–115.
407 Siehe Craig R. Denegar und Sayers J. Miller, III: »Can Chronic Ankle Instability Be Prevented?«, in: *Journal of Athletic Training* 37.4 (2002), S. 430–435
408 Viele Studien bringen das Vorhandensein eines *Os trigonum* mit einem posterioren Impingement am Sprunggelenk in Verbindung, bei

dem der Schmerz durch Plantarflexion im Sprunggelenk ausgelöst wird. Ungefähr 15 Prozent der Bevölkerung besitzen ein *Os trigonum*! Wenn Sie dazugehören, heißt das noch lange nicht, dass die Plantarflexion schmerzhaft für Sie sein wird. Es könnte jedoch Kompression und damit eine Einschränkung bei der Plantarflexion verursachen.

409 Siehe Rebekah Young, Sheree Nix, Aaron Wholohan, Rachael Bradhurst und Lloyd Reed: »Interventions for Increasing Ankle Joint Dorsiflexion: A Systematic Review and Meta-Analysis«, in: *Journal of Foot and Ankle Research* 6 (2013), S. 46

410 Siehe Young et al.: »Interventions for Increasing Ankle Joint Dorsiflexion«

411 Dieser Durchschnittswert wurde bei vollständig gestrecktem Knie und gewichtsbelastetem Fuß ermittelt. Die Standardabweichung betrug 7°. Siehe Baumbach et al.: »The Influence of Knee Position on Ankle Dorsiflexion«.

412 Bei diesen Werten handelt es sich um den Durchschnitt aus der schlechtesten und der besten Fallstudie mit einer Standardabweichung; siehe Reese und Bandy: *Joint Range of Motion and Muscle Length Testing*, S. 347.

413 Siehe DeSilva: »Functional Morphology of the Ankle«

414 Siehe Baumbach et al.: »The Influence of Knee Position«

415 Bei 33 Prozent der Bevölkerung liegt der Bewegungsumfang bei der Dorsalflexion außerhalb des genannten Bereichs mit einer Standardabweichung. Aber bei der einen Hälfte ist er größer und bei der anderen kleiner; die Hälfte von 33 Prozent ist ungefähr jeder Sechste.

416 Siehe J. Karrholm, S. Brandsson und M.A. Freeman: »Tibiofemoral Movement 4: Changes of Axial Tibial Rotation Caused by Forced Rotation at the Weight-Bearing Knee Studied by the RSA«, in: *Journal of Bone and Joint Surgery*, britische Ausgabe, 82-B (2000), S. 1201–1203

417 Siehe Michael J. Coughlin, Charles L. Saltzmann und Roger A. Mann: *Mann's Surgery of the Foot and Ankle*. New York: Elsevier Health Sciences 2013

418 Frauen, 2–8 Jahre: 67,1; 9–19 Jahre: 57,3; 20–44 Jahre: 62,1; 45–69 Jahre: 56,5. Männer, 2–8 Jahre: 55,8; 9–19 Jahre: 52,8; 20–44 Jahre: 54,6; 45–69 Jahre: 49,4. Siehe Centers for Disease Control and Prevention: *Normal Joint Range of Motion Study*.

419 Für unsere Zwecke genügt es zu sagen, dass bei flachem Fußrücken die maximale funktionelle Plantarflexion erreicht ist. Es gibt im Sport und im Tanz allerdings sehr wohl Fälle, in denen die Plantarflexion im Sprunggelenk noch stärker ausfallen kann. Dieser zusätzliche Bewegungsumfang wird im Yoga nicht benötigt.

420 Siehe AIM Trial, University of Oxford: *Guide for Assessing Ankle Range of Movement for the AIM Trial: Range of Movement Guide*, http://www.aimtrial.org/?page=download&-file_id=29

421 Siehe Rasmus Oestergaard Nielsen et al.: »Foot Pronation is Not Associated with Increased Injury Risk in Novice Runners Wearing a Neutral Shoe: A 1-Year Prospective Cohort Study«, in: *British Journal of Sports Medicine* 48 (2014), S. 440–447, doi:10.1136/bjsports-2013-092202

422 Siehe B.K.S. Iyengar: *Licht auf Yoga*. Hamburg: Nikol 2013, S. 322

423 Siehe Bojsen-Møller und Lamoreux: »Significance of Free Dorsiflexion of the Toes in Walking«

424 Siehe Reese und Bandy: *Joint Range of Motion and Muscle Length Testing*, S. 349

425 Siehe Bernie Clark: *The Complete Guide to Yin Yoga*. Ashland, OR: White Cloud Press 2012, S. 113.

426 Siehe Anweisungen des *Yoga Journal* auf http://www.yogajournal.com/article/beginners/adho-mukha-svanasana und http://www.yogajournal.com/beginners/downward-facing-dog-pose-2/ sowie die Anweisungen auf der Internetseite DoYouYoga.com: http://www.doyouyoga.com/10-alignment-tips-to-improve-your-downward-dog. Siehe auch B.K.S. Iyengar: *Yoga: Der Weg zu Gesundheit und Harmonie*. München: Dorling Kindersley Verlag 2008, S. 202

427 Siehe Georg Feuerstein: *The Shambhala Encyclopedia of Yoga*. Boston, MA: Shambhala Publications 2000, S. 118

428 Siehe T.K.V. Desikachar: *The Heart of Yoga*. Rochester, VT: Inner Traditions International 1999, S. 137, 239. Siehe auch Swami Sivananda: *Yoga Asanas*. Richikesh, Indien: Divine Life Society 1931 und 1998, S. XIII

429 Siehe Daniel Lieberman: *Unser Körper*, S. 54

430 Siehe Oksana Kolesova und Jānis Vētra: »Female Pelvic Types and Age Differences in Their Distribution«, in: *Papers on Anthropology* 21 (2012), S. 147–154, doi:10.12697/poa.2012.21.11

431 Siehe Kolesova und Vētra: »Female Pelvic Types«

432 Eine Beschreibung dieser Typen und ihrer Häufigkeit finden Sie bei W.E. Caldwell und H.C. Moloy: »Anatomical Variations in the Female Pelvis: Their Classification and Obstetrical Significance«, in: *Proceedings of the Royal Society of Medicine* 32.1 (1938), S. 1–30.

433 Siehe Murtha et al.: »Variations in Acetabular Anatomy with Reference to Total Hip Replacement«. Die Wissenschaftler stellten fest, dass der sagittale Winkel der Pfanneneingangsebene, also die Hüftpfannenanteversion, bei 22 Frauen durchschnittlich 24,1° und die gesamte Variationsbreite 14,0° bis 33,3° betrug. Bei den 20 männlichen Studienteilnehmern lag der gleiche Wert bei 19,3°, die Variationsbreite zwischen 8,5° und 32,3°. Wir könnten daraus nun schließen, dass Frauen die Auswärtsdrehung schwerer fällt als Männern, was jedoch meist durch andere Faktoren ausgeglichen wird: Frauen haben im Durchschnitt flachere Hüftpfannen, die wiederum einen größeren Bewegungsumfang gewähren.

434 Siehe Blandine Calais-Germain: *The Female Pelvis: Anatomy and Exercises*. Seattle: Eastland Press 2003, S. 20

435 Siehe Adam J. Engler: »The Contribution of Geometrical Properties to Pubic Rami Fractures in Lateral Impact«, in: *Journal of Young Investigators* 4.1 (2001), http://legacy.jyi.org/volumes/volume4/issue1/articles/engler.html

436 Siehe Theodore E. Keats: *Normvarianten im Röntgenbild. Befunde ohne Krankheitswert*. Berlin: Ullstein Mosby 1992, S. 302–311

437 Siehe Neumann (Hrsg.): *Kinesiology of the Muscoskeletal System*, S. 517

438 Siehe Leena Sharma: »The Role of Varus and Valgus Alignment in Knee Osteoarthritis«, in: *Arthritis and Rheumatism* 56.4 (2007), S. 1044–1047, doi:10.1002/art.22514

439 Ebenda

440 Siehe Leena Sharma et al.: »Varus and Valgus Alignment and Incident and Progressive Knee Osteoarthritis«, in: *Annals of the Rheumatic Diseases* 69.1 (2010): S. 1940–1945, doi:10.1136/ard.2010.129742

441 C. Kisner und L.A. Colby: *Grundlagen der Physiotherapie*, S. 772

442 Siehe P.A. Indelicato: »Isolated Medial Collateral Ligament Injuries in the Knee«, in: *Journal of the American Academy of Orthopaedic Surgeons* 3.1 (1995), S. 9–14

443 Siehe Boden et al.: »Noncontact Anterior Cruciate Ligament Injuries«

444 Zum Beispiel der Tendenz, ausschließlich den Quadrizeps *(Quadriceps femoris)* bei der Landung nach einem Sprung anzuspannen, statt gleichzeitig die rückwärtigen Oberschenkelmuskeln zu aktivieren (Kokontraktion), sowie die Knie zueinanderrücken zu lassen (Valgusstellung), statt sie neutral zu halten.

445 Siehe Boden et al.: »Noncontact Anterior CruciateLigament Injuries«

446 Siehe A. Samaei, A.H. Bakhtiary, F. Elham und A. Rezasoltani: »Effects of Genu Varum Deformity on Postural Stability«, in: *International Journal of Sports Medicine* 33.6 (2012), S. 469–473

447 Siehe Siegler et al.: »New Observations on the Morphology of the Talar Dome and Its Relationship to Ankle Kinematics«

448 Siehe Neely: »Biomechanical Risk Factors«

449 Siehe Neumann (Hrsg.): *Kinesiology of the Muscoskeletal System*, S. 491

450 Ebenda, S. 492

451 Ebenda, S. 495

452 Ebenda

453 Ebenda, S. 496

454 Ebenda, S. 493

455 Siehe Carol A. Oatis: »Biomechanics of the Foot and Ankle Under Static Conditions«, in: *Physical Therapy* 68.12 (1988), S. 1815–1821

456 Siehe Neumann (Hrsg.): *Kinesiology of the Muscoskeletal System*, S. 507
457 Siehe Thomas G. McPoil und Harry G. Knecht: »Biomechanics of the Foot in Walking: A Functional Approach«, in: *Journal of Orthopaedic and Sports Physical Therapy* 7.2 (1985), S. 69–72
458 Siehe N. Okita, S. A. Meyers, J. H. Challis und N. A. Sharkey: »Midtarsal Joint Locking: New Perspectives on an Old Paradigm«, in: *Journal of Orthopaedic Research* 32.1 (2014), S. 110–115

Bild- und Textnachweis

Die folgenden Bilder stammen von Joe Dully, Abdruck mit freundlicher Genehmigung von Paul Grilley, www.PaulGrilley.com/bone-photo-gallery: S.75, Abb. 1.39; S.124, Abb. 2.29; S.127, Abb. 2.33; S.129, Abb. 2.36; S.236, Abb. 2.221; Rückseite.

Einige der unten aufgeführten Bilder stammen von OpenStax und sind daher mit folgendem Copyright-Hinweis zu versehen: »Von OpenStax College erstellte Lehrbuchinhalte werden, abhängig vom jeweiligen Material, unter einer Creative Commons Attribuition License 3.0 oder 4.0 zur Verfügung gestellt. Der Name, das Logo und die Einbände der Bücher von OpenStax College sowie Name und Logo von OpenStax CNX unterliegen nicht der Creative-Commons-Lizenz und dürfen nicht ohne die vorherige und ausdrückliche schriftliche Genehmigung der Rice University abgedruckt werden.«

Teil 1

S.23: »Jeder Mensch hat andere Proportionen [...]«, aus: Stuart McGill: *Ultimate Back and Fitness Performance*. 5. Auflage. Waterloo, Kanada: Backfitpro 2014, www.backfitpro.com/. Abdruck mit Genehmigung des Autors

S.24, Abb. 1.3: Illustration in Anlehnung an Frank H. Netter: *Atlas der Anatomie des Menschen*. 3. Auflage. Stuttgart: Thieme 2003, Tafel 275

S.25, Abb. 1.5: Grundlage für die grafische Darstellung sind die Daten in: Jonathan D. Schoenfeld und John P. A. Ioannidis: »Is Everything We Eat Associated with Cancer? A Systematic Cookbook Review«, in: *American Journal of Clinical Nutrition* 97.1 (Januar 2013), S.127–134. doi:10.3945/ajcn.112.047142

S.27: »[...] normale Individuen finden sich [...]«, aus: John Y. Anderson und Erik Trinkaus: »Patterns of Sexual, Bilateral and Interpopulational Variation in Human Femoral Neck-shaft angles«, in: *Journal of Anatomy* 192 (1998), S. 279–285doi:10.1046/j.1469-7580.1998.19220279.x. Abdruck mit freundlicher Genehmigung von John Anderson

S.28, Abb. 1.10, aus: John Y. Anderson und Erik Trinkaus: »Patterns of Sexual, Bilateral and Interpopulational Variation in Human Femoral Neck-shaft angles«, in: *Journal of Anatomy* 192 (1998), S. 279–285, doi:10.1046/j.1469-7580.1998.19220279.x. Abdruck mit Genehmigung von John Anderson

S.32: »Unterschiede sind keine Defizite«, aus: Kate Douglas: »Reaping the Whirlwind of Nazi Eugenics«, in: *New Scientist*, 14. Juli 2014. Abdruck mit Genehmigung. © 2014 Reed Business Information Ltd., Großbritannien. Alle Rechte vorbehalten. Vertrieb durch Tribune Content Agency

S.46: »Unsere Antifragilität ist an Bedingungen geknüpft [...]«, aus: Nassim Nicholas Taleb: *Antifragilität – Anleitung für eine Welt, die wir nicht verstehen*. München: btb Verlag 2014, S.93. Abdruck mit Genehmigung des Autors

S.47: »Belastung ist für die optimale Gesundheit des Gewebes notwendig [...]«, aus: Stuart McGill: *Low Back Disorders: Evidence-Based Prevention and Rehabilitation*. 2. Auflage. Champaign, IL: Human Kinetics 2007, S.14. Abdruck mit Genehmigung des Autors

S.50, Abb. 1.24: Illustration in Anlehnung an James L. Oschman: *Energiemedizin*. München: Urban & Fischer 2009, S.52

S.51, Abb. 1.25, aus: *Yoga for Osteoporosis*. New York: W.W. Norton 2010, S.76. Abdruck der Grafik mit freundlicher Genehmigung von Loren Fishman und Ellen Saltonstall

S.60, Abb. 1.29, aus: *Interior Architecture: Exploring the Architecture of the Human Body* (DVD). Abdruck mit freundlicher Genehmigung von Jean-Claude Guimberteau

S.63, Abb. 1.32, aus: Jaap van der Wal: »The Architecture of the Connective Tissue in the Muscoskeletal System – An Often Overlooked Functional Parameter as to Proprioception in the Locomotor Apparatus«, in: Thomas W. Findley und Robert Schleip (Hrsg.): *Fascia Research II – Basic Science and Implications for Conventional and Complementary Health Care*. München: Elsevier 2009. Abdruck mit Genehmigung des Autors

S.68: »Man könnte behaupten, die meisten Menschen [...]«, aus: Timothy McCall: *Yoga as Medicine: The Yogic Prescription for Health and Healing*. New York: Bantam Books 2007, S.49. Abdruck mit Genehmigung des Autors

S.73: »Je nach Amylasespiegel kann [...]«, aus: Monell Chemical Senses Center: »Enzyme in Saliva Helps Regulate Blood Glucose«, http://www.monell.org/images/uploads/amylase_final.pdf. Abdruck mit Genehmigung

S.73, Abb. 1.38: © OpenStax College, 3. Juni 2013. Kostenloser Download der Illustration: http://cnx.org/contents/9306de62-3f52-46f8-ab1a-94263c480eda@3

S.75: »Steifheit wirkt stets stabilisierend«, aus: Stuart McGill: *Low Back Disorders: Evidence-Based Prevention and*

Rehabilitation. 2. Auflage. Champaign, IL: Human Kinetics 2007, S. 14. Abdruck mit Genehmigung des Autors

S. 79: »Die längste schwache Dehnung [...]«, aus: George R. Hepburn: »Contracture and Stiff Joint Management with Dynasplint™«, in: *Journal of Orthopaedic and Sports Physical Therapy* 8.10 (1987). Abdruck mit Genehmigung der Copyright Clearance Center, Inc.

S. 89: »Zugkraftlinien, die auf der klassischen westlichen Anatomie basieren [...]«, aus: Thomas Myers: *Anatomy Trains: Myofasziale Leitbahnen für Manual- und Bewegungstherapeuten*. 3. Auflage. München: Urban & Fischer 2015, S. 6. Abdruck mit Genehmigung des Verlags

S. 92, Abb. 1.49: Darstellung der Meridiane in Anlehnung an Thomas Myers: *Anatomy Trains: Myofasziale Leitbahnen für Manual- und Bewegungstherapeuten*. 3. Aufl.: Urban & Fischer 2015

S. 101, Endnote 98: »[A]lle fibrösen und kollagenösen Bindegewebe [...]«, aus: Robert Schleip und Divo Gitta Müller: »Use it or lose it: recommendations for fascia-oriented training applications in sports and movement therapy«, in: Leon Chaitow (Hrsg.): *Fascial Dysfunction: Manual Therapy Approaches*. Pencaitland: Handspring Publishing 2014, S. 127. Abdruck mit Genehmigung der Autoren

S. 102, Endnote 169: »[...] einen höheren Anteil an elastischer Reaktion [...]«, aus: George R. Hepburn: »Contracture and Stiff Joint Management with Dynasplint™«, in: *Journal of Orthopaedic and Sports Physical Therapy* 8.10 (1987). Abdruck mit Genehmigung der Copyright Clearance Center, Inc.

Teil 2

S. 121, Abb. 2.23: © OpenStax College, 26. August 2013. Kostenloser Download der Illustration: http://cnx.org/contents/14fb4ad7-39a1-4eee-ab6e-3ef2482e3e22@6.10

S. 121, Abb. 2.24: Illustration in Anlehnung an Material aus: Blandine Calais-Germain: *Anatomie der Bewegung*. Wiesbaden: Matrix Verlag 2005

S. 122, Abb. 2.25: © OpenStax College, 28. September 2015. Kostenloser Download der Illustration: http://cnx.org/contents/cbdfe00f-2ef8-4348-9111-9fd4ba7a02c5@5

S. 128, Abb. 2.34, aus: John Y. Anderson und Erik Trinkaus: »Patterns of Sexual, Bilateral and Interpopulational Variation in Human Femoral Neck-shaft angles«, in: *Journal of Anatomy* 192 (1998), S. 279–285. doi:10.1046/j.1469-7580.1998.19220279.x. Abdruck mit freundlicher Genehmigung von John Anderson

S. 134: »Achten Sie auf Spannungen in [...]«, aus: Lasater, Judith: *Yogabody: Anatomy, Kinesiology, and Asana*. Berkeley, CA: Rodmell Press 2009, S. 48. Abdruck mit Genehmigung der Autorin

S. 166: »Man muss auf seinen Körper hören [...]«, von Dr. Derek Ochiai, aus: Joshua Hodges: *Kicking and the Hips*, http://www.theshotokanway.com/kickingandthehips.html. Abdruck mit Genehmigung von Joshua Hodges

S. 176 f., Abb. 2.100, 2.101 und 2.102. © OpenStax College, 28. September 2015. Kostenloser Download: http://cnx.org/contents/14fb4ad739a1-4eee-ab6e-3ef2482e3e22@7.30

S. 184, Abb. 2.109: Illustration in Anlehnung an H. Saupe: »Primäre Knochenmarkseiterung der Kniescheibe«, in: *Deutsche Zeitschrift für Chirurgie* 258 (1943), S. 386

S. 185, Abb. 2.111: © OpenStax College, 30. Juli 2014. Kostenloser Download: http://cnx.org/contents/14fb4ad7-39a1-4eee-ab6e-3ef2482e3e22@6.27

S. 192: »Es ist eine Grundregel der menschlichen Bewegung [...]«, aus: Stuart McGill: »Spine Flexion Exercise: Myths, Truths and Issues Affecting Health and Performance«, www.backfitpro.doc/documents/Spine-flexion-myths-truths-and-issues.pdf. Abdruck m. Genehmigung des Autors

S. 195: »Mann hinter einigen der einflussreichsten [...]«, aus: Mark Singleton: *Yoga Body: The Origins of Modern Postural Practice*. New York: Oxford University Press 2010, S. 154. Abdruck mit Genehmigung des Verlags

S. 202, Abb. 2.127: Illustration in Anlehnung an Donald A. Neumann (Hrsg.): *Kinesiology of the Muscoskeletal System: Foundations for Rehabilitation*. 2. Auflage. St. Louis, MO: Mosby 2010, S. 561–562

S. 205: »Wie sich gezeigt hat, wirkt sich [...]«, aus: G. Kelley Fitzgerald: »Open Versus Closed Kinetic Chain Exercise: Issues in Rehabilitation After Anterior Cruciate Ligament Reconstructive Surgery«, in: *Physical Therapy* 77 (1997), S. 1747–1754. Abdruck mit Genehmigung der American Physical Therapy Association

S. 222 f., Abb. 2.205 und 2.206: © OpenStax College, 30. Juli 2014. Kostenloser Download: http://cnx.org/contents/FPtK1zmh@6.27:c4okIKQJ@4/Bones-of-the-Lower-Limb

S. 227, Abb. 2.209: Illustration in Anlehnung an eine Abbildung aus: Verne T. Inman: *The Joints of the Ankle*. Baltimore, Williams & Wilkins 1976

S. 232–234, Abb. 2.216–2.219: © OpenStax College, 30. Juli 2014. Kostenloser Download: http://cnx.org/contents/

FPtK1zmh@6.27:y9_gDy74@3/Appendicular-Muscles-of-the-Pe

S. 240, Abb. 2.225: Illustration in Anlehnung an Rosdi Daud et al.: »Three-Dimensional Morphometric Study of the Trapezium Shape of the Trochlea Tali«, in: *Journal of Foot and Ankle Surgery* 30 (2013), S. 1–6

S. 242: »Da die relative Position der […]«, aus: K. A. Kirby: »Methods for Determination of Positional Variations in the Subtalar Joint Axis«, in: *Journal of the American Podiatric Medical Association* 77.5 (1987), S. 228–234. Abdruck mit Genehmigung der American Podiatric Medical Association

S. 258, Abb. 2.241: Illustration in Anlehnung an eine Abbildung aus: Michael J. Coughlin, Charles L. Saltzmann und Roger A. Mann: *Mann's Surgery of the Foot and Ankle*. New York: Elsevier Health Sciences 2013

S. 287, Abb. 2.308 und 2.309: Illustrationen in Anlehnung an Thomas G. McPoil und Harry G. Knecht: »Biomechanics of the Foot in Walking: A Functional Approach«, in: *Journal of Orthopaedic and Sports Physical Therapy* 7.2 (1985), S. 69–72

S. 290, Abb. 2.311: Illustration in Anlehnung an Thomas G. McPoil und Harry G. Knecht: »Biomechanics of the Foot in Walking: A Functional Approach«, in: *Journal of Orthopaedic and Sports Physical Therapy* 7.2 (1985), S. 69–72

S. 293, Endnote 85: »Nur wenige Tänzer schaffen es […]«, aus: Steven J. Karageanes (Hrsg.): *Principles of Manual Sports Medicine*. Philadelphia: Lippincott Williams & Wilkins 2005, S. 497. Abdruck mit Genehmigung von Wolters Kluwer

S. 295, Endnote 195: »In einer Hatha-Yoga-Haltung […]«, aus: Doug Keller: *Anusara Yoga: Hatha Yoga in the Anusara Style*«, 3. Auflage. South Riding, VA: DoYoga Productions 2005, S. 21. Abrufbar auf http://www.doyoga.com/book/pdf. Abdruck mit Genehmigung des Autors

S. 295, Endnote 203: »Die bevorzugte Ausführung der halben und Viertel-Kniebeuge […]«, aus: H. Hartmann, K. Wirth und M. Klusemann: Literaturbasierte Belastungs- und Beanspruchungsanalyse unterschiedlicher Kniebeugevarianten unter Berücksichtigung möglicher Überlastungsschäden und Anpassungseffekte«, in: Dekan der Sportwissenschaftlichen Fakultät der Universität Leipzig: *Leipziger Sportwissenschaftliche Beiträge*, Jahrgang 55 (2014), Heft 2

S. 296, Endnote 218: »[…] ist dies auf die höheren Drehmomentwerte […]«, aus: H. Hartmann, K. Wirth und M. Klusemann: »Literaturbasierte Belastungs- und Beanspruchungsanalyse unterschiedlicher Kniebeugevarianten unter Berücksichtigung möglicher Überlastungsschäden und Anpassungseffekte«, in: Dekan der Sportwissenschaftlichen Fakultät der Universität Leipzig: *Leipziger Sportwissenschaftliche Beiträge*, Jahrgang 55 (2014), Heft 2

S. 296, Endnote 219: »Der Kontakt zwischen den Weichgeweben […]«, aus: H. Hartmann, K. Wirth und M. Klusemann: »Analysis of the Load on the Knee Joint and Vertebral Column with Changes in Squatting Depth and Weight Load«, in: *Sport Medicine* 43 (2013), S. 993–1008. Abdruck mit freundlicher Genehmigung der Springer Science + Business Media

S. 296, Endnote 250: »Histologische Studien legen nahe […]«, aus: G. Kelley Fitzgerald: »Open Versus Closed Kinetic Chain Exercise: Issues in Rehabilitation After Anterior Cruciate Ligament Reconstructive Surgery«, in: *Physical Therapy* 77 (1997), S. 1747–1754. Abdruck mit Genehmigung der American Physical Therapy Association

Register

Ein **a** oder **t** nach der Seitenzahl verweist auf Abbildungen bzw. Tabellen. Seitenzahlen gefolgt von einem **n** beziehen sich auf Endnoten.

C

G

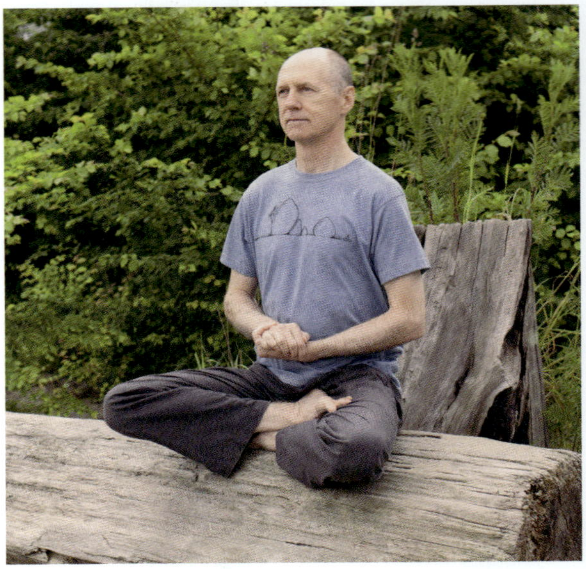

Über den Autor

Schon als Kind interessierte sich Bernie Clark für Naturwissenschaften, Gesundheit, Sport und Spiritualität. Nach einem naturwissenschaftlichen Studium an der University of Waterloo war er über 25 Jahre in leitender Position in der Hightech-/Raumfahrtindustrie tätig. Seit über 30 Jahren beschäftigt er sich mit dem meditativen Weg, seit 1988 unterrichtet er Yoga und Meditation. Clark veranstaltet mehrere Yoga-Lehrer-Ausbildungen im Jahr und möchte Brücken zwischen der Erfahrung des Yoga und dem modernen Wissenschaftsverständnis schlagen. Im Internet ist Bernie Clark unter www.yinyoga.com/ zu finden. Er lebt und unterrichtet im kanadischen Vancouver.

Weitere Bücher von Bernie Clark:
YinSights: A Journey into the Philosophy and Practice of Yin Yoga
The Complete Guide to Yin Yoga: The Philosophy and Practice of Yin Yoga
From the Gita to the Grail: Exploring Yoga Stories and Western Myths

Wenn Sie über Kurse, Seminare, Videos, Texte und Bücher auf dem Laufenden bleiben möchten, abonnieren Sie den Yin Yoga Insights Newsletter auf www.yinyoga.com/.